Médecine cardiovasculaire

Chez le même éditeur

Dans la même collection

Activité physique et sportive : facteur de santé, par le Collège français des enseignants en médecine et traumatologie de l'exercice et du sport (CFEMTES), 2019, 80 pages.

Anatomie pathologique, par le Collège français des pathologistes (CoPath), 3e édition, 2019, 472 pages.

Chirurgie maxillo-faciale et stomatologie, par le Collège hospitalo-universitaire français de chirurgie maxillo-faciale et stomatologie, 4e édition, 2017, 408 pages.

Dermatologie, par le Collège des enseignants en dermatologie de France (CEDEF), 7e édition, 2017, 472 pages.

Endocrinologie, diabétologie et maladies métaboliques, par le Collège des enseignants d'endocrinologie, diabète et maladies métaboliques (CEEDMM), 4e édition, 2019, 568 pages.

Gériatrie, par le Collège national des enseignants de gériatrie (CNEG), 4e édition, 2018, 384 pages.

Gynécologie – Obstétrique, par le CNGOF (Collège national des gynécologues et obstétriciens français), 4e édition, 2018, 768 pages.

Hématologie, par la Société française d'hématologie, 3e édition, 2018, 400 pages.

Hépato-gastro-entérologie, par la Collégiale des universitaires en hépato-gastro-entérologie (CDU-HGE), 4e édition, 2018, 536 pages.

Imagerie médicale – Radiologie et médecine nucléaire, par le Collège des enseignants de radiologie de France (CERF) et le Collège national des enseignants de biophysique et de médecine nucléaire (CNEBMN), 2015, 632 pages.

Immunopathologie, par le Collège des enseignants d'immunologie, 2015, 328 pages.

Maîtriser la LCA en anglais – Méthodologie et entraînement, par le Collège universitaire des enseignants de santé publique (CUESP), 5e édition, 2019, 248 pages.

Médecine intensive, réanimation, urgences et défaillances viscérales aiguës, par le Collège des enseignants de médecine intensive – réanimation (CEMIR), 6e édition, 2018, 656 pages.

Médecine légale – Médecine du travail, par la Société française de médecine légale, le Collège des enseignants hospitalo-universitaires de médecine et santé au travail, 2019, 272 pages.

Médecine physique et réadaptation, par le Collège français des enseignants universitaires de médecine physique et de réadaptation (COFEMER), 6e édition, 2018, 296 pages.

Neurologie, par le Collège français des enseignants en neurologie (CEN), 4e édition, 2015, 600 pages.

Neurochirurgie, par le Collège de neurochirurgie, 2e édition, 2019, 352 pages.

Nutrition, par le Collège des enseignants de nutrition, 3e édition, 2019, 256 pages.

Ophtalmologie, par le Collège des ophtalmologistes universitaires de France (COUF), 3e édition, 2017, 336 pages.

ORL, par le Collège français d'ORL et de chirurgie cervico-faciale, 4e édition, 2017, 432 pages.

Parasitoses et mycoses des régions tempérées et tropicales, par l'Association française des enseignants de parasitologie et mycologie (ANOFEL), 3e édition, 2016, 504 pages.

Pédiatrie, par A. Bourrillon, G. Benoist, le Collège national des pédiatres universitaires, 7e édition, 2017, 1016 pages.

Rhumatologie, par le Collège français des enseignants en rhumatologie (COFER), 6e édition, 2018, 456 pages.

Santé publique, par le Collège universitaire des enseignants de santé publique (CUESP), 3e édition, 2015, 464 pages.

Urologie, par le Collège français des urologues (CFU), 4e édition, 2018, 448 pages.

Médecine cardiovasculaire

Sous l'égide du

Collège national des enseignants de cardiologie (CNEC)

Coordonné par

Richard Isnard

Professeur de cardiologie (Paris), président du CNEC

Dominique Lacroix

Professeur de cardiologie (Lille), responsable DES du CNEC

Jean-Noël Trochu

Professeur de cardiologie (Nantes), responsable DFASM du CNEC

Elsevier Masson

ELSEVIER

Elsevier Masson SAS, 65, rue Camille-Desmoulins, 92442 Issy-les-Moulineaux cedex, France

Médecine cardiovasculaire, par le Collège national des enseignants de cardiologie.

ISBN : 978-2-294-76332-8

e-ISBN : 978-2-294-76333-5

Les figures, tableaux et encadrés sans source spécifiée proviennent soit des auteurs soit du fonds du CNEC.

Table des matières

> Retrouvez toute l'actualité relative aux Référentiels des Collèges en vous connectant à l'adresse suivante https://www.elsevier.com/fr-fr/connect/etudes-de-medecine/lactualite-des-referentiels-des-colleges

Table des compléments en ligne

Des compléments numériques sont associés à cet ouvrage. Ils sont indiqués dans la marge par des flashcodes. Pour accéder à ces compléments, connectez-vous sur **http://www.em-consulte.com/e-complement/476332** et suivez les instructions pour activer votre accès.

Banque d'images

Accédez à la banque d'images de cet ouvrage : l'ensemble des illustrations y sont regroupées et accessibles facilement via un moteur de recherche. Et retrouvez d'autres fonctionnalités.

Pour accéder à cette base iconographique, connectez-vous sur :
www.em-consulte.com/ecomplement/476332 et suivez les instructions pour activer votre accès.

Comité de rédaction/ Liste des auteurs

Coordination :

Pr Richard Isnard (Paris)
Pr Dominique Lacroix (Lille)
Pr Jean-Noël Trochu (Nantes)

Auteurs :

Pr Victor Aboyans (Limoges)
Dr Guillaume Bonnet (Marseille)
Pr Jean-Louis Bonnet (Marseille)
Dr Caroline Cueff (Nantes)
Pr Sylvie Di Filippo (Lyon)
Pr Erwan Donal (Nantes)
Pr Meyer Elbaz (Toulouse)
Dr Laura Ernande (Créteil)
Pr Émile Ferrari (Nice)
Pr Alain Furber (Angers)
Pr Karl Isaaz (Saint Etienne)
Pr Richard Isnard (Paris)
Pr Dominique Lacroix (Lille)
Pr Nicolas Lamblin (Lille)
Pr Thierry Le Tourneau (Nantes)
Dr Maryline Levy (Paris)
Dr François Paillard (Rennes)
Pr Gabrielle Sarlon-Bartoli (Marseille)
Pr Daniel Thomas (Paris)
Pr Franck Thuny (Marseille)

Remerciements :

Dr Matthieu Kerneis (Paris)
Pr Alban Redheuil (Paris)

Préface

La médecine cardiovasculaire est une spécialité qui change rapidement au fur et à mesure des résultats des très nombreux essais cliniques, qui permettent de faire évoluer les recommandations et les pratiques. Il était donc indispensable de mettre à jour la précédente édition des référentiels.

Cette 3e édition a pour vocation de fournir à chaque étudiant de DFASM des connaissances actualisées en médecine cardiovasculaire, tout en restant dans le cadre raisonnable du deuxième cycle des études médicales. Comme la précédente édition, elle est agrémentée d'une riche iconographie associant images et vidéos consultables en ligne, et des cas cliniques et QCM, sous un format que nous avons voulu garder classique, qui permettront à l'étudiant de s'assurer qu'il a bien acquis les fondamentaux.

Rédigée par de nombreux membres du Collège National des Enseignants de Cardiologie, elle est la référence pour la préparation du futur ECNi et doit permettre de répondre aux différents objectifs hiérarchisés de la réforme du 2e cycle.

Nous remercions tous les auteurs de leur contribution et souhaitons une lecture attentive à nos étudiants.

Les coordonnateurs :

Pr Richard Isnard, Pr Dominique Lacroix, Pr Jean-Noël Trochu

Abréviations

AAA	Anévrisme de l'aorte abdominale
AAP	Antiagrégant plaquettaire
AC	Arrêt cardiaque
Ac	Anticorps
ACAN	Anticorps antinucléaire
ACC	Arrêt cardiocirculatoire
ACR	Arrêt cardiorespiratoire
AD	Atrium droit
ADP	Adénosine diphosphate
AG	Atrium gauche
AGPI	Acide gras polyinsaturé
AINS	Anti-inflammatoire non stéroïdien
AIT	Accident ischémique transitoire
ALAT	Alanine aminotransférase
AMM	Autorisation de mise sur le marché
AMT	Automesure tensionnelle
ANP	*Atrial Natriuretic Peptide*
ANSM	Agence nationale de sécurité du médicament
Ao	Aorte
AOD	Anticoagulant oral direct
AOMI	Artériopathie oblitérante des membres inférieurs
AP	Anévrisme de l'artère poplitée
Apo	Apolipoprotéine
ARA2	Antagoniste des récepteurs de l'angiotensine 2
ARM	Angiographie par résonance magnétique
ARM	Antagoniste des récepteurs aux minéralocorticoïdes
ASAT	Aspartate aminotransférase
ASP	Abdomen sans préparation
ATCD	Antécédent
ATP	Adénosine triphosphate
AV	Atrioventriculaire
AVC	Accident vasculaire cérébral
AVK	Antivitamine K
B1	1er bruit
B2	2e bruit
B3	3e bruit
BAV	Bloc atrioventriculaire
BB	Bêtabloquant
BBD	Bloc de branche droite
BBG	Bloc de branche gauche
BK	Bacille de Koch
BMPR	*Bone Morphogenic Protein Receptor 2*
BNP	*Brain Natriuretic Peptide*
BPCO	Bronchopneumopathie chronique obstructive
BSA	Bloc sino-atrial
CC	Choc cardiogénique
CCP	Concentré de complexes prothrombiniques

CCS	*Canadian Cardiovascular Society*
CEC	Circulation extracorporelle
CEE	Choc électrique externe
CIA	Communication interatriale
CIV	Communication interventriculaire
CIVD	Coagulation intravasculaire disséminée
CMD	Cardiomyopathie dilatée
CMH	Cardiomyopathie hypertrophique
CMV	Cytomégalovirus
Cox	Cyclo-oxygénase
CPAP	*Continuous Positive Airway Pressure*
CPIA	Contre-pulsion intra-aortique
CPK	Créatine phosphokinase
CPK-MB	Créatine kinase isoforme MB
CRP	C-réactive protéine
CT	Cholestérol total
CV	Cardiovasculaire
CYP	Cytochrome P450
DAI	Défibrillateur automatique implantable
DB2	Dédoublement du 2e bruit
DC	Débit cardiaque
DCI	Dénomination commune internationale
DDVG	Diamètre diastolique du ventricule gauche
DFASM	Diplôme de formation approfondie en sciences médicales
DFG	Débit de filtration glomérulaire
DS	Dysfonction sinusale
DSA	Défibrillateur semi-automatique
DSVG	Diamètre systolique du ventricule gauche
DTS	Diamètre télésystolique
EAL	Exploration d'une anomalie lipidique
ECBU	Examen cytobactériologique des urines
ECG	Électrocardiogramme
ECMO	*Extracorporeal Membrane Oxygenation*
EDV	Échodoppler veineux
EEP	Étude électrophysiologique
EFR	Épreuves fonctionnelles respiratoires
EI	Endocardite infectieuse
Elisa	*Enzyme-Linked Immunosorbent Assay*
ENaC	*Epithelial Sodium Channel*
EP	Embolie pulmonaire
EPO	Érythropoïétine
ERC	*European Resuscitation Council*
ESV	Extrasystole ventriculaire
ETO	Échographie transœsophagienne
ETT	Échographie transthoracique
EVA	Échelle visuelle analogique
FA	Fibrillation atriale
FAV	Fistule artérioveineuse
FC	Fréquence cardiaque
FDG	Fluorodéoxyglucose
FDR	Facteur de risque

FE	Fraction d'éjection
FEVG	Fraction d'éjection ventriculaire gauche
FFR	*Fractional Flow Reserve*
FIV	Fibrinolyse intraveineuse
FMT	Fréquence maximale théorique
FV	Fibrillation ventriculaire
γ-GT	Gamma-glutamyltransférase
GIHP	Groupe d'intérêt en hémostase périopératoire
HACEK	*Haemophilus* spp., *Aggregatibacter actinomycetemcomitans, Cardiobacterium hominis, Eikenella corrodens, Kingella kingae*
HAS	Haute autorité de santé
HbA1c	Hémoglobine glyquée
HBAG	Hémibloc antérieur gauche
HBPG	Hémibloc postérieur gauche
HBPM	Héparine de bas poids moléculaire
HCG	Hormone chorionique gonadotrope
HCH	Hypercholestérolémie
HDL	*High Density Lipoprotein*
HELLP	*Hemolysis, Elevated Liver enzymes and Low Platelet count*
HHV	*Human Herpes Virus*
HNF	Héparine non fractionnée
HSA	Hémorragie sous-arachnoïdienne
HTA	Hypertension artérielle
HTAP	Hypertension artérielle pulmonaire
HTG	Hypertriglycéridémie
HTP	Hypertension pulmonaire
HVG	Hypertrophie ventriculaire gauche
IA	Insuffisance aortique
IC	Inhibiteur calcique
IC	Insuffisance cardiaque
ICP	Intervention coronarienne percutanée
ICT	Index cardiothoracique
IDL	*Intermediate Density Lipoprotein*
IDM	Infarctus du myocarde
IDR	Intradermoréaction
IEC	Inhibiteur de l'enzyme de conversion
ILCOR	*International Liaison Committee on Resuscitation*
IM	Insuffisance mitrale
IMC	Indice de masse corporelle
INR	*International Normalized Ratio*
IP	Insuffisance pulmonaire
IPS	Indice de pression systolique
IRM	Imagerie par résonance magnétique
IT	Insuffisance tricuspidienne
IV	Intraveineux
IVA	Artère interventriculaire antérieure
IVC	Insuffisance veineuse chronique
IVG	Insuffisance cardiaque gauche
LDH	Lactate déshydrogénase
LDL	*Low Density Lipoprotein*
LSD	*Lysergic Acid Diethylamide*

MAPA	Mesure ambulatoire de la pression artérielle
MCE	Massage cardiaque externe
MDRD	*Modification of Diet in Renal Disease*
MEI	Monitorage électrocardiographique implantable
MET	*Metabolic Equivalent of the Task*
MI	Membre inférieur
MIBG	Méta-iodo-benzyl guanidine
MMSE	*Mini Mental State Examination*
MRC	*Medical Research Council*
MTEV	Maladie thromboembolique veineuse
NAV	Nœud atrioventriculaire
NEM	Néoplasie endocrine multiple
NFS	Numération formule sanguine
NO	Monoxyde d'azote
NS	Nœud sinusal
NT-proBNP	*N-Terminal pro-Brain Natriuretic Peptide*
NYHA	*New York Heart Association*
OAP	Œdème aigu du poumon
OMS	Organisation mondiale de la santé
PA	Pression artérielle
PAD	Pression artérielle diastolique
PAo	Pression aortique
PaO_2	Pression partielle en dioxygène du sang artériel
PAP	Pression artérielle pulmonaire
PAPm	Pression artérielle pulmonaire moyenne
PAPO	Pression artérielle pulmonaire d'occlusion
PAPS	Pression artérielle pulmonaire systolique
PAS	Pression artérielle systolique
PCAP	Pression capillaire pulmonaire
PCR	*Polymerase Chain Reaction*
PDCB	Perte de connaissance brève
PESI	*Pulmonary Embolism Severity Index*
PF	*Platelet Factor*
PISA	*Proximal Isovelocity Surface Area*
PNN	Polynucléaire neutrophile
PNNS	Programme national nutrition santé
PO_2	Pression partielle en dioxygène
PP	Pression pulsée
PPSB	Facteurs II (prothrombine), VII (proconvertine), IX (facteur antihémophilique B) et X (facteur Stuart)
PRES	*Posterior Reversible Encephalopathy Syndrome*
PSA	*Prostate Specific Antigen*
PTDVG	Pression télédiastolique du ventricule gauche
PVG	Pression ventriculaire gauche
RA	Rétrécissement aortique
RAA	Rhumatisme articulaire aigu
RAI	Recherche d'agglutinines irrégulières
RAO	Rétrécissement aortique
RCP	Réanimation cardiopulmonaire
RCT	Rapport cardiothoracique
RM	Rétrécissement mitral

RPCA Résistance à la protéine C activée
rTPA *recombinant Tissue Plasminogen Activator*
RVA Remplacement valvulaire aortique
RVP Résistance vasculaire pulmonaire
SAM *Systolic Anterior Motion*
SaO_2 Saturation artérielle en oxygène
SAS Syndrome d'apnée du sommeil
SC Sous-cutané
SCA Syndrome coronarien aigu
SCORE *Systematic Coronary Risk Estimation*
SDRA Syndrome de détresse respiratoire aiguë
SHU Syndrome hémolytique et urémique
SIV Septum interventriculaire
SOR Surface de l'orifice régurgitant
sPESI *Simplified Pulmonary Embolism Severity Index*
SpO_2 Saturation oxyhémoglobinée mesurée par un oxymètre de pouls
SPT Syndrome post-thrombotique
SVP Stimulation ventriculaire programmée
TAVI *Transcatheter Aortic Valve Implantation*
TAVR *Transcatheter Aortic Valve Replacement*
TCA Temps de céphaline activée
TCG Tronc coronaire gauche
$TcPO_2$ Mesure transcutanée de la pression sanguine en oxygène
TEP Tomographie à émission de positons
TG Triglycéride
TGF *Transforming Growth Factor*
TIH Thrombopénie induite par l'héparine
TIMI *Thrombolysis In Myocardial Infarction*
TM Temps – mouvement
TSHus *Thyroid Stimulating Hormone* ultrasensible
TV Tachycardie ventriculaire
TV Thrombose veineuse
TVP Thrombose veineuse profonde
TVS Thrombose veineuse superficielle
USIC Unité de soins intensifs cardiologiques
VD Ventricule droit
VES Volume d'éjection systolique
VG Ventricule gauche
VGM Volume globulaire moyen
VIH Virus de l'immunodéficience humaine
VLDL *Very Low Density Lipoprotein*
VR Volume régurgité
VS Vitesse de sédimentation
VTD Volume télédiastolique
VTS Volume télésystolique

I

Athérome, facteurs de risques cardiovasculaires, maladie coronarienne, artériopathie

CHAPITRE

1

Item 218 – UE 8 – Athérome : épidémiologie et physiopathologie. Le malade polyathéromateux

Objectifs pédagogiques

Nationaux

- Expliquer l'épidémiologie et les principaux mécanismes de la maladie athéromateuse et les points d'impact des thérapeutiques.
- Préciser les localisations préférentielles et l'évolution naturelle de la maladie athéromateuse.
- Décrire les principes de la prise en charge au long cours d'un malade polyathéromateux.

CNEC

- Épidémiologie : première cause mondiale de mortalité, variation géographique de la mortalité et de l'incidence des maladies cardiovasculaires.
- Connaître les mécanismes de l'athérosclérose : formation de la plaque d'athérome; évolution des plaques; rupture, progression, régression. Évolution des sténoses artérielles; remodelage, anévrisme.
- Connaître les localisations préférentielles, les caractéristiques locales, rhéologiques du développement de l'athérome, l'atteinte des grosses et moyennes artères souvent diffuse. Savoir citer les correspondances entre le siège des lésions et les complications cardiovasculaires.
- Connaître l'évolution naturelle de l'athérome, dès l'enfance, par étapes progressives avec des complications intermittentes et une évolution dépendant des facteurs de risque et du vieillissement.
- Points d'impact des thérapeutiques de l'athérosclérose à connaître : prévenir l'athérome, prévenir ou limiter les thromboses lors de rupture de plaques. Prendre en charge le retentissement des sténoses et spécifiquement les complications cardiovasculaires.
- Le malade polyathéromateux : connaître la définition, savoir évaluer le risque global et faire le bilan d'extension des lésions athéromateuses. Connaître les traitements communs à tous les patients polyathéromateux (prise en charge des facteurs de risque, traitements médicaux de l'athérome et éducation thérapeutique). Connaître les prises en charge spécifiques de certaines localisations athéromateuses.

I. Épidémiologie

Les études épidémiologiques recensent surtout les complications provoquées.

A. Mortalité des maladies cardiovasculaires

- Les maladies cardiovasculaires (CV) représentent la 1re cause de mortalité dans le monde.
- La mortalité CV a récemment régressé à la 2e place en France derrière la mortalité par cancer, suite à une importante baisse depuis 30 ans. Elle reste la 1re cause chez les femmes.
- Il existe une variation géographique : le taux de mortalité cardiovasculaire est plus élevé dans les pays du nord et de l'est de l'Europe, intermédiaire en Amérique du Nord, plus faible en Europe du Sud, en Chine et au Japon. Une transition épidémiologique est en cours dans les pays en voie de développement, avec augmentation de la prévalence et incidence des maladies athéromateuses. La France est l'un des pays avec la mortalité CV la plus faible en Europe.
- Ces variations sont liées à la diversité des facteurs environnementaux et des habitudes alimentaires plutôt qu'à des différences génétiques (ex : augmentation du risque CV chez les descendants de migrants asiatiques aux États-Unis).

B. Incidence des maladies cardiovasculaires

L'incidence est 3–5 fois plus fréquente chez l'homme que chez la femme, mais l'incidence des syndromes coronariens aigus est **en augmentation chez les femmes**, notamment les plus jeunes du fait de **l'augmentation du tabagisme**. Cette différence d'incidence, entre les sexes, diminue avec l'âge.

C. Prévalence des maladies cardiovasculaires

Elle augmente avec l'âge de la population.

D. Pour l'avenir

On observe :

- une tendance à la baisse de la mortalité CV (progrès dans la prise en charge et la prévention) ;
- une augmentation cependant de la prévalence des maladies CV, liée au vieillissement des populations et à la réduction de mortalité de ces maladies.

On attend un fort accroissement de l'incidence des maladies CV au niveau mondial par augmentation de certains facteurs de risque (transition épidémiologique) : habitudes alimentaires, sédentarité, obésité et diabète.

II. Mécanismes de l'athérosclérose

A. Définition

Il s'agit de l'association variable de remaniements de l'intima des artères de gros et moyen calibre, consistant en une accumulation focale de lipides, de glucides complexes, de sang et de produits sanguins, de tissu fibreux et de dépôts calcaires, le tout s'accompagnant de modifications de la média.

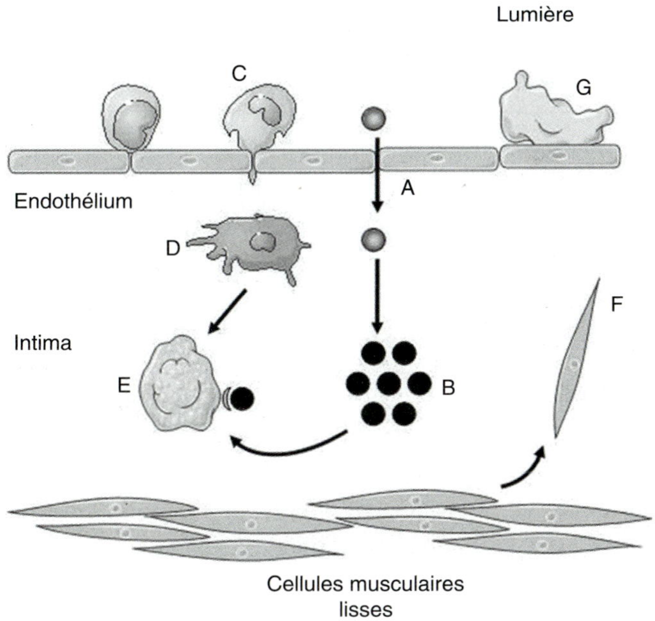

Fig. 1.1 Physiopathologie succincte de l'athéromatose.

A : transcytose et fixation sous-intimale; B : oxydation des LDL (*Low Density Lipoproteins*); C : adhérence des monocytes et diapédèse; D : transformation des monocytes en macrophages; E : accumulation des LDL oxydées dans le macrophage qui se transforme en cellules spumeuses; F : recrutement des cellules musculaires lisses, migration et dédifférenciation; G : dysfonction endothéliale et adhésion plaquettaire.

B. Formation d'une plaque d'athérome

Elle se produit par les mécanismes suivants (fig. 1.1) :

- accumulation des LDL (*Low Density Lipoproteins*) dans l'intima, oxydation des LDL par les radicaux libres;
- expression des molécules d'adhérence, attraction et transfert des monocytes transformés en macrophages et cellules spumeuses;
- rôle des récepteurs *scavengers* (éboueurs) pour capter les LDL oxydées;
- dysfonction de l'endothélium, favorisé par le tabagisme et les LDL oxydées : diminution des capacités vasodilatatrices et antithrombotiques;
- réaction inflammatoire auto-entretenue aggravant la dysfonction endothéliale et sécrétant des métalloprotéases destructrices de la matrice extracellulaire;
- migration des cellules musculaires lisses de la média vers l'endothélium;
- sécrétion des facteurs de croissance, de collagène et de la matrice extracellulaire;
- centre lipidique : organisation dans l'intima des cellules spumeuses (stries lipidiques) au sein d'un tissu inflammatoire;
- tardivement, chape fibreuse qui agit comme couverture du centre lipidique;
- séquence chronologique comportant les stries lipidiques retrouvées dès le jeune âge (lors d'autopsies), puis constitution d'une véritable plaque d'athérome avec un centre lipidique et sa chape fibreuse.

C. Évolution des plaques d'athérome

La plaque d'athérome peut évoluer vers :

- une rupture :
  - c'est une complication brutale, à l'origine des accidents cliniques aigus (syndrome coronarien aigu, AVC [accident vasculaire cérébral]),
  - elle se produit par érosion ou déchirure de la chape fibreuse recouvrant la plaque d'athérome,
  - il y a formation immédiate d'un thrombus entraînant des accidents aigus par réduction ou obstruction de la lumière de l'artère,
  - le thrombus peut se fragmenter et créer des embolies,
  - la rupture est d'autant plus probable que la plaque est « jeune », très lipidique et très inflammatoire, elle concerne donc souvent des plaques d'athérome peu *sténosantes* (+++),
  - de nombreuses ruptures de plaques restent asymptomatiques ;
- une progression :
  - réduction de la lumière du vaisseau due à l'augmentation de volume de la plaque,
  - augmentation du volume de la plaque (composante lipidique et matrice),
  - augmentation progressive possible, mais surtout par poussées, lors d'accidents aigus de rupture de plaque, en incorporant du matériel thrombotique,
  - évolution lente vers un tissu fibreux et calcifié ;
- une hémorragie intraplaque : elle entraîne une augmentation brusque du volume de la plaque pouvant rompre la chape fibreuse ;
- une régression observée expérimentalement chez des animaux, mais difficilement démontrable chez l'homme.

D. Évolution des sténoses artérielles (remodelage)

L'augmentation de l'épaisseur de la paroi, par augmentation du volume des plaques, s'associe à une modification du diamètre du vaisseau :

- le remodelage compensateur élargit le diamètre pour préserver la lumière artérielle ;
- le remodelage constrictif réduit le diamètre du vaisseau et majore la sténose vasculaire en regard de la lésion athéromateuse.

Une sténose peut s'aggraver progressivement, mais peut également s'aggraver brutalement par la rupture ou érosion de plaque et formation de thrombus responsable de réduction de la lumière, voire d'occlusion.

E. Développement des anévrismes

L'athérome peut aussi altérer la structure pariétale du vaisseau et détruire la matrice extracellulaire. Cela provoque les dilatations anévrismales. Mais tous les anévrismes ne sont pas liés à l'athérome.

III. Points d'impact des thérapeutiques

Les thérapeutiques peuvent agir en :

- **prévenant le développement de l'athérome** par :
  - diminution de la lésion endothéliale : suppression ou traitement de tous les facteurs de risque modifiables,

- diminution de l'accumulation des LDL : régime alimentaire, statines et autres hypolipémiants,
- stabilisation des plaques pour diminuer le risque de rupture : il s'agit de l'une des propriétés des statines,
- régression du volume des plaques : statines à fortes doses ou anti-PCSK9 (hors recommandations),
- diminution de l'inflammation : aspirine, statines,
- diminution des contraintes mécaniques : traitements antihypertenseurs ;

- **diminuant les extensions de thromboses lors de la rupture de plaques** : antiplaquettaires et héparines en urgence ;
- **prenant en charge le retentissement des sténoses** : traitement de l'insuffisance coronarienne stable, de l'ischémie, des sténoses serrées des carotides (segment extra-crânien), des artères rénales (HTA, insuffisance rénale), de l'artériopathie oblitérante des membres inférieurs, etc. ;
- **prenant en charge les complications cardiovasculaires** : traitement des syndromes coronariens aigus, des AVC, des dissections de l'aorte, des ischémies aiguës des membres inférieurs, etc. ;
- **traitant les lésions athéromateuses les plus menaçantes** : angioplastie ou pontages coronariens, chirurgie ou angioplastie carotidienne, cure chirurgicale des anévrismes (ou endoprothèses), angioplastie ou pontage des artères des membres inférieurs.

IV. Localisations préférentielles des lésions d'athérosclérose

L'athérome se développe surtout à proximité de flux artériels turbulents : ostium, bifurcation, zone de contrainte mécanique.

L'athérome atteint les artères de gros et moyen calibre : l'aorte et ses branches.

Son extension à plusieurs territoires artériels est habituelle.

Les localisations principales par leur fréquence et conséquences pathologiques sont les suivantes :

- plaques carotidiennes à l'origine d'AVC ;
- plaques coronariennes responsables des cardiopathies ischémiques ;
- plaques de la crosse de l'aorte pouvant entraîner des AVC. Par ailleurs, les plaques et lésions sténosantes de l'aorte terminale peuvent favoriser la survenue d'anévrismes de l'aorte abdominale ;
- sténoses des artères rénales responsables d'HTA et d'insuffisance rénale ;
- sténoses des artères digestives à l'origine d'ischémie mésentérique ;
- sténoses des artères des membres inférieurs provoquant l'artériopathie oblitérante ;
- lésions de plusieurs territoires artériels : habituelles, définissant une atteinte polyvasculaire ou un patient polyathéromateux (*cf.* VI. Le malade polyathéromateux [ou polyvasculaire]).

V. Évolution naturelle de la maladie athéromateuse

A. Évolution et complications

Le début de l'athérome est très précoce, dès l'enfance, puis la vitesse de progression est fonction des *facteurs de risque* (+++) et des *processus de vieillissement* (+++).

La tendance évolutive naturelle de l'athérome est l'aggravation par étapes silencieuses, dépendant du développement intermittent des plaques.

- Les réductions successives des lumières artérielles provoquent des tableaux d'ischémie chronique stable : angor d'effort, claudication intermittente (membres inférieurs +++), claudication digestive (douleurs postprandiales), etc.
- Les ruptures de plaques provoquent des complications aiguës cliniques, dépendant du territoire artériel en cause (syndrome coronarien aigu, AVC ischémique, ischémie aiguë d'un membre inférieur, etc.).

La gravité de ces accidents aigus n'est **pas toujours proportionnelle à l'ancienneté ou à l'étendue de l'athérome** : la rupture d'une plaque athéromateuse coronarienne, jeune, peut être responsable d'infarctus ou de mort subite.

Cependant, la probabilité de survenue d'une complication de la maladie athéromateuse ou d'une récidive est **très dépendante du nombre des facteurs de risque présents**.

B. Facteurs de risque d'athérome (FDR)

On distingue :

- les FDR principaux : tabagisme, HTA, dyslipidémies et diabète ;
- les FDR non modifiables : âge, sexe masculin, antécédents familiaux ;
- les facteurs prédisposants : obésité, sédentarité, stress et conditions psychosociales ;
- les marqueurs de risque : il s'agit d'éléments associés à une augmentation du risque cardiovasculaire, mais sans lien de causalité établie, par exemple : marqueurs inflammatoires (CRP), ou témoignant du développement de l'athérome avant le stade clinique (ex : plaques carotidiennes à l'échographie).

Les facteurs de risque influencent le développement de l'athérome, la fréquence de survenue des complications cardiovasculaires et de leurs récidives. Ils nécessitent donc une prise en charge en prévention primaire (avant le développement clinique de la maladie) et en prévention secondaire (après la présentation clinique d'une maladie cardiovasculaire chronique, telle que l'angor, ou aiguë, telle qu'un accident vasculaire cérébral).

VI. Le malade polyathéromateux (ou polyvasculaire)

A. Définition

Un malade est dit polyathéromateux en cas d'atteinte athéromateuse d'au moins deux territoires artériels différents. L'atteinte peut être symptomatique (ex : claudication intermittente des membres inférieurs chez un patient aux antécédents d'infarctus du myocarde) ou asymptomatique mais significative (ex : présence d'une sténose carotidienne à 70 %, asymptomatique, chez un patient déjà touché par une AOMI). La présence d'une simple plaque non sténosante et non compliquée ne peut être considérée pour qualifier un patient comme polyvasculaire, même si celle-ci est bien le reflet du développement de l'athérosclérose débutant.

Ces fréquentes associations imposent de dépister les lésions des autres territoires artériels chaque fois qu'une lésion athéromateuse est découverte, mais également tout au long de la prise en charge et du suivi du patient.

Ce dépistage n'a cependant de l'intérêt que s'il modifie la prise en charge du patient (ex : revascularisation préventive d'une sténose carotidienne découverte dans le bilan d'un patient atteint d'une AOMI).

B. Prévalence de l'atteinte polyartérielle

Cette prévalence varie selon le siège de la première lésion qui est devenue symptomatique :

- chez un coronarien, l'examen systématique découvre une artériopathie des membres inférieurs dans 20 % des cas, une sténose carotidienne dans 20 % des cas et une sténose des artères rénales dans 20 % des cas ;
- chez un patient ayant une artériopathie des membres inférieurs, ainsi que chez un patient avec une sténose carotidienne ou un patient ayant un anévrisme de l'aorte abdominale, *l'atteinte coronarienne est présente dans 40–50 % des cas* (+++). Les patients atteints d'une AOMI sont ceux ayant le plus souvent une atteinte polyvasculaire associée.

C. Prise en charge de tout malade polyathéromateux

1. Évaluation des facteurs de risque

Elle comporte :

- la prise en charge des facteurs de risque, commune à tous les territoires artériels atteints ;
- le calcul du risque CV global.

2. Bilan d'extension des lésions

- On procède à un bilan clinique systématique de tous les territoires.
- Une sélection des explorations complémentaires spécifiques est effectuée d'après :
  - le bilan clinique ;
  - le niveau du risque cardiovasculaire global (+++) ;
  - la prévalence d'atteinte d'un autre territoire ;
  - la nécessité ou non d'un geste invasif.
- L'ECG est systématique.
- Une mesure de l'IPS (indice de pression systolique) est réalisée aux membres inférieurs.
- Un dépistage d'anévrisme de l'aorte abdominale est effectué, notamment chez les hommes après 65 ans.

D. Thérapeutiques admises pour l'ensemble des patients polyvasculaires

1. Prise en charge intensive de tous les facteurs de risque modifiables

Elle repose sur :

- l'arrêt du tabac +++ ;
- la diététique et l'éducation thérapeutique (*cf.* F. Éducation thérapeutique – Compréhension de la maladie) ;
- la prescription d'activité physique régulière et fréquente.

2. Médicaments ayant prouvé leur efficacité pour diminuer la morbimortalité

Il s'agit :

- de l'aspirine (entre 75 et 325 mg/j) systématique, dont les contre-indications sont rares (intolérance gastrique, allergie, etc.);
- du clopidogrel (Plavix®) lors d'intolérance à l'aspirine ou pour les atteintes polyvasculaires compliquées;
- des statines, systématiquement, avec les objectifs d'une prévention secondaire;
- des IEC – inhibiteurs de l'enzyme de conversion (ou antagonistes des récepteurs à l'angiotensine 2) recommandés pour diminuer le risque d'infarctus, d'AVC et freiner l'altération de la fonction rénale.

Les bêtabloquants ont une efficacité prouvée uniquement après un infarctus du myocarde. Leur efficacité n'est pas prouvée en cas de maladie coronarienne stable ou chez le malade polyvasculaire.

E. Prise en charge spécifique de certaines localisations asymptomatiques

Il a été établi des seuils, plus ou moins précis, pour recommander un geste thérapeutique invasif, lorsque le risque d'une complication grave devient élevé :

- chirurgie d'un anévrisme de l'aorte abdominale si le diamètre atteint 5,5 cm ou s'il augmente de 0,5 cm en un an;
- endartériectomie d'une sténose carotidienne asymptomatique en cas de sténose >60 % (le plus souvent >80 %) et si l'espérance de vie dépasse 5 ans;
- revascularisation myocardique (par angioplastie ou chirurgie) après tout syndrome coronarien aigu si des sténoses coronariennes sont significatives (>70 %). Elle est plus rarement indiquée lors d'ischémie silencieuse ou d'angor stable, à moins d'un(e) :
  - faible seuil d'ischémie au test d'effort,
  - territoire d'ischémie étendue documentée par scintigraphie, échocardiographie ou IRM de stress,
  - nécessité de chirurgie à haut risque (de l'aorte abdominale par exemple),
  - fonction ventriculaire gauche altérée,
  - exploration endocoronarienne prouvant une sténose à risque (FFR : *Fractional Flow Reserve*).

Les indications chirurgicales des lésions athéromateuses de plusieurs territoires requièrent une évaluation du risque et la recherche d'une lésion cliniquement instable. En cas de situation aiguë ou instable, la revascularisation de la lésion coupable est envisagée rapidement et sans prolonger le dépistage polyvasculaire. En dehors d'un caractère d'urgence, la hiérarchie de la revascularisation de lésions dans différents territoires se décide au cas par cas en réunion multidisciplinaire.

F. Éducation thérapeutique – Compréhension de la maladie

Elle repose sur :

- la connaissance des signes d'appel complications (douleur thoracique, déficit neurologique, etc.);
- l'apprentissage de l'observance, de l'efficacité et de la tolérance des divers traitements et des mesures hygiénodiététiques indispensables;

- l'apprentissage de l'intensité et de la régularité de l'activité physique ;
- l'évaluation régulière du respect des objectifs définis de prévention secondaire.

G. Bilan clinique annuel d'évaluation des lésions athéromateuses

Il consiste à pratiquer un examen clinique de tous les territoires artériels et à choisir les explorations complémentaires nécessaires.

Points clés

- L'athérome est le principal responsable des maladies cardiovasculaires et la 1re cause de mortalité dans le monde.
- Il existe une nette tendance à la baisse de la mortalité cardiovasculaire en France, mais une augmentation de la prévalence (vieillissement) et de l'incidence (accroissement du diabète et de l'obésité) des maladies cardiovasculaires, ainsi que de leur incidence chez les femmes jeunes (tabac +++).
- Une plaque d'athérome stable est composée d'un centre lipidique, de cellules spumeuses, musculaires et inflammatoires, recouvertes d'une chape fibreuse.
- Une plaque instable est une plaque très lipidique et inflammatoire, très vulnérable à la rupture.
- Une rupture de plaque se produit par rupture de la capsule ou simple érosion, déclenchant une thrombose et souvent une complication aiguë. L'hémorragie intraplaque aggrave le degré de la sténose.
- Le développement de l'athérome est prévenu en diminuant la lésion endothéliale, en évitant l'accumulation des LDL et en stabilisant les plaques.
- Tous les facteurs de risque modifiables doivent être supprimés et traités : arrêt du tabac, diététique équilibrée, statines, antidiabétiques, antihypertenseurs.
- La diminution de l'inflammation est assurée par aspirine et statines.
- La diminution des contraintes mécaniques sur les plaques repose sur les antihypertenseurs.
- Les risques de thrombose lors de rupture de plaque peuvent être diminués par aspirine, clopidogrel, héparine en situation d'urgence.
- La prise en charge repose sur les traitements spécifiques des complications aiguës et le traitement des lésions athéromateuses les plus menaçantes par angioplastie ou chirurgie.
- Il existe des localisations préférentielles des lésions d'athérosclérose mais tous les territoires artériels de gros et moyen calibre peuvent être touchés. Les principales localisations par leur fréquence et leur gravité clinique sont les coronaires, les carotides, les artères des membres inférieurs et les anévrismes de l'aorte.
- La prise en charge au long cours d'un patient polyathéromateux repose sur l'évaluation régulière des facteurs de risque, le calcul du risque cardiovasculaire global et le bilan annuel d'extension des lésions.
- Les médicaments ayant prouvé leur efficacité pour diminuer la morbimortalité en prévention secondaire sont l'aspirine ou le clopidogrel, les statines, les IEC (ou ARA 2).

Notions indispensables PCZ

- Connaître les 4 principaux territoires de la maladie athéromateuse (coronaire, carotide, artères des membres inférieurs, aorte abdominale).
- Ne pas oublier l'aspirine et les statines en prévention secondaire.

Réflexes transversalité

- Item 219 – Facteurs de risque cardiovasculaire et prévention
- Item 220 – Dyslipidémies
- Item 221 – Hypertension artérielle de l'adulte
- Item 223 – Artériopathie oblitérante de l'aorte, des artères viscérales et des membres inférieurs ; anévrismes
- Item 228 – Douleur thoracique aiguë et chronique
- Item 334 – Syndromes coronariens aigus

Pour en savoir plus

Camm J, Luscher TF, Serruys PW. The ESC textbook of cardiovascular medicine. Oxford : Blackwell Publishing ; 2006.

Société française de cardiologie. Cardiologie et maladies vasculaires. Paris : Masson ; 2007.

ESC. Peripheral Arterial Diseases (Diagnosis and Treatment of). ESC Clinical Practice Guidelines, 2017. https://academic.oup.com/eurheartj/article/39/9/763/4095038

CHAPITRE

2

Item 219 – UE 8 – Facteurs de risque cardiovasculaire et prévention

Objectifs pédagogiques

Nationaux

- Expliquer les facteurs de risque cardiovasculaire, leur impact pathologique et la notion de stratification du risque (coronarien par exemple).
- Expliquer les modalités de la prévention primaire et secondaire des facteurs de risque cardiovasculaire et les stratégies individuelles et collectives.

CNEC

- Connaître les définitions de : facteur de risque, marqueur de risque, prévention primaire, prévention secondaire et prévention collective.
- Connaître les facteurs de risque non modifiables liés à l'âge et à l'hérédité.
- Savoir l'impact des quatre grands facteurs de risque modifiables que sont le tabagisme, les dyslipidémies, l'HTA et le diabète ainsi que leurs définitions.
- Connaître les principaux marqueurs de risque psychosocial et environnemental, toxique et biologique.
- Connaître la notion de risque cardiovasculaire global, comment l'estimer et comment le mesurer par une équation de risque.
- Connaître les principes de prévention individuelle et les grands axes de la prévention collective.
- Connaître les objectifs de la prévention secondaire, notamment les cibles thérapeutiques concernant les chiffres de PA, le diabète et le LDL-cholestérol.
- Savoir les principes d'aide au sevrage tabagique.
- Avoir connaissance des difficultés à appliquer une prévention sur le long terme.

I. Définitions

Un **facteur de risque** est un élément clinique ou biologique associé à une augmentation du risque de développer une maladie avec une **relation de causalité** entre le facteur et la maladie. Il faut :

- que le facteur précède la maladie ;
- une relation dose effet ;
- un caractère universel ;
- une plausibilité physiopathologique ;
- une liaison forte et indépendante.

Médecine cardiovasculaire

Un **marqueur de risque** n'a pas de responsabilité causale démontrée dans la survenue de la maladie et de ses complications. Son taux augmente ou diminue en même temps que s'aggrave ou s'améliore la maladie, mais sans influencer son évolution. C'est un simple témoin de la maladie.

La suppression ou la diminution d'un facteur de risque entraîne une baisse de l'incidence de la maladie ou de ses complications, alors que la diminution d'un marqueur de risque ne modifie pas l'évolution d'une maladie.

La **prévention cardiovasculaire** consiste à supprimer ou à baisser le plus possible l'ensemble des facteurs de risque afin de diminuer le risque de survenue d'événements cardiovasculaires.

Elle peut s'appliquer spécifiquement à chaque individu (prévention individuelle) mais également à l'ensemble de la population (prévention collective).

En prévention individuelle, l'effet d'un programme de prévention est d'autant plus important que le risque de la maladie est élevé. Cet effet dépend donc pour chaque patient de son « risque cardiovasculaire global » qui doit être calculé à partir de l'évaluation de l'ensemble des facteurs de risque.

En prévention collective, des mesures de prévention communautaires simples, ayant des effets modérés individuellement, peuvent avoir un impact important sur l'ensemble de la population compte tenu du grand nombre d'individus bénéficiaires.

II. Facteurs de risque cardiovasculaire

Ces facteurs sont multiples, ce qui fait de l'athérosclérose une **maladie plurifactorielle**.

Ils sont classés en facteurs non modifiables et facteurs modifiables.

A. Facteurs de risque non modifiables

1. Âge et sexe

Le nombre absolu de décès cardiovasculaires est plus important chez les femmes (54 %) que chez les hommes mais avant 65 ans, la mortalité cardiovasculaire des hommes est 3 à 4 fois supérieure à celle des femmes. En pratique, les accidents cardiovasculaires surviennent en moyenne 10 ans plus tôt chez l'homme que chez la femme.

2. Hérédité

Son évaluation repose sur la notion d'événements précoces (< 55 ans chez les hommes, < 65 ans chez les femmes) chez les parents ou dans la fratrie. Ceux-ci peuvent être liés à la transmission génétique de facteurs de risque modifiables (hypercholestérolémie familiale, hypertension artérielle, diabète, etc.). Mais c'est souvent la seule présence de facteurs environnementaux familiaux défavorables (tabagisme, alimentation déséquilibrée et sédentarité, etc.) qui explique les accidents sur plusieurs générations.

B. Facteurs de risque modifiables

L'étude Interheart, étude cas-témoins d'infarctus du myocarde (IDM), incluant toutes les régions du monde, confirme que **9 facteurs expliquent 90 % des cas d'IDM**, ceci dans toutes les classes d'âge et dans les deux sexes, avec :

- **6 facteurs de risque** :
  - le tabagisme,
  - l'hypercholestérolémie,
  - l'hypertension artérielle,
  - le diabète,
  - l'obésité abdominale,
  - et des facteurs psychosociaux ;
- **3 facteurs « protecteurs »** :
  - la consommation de fruits et légumes,
  - l'activité physique,
  - et une consommation modérée d'alcool

1. Tabagisme

Première cause de mortalité évitable, le tabagisme reste un problème mondial majeur de santé publique, avec un nombre de décès annuels estimé à environ 5 millions, soit 13 500 décès par jour. Il est responsable de 1 décès sur 5 chez les hommes et de 1 décès sur 20 chez les femmes.

En France, on lui attribue **73 000 décès par an** (plus de 10 % de la totalité des décès), avec environ 2 000 décès par tabagisme passif. **Un quart de ces décès sont des décès cardiovasculaires**.

Le tabagisme favorise :

- l'**abaissement du taux d'HDL-cholestérol**, facilitant le développement des lésions athéroscléreuses ;
- la majoration du risque thrombotique lié à l'augmentation de l'**agrégation plaquettaire**, du **taux de fibrinogène** et de la viscosité sanguine (augmentation des éléments figurés du sang) ;
- l'**altération de la vasomotricité artérielle endothélium-dépendante** expliquant la fréquence des manifestations de spasme coronarien ;
- une concentration importante de **CO circulant**, nuisant au transport normal de l'oxygène par l'hémoglobine.

La **nicotine** n'a pas de rôle spécifique dans les complications cardiovasculaires du tabagisme. Elle est essentiellement **responsable de la dépendance**. Ses effets hémodynamiques se limitent à des modifications mineures de la fréquence cardiaque et de la pression artérielle systolique par stimulation adrénergique. Présents pour les taux de nicotinémie induits par la combustion d'une cigarette, ces effets sont totalement absents pour les taux obtenus avec les substituts nicotiniques quelles que soient la dose et la voie d'administration.

Dans l'étude Interheart, le tabagisme est le **deuxième facteur de risque d'IDM**, juste derrière les dyslipidémies. Celle-ci confirme que :

- le risque d'infarctus du myocarde est **proportionnel à la consommation**, mais il n'y a **pas de seuil de consommation au-dessous duquel le tabagisme soit dénué de risque.** Les mécanismes en cause sont sensibles à des niveaux très faibles d'exposition avec un effet-dose non linéaire ;
- le risque est le même **quel que soit le type de tabagisme** (cigarettes avec ou sans filtre, pipe, cigare, narguilé, tabac à mâcher, etc.) ;
- la part attribuable au tabagisme dans la survenue d'un IDM est d'autant plus importante que les sujets sont jeunes. C'est le **facteur essentiel et souvent isolé** des accidents coronariens aigus des **sujets jeunes** ;
- le risque d'IDM concerne également le **tabagisme passif**, avec une augmentation de 24 % du risque pour une exposition de 1 à 7 heures/semaine et de 62 % pour une exposition de plus de 22 heures/semaine.

Par ailleurs, à côté des complications coronariennes, le tabagisme joue un rôle majeur dans la survenue et l'évolution de **l'artériopathie oblitérante des membres inférieurs** : 90 % des patients ayant cette localisation d'athérosclérose sont fumeurs. Le risque de développer un **anévrisme de l'aorte abdominale** est significativement augmenté chez les fumeurs. Enfin, les études épidémiologiques montrent une corrélation entre la consommation de tabac et le risque d'**accident vasculaire cérébral** aussi bien chez l'homme que chez la femme.

2. Hypercholestérolémie

C'est le facteur de risque le plus important pour la maladie coronarienne.

La cholestérolémie totale est corrélée positivement et de façon exponentielle avec le risque coronarien.

Au niveau individuel, le facteur déterminant du risque est un **niveau élevé de LDL-cholestérol** (cholestérol transporté par les lipoprotéines de basse densité). De façon indépendante, un **niveau bas d'HDL-cholestérol** (cholestérol transporté par les lipoprotéines de haute densité) est un facteur de risque de maladie coronarienne et un **niveau élevé d'HDL-cholestérol est au contraire protecteur** (non valable pour des valeurs > 1 g/L). D'où les termes communément utilisés de « mauvais » (LDL-C) et de « bon » cholestérol (HDL-C).

Pour évaluer correctement le risque cardiovasculaire, il faut prescrire une **exploration d'une anomalie lipidique (EAL) réalisée à jeun.** Celle-ci comprend : cholestérol total (CT), HDL-cholestérol (HDL), et triglycérides (TG). Le taux de LDL-cholestérol est calculé à partir de ces éléments à l'aide de la formule de Friedwald :

$$\text{LDL}-\text{cholestérol}(g/L) = \text{CT}(g/L) - \text{HDL}(g/L) - \text{TG}(g/L)/5$$

Certaines hypercholestérolémies sont liées à des **mutations sur un gène** (du LDL-récepteur surtout, de l'apo B ou de PCSK9 plus rarement) :

- **hypercholestérolémie familiale hétérozygote** (1 individu/500) : élévation importante du LDL-C entre 2 et 4 g/L, présence parfois de dépôts de cholestérol sur les tendons (xanthomes tendineux caractéristiques de l'affection : tendon calcanéen surtout, extenseurs des membres supérieurs), au niveau du pourtour de l'iris (arc cornéen), sur les paupières (xanthélasma). En l'absence de traitement institué précocement, les complications coronariennes peuvent survenir à partir de la quarantaine, voire plus tôt en cas d'association avec d'autres facteurs de risque ;
- **hypercholestérolémie familiale homozygote** (exceptionnelle : 1 individu/1 000 000) : LDL-C > 5 g/L, dépôts cutanés importants dès le plus jeune âge. Les complications coronariennes peuvent survenir avant l'âge de 20 ans.

La majorité des **hypercholestérolémies** sont dites **polygéniques** et sont favorisées par l'interaction entre une prédisposition génétique et l'environnement (alimentation riche en acides gras saturés surtout).

3. Hypertension artérielle

Elle concerne **20 à 30 % de la population** française adulte. Relativement rare avant 35 ans (< 5 %), la prévalence croît rapidement ensuite et dépasse 60 % après 65 ans.

L'hypertension artérielle (HTA) est définie par des **chiffres tensionnels supérieurs ou égaux à 140/90 mm Hg** en consultation médicale et persistant dans le temps (≥ 135/85 mm Hg en automesure).

Plus la pression artérielle augmente, plus le risque cardiovasculaire croît, même pour des valeurs inférieures à la « normale ». Aussi, la classification individualise plusieurs stades, tant dans les niveaux normaux que pour l'HTA (tableau 2.1).

L'HTA est le plus souvent **silencieuse**, avec peu ou pas de symptômes. Elle retentit principalement sur trois organes : le **cœur** (risque d'insuffisance coronarienne et d'insuffisance cardiaque), le **cerveau** (risque d'AVC) et les **reins** (insuffisance rénale).

Dans la majorité des cas, **il n'existe pas de cause identifiable à l'HTA** (HTA essentielle), elle est favorisée par des facteurs génétiques et environnementaux (surpoids, sédentarité, consommation excessive d'alcool et de sel). Dans seulement 5 % des cas, elle est **secondaire** à une maladie rénale, une cause hormonale, en particulier surrénalienne, ou à la prise de certains médicaments ou toxiques.

Étant donné la grande variabilité physiologique de la pression artérielle, **le diagnostic d'HTA ne doit pas être fait sur une seule mesure.** Il faut au moins 3 mesures réalisées sur au moins 2 consultations, espacées d'au moins 1 semaine. Il est recommandé de mesurer la PA en dehors du cabinet médical, au domicile du patient afin de confirmer le diagnostic d'HTA, par automesure tensionnelle (AMT) ou par mesure ambulatoire de la PA (MAPA) (encadrés 2.1 et 2.2). La **MAPA** permet de documenter le profil tensionnel sur 24 heures (exploration d'une variabilité tensionnelle importante, suspicion d'absence de baisse tensionnelle nocturne). Elle permet d'éliminer un effet « blouse blanche » lié à la présence du médecin. Il en est de même de l'**automesure tensionnelle** qui est également de plus en plus utilisée pour préciser le diagnostic d'HTA et vérifier l'efficacité du traitement.

Tableau 2.1 Classification des niveaux de pression artérielle.

Catégorie	Systolique (mm Hg)	Diastolique (mm Hg)
Optimale	< 120	< 80
Normale	120–129	80–84
Normale haute	130–139	85–89
HTA stade 1	140–159	90–99
HTA stade 2	160–179	100–109
HTA stade 3	≥ 180	≥ 110
HTA systolique isolée	≥ 140	< 90

Encadré 2.1

Technique de mesure de la PA

- Utiliser de préférence un appareil au bras, électronique et validé
- Effectuer au minimum 2 mesures avec un brassard adapté à la circonférence du bras, le cas échéant
- Mesurer la PA la 1re fois aux deux bras (considérer le bras où la mesure est la plus haute) et mesurer la fréquence cardiaque (FC)
- Effectuer les mesures chez un patient en position assise ou allongée, au repos durant au moins 3 à 5 min, dans le calme et sans parler
- Lors de la mesure initiale et au cours du suivi, rechercher une hypotension orthostatique après 1 et 3 min au moins en position debout

Encadré 2.2

Modalités de l'automesure tensionnelle

- Utiliser un appareil validé et de préférence avec un brassard huméral
- Former le patient à la technique de l'automesure tensionnelle (et si besoin son entourage)
- Prendre les mesures en position assise, au repos avec l'avant-bras posé sur la table
- Effectuer 3 mesures le matin avant le petit-déjeuner et la prise de médicaments, 3 mesures avant le coucher, 3 jours de suite (« règle des 3 »), en espaçant les mesures de quelques minutes
- Demander au patient de noter par écrit les valeurs de PA (systolique et diastolique) et de la FC observées
- **Moyenne des valeurs de PA en AMT ou en MAPA (diurne) correspondant à une HTA :** PAS ≥ 135 mm Hg ou PAD ≥ 85 mm Hg

HAS/SFHTA. Prise en charge des patients adultes atteints d'hypertension artérielle de l'adulte. Fiche mémo, septembre 2016.

4. Diabète

Il y a en France environ 3 millions de sujets diabétiques, soit **5 % de la population.** Les diabètes de type 1 (d'emblée insulinodépendants, débutant le plus souvent avant 20 ans) représentent environ 5 % des cas, et les diabètes de type 2 (initialement non insulinodépendants) environ 95 %.

Définitions

- On parle de diabète lorsque la **glycémie à jeun est supérieure à 1,26 g/L (7 mmol/L) à deux reprises** ou la glycémie supérieure à 2 g/L (11,1 mmol/l) à n'importe quel moment de la journée.
- On parle d'**hyperglycémie à jeun** non diabétique lorsque la glycémie est comprise **entre 1,00 et 1,26 g/L.**

Le diagnostic est fait le plus souvent lors d'un **dépistage systématique,** chez un sujet de plus de 50 ans, sédentaire, en surcharge pondérale, asymptomatique. Il existe volontiers une **hérédité familiale** de diabète. Il s'intègre volontiers dans un tableau de **« syndrome métabolique »** (*cf. infra*).

Le risque cardiovasculaire est majoré par un facteur 2 à 3 dans les deux types de diabète mais c'est surtout le diabète de type 2 qui, du fait de sa prévalence importante et croissante, est dominant dans le risque cardiovasculaire. Le diabète est à l'origine de complications **microvasculaires** (rétinopathie, néphropathie, neuropathie) et **macrovasculaires** (maladie coronarienne, AVC, AOMI).

5. Sédentarité, surpoids et obésité : syndrome métabolique

Le mode de vie occidental sédentaire est à l'origine d'un **déséquilibre énergétique entre les apports et les dépenses caloriques**. Environ 20 millions de Français sont en surpoids, dont **6 millions obèses**. Ce phénomène touche également les enfants et les adolescents. Cette sédentarité et ce surpoids ont une influence majeure sur la précocité et l'ampleur des perturbations métaboliques apparaissant chez les adultes jeunes et d'âge moyen (diabète, HTA, hyperlipidémie, etc.) et le risque d'événements cardiovasculaires.

L'évaluation de la surcharge pondérale est exprimée par :

- **l'indice de masse corporelle** (IMC) = poids P (kg) divisé par le carré de la taille T (m) : **IMC = P/T² (kg/m²).** Un IMC normal est situé entre 18,5 et 25 kg/m². On parle :
  - de maigreur pour un IMC < 18,5 kg/m²,
  - de surpoids pour un IMC entre 25 et 29,9 kg/m²,
  - d'obésité pour un IMC ≥ 30 kg/m².
- la mesure du **périmètre ombilical**, qui rend compte de la graisse viscérale abdominale, et est mieux corrélée avec le risque cardiovasculaire. C'est un des éléments de diagnostic du **syndrome métabolique,** dont la définition est : une **obésité centrale** (avec périmètre abdominal ≥ 94 cm pour un homme, ≥ 80 cm pour femme) **+ au moins 2 des facteurs suivants** [Fédération internationale du diabète (FID) 2005] :
  - triglycérides > 1,50 g/L,
  - HDL-cholestérol < 0,40 g/L pour un homme, < 0,50 g/L pour une femme,
  - pression artérielle ≥ 130/85 mm Hg,
  - hyperglycémie > 1 g/L ou diabète de type 2.

III. Évaluation du risque cardiovasculaire

L'évaluation du risque cardiovasculaire permet l'identification des sujets les plus à même de bénéficier de la prévention.

A. Risque cardiovasculaire global : scores de risque

Le **cumul des facteurs de risque** entraîne une **multiplication des risques** propres à chacun de ces facteurs. Le **risque cardiovasculaire global** est défini comme la probabilité, pour un individu, de développer une maladie cardiovasculaire dans un temps donné (habituellement 10 ans) en fonction de **l'ensemble de ses facteurs de risque**. Des **équations de risque** ont été développées à partir de données épidémiologiques prospectives, comme celles de la ville de **Framingham** aux États-Unis, et en Europe le système **SCORE** (*Systematic COronary Risk Estimation*). L'*European Society of Cardiology* (2016) recommande d'évaluer le risque cardiovasculaire en prévention primaire à l'aide de l'outil SCORE (fig. 2.1). Celui-ci évalue le risque de mortalité cardiovasculaire à 10 ans, en fonction du sexe, de l'âge (de 40 à 65 ans), du statut tabagique, de la pression artérielle systolique et des concentrations de cholestérol total.

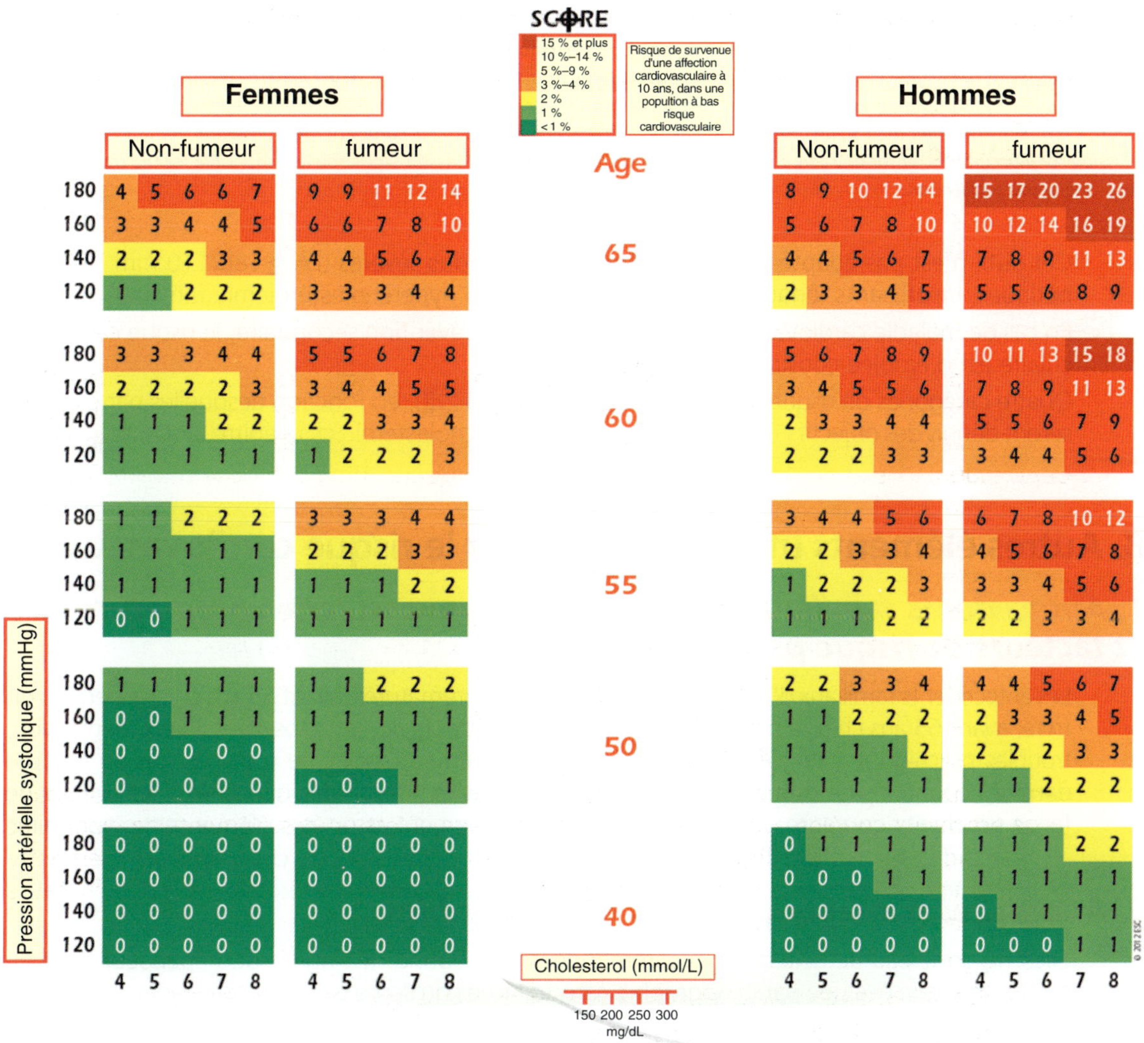

Fig. 2.1 Table SCORE (*Systematic COronary Risk Evaluation*) : risque de décès cardiovasculaire en 10 ans (table pour les régions d'Europe dite à « faible risque », dont la France).

Source : Perk J et al. European Guidelines on cardiovascular disease prevention in clinical practice (version 2012). Eur Heart J 2012 ; 33 : 1635-1701. Fig. 4. With permission of Oxford University Press (UK) © European Society of Cardiology, www.escardio.org/guidelines. Disclaimer : Oxford University Press and the ESC are not responsible or in any way liable for the accuracy of the translation, for any errors, omissions or inaccuracies, or for any consequences arising therefore. Elsevier Masson SAS is solely responsible for the translation published in this publication.

Tableau 2.2. Niveaux de risque cardiovasculaire global (ESC 2016).

Risque très élevé	Maladie cardiovasculaire documentée, clinique* ou non équivoque à l'imagerie**
	Diabète avec un facteur de risque majeur (tabagisme, hypercholestérolémie élevée, hypertension sévère) ou une atteinte d'organe cible (comme une protéinurie)
	Insuffisance rénale chronique sévère (DFG < 30 mL/min/1,73 m^2)
	SCORE ≥ 10 %
Risque élevé	Patients avec une élévation marquée d'un seul facteur de risque, notamment PA ≥ 180/110 mm Hg ou LDL-C > 8 mmol/L (3,1 g/L) (dans le cadre d'une hypercholestérolémie familiale, par exemple)
	La plupart des autres patients diabétiques***
	Insuffisance rénale chronique modérée (DFG = 30–59 mL/min/1,73 m^2)
	5 % ≤ SCORE < 10 %
Risque modéré	1 % ≤ SCORE < 5 %
Risque faible	SCORE < 1 %

* Antécédent d'IDM, de SCA, de revascularisation coronaire ou d'une autre revascularisation artérielle, d'AVC ou d'AIT, d'anévrysme de l'aorte, de pathologie artérielle périphérique.
** Plaque d'athérome significative à la coronarographie ou à l'échodoppler carotidien (étant exclus les paramètres d'imagerie tels que l'épaisseur intima–média des carotides).
*** À l'exception des diabétiques de type 1 jeunes sans facteur de risque majeur, qui pourraient être à risque faible ou modéré.
Source : European Guidelines on cardiovascular disease prevention in clinical practice. Eur Heart J. 2016 ; 37 : 2315–81. Table 5.

Cet outil n'est pas adapté pour les patients hypertendus sévères (PA ≥ 180/110 mm Hg), diabétiques, insuffisants rénaux chroniques ou atteints d'hypercholestérolémie familiale.

En cas de maladie cardiovasculaire documentée, en prévention secondaire, le risque cardiovasculaire est d'emblée considéré très élevé.

Quatre catégories de risque sont ainsi définies (tableau 2.2), en fonction desquelles par exemple seront définis des objectifs thérapeutiques pour le LDL-cholestérol. (cf. chapitre 3 « Dyslipidémie »)

B. Autres éléments utiles pour évaluer le risque cardiovasculaire

1. Antécédents familiaux d'accidents cardiovasculaires prématurés et facteurs de risque psychosociaux

Les antécédents familiaux d'accidents cardiovasculaires prématurés (avant 55 ans chez le père ou un frère, avant 65 ans chez la mère ou une sœur) et les facteurs de risque psychosociaux (dépression, troubles psychiques, catégorie sociale défavorisée, isolement social) ne sont pas pris en compte dans ces équations de risque (c'est une de leurs limites) en raison des difficultés à les évaluer de façon simple et rigoureuse, bien qu'ils soient significativement associés au risque cardiovasculaire.

2. Anomalies d'imagerie sur des organes cibles

Elles ne sont pas actuellement recommandées en routine. Il s'agit : de l'épaisseur intima–média artérielle évaluée par échographie carotidienne ; du score calcique coronarien évalué par tomodensitométrie ; de l'HVG dans l'HTA évaluée en échographie.

3. Certains « marqueurs biologiques »

- La **microalbuminurie** peut traduire une atteinte rénale dans le diabète ou l'HTA.
- D'autres « marqueurs de risque », comme les facteurs de thrombose, les facteurs inflammatoires (CRPus) ou l'hyperhomocystéinémie, n'ont pas actuellement fait la preuve d'une valeur ajoutée suffisante pour être utilisés en pratique dans l'évaluation du risque en population.

IV. Prévention cardiovasculaire

Élément déterminant de réduction de la morbidité et de la mortalité cardiovasculaires au cours de ces dernières décennies, elle s'appuie à présent sur des études scientifiques rigoureuses, à l'origine de recommandations pertinentes.

Les **recommandations** de l'HAS concernent les 4 grands facteurs de risque : dyslipidémies, HTA, diabète et tabagisme.

On distingue schématiquement :

- **la prévention secondaire** qui est engagée « dans les suites d'un accident vasculaire » ou « en présence de lésions vasculaires documentées », afin de réduire le risque de récidives et de ralentir la progression des lésions ;
- **la prévention primaire** qui vise à réduire l'incidence de la maladie, en dépistant et contrôlant les facteurs de risque « en amont de tout accident vasculaire ».

A. Prévention secondaire

Elle doit être :

- **systématique** : pour tout sujet ayant présenté un accident vasculaire ou ayant une atteinte artérielle athéroscléreuse ;
- **multirisque** : tous les facteurs de risque doivent être pris en compte ;
- **intensive** : optimale pour chacun des facteurs ;
- **médicalisée** : l'utilisation de médicaments est la règle avec un suivi médicalisé régulier.

Les mesures à prendre peuvent être mémorisées l'acronyme : « BASIC » (prévention secondaire coronarienne) :

- B pour bêtabloquant (post-IDM) ;
- A pour antiagrégant ;
- S pour statine ;
- I pour inhibiteur de l'enzyme de conversion (IEC) ;
- C pour **contrôle optimal des facteurs de risque** :
  - arrêt du tabagisme,
  - contrôle de la pression artérielle,
  - contrôle de la glycémie,
  - lutte contre la sédentarité.

Chacune des 4 classes de médicaments (bêtabloquant, antiagrégant, statine et IEC) a démontré qu'elle était capable de diminuer la mortalité totale de l'ordre de 25 % dans les suites d'un IDM.

1. Traitement hypocholestérolémiant

Les études en prévention secondaire ont montré une réduction de la mortalité totale et de la morbimortalité coronarienne, quels que soient l'âge, le sexe, les facteurs de risque associés, les traitements associés et le niveau initial de la cholestérolémie. Aussi, la prescription d'une statine est devenue systématique dans ce contexte de prévention secondaire. La cible thérapeutique est un LDL-cholestérol inférieur à 0,7 g/L.

2. Sevrage tabagique

L'arrêt du tabac diminue de 36 % le risque de décès et de 32 % le risque de récidive d'IDM dans les années suivant un accident coronarien. Le bénéfice est également important après pontage coronarien ou angioplastie. Du fait de la forte dépendance et de la brutalité avec laquelle il est demandé à ces patients de modifier leur comportement, les rechutes sont fréquentes et souvent précoces. Cela implique donc une aide médicalisée et un suivi avec utilisation de la substitution nicotinique dont la sécurité d'utilisation est démontrée : « Les substituts nicotiniques sont recommandés chez les patients coronariens fumeurs. Ils sont bien tolérés chez ces patients et ne provoquent pas d'aggravation de la maladie coronarienne ou de troubles du rythme » (HAS 2014). Peuvent être également utilisées des thérapies comportementales et cognitives. Il convient également d'éviter toute exposition au tabagisme passif.

3. Contrôle de la pression artérielle

L'objectif préconisé dans les recommandations est d'obtenir une pression artérielle inférieure ou égale à 140/90 mm Hg, en **privilégiant les mesures hygiénodiététiques** (contrôle du poids, activité physique, diminution des apports en alcool et en sodium) et d'associer un traitement médicamenteux chez les patients ayant d'emblée une PA supérieure ou égale à 160/100 mm Hg, ou conservant une PA supérieure ou égale à 140/90 mm Hg après 3 mois de mesures hygiénodiététiques.

4. Contrôle glycémique

Le diabète multiplie par 2 à 3 le risque d'événements cardiaques graves dans les suites d'un infarctus du myocarde. Si le bénéfice d'un équilibre glycémique au long cours sur la morbimortalité coronarienne après un infarctus du myocarde n'a pas été formellement démontré, la présence d'un diabète chez un patient coronarien est en revanche un argument supplémentaire pour **corriger de façon agressive les autres facteurs de risque**.

5. Lutte contre la sédentarité

La pratique d'une activité physique régulière a été démontrée comme bénéfique chez les patients coronariens. Ses **effets physiologiques** favorables sont multiples : effet antiagrégant plaquettaire, effet anti-inflammatoire, augmentation de la VO_2max et de la capacité fonctionnelle à l'effort, action favorable sur la fonction endothéliale, recul du seuil ischémique chez le coronarien, effet antiarythmique avec amélioration de la variabilité sinusale. Elle améliore les performances physiques, limite le retentissement psychologique (anxiété ou dépression) et facilite la réinsertion professionnelle. Il a été démontré, dans une méta-analyse, qu'elle **réduisait la mortalité totale et la mortalité coronarienne de l'ordre de 20 à 25 %**, mais sans modification significative du risque de récidive d'infarctus non mortel.

6. Enquête familiale

Devant tout patient coronarien, en particulier s'il est relativement jeune (<55 ans pour un homme et <65 ans pour une femme), il faut engager une enquête familiale. Elle consiste à **dépister la présence de facteurs de risque chez les collatéraux** ainsi que chez les **enfants** afin de pouvoir **assurer le plus tôt possible une prise en charge adaptée de prévention primaire** de chaque individu selon son niveau de risque cardiovasculaire.

B. Prévention primaire

> Toute consultation doit être une opportunité pour aborder le sujet de la prévention.

Le recueil des principaux **facteurs de risque cliniques** doit figurer dans tout dossier médical (tabagisme, pression artérielle, poids, taille et périmètre abdominal, antécédents familiaux). Une analyse du mode d'alimentation et de l'activité physique permet d'apprécier le **mode de vie**. Un **bilan biologique** de référence (avec glycémie et bilan lipidique complet à jeun) permet de détecter les anomalies métaboliques.

À partir de ces données, il faut :

- **évaluer le risque cardiovasculaire** (*cf. supra*) ;
- **adapter les conseils et le traitement au niveau de risque.**

En pratique

- Les sujets ayant un **profil de risque favorable** doivent être incités à poursuivre les comportements protecteurs qu'ils ont adoptés.
- Ceux ayant un **risque faible ou modéré** doivent recevoir les conseils correspondant à une stratégie de **« prévention collective »**.
- Les sujets estimés comme **à haut risque** doivent bénéficier d'une prise en charge médicalisée spécifique de prévention primaire.

De nombreuses démarches de prévention sont fondées sur des modifications de comportements, qu'il s'agisse de l'arrêt du tabac, du régime alimentaire ou de l'activité physique. La réussite de la démarche dépend de la qualité du dialogue établi entre le sujet et son médecin et de la mise en œuvre d'une démarche d'éducation thérapeutique. Il s'agit de convaincre sans contraindre, de conjuguer les objectifs médicaux avec ceux exprimés par le patient, d'analyser les freins et leviers potentiels pour obtenir une modification durable.

1. Pression artérielle

L'évaluation du risque prend en compte à la fois le **niveau de pression artérielle et** le **nombre de facteurs** de risque associés. L'attitude à adopter vis-à-vis de la pression artérielle sera déterminée par le niveau de risque : mesures hygiénodiététiques et/ou traitement médicamenteux (*cf.* tableau 22.2).

2. Cholestérolémie

La stratégie thérapeutique varie en fonction du risque cardiovasculaire et de la concentration en LDL-C (cf. tableau 3.5 au chapitre suivant).

- En 1re intention, une modification du mode de vie est recommandée lorsque le LDL-C est supérieur à l'objectif, seule lorsque le risque est faible ou modéré, associée au traitement hypolipémiant lorsque le risque est élevé ou très élevé.
- En 2e intention, lorsque l'objectif n'est pas atteint au bout de 3 mois d'une intervention de 1re intention bien suivie par le patient, un traitement hypolipémiant sera instauré ou intensifié selon le niveau de risque.

Le LDL-C demeure actuellement le principal objectif thérapeutique, car les preuves de bénéfice cardiovasculaire reposent sur son abaissement. Des objectifs thérapeutiques sont proposés pour le LDL-C pour les 4 catégories de risque (cf. tableau 3.4 au chapitre suivant).

3. Tabagisme

L'objectif est l'arrêt total et définitif de la consommation de tabac le plus tôt possible.

Les médecins doivent connaître et utiliser les méthodes modernes de sevrage tabagique.

La décision d'arrêter de fumer est le fruit d'un lent processus de maturation. La motivation, qui est faible chez les fumeurs « heureux », peut être renforcée de façon importante par l'attitude des médecins. Le fait d'aborder systématiquement, même de façon brève la question du tabagisme (**« conseil minimum »**), peut doubler le taux de sevrage dans un délai d'un an. Il faut évaluer le niveau de **motivation** et le niveau de **dépendance** physique (test de Fagerström), prendre en compte l'existence d'autres dépendances (alcool, cannabis, anxiolytiques, etc.) et **proposer une aide au sevrage et un suivi**.

Si de nombreux fumeurs sont capables d'arrêter d'eux-mêmes sans aucun traitement spécifique et sans intervention médicale, la majorité doit être aidée avec :

- un renforcement répété de leur motivation ;
- le recours à des moyens thérapeutiques spécifiques, qu'il faut apprendre à prescrire et suivre :
  - les **substituts nicotiniques** qui évitent le syndrome de sevrage et doublent les chances de sevrage. Il faut associer les timbres et les formes orales (gommes, comprimés sublinguaux ou inhalateur), ajuster la dose utile de façon individuelle et diminuer progressivement sur une durée non inférieure à 3 mois et possiblement plus prolongée,
  - le **bupropion** et la **varénicline**, qui peuvent également être utilisés,
  - une **prise en charge de l'anxiété et/ou de la dépression**, parfois nécessaire,
  - enfin, les **thérapies comportementales et cognitives**, fondées sur l'apprentissage de l'autocontrôle, de la gestion du stress et sur des techniques d'affirmation de soi, qui ont démontré leur efficacité dans des études contrôlées. Les **consultations spécialisées de tabacologie** sont destinées à la prise en charge des formes sévères de dépendance tabagique et à l'accompagnement des sujets ayant déjà rechuté ou avec dépendances multiples.

L'impact, en particulier cardiovasculaire, du **tabagisme passif** explique les **mesures législatives** d'interdiction de fumer dans les lieux publics. Cette mesure de santé publique a été démontrée comme ayant un effet significatif et rapide sur l'incidence des IDM.

4. Alimentation et activité physique

Le **Programme national nutrition santé (PNNS)**, plan d'information et d'action d'envergure vis-à-vis de la nutrition associé à une promotion de l'activité physique, a été lancé en France en 2001. Les 4 messages essentiels à visée de prévention cardiovasculaire sont :

- la promotion de la consommation de fruits et légumes (objectif : 5 fruits et légumes/j) ;
- la consommation de poisson 2 fois/semaine ;
- la limitation de la consommation des graisses saturées, des produits sucrés, du sel ;
- la promotion de l'activité physique : au moins 30 minutes 5 jours/semaine.

Ces **recommandations** sont fondamentales dans le contexte de prévention primaire.

De plus, de nombreuses études (étude PREDIMED en particulier) ont scientifiquement établi les bénéfices cardiovasculaires et métaboliques de **l'alimentation de type méditerranéen**. Ses caractéristiques sont : la richesse en fruits et légumes, en acides gras insaturés (huile d'olive), en produits de la mer, une faible consommation de viande rouge au profit de la volaille et du poisson.

En pratique, c'est dès l'enfance et l'adolescence que doit être adopté l'ensemble de ces « comportements de prévention collective », si difficiles à obtenir ensuite chez les adultes. Choisir de ne pas fumer, bien s'alimenter et combattre la sédentarité constituent des comportements qui auront d'autant plus de chance d'être maintenus à l'âge adulte qu'ils auront été acquis précocement.

Points clés

Facteurs de risque

- Un facteur de risque est un élément clinique ou biologique associé à une augmentation du risque de développer une maladie avec une relation de causalité entre le facteur et la maladie.
- Il existe des facteurs non modifiables (âge, sexe et hérédité) et des facteurs modifiables. Ceux-ci sont multiples, ce qui fait de l'athérosclérose une maladie plurifactorielle.
  - Le tabagisme est responsable en France de 73 000 décès par an (plus de 10 % de la totalité des décès). Un quart de ces décès sont des décès cardiovasculaires.

- Un niveau élevé de LDL-cholestérol est le facteur de risque déterminant pour les lipides.
- Plus la pression artérielle augmente, plus le risque cardiovasculaire est important. Même dans les niveaux inférieurs de pression, le risque est proportionnel au niveau tensionnel.
- Le diabète de type 2, non insulinodépendant d'emblée (95 % des diabétiques), du fait de sa prévalence importante et croissante, devient dominant dans le risque cardiovasculaire.
- Mauvaise alimentation, sédentarité et surpoids ont une influence majeure sur la précocité et l'ampleur des perturbations métaboliques (hypercholestérolémie, diabète, HTA, etc.) et le risque d'événements cardiovasculaires.

Évaluation du risque cardiovasculaire

Elle permet l'identification des sujets devant bénéficier en priorité des mesures de prévention.

- Le « risque cardiovasculaire global » est la probabilité de développer une maladie cardiovasculaire dans un temps donné en fonction de l'ensemble des facteurs de risque.
- Les recommandations françaises et européennes préconisent l'évaluation du risque en prévention primaire par le système SCORE et identifient 4 catégories de risque en fonction desquelles seront précisés des objectifs thérapeutiques, en particulier pour le LDL-cholestérol.

Prévention cardiovasculaire

- Elle consiste à supprimer ou à baisser le plus possible l'ensemble des facteurs de risque afin de diminuer le risque de survenue d'événements cardiovasculaires.
- Les recommandations françaises, consultables en ligne, concernent les 4 grands facteurs de risque : dyslipidémies, HTA, diabète, tabagisme.
- La prévention secondaire est engagée « dans les suites d'un accident vasculaire » ou « en présence de lésions vasculaires documentées », afin de réduire le risque de récidives et de ralentir la progression des lésions. Elle doit être systématique, intensive et optimale pour chacun des facteurs :
  - traitement hypocholestérolémiant avec prescription d'une statine, avec une cible thérapeutique d'un LDL-cholestérol < 0,7 g/L ;
  - sevrage tabagique avec une aide médicalisée, un suivi et l'utilisation d'une substitution nicotinique dont la sécurité d'utilisation est démontrée chez le coronarien ;
  - pression artérielle < 140/90 mm Hg, en privilégiant les mesures hygiénodiététiques (contrôle du poids, activité physique, diminution des apports en alcool et en sodium) ;
  - en présence de diabète chez un patient coronarien, correction « agressive » des autres facteurs de risque ;
  - lutte contre la sédentarité, avec pratique d'une activité physique régulière, démontrée comme bénéfique chez les patients coronariens ;
  - dépistage de la présence de facteurs de risque chez les collatéraux ainsi que chez les enfants afin de pouvoir assurer le plus tôt possible une prise en charge de prévention primaire de chaque individu.
- La prévention primaire vise à réduire l'incidence de la maladie, en dépistant et contrôlant les facteurs de risque « en amont de tout accident vasculaire ».
  - Toute consultation doit être une opportunité pour aborder le sujet de la prévention. Il faut évaluer le risque cardiovasculaire et adapter les conseils et le traitement au niveau de risque. La réussite de la démarche dépend de la qualité du dialogue établi entre le sujet et son médecin et de la mise en œuvre d'une démarche d'éducation thérapeutique, seuls garants de modifications durables.
  - L'attitude à adopter vis-à-vis de la pression artérielle et du LDL-cholestérol, mesures hygiénodiététiques et/ou traitement médicamenteux, sera déterminée par le niveau de risque.
  - La consommation de tabac doit être arrêtée totalement et définitivement le plus tôt possible. La question du tabagisme doit être abordée systématiquement, même de façon brève (« conseil minimum »). Le niveau de motivation et le niveau de dépendance physique sont évalués. On renforce de façon répétée la motivation et recourt aux médicaments d'aide au sevrage, qu'il faut apprendre à prescrire et suivre. Un suivi prolongé est assuré.

- Le Programme national nutrition santé précise les conseils concernant la nutrition et l'activité physique. L'alimentation de type méditerranéen est protectrice sur le plan cardiovasculaire et métabolique.

- Toutes ces recommandations font également partie de la prévention à adopter par l'ensemble de la population et c'est dès l'enfance et l'adolescence que doivent être conseillés ces « comportements de prévention collective ». Choisir de ne pas fumer, bien s'alimenter et combattre la sédentarité constituent des comportements qui auront d'autant plus de chance d'être maintenus à l'âge adulte qu'ils auront été précocement acquis.

Notions indispensables PCZ

- Connaître les 6 facteurs de risque cardiovasculaire modifiables (tabac, diabète, HTA, dyslipidémie, facteurs psycho-sociaux, obésité) et les 3 facteurs « protecteurs » (consommation de fruits et de légumes, activité physique, consommation modérée d'alcool).
- Connaître la notion de risque cardiovasculaire global et l'outil SCORE.
- Ne pas oublier le BASIC (bétabloquant, antiagrégant, statine, IEC, contrôle des facteurs de risque) après un accident coronarien.
- Connaître les principaux conseils nutritionnels et le rôle bénéfique de l'activité physique.

Réflexes transversalité

- Item 218 – Athérome : épidémiologie et physiopathologie. Le malade polyathéromateux
- Item 220 – Dyslipidémies
- Item 221 – Hypertension artérielle de l'adulte
- Item 223 – Artériopathie oblitérante de l'aorte, des artères viscérales et des membres inférieurs ; anévrismes
- Item 228 – Douleur thoracique aiguë et chronique
- Item 334 – Syndromes coronariens aigus

Pour en savoir plus

HAS. Éducation thérapeutique du patient. Juin 2014.
https://www.has-sante.fr/portail/jcms/c_1241714/fr/education-therapeutique-du-patient-etp

Piepoli MF, Hoes AW, Agewall S, et al. ESC 2016. European Guidelines on cardiovascular disease prevention in clinical practice. Eur Heart J. 2016 ; 37 : 2315–81.
https://academic.oup.com/eurheartj/article-pdf/37/29/2315/23748850/ehw106.pdf

International Diabetes Federation. The IDF consensus worldwide definition of the metabolic syndrome, 2006.
https://www.idf.org/component/attachments/attachments.html?id=705&task=download

CHAPITRE

3

Item 220 – UE 8 – Dyslipidémies

Objectifs pédagogiques

Nationaux

- Diagnostiquer les principales dyslipidémies primitives et secondaires.
- Connaître les recommandations pour la prise en charge des dyslipidémies.

CNEC

- Connaître les définitions des trois grands types d'hyperlipidémies et savoir explorer une anomalie lipidique (EAL).
- Savoir identifier une hyperlipidémie secondaire.
- Connaître succinctement les principaux types d'hyperlipidémies primitives.
- Connaître la notion de risque cardiovasculaire global, comment l'estimer et comment intégrer le phénotype lipidique à cette estimation.
- Connaître les cibles thérapeutiques concernant le LDL-cholestérol en fonction du niveau de risque.
- Savoir prescrire un régime alimentaire hypolipémiant.
- Connaître les règles de prescription et de surveillance des principaux médicaments hypolipémiants et notamment les statines.

Les risques médicaux associés aux dyslipidémies sont essentiellement le *risque de maladie cardiovasculaire athéromateuse* quelle que soit la localisation. Le risque est associé :

- positivement, et de façon graduelle, à la concentration de LDL-cholestérol ;
- négativement, et de façon graduelle, à la concentration de HDL-cholestérol ;
- à l'hypertriglycéridémie (HTG) de façon en grande partie « dépendante » des autres marqueurs ou facteurs de risque, généralement associés à l'hypertriglycéridémie. Ces facteurs sont habituellement le surpoids, le diabète et l'HDL-cholestérol bas.

Les *autres risques sont beaucoup plus rares* à envisager : surtout le risque de pancréatite aiguë en cas d'hypertriglycéridémie supérieure à 10 g/L.

I. Diagnostic phénotypique

Le bilan lipidique (phénotype) d'un sujet à un moment donné représente une situation instantanée, qui peut varier notamment en fonction des facteurs environnementaux (principalement l'alimentation et le statut pondéral). Le phénotype ne préjuge pas nécessairement du génotype ni du mécanisme physiopathologique sous-jacent. Un génotype donné peut parfois s'exprimer chez un même sujet sous forme de plusieurs phénotypes en fonction des circonstances et notamment l'alimentation.

Le *bilan lipidique usuel* consiste en l'*exploration d'une anomalie lipidique* (EAL) comportant les dosages du cholestérol total (CT), du HDL-cholestérol et des triglycérides (TG), à partir desquels la concentration de LDL-cholestérol est calculée par la formule de Friedewald, soit :

$$\text{LDL-C} = \text{CT} - \text{HDL-C} - \text{TG}/5(\text{g}/\text{L}) \text{ ou TG}/2,2(\text{mmol}/\text{L})$$

Cette formule n'est valable que pour des TG inférieurs à 3,5 g/L.

Bien que le risque associé au LDL-C et au HDL-C soit graduel, les recommandations Afssaps (2005) considèrent que le bilan lipidique est normal si les valeurs suivantes sont présentes simultanément :

- LDL-C $< 1,6$ g/L ;
- HDL-C $> 0,4$ g/L ;
- TG $> 1,5$ g/L.

La classification ancienne de Fredrickson (types I, IIa, IIb, III, IV, V) est une classification biochimique qui est de moins en moins utilisée dans la pratique clinique, au profit d'une classification pragmatique en trois types :

- hypercholestérolémie pure (HCH) (ex-type IIa) : LDL-C $> 1,60$ g/L ;
- hypertriglycéridémie pure (HTG) (essentiellement type IV : TG $> 1,5$ g/L) ;
- hyperlipidémie mixte (HLM) : association d'une hypercholestérolémie et d'une hypertriglycéridémie (essentiellement type IIb ; très rarement type III).

L'hypo-HDLémie ($< 0,40$ g/L chez l'homme ; 0,50 g/L chez la femme) peut être associée à l'une ou l'autre des catégories précédentes.

Remarque

Les coefficients de conversion entre g/L et mmol/L sont :

- cholestérol : g/L × 2,58 = mmol/L ; mmol/L × 0,387 = g/L ;
- triglycérides : g/L × 1,14 = mmol/L ; mmol/L × 0,875 = g/L.

II. Éliminer une cause d'hyperlipidémie secondaire

Le tableau 3.1 résume les principales étiologies d'hyperlipidémies secondaires, l'outil diagnostique usuel pour les rechercher et le type d'hyperlipidémie le plus souvent associé à ces étiologies.

Tableau 3.1 Hyperlipidémies secondaires.

HCH : hypercholestérolémie ; HLM : hyperlipidémie mixte ; HTG : hypertriglycéridémie.

Étiologies	Moyen diagnostique	Type d'hyperlipidémie
Hypothyroïdie	TSH	HCH/HLM
Cholestase	Bilirubine, phosphatase alcaline	HCH
Syndrome néphrotique	Protéinurie, œdèmes	HLM
Insuffisance rénale chronique	Créatinine	HTG/HLM
Alcoolisme	Interrogatoire	HTG
Diabète	Glycémie, HbA1c	HTG
Hyperlipidémie iatrogène	Interrogatoire	

Œstrogènes	"	HTG
Corticoïdes	"	HLM/HTG
Rétinoïdes	"	HTG
Antirétroviraux	"	HTG
Ciclosporine	"	HCH/HLM
Diurétiques, bêtabloquants	"	HTG modérée

III. Diagnostic des hyperlipidémies primitives

Pour des raisons didactiques, on présente ici une classification génotypique des dyslipidémies primitives. Dans la pratique, les modalités d'expression phénotypique (bilan lipidique) présentent d'importantes zones de chevauchement entre divers types de dyslipidémies génétiques. Aussi, le diagnostic génotypique n'est-il pas toujours facile à poser avec certitude en dehors d'investigations génétiques (qui ne sont pas souvent nécessaires pour la prise en charge thérapeutique).

A. Hypercholestérolémies familiales monogéniques

1. Par mutation du gène du LDL-récepteur (cause la plus fréquente)

Les caractéristiques comparées des formes hétérozygote et homozygote sont présentées dans le tableau 3.2.

Tableau 3.2 Caractéristiques des hypercholestérolémies familiales par mutation du gène du LDL-récepteur.

Forme hétérozygote	Forme homozygote
50 % des récepteurs aux LDL touchés, 50 % fonctionnels	
Fréquente (1/500 dans la population), 80 % des mutations retrouvées	Exceptionnelle (1/1 000 000 dans la population)
Élévation importante du LDL-C : entre 2 et 4 g/L	Élévation majeure du LDL-C : > 5 g/L
Dépôts lipidiques caractéristiques : xanthomes tendineux, arc cornéen prématuré	Dépôts lipidiques xanthomateux présents dès l'enfance
Risque cardiovasculaire élevé	Complications athéromateuses (y compris rétrécissement aortique) pouvant survenir dès la 1re décennie

2. Liée à une mutation du gène de l'apolipoprotéine B (apoB) (rare)

- Il s'agit d'une mutation de l'apoB entraînant une moindre affinité des LDL pour le LDL-récepteur.
- L'expression de l'hypercholestérolémie est plus modérée avec LDL-C classiquement entre 2 et 3 g/L.
- Les xanthomes sont rares.

3. Liée à une mutation du gène de la protéine PCSK9 (très rare)

- Il s'agit d'une mutation « gain de fonction » entraînant une augmentation de l'affinité de PCSK9 pour le LDL-R.
- De ce fait, le LDL-R est dégradé après internalisation des LDL, et ne peut plus être réutilisé.

B. Hypercholestérolémies polygéniques

- Il s'agit d'hyperlipidémies très fréquentes avec LDL-C entre 1,3 et 2,5 g/L le plus souvent; une HTG est parfois associée.
- Il existe une prédisposition familiale polygénique.
- La physiopathologie fait probablement intervenir plusieurs mécanismes.
- Les hypercholestérolémies polygéniques sont souvent assez sensibles à l'alimentation.
- Le risque cardiovasculaire est modulé par le niveau de l'hypercholestérolémie et la présence des autres facteurs de risque.

C. Hyperlipidémie familiale combinée

- Elle est fréquente et concerne 1 à 2 % de la population.
- Le caractère polygénique est probable.
- Elle peut s'exprimer avec des phénotypes lipidiques variables dans la famille, et parfois chez un même individu (en fonction du poids et de l'alimentation) : hyperlipidémie mixte, hypercholestérolémie ou hypertriglycéridémie pures.
- Dans l'expression la plus fréquente (hyperlipidémie mixte modérée), le cholestérol total varie typiquement entre 2,5 et 3,5 g/L (LDL-C entre 1,6 à 2,5 g/L) et les triglycérides entre 1,5 et 5 g/L.
- Le risque cardiovasculaire dépend du niveau de l'hyperlipidémie et des autres facteurs de risque associés.

D. Dysbêtalipoprotéinémie (ex-type III)

- Elle est rare, avec une fréquence d'environ 1/10 000 à 1/5 000.
- Deux conditions sont nécessaires pour l'expression d'une dysbêtalipoprotéinémie :
  - prédisposition génétique nécessaire : isoforme E2 de l'apolipoprotéine E à l'état homozygote E2/E2 ;
  - + un autre facteur : surpoids, diabète, hypothyroïdie, certains traitements.
- Le taux de cholestérol est de 3–6 g/L et celui des triglycérides de 4–10 g/L ; le lipidogramme (accumulation des IDL – *Intermediate Density Lipoproteins*) et le typage de l'apoE sont pertinents.
- Des xanthomes plans palmaires et xanthomes tubéreux jaune orangé sont caractéristiques mais rares.
- Le risque cardiovasculaire est élevé.
- Le traitement repose sur la diététique; les fibrates sont plus efficaces que les statines dans cette forme.

E. Hypertriglycéridémie familiale (ex-type IV)

- Elle est rare.
- Il s'agit d'une hypertriglycéridémie pure (type IV) chez le sujet et les apparentés atteints.
- Les diagnostics différentiels sont l'hypertriglycéridémie commune polygénique (très dépendante de l'alimentation) et l'hyperlipidémie familiale combinée (s'exprimant parfois sous forme d'une HTG).
- Il existe une grande variabilité du niveau de TG, dépendant du surpoids, de l'alcool et des sucres.
- Une chylomicronémie peut être associée (type V) en cas de poussée majeure d'HTG.
- Le risque athérogène est incertain.

F. Hyperchylomicronémies primitives (ex-types I et V)

- Elles sont très rares.
- Elles sont caractérisées par une HTG majeure > 10 g/L, pouvant aller jusqu'à 100 g/L.

- Il s'agit d'un type I en cas d'hyperchylomicronémie pure (enfant), d'un type V en cas d'élévation associée des VLDL.
- Une mutation génétique sous-jacente en est à l'origine.
- Il existe un risque majeur de pancréatite aiguë.

IV. Évaluation du risque cardiovasculaire global

L'*European Society of Cardiology* (2016) recommande d'évaluer le risque cardiovasculaire en prévention primaire à l'aide de l'outil SCORE (*Systematic Coronary Risk Estimation*). Celui-ci évalue le risque de mortalité cardiovasculaire à 10 ans, en fonction du sexe, de l'âge (de 40 à 65 ans), du statut tabagique, de la pression artérielle systolique et des concentrations de cholestérol total.

Cet outil n'est pas adapté pour les patients hypertendus sévères (PA ≥ 180/110 mm Hg), diabétiques, insuffisants rénaux chroniques ou atteints d'hypercholestérolémie familiale.

En cas de maladie cardiovasculaire documentée, en prévention secondaire, le risque cardiovasculaire est d'emblée considéré très élevé.

Quatre catégories de risque sont ainsi définies (tableau 3.3). En fonction de la catégorie de risque pour un patient, sont définis l'objectif cible pour le LDL-cholestérol (tableau 3.4) et les modalités thérapeutiques proposées (tableau 3.5).

Tableau 3.3 Niveaux de risque cardiovasculaire global (ESC 2016).

Risque très élevé	Maladie cardiovasculaire documentée, clinique* ou non équivoque à l'imagerie**
	Diabète avec un facteur de risque majeur (tabagisme, hypercholestérolémie élevée, hypertension sévère) ou une atteinte d'organe cible (comme une protéinurie)
	Insuffisance rénale chronique sévère (DFG < 30 mL/min/1,73 m^2)
	SCORE ≥ 10 %
Risque élevé	Patients avec une élévation marquée d'un seul facteur de risque, notamment PA ≥ 180/110 mm LDL-C > 8 mmol/L (3,1 g/L) (dans le cadre d'une hypercholestérolémie familiale, par exemple)
	La plupart des autres patients diabétiques***
	Insuffisance rénale chronique modérée (DFG = 30–59 mL/min/1,73 m^2)
	5 % ≤ SCORE < 10 %
Risque modéré	1 % ≤ SCORE < 5 %
Risque faible	SCORE < 1 %

* Antécédent d'IDM, de SCA, de revascularisation coronaire ou d'une autre revascularisation artérielle, d'AVC ou d'AIT, d'anévrysme de l'aorte, de pathologie artérielle périphérique.

** Plaque d'athérome significative à la coronarographie ou à l'échodoppler carotidien (étant exclus les paramètres d'imagerie tels que l'épaisseur intima–média des carotides).

*** À l'exception des diabétiques de type 1 jeunes sans facteur de risque majeur, qui pourraient être à risque faible ou modéré.

Source : European Guidelines on cardiovascular disease prevention in clinical practice. Eur Heart J. 2016 ; 37 : 2315–81. Table 11. With permission of Oxford University Press (UK) © European Society of Cardiology, www.escardio.org/guidelines. Disclaimer : Oxford University Press and the ESC are not responsible or in any way liable for the accuracy of the translation, for any errors, omissions or inaccuracies, or for any consequences arising therefore. Elsevier Masson SAS is solely responsible for the translation published in this publication.

Tableau 3.4 Objectifs de LDL-C en fonction du risque cardiovasculaire (ESC 2016).

	Objectifs LDL-C	
Patients à risque très élevé	< 1,8 mmol/L (0,7 g/L)	*Ou* : diminution d'au moins 50 % si le taux basal est entre 1,8 et 3,5 mmol/L (0,7 à 1,35 g/L)
Patients à risque élevé	< 2,6 mmol/L (< 1,0 g/L)	*Ou* : diminution d'au moins 50 % si le taux basal est entre 2,6 et 5,2 mmol/L (1,0 à 2,0 g/L)
Patients à risque faible ou modéré	< 3,0 mmol/L (< 1,15 g/L)	

Source : 2016 ESC/EAS Guidelines for the management of dyslipidaemias. Eur Heart J. 2016 ; 37 : 2999–3058. Table 5. With permission of Oxford University Press (UK) © European Society of Cardiology, www.escardio.org/guidelines. Disclaimer : Oxford University Press and the ESC are not responsible or in any way liable for the accuracy of the translation, for any errors, omissions or inaccuracies, or for any consequences arising therefore. Elsevier Masson SAS is solely responsible for the translation published in this publication.

Tableau 3.5 Stratégies thérapeutiques dans la prise en charge de l'hypercholestérolémie (ESC 2016).

<table>
<tr><th rowspan="2"></th><th colspan="5">LDL-C</th></tr>
<tr><th>< 1,8 mmol/L</th><th>≥ 1,8 mmol/L
< 2,6 mmol/L</th><th>≥ 2,6 mmol/L
< 4,0 mmol/L</th><th>≥ 4,0 mmol/L
< 4,9 mmol/L</th><th>≥ 4,9 mmol/L</th></tr>
<tr><td>SCORE < 1 %</td><td colspan="4">Pas d'intervention</td><td>Modification du mode de vie
Traitement hypolipémiant en l'absence de contrôle</td></tr>
<tr><td>1 % ≤ SCORE < 5 %</td><td colspan="2">Pas d'intervention</td><td colspan="3">Modification du mode de vie
Traitement hypolipémiant en l'absence de contrôle</td></tr>
<tr><td>5 % ≤ SCORE < 10 %
ou risque élevé</td><td>Pas d'intervention</td><td>Modification du mode de vie
Traitement hypolipémiant en l'absence de contrôle</td><td colspan="3">Modification du mode de vie
+ Traitement hypolipémiant</td></tr>
<tr><td>SCORE ≥ 10 %
ou risque très élevé</td><td>Modification du mode de vie
Traitement hypolipémiant à considérer</td><td colspan="4">Modification du mode de vie
+ Traitement hypolipémiant</td></tr>
</table>

Source : 2016 ESC/EAS Guidelines for the management of dyslipidaemias. Eur Heart J. 2016 ; 37 : 2999–3058. Table 5. With permission of Oxford University Press (UK) © European Society of Cardiology, www.escardio.org/guidelines. Disclaimer : Oxford University Press and the ESC are not responsible or in any way liable for the accuracy of the translation, for any errors, omissions or inaccuracies, or for any consequences arising therefore. Elsevier Masson SAS is solely responsible for the translation published in this publication.

V. Prise en charge thérapeutique

L'objectif cible pour le LDL-C est fonction du risque cardiovasculaire (*cf.* tableau 3.4). Pour atteindre ces objectifs, l'ESC recommande (*cf.* tableau 3.5) :

- une modification du mode de vie seule si le LDL-C est ≥ 4,9 mmol/L lorsque le risque est faible, ≥ 2,6 mmol/L lorsque le risque est modéré ; en 2e intention (au bout de 3 mois d'une intervention bien suivie par le patient), un traitement hypolipémiant sera instauré ;
- lorsque le risque est élevé ou très élevé, si le LDL-C est supérieur à l'objectif (≥ 2,6 mmol/L et ≥ 1,8 mmol/L respectivement), les modifications du mode de vie sont associées d'emblée au traitement hypolipémiant, si besoin intensifié en 2e intention.

A. Objectifs thérapeutiques

- Le LDL-C demeure actuellement le principal objectif thérapeutique, car les preuves de bénéfice cardiovasculaire reposent sur son abaissement. Des objectifs thérapeutiques sont proposés pour le LDL-C pour les 4 catégories de risque (*cf.* tableau 3.4).
- Ces objectifs thérapeutiques ne s'appliquent pas à l'hypercholestérolémie familiale dont le risque cardiovasculaire est élevé : *cf.* D. Prise en charge thérapeutique de l'hypercholestérolémie familiale hétérozygote.

B. Traitement diététique

Il est indiqué en présence de toute anomalie lipidique et de tout facteur de risque.

Chez les sujets à risque faible ou modéré, il doit être initié seul pendant au moins 3 mois. En cas de risque élevé ou très élevé, le traitement médicamenteux est instauré simultanément. Dans tous les cas, le traitement diététique est poursuivi au long cours.

Les modifications du régime alimentaire comprennent les mesures suivantes :

- limitation de l'apport en acides gras saturés (graisses d'origine animale) < 10–12 % des calories, au profit des acides gras mono ou poly-insaturés ;
- augmentation de la consommation en acides gras poly-insaturés oméga-3 (poissons) ;
- augmentation de la consommation de fibres et de micronutriments naturellement présents dans les fruits, légumes et produits céréaliers ;
- limitation du cholestérol alimentaire, voire utilisation d'aliments enrichis en stérols végétaux.

En outre, il est recommandé de mettre en place une diététique de type méditerranéen avec consommation d'huile d'olive (avec un apport de l'ordre de 15 % des apports énergétiques totaux), apport important de fruits et légumes (5 portions/j), ainsi que de fruits à coque (noix, noisettes, amandes : 30 g/j).

À ces recommandations, s'ajoute la nécessité de limiter la consommation d'alcool, de contrôler le poids et de corriger une sédentarité excessive.

Les mesures diététiques spécifiques aux hypertriglycéridémies sont les suivantes :

- pour toutes les hypertriglycéridémies modérées sans hyperchylomicronémie, les trois facteurs importants à considérer sont :
  - réduction pondérale en cas d'excès (notamment excès d'adiposité abdominale),
  - réduction de l'alcool,
  - réduction des sucres simples ;
- Ces mesures nutritionnelles constituent l'essentiel du traitement des hypertriglycéridémies modérées, les traitements médicamenteux n'ayant qu'un impact marginal dans ce cadre ;
- les hypertriglycéridémies majeures (> 10 g/L) avec hyperchylomicronémie constituent des cas particuliers :
  - avis spécialisé nécessaire pour affirmer le diagnostic et les orientations thérapeutiques notamment sur le plan nutritionnel,
  - réduction nécessaire de l'apport lipidique << 30 g/j.

C. Traitement médicamenteux

1. Principes généraux

- En prévention primaire à risque faible ou modéré, l'introduction du traitement ne se fait qu'après au moins 3 mois de traitement diététique bien suivi et contrôlé. Les posologies initiales sont faibles et l'adaptation posologique peut se faire progressivement pour atteindre l'objectif thérapeutique (*cf.* tableau 3.3).
- En cas de risque élevé ou surtout très élevé, le traitement médicamenteux est en général indiqué d'emblée, en association au traitement diététique ; en utilisant souvent des posologies fortes dans la catégorie de risque très élevé.
- Les statines sont contre-indiquées en cas de grossesse.

2. Hypercholestérolémies pures et hyperlipidémies mixtes

- En premier choix, on utilise une statine (bénéfice cardiovasculaire le mieux démontré). Les molécules les plus anciennes sont la simvastatine et la pravastatine, les plus récentes l'atorvastatine et la rosuvastatine.
- En cas d'objectif non atteint, il est recommandé d'intensifier le schéma thérapeutique (augmentation jusqu'à la dose maximale tolérée, substitution par une statine plus puissante).
- Si l'objectif cible n'est pas atteint avec la dose maximale tolérée de statine, une association d'une statine avec l'ézétimibe (Ezetrol®) est recommandée, ou en dernier lieu une association avec la colestyramine (Questran®).
- En second choix (intolérance aux statines), on utilise l'ézétimibe, voire la colestyramine, rarement les fibrates.

3. Hypertriglycéridémies pures

- Si le taux de TG est compris entre 1,5 et 5 g/L, on préconise un traitement diététique seul.
- Si le taux de TG est > 5 g/L malgré une diététique bien suivie : parallèlement au traitement diététique, un traitement médicamenteux peut être instauré par fibrate, éventuellement associé à des AGPI (acides gras poly-insaturés) n-3 à forte posologie.

D. Prise en charge thérapeutique de l'hypercholestérolémie familiale hétérozygote

- Le dépistage en cascade (recherche de la maladie chez les apparentés d'un patient) de l'hypercholestérolémie familiale est recommandé chez les apparentés du 1er degré de patients avec hypercholestérolémie familiale diagnostiquée.
- Les objectifs thérapeutiques chez les patients jusqu'à 20 ans visent un taux de LDL-C < 1,3 g/L (3,4 mmol/L).
- Au-delà de 20 ans, les objectifs thérapeutiques chez les patients à risque CV élevé, très élevé ou en prévention secondaire sont identiques à ceux de l'hypercholestérolémie isolée.
- Le traitement est identique à celui de l'hypercholestérolémie isolée. En cas de résistance au traitement, il est recommandé de solliciter un avis spécialisé.

E. Surveillance du traitement hypolipémiant

- L'efficacité est évaluée par un bilan lipidique dans un délai de 12 semaines après avoir instauré la prise en charge. Par la suite, un bilan lipidique est recommandé 8 à 12 semaines après chaque adaptation du traitement, jusqu'à obtention des valeurs cibles.
- L'effet secondaire le plus fréquent des hypolipémiants, en particulier des statines, est la survenue de myalgies. La surveillance musculaire est essentiellement clinique. On ne réalise pas de dosage systématique des CPK (créatine-phosphokinases) sauf dans les situations à risque suivantes : douleurs musculaires préexistantes, insuffisance rénale modérée à sévère, hypothyroïdie, antécédents personnels ou familiaux de maladie musculaire génétique, abus d'alcool, âge > 70 ans. On ne prévoit pas de traitement en cas de CPK > 5 N (recontrôlées).
- La surveillance hépatique est instaurée avant le traitement, 8–12 semaines après le début du traitement médicamenteux ou après toute augmentation de la posologie, puis tous les ans en cas d'ALAT < 3 N. En cas d'ALAT > 3 N, on doit arrêter la statine ou réduire la posologie, contrôler les enzymes hépatiques après 4 à 6 semaines.

F. Nouveautés thérapeutiques

Les anticorps anti-PCSK9 (proprotéine-convertase subtilisine/kexine de type 9), l'alirocumab (Praluent®) et l'évolocumab (Repatha®) sont des immunoglobulines monoclonales humaines qui représentent une nouvelle classe de médicaments et permettent de diminuer les taux sanguins de LDL-cholestérol de 50 % en plus de la baisse déjà obtenue avec un traitement par statines **et de réduire les événements cardiovasculaires dans des essais randomisés contre placebo.**

En raison du coût élevé des traitements, le remboursement par l'assurance maladie est limité en France depuis 2018 aux indications suivantes :

- évolocumab : chez l'adulte et l'adolescent à partir de 12 ans présentant une hypercholestérolémie héréditaire homozygote en association avec d'autres thérapies hypolipidémiantes ;
- alirocumab : en association à un traitement hypolipémiant optimisé chez les adultes pour les patients adultes atteints des formes les plus graves d'hypercholestérolémie familiale hétérozygote, insuffisamment contrôlée et nécessitant un traitement par LDL-aphérèse.

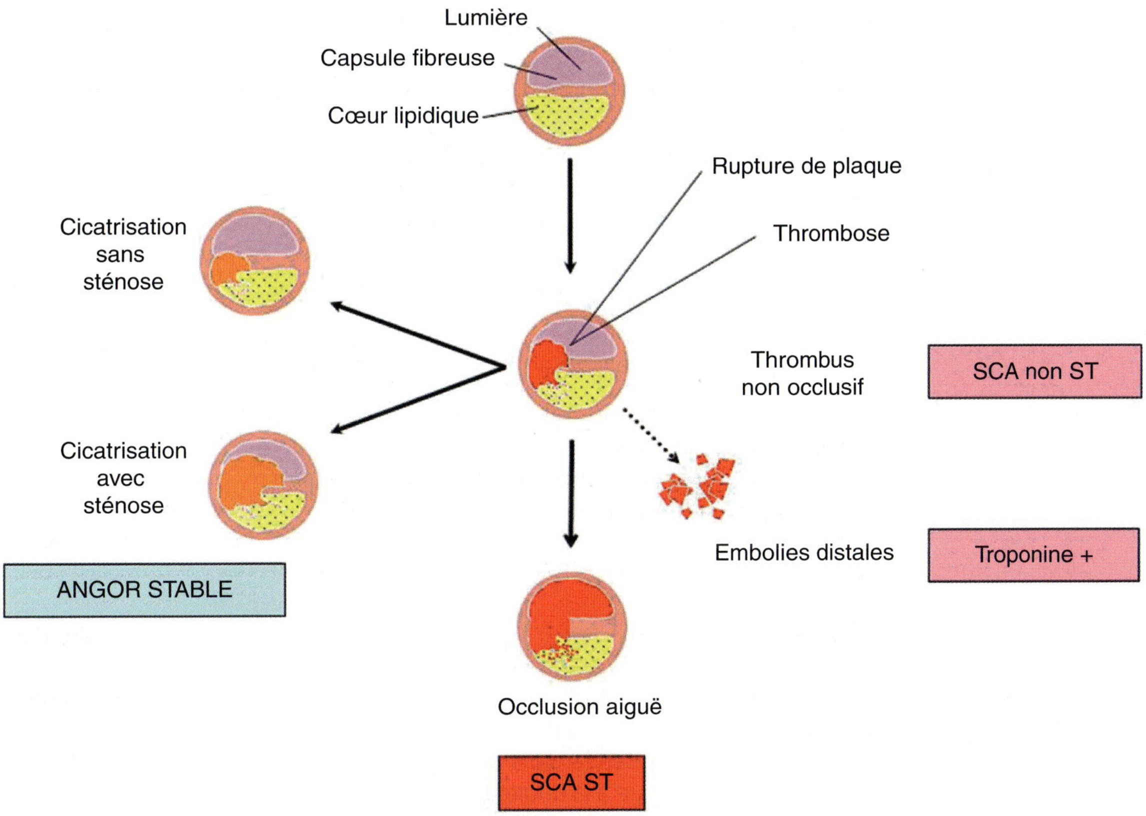

Fig. 4.1 Physiopathologie de la maladie coronarienne athérosclérotique, de l'angor et des syndromes coronariens aigus.

Les plaques athéromateuses sont localisées au niveau de plusieurs segments artériels coronaires ou non. Elles évoluent de manière imprévisible et aléatoire au niveau de chaque segment. L'identification d'une lésion stable justifie d'instaurer un traitement visant à réduire le risque de rupture de lésions instables non détectables. Une lésion stable sténosante peut induire une gêne fonctionnelle à l'effort. Une lésion non sténosante instable peut être à l'origine d'un accident coronarien fatal.

La douleur angineuse est le maître symptôme de l'ischémie myocardique. Ses conditions de survenue permettent d'en comprendre le mécanisme. La prise en charge d'un angor stable est très différente de celle d'un angor instable ou d'un infarctus du myocarde. Dans le premier cas, un bilan paraclinique fondé sur la réalisation de tests d'efforts peut être envisagé. Dans le second, une prise en charge médicalisée immédiate est impérative.

Les syndromes coronariens aigus regroupent toutes les formes cliniques « non stables » de la maladie coronarienne, angor instable et infarctus du myocarde et leur prise en charge est une urgence absolue.

II. Angor stable

A. Généralités

L'angor stable (appelé aussi angine de poitrine) survient exclusivement à l'effort, toujours lors du même type d'effort. Il traduit l'existence d'une sténose coronarienne stable athéroscléreuse.

Lors de l'effort, la vasodilatation du réseau capillaire en aval de la sténose réduit les résistances à l'écoulement sanguin et retarde l'apparition de l'ischémie.

Une sténose est classiquement susceptible d'induire une ischémie d'effort lorsqu'elle réduit d'au moins 70 % le calibre de l'artère coronaire.

Le diagnostic de l'ischémie myocardique inductible repose sur la réalisation de tests fonctionnels d'effort ou équivalents :

- la scintigraphie myocardique d'effort identifie une diminution du métabolisme myocardique dans le territoire ischémique;
- l'échocardiographie de stress (effort ou injection de dobutamine) détecte une diminution de la contractilité du segment myocardique concerné;
- l'électrocardiogramme d'effort détecte les anomalies de l'éléctrogenèse cellulaire induite par l'ischémie.

Ces tests fonctionnels ne provoquent pas toujours l'apparition d'un angor. L'ischémie inductible est alors dite silencieuse.

B. Diagnostic

1. Signes cliniques

Angor typique

Il est décrit comme une douleur de siège rétrosternal en barre d'un pectoral à l'autre (le patient montre sa poitrine du plat de la main), parfois verticale, plus rarement précordiale. Elle peut irradier dans les deux épaules, les avant-bras, les poignets et les mâchoires, parfois dans le dos. Elle est constrictive (sensation « de poitrine serrée dans un étau »), angoissante (angor). Son intensité est variable : de la simple gêne thoracique à la douleur insoutenable, syncopale. Elle est provoquée par l'effort. Elle cède très rapidement à l'arrêt de l'effort ou après la prise de trinitrine sublinguale.

L'angor est stable lorsque la douleur survient exclusivement à l'effort et toujours pour le même type d'effort.

Autres présentations cliniques

- La douleur angineuse peut être atypique par son siège épigastrique ou limitée aux irradiations.
- Il peut s'agir d'une blockpnée d'effort, impossibilité de vider l'air lors de l'expiration, qui est un équivalent parfois difficile à différencier de la dyspnée.
- Les palpitations d'effort peuvent traduire l'existence d'un trouble du rythme d'origine ischémique.
- Les manifestations d'insuffisance ventriculaire gauche peuvent être observées si l'ischémie est étendue.

Dans tous les cas, la survenue des *signes à l'effort et leur disparition à l'arrêt de l'effort* a une grande valeur diagnostique.

L'identification de facteurs de risque d'athérosclérose renforce l'hypothèse diagnostique. On retient l'âge, le sexe masculin, la notion d'une hérédité précoce au 1er degré, d'une intoxication tabagique, d'une dyslipidémie, d'un diabète, d'une hypertension artérielle, d'un excès pondéral.

Ischémie silencieuse d'effort

Elle est habituellement détectée lors d'un test fonctionnel d'effort justifié :

- par une symptomatologie atypique survenant chez un patient ayant une probabilité importante de maladie coronarienne;
- ou par la présence de nombreux facteurs de risque;
- ou car une autre localisation de la maladie a été identifiée (sténose carotidienne ou artérielle périphérique par exemple);

- ou dans les suites d'une revascularisation (pontage coronarien ou intervention coronarienne percutanée) ou après identification d'un athérome coronarien lors d'une première coronarographie.

Les modalités de sa prise en charge sont comparables à celles de l'angor stable.

Sévérité de l'angor

Elle est définie par la Société canadienne de cardiologie (CCS) (tableau 4.1).

Tableau 4.1 Classification de l'angor en fonction de sa sévérité (*Canadian Cardiovascular Society* – CCS).

Classe 1	Activités quotidiennes non limitées. L'angor survient lors d'efforts soutenus, abrupts ou prolongés.
Classe 2	Limitation discrète lors des activités quotidiennes. L'angor survient à la marche rapide ou en côte (lors de la montée rapide d'escaliers), en montagne, après le repas, par temps froid, lors d'émotions, au réveil.
Classe 3	Limitation importante de l'activité physique. L'angor survient au moindre effort (marche à plat sur une courte distance, 100 à 200 m, ou lors de l'ascension à pas lents de quelques escaliers).
Classe 4	Impossibilité de mener la moindre activité physique sans douleur.

2. Examen clinique

Il est le plus souvent négatif mais recherche

- un souffle aortique faisant évoquer une sténose aortique qui peut être responsable d'un angor en l'absence de lésion coronarienne ;
- un souffle vasculaire (carotides, fémorales, etc.) qui témoigne d'une autre localisation de la maladie athéroscléreuse ;
- une hypertension artérielle ;
- un excès pondéral.

3. Examens paracliniques préalables

Électrocardiogramme

L'ECG est le plus souvent normal. Il peut mettre en évidence une onde Q de nécrose ancienne, une hypertrophie ventriculaire gauche par exemple chez l'hypertendu, ou un trouble de la conduction intracardiaque indépendant type bloc de branche.

Échocardiographie transthoracique

L'échocardiographie transthoracique (ETT) est le plus souvent normale, elle a surtout pour objectif d'identifier une pathologie associée, valvulopathie, hypertrophie myocardique, d'évaluer la fraction d'éjection ventriculaire gauche (normale > 60 %), et éventuellement de rechercher des troubles de cinétique segmentaire pouvant évoquer un antécédent de nécrose myocardique passé inaperçu.

Bilan biologique

Un bilan standard est justifié incluant glycémie, bilan lipidique, créatininémie et formule numération. Il permet d'identifier un terrain à risque et des anomalies dont il faudra tenir compte lors de la prescription d'examens paracliniques ou de traitements médicamenteux.

4. Examens paracliniques fonctionnels

Principes généraux

L'effort ou l'administration de médicaments augmentant la fréquence et l'inotropisme (puissance de contraction) cardiaque révèle le déséquilibre entre apport et consommation en oxygène du myocarde. Les tests fonctionnels reposent sur ce principe.

Un examen de qualité technique optimal peut être faussement positif ou faussement négatif. L'indication et l'interprétation justifient une évaluation préalable de la probabilité que le patient concerné présente une maladie coronarienne. Elle dépend de son âge, de son sexe et des caractéristiques de la douleur. La probabilité est forte chez un homme de plus de 40 ans décrivant un angor d'effort typique et faible chez une femme de moins de 50 ans rapportant des précordialgies atypiques.

Le choix du test est influencé par sa sensibilité et sa spécificité.

Électrocardiogramme d'effort (fig. 4.2)

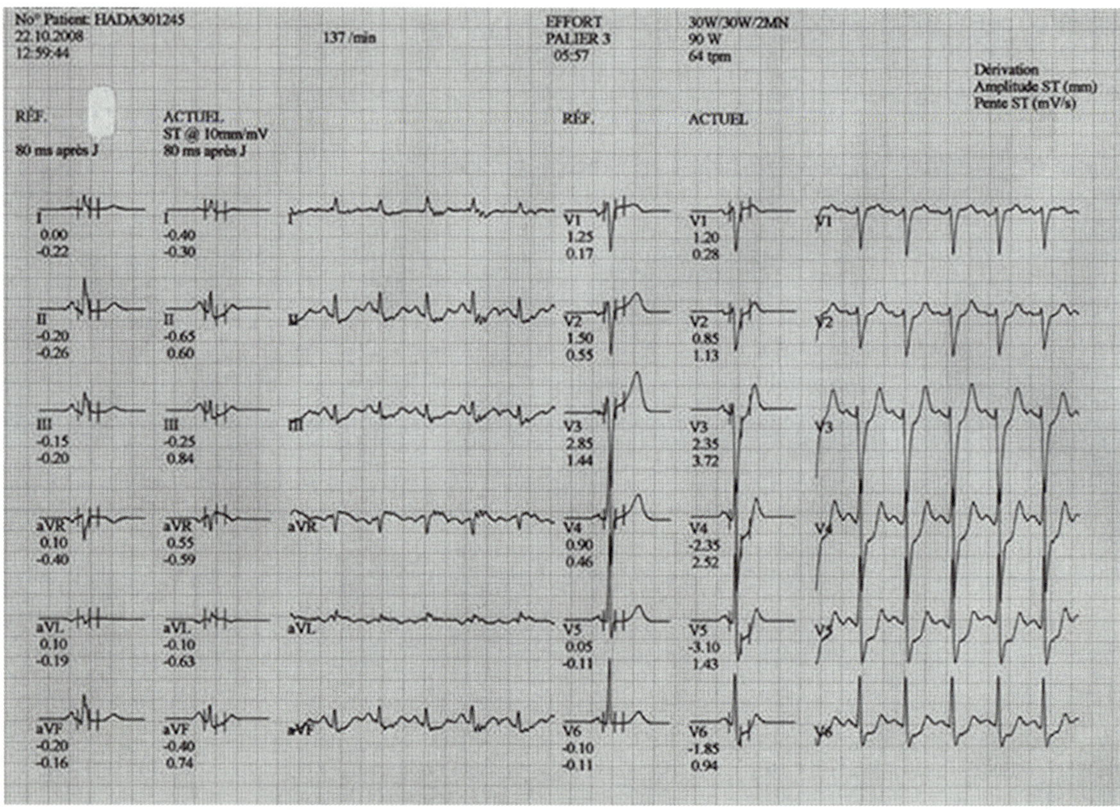

Fig. 4.2 Mise en évidence d'une ischémie myocardique par l'électrocardiogramme d'effort (sur bicyclette ou tapis roulant).

Dans cet exemple, noter le sous-décalage de ST en V5 qui atteint 3,1 mm avec une pente faiblement positive de 1,43 mV/s. Ce test est considéré comme positif.

Principe

L'ischémie myocardique induit des modifications de l'ECG et en particulier du segment ST.

Réalisation

L'examen consiste à faire pratiquer un effort d'intensité croissante sur bicyclette ou tapis roulant. La surveillance est clinique (douleur thoracique, dyspnée), tensionnelle et électrocardiographique (12 dérivations enregistrées). La charge augmente progressivement (toutes les 2–3 min : soit en actionnant un frein sur le pédalier de la bicyclette, soit en augmentant la vitesse et la pente du tapis roulant) suivant un protocole pré établi (protocole de Bruce). La charge appliquée est exprimée en watts dans le premier cas et en MET (multiples de la consommation en oxygène au repos) dans le second.

Critères d'arrêt

- Mauvaise tolérance (dyspnée majeure, angor typique, hypotension)
- Pression artérielle systolique > 210 mm Hg
- Identification par l'électrocardiogramme d'un trouble du rythme ventriculaire répétitif
- Fréquence cardiaque maximale théorique atteinte = (220 – âge du patient)
- Résultat positif

Interprétation

L'épreuve d'effort est dite positive si un sous-décalage du segment ST supérieur à 1 mm horizontal ou descendant apparaît, associé ou non à une douleur thoracique ou équivalent.

Limites

L'examen est difficilement interprétable lorsque l'électrocardiogramme de repos est anormal (bloc de branche, pacemaker) et ne doit pas être envisagé s'il met en évidence un sous-décalage de ST supérieur ou égal à 0,1 mm.

Avantage

L'examen est peu coûteux.

Tomoscintigraphie myocardique de perfusion d'effort ou équivalent (injection de dipyridamole) (fig. 4.3)

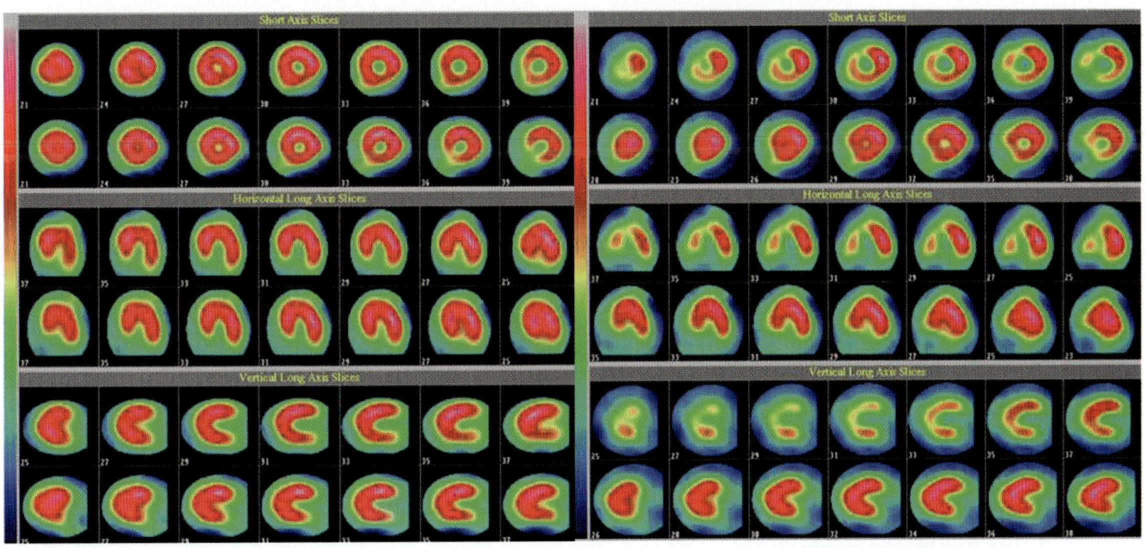

Fig. 4.3 Mise en évidence d'une ischémie myocardique par la scintigraphie myocardique au thallium, sensibilisée par injection de Persantine® (dipyramidole).

Le code de couleur rouge indique à gauche une fixation normale du radiotraceur ; le code de couleur jaune montre à droite une fixation inhomogène sur le ventricule gauche témoin d'une ischémie.

Principe

L'examen consiste à étudier la perfusion myocardique à l'aide d'un traceur isotopique injecté par voie IV au maximum d'un effort et en récupération. Ce traceur (le plus souvent thallium 201) a la propriété de se fixer au niveau du myocarde fonctionnel plus ou moins rapidement selon que la vascularisation est normale ou réduite. Une diminution de la captation du traceur au niveau d'un territoire myocardique au cours de l'effort traduit une baisse de la perfusion.

Réalisation

Une gamma caméra permet l'acquisition d'images représentant différentes coupes du ventricule gauche (coupes longitudinale, transversale, sagittale). Une première série d'images est enregistrée immédiatement après l'effort maximal et une seconde au repos 4 heures plus tard.

Interprétation

Le ventricule gauche est divisé en 17 segments. La comparaison des 2 séries d'images permet d'identifier les segments normaux (fixation normale à l'effort et en récupération), les segments ischémiques (diminution de la fixation à l'effort, normalisation en récupération) et les zones nécrotiques (absence de captation à l'effort et en récupération).

Limites

L'existence d'un BBG rend l'interprétation de la scintigraphie d'effort aléatoire.

Avantages

La sensibilité et la spécificité sont supérieures à celle de l'épreuve d'effort. L'injection de dipyridamole (vasodilatateur favorisant une redistribution de la vascularisation vers les territoires normoperfusés) est une alternative (ou un complément) à l'effort lorsqu'il ne peut être réalisé ou est insuffisant mais elle est contre-indiquée chez l'asthmatique.

La scintigraphie permet de localiser et d'évaluer l'étendue de l'ischémie myocardique.

Échocardiographie d'effort ou équivalent (échocardiographie de stress sous dobutamine) (vidéo 4.1)

Principe

L'examen consiste à étudier la cinétique et de l'épaississement pariétal des différents segments du ventricule gauche au repos et au cours du stress.

Réalisation

L'analyse est réalisée par échocardiographie en plusieurs incidences au repos et au cours de l'effort.

Interprétation

Le ventricule gauche est divisé en 17 segments. Une diminution (hypokinésie) de la cinétique ou de l'épaississement pariétal d'un segment myocardique au cours de l'effort suggère une ischémie et donc une baisse de la perfusion dans ce segment.

Limites

Le résultat est très dépendant de l'expérience de l'opérateur.

Avantages

La sensibilité et la spécificité sont supérieures à celles de l'épreuve d'effort et voisines de celles de la scintigraphie. L'examen ne justifie pas l'injection d'un marqueur radioactif. L'administration intraveineuse de dobutamine (inotrope positif qui augmente la fréquence cardiaque et la contractilité du cœur) peut être une alternative à l'effort s'il n'est pas réalisable (trouble locomoteur, AOMI). Le coût est très inférieur à celui d'un examen isotopique.

Imagerie par résonance magnétique nucléaire (IRM) de stress (vidéos 4.2 et 4.3)

Principe

L'apparition de trouble de cinétique segmentaire ou d'une anomalie de perfusion est évaluée après injection d'adénosine.

Réalisation

L'effort n'étant pas envisageable sur une table d'IRM, il est remplacé par l'administration de dobutamine pour analyser la cinétique ou d'adénosine pour évaluer la perfusion. L'acquisition des images est faite en début et fin d'examen.

Interprétation

Elle suit les mêmes modalités que l'échocardiographie et la scintigraphie.

Limites

La disponibilité des plateaux technique est limitée.

Avantages

L'IRM peut suppléer à l'échocardiographie lorsqu'elle n'est pas réalisable (patient anéchogène) et à la scintigraphie lorsque l'injection d'adénosine est contre-indiquée et l'effort non réalisable. L'examen ne justifie pas l'injection d'un marqueur radioactif.

5. Examens paracliniques d'imagerie coronarienne

Coronarographie (fig. 4.4, vidéos 4.4 à 4.7)

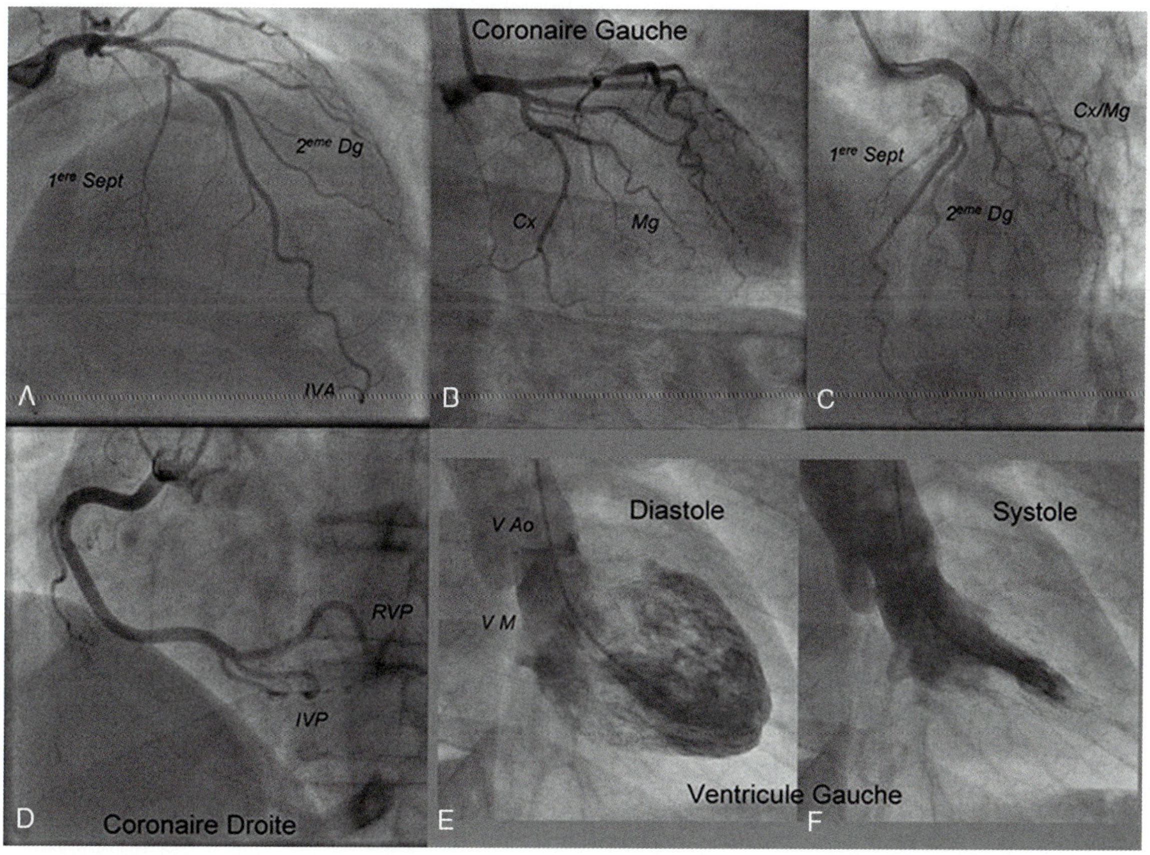

Fig. 4.4 Exemple de coronarographie.

A, B, C. Opacification du réseau coronaire gauche. D. Injection de la coronaire droite. Ventriculographie gauche : diastole (E) et systole (F).

Cx : artère circonflexe ; Dg : artère diagonale ; IVA : artère interventriculaire antérieure ; IVP : artère interventriculaire postérieure ; Mg : artère marginale ; RVP : artère rétroventriculaire ; Sept : artère septale ; VA : valve aortique ; VM : valve mitrale.

Principe

Elle identifie directement une sténose coronarienne. L'injection d'un produit de contraste dans l'artère permet d'obtenir une image correspondant à un moulage de la lumière artérielle (luminographie).

Réalisation

L'examen est pratiqué dans un bloc de cardiologie interventionnelle et dans des conditions d'asepsie rigoureuse. Le patient est installé sur une table d'angiographie disposant d'un capteur rotatif permettant l'acquisition d'images en plusieurs incidences. Sous anesthésie locale, une ponction artérielle est pratiquée. Un cathéter est introduit et poussé dans l'arbre artériel jusqu'à l'ostium coronaire. La forme du cathéter est adaptée à l'artère analysée, gauche ou droite. Après administration d'un dérivé nitré (vasodilatation coronarienne), un produit de contraste iodé est injecté de manière sélective. L'enregistrement est pratiqué du début de l'injection à la vidange complète de l'artère dans le système veineux coronarien. Il est renouvelé dans plusieurs incidences. La ou les sténoses sont identifiées et évaluées en pourcentage de réduction du diamètre artériel rapporté au diamètre de référence d'amont.

Limites

L'examen est invasif et expose aux complications rénales (chez l'insuffisant rénal ou le diabétique), anaphylactiques (allergie dépistée par l'interrogatoire) liées aux produits de contraste iodés, infectieuses (locales), vasculaires (hématome, dissection, ischémie périphérique), emboliques (cérébrale ou périphérique) et rythmiques. La prévention justifie le respect de conditions d'asepsie strictes (champ opératoire), et les complications peuvent être réduites par l'expérience de l'opérateur, l'utilisation de sondes de cathéters de petit calibre et l'abord artériel radial plutôt que fémoral. Les troubles du rythme ventriculaires peuvent justifier une cardioversion immédiate. Chez l'insuffisant rénal, une hyperhydration préalable à l'examen et la réduction du volume ou du nombre d'injections de produit de contraste sont préconisées.

Avantages

La coronarographie visualise la sténose responsable de l'angor. Lorsque sa sévérité angiographique est incertaine (notamment en l'absence de test de dépistage d'ischémie ou si les résultats sont incertains), l'examen peut être complété par un test fonctionnel invasif, l'étude de la FFR (*Fractional Flow Reserve*). Un guide muni d'un capteur de pression est poussé au-delà de la sténose. La pression en amont est obtenue par le cathéter porteur. L'injection d'un dérivé nitré et d'adénosine, en dilatant l'artère et les capillaires (diminution des résistances périphériques), reproduit les conditions d'effort. Les pressions sont alors enregistrées en aval et en amont de la sténose. La FFR est le rapport pression distale sur proximale. Elle est positive (sténose critique induisant une ischémie à l'effort) si inférieure à 0,8. La coronarographie peut être suivie du traitement de la sténose par une intervention coronarienne percutanée.

Scanner coronarien ou coroscanner (fig. 4.5)

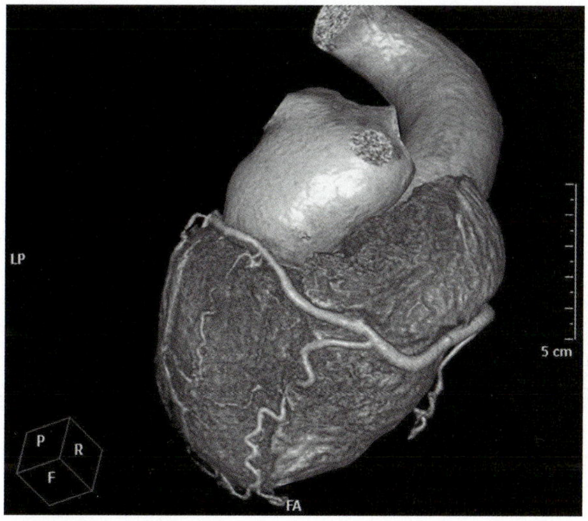

Fig. 4.5 Scanner coronarien 3D.

Principe

Comme la coronarographie, il identifie la sténose et permet de plus une analyse de la plaque athéromateuse (pariétographie).

Réalisation

Il s'agit d'un angioscanner mais les acquisitions sont couplées à un ECG de surface après ralentissement éventuel de la fréquence cardiaque (administration d'un bêtabloquant). Le produit de contraste est injecté par voie veineuse. Les séquences sont acquises en télédiastole. Les images brutes sont reconstruites à l'aide d'un logiciel dédié qui permet d'individualiser l'arbre coronaire. La sténose identifiée est mesurée.

Limites

L'examen est difficilement interprétable si la fréquence cardiaque est trop rapide ou irrégulière (fibrillation atriale), si les artères coronaires sont calcifiées, en particulier en regard de la sténose. Les artères de petit calibre (distales) ne sont pas analysables. Il impose une irradiation dont il faut tenir compte en particulier chez les femmes (risque mammaire).

Avantages

C'est un examen peu invasif qui peut être utile lorsque les tests fonctionnels sont douteux ou non réalisables.

C. Stratification du risque

L'objectif est de préciser le niveau de risque de survenue d'un infarctus du myocarde ou d'un décès.

Les patients sont classés dans l'une des 3 catégories en fonction du risque annuel de décès :

- bas risque : mortalité < 1 % ;
- risque intermédiaire : ≥ 1 % et ≤ 3 % ;
- haut risque : > 3 %.

L'évaluation du risque tient compte des données cliniques, de la fraction d'éjection du ventricule gauche, des résultats des tests fonctionnels.

Critères de haut risque

- Angor de classe 3 ou 4
- Fraction d'éjection ventriculaire gauche < 40 %
- Épreuve d'effort précocement positive (≤ 6 min)
- Ischémie d'effort étendue à > 10 % du ventricule gauche (données obtenues par échocardiographie, scintigraphie ou IRM à l'effort ou équivalent)

Elle peut identifier des situations à haut risque telles qu'une sténose du tronc coronaire gauche ou de l'interventriculaire antérieure gauche proximale, ou des sténoses tritronculaires proximales.

D. Moyens thérapeutiques médicamenteux

1. Correction des facteurs de risque

L'arrêt définitif de l'intoxication tabagique est impératif, de même que le maintien d'une activité physique régulière et la perte d'un éventuel excès pondéral.

L'hypertension artérielle (> 135/85 mm Hg en automesure) est traitée en 1re intension par un inhibiteur de l'enzyme de conversion, un antagoniste des récepteurs à l'angiotensine 2 ou un bêtabloquant.

Exemple
Ramipril 10 mg/j.

Le diabète justifie un régime et un traitement.

La dyslipidémie (même modérée) justifie la prescription d'une statine éventuellement associée à l'ézétimibe et l'objectif est d'obtenir un taux de LDL-cholestérol inférieur à 0,7 g/L (prévention secondaire).

Exemple
Atorvastatine 80 mg/j le soir.

2. Traitement de la crise angineuse

L'administration de trinitrine sublinguale, par son effet vasodilatateur artériel, est efficace en quelques secondes. Les effets indésirables peuvent être des céphalées et une chute de la pression artérielle qui justifie de conseiller au patient de s'asseoir au moment de la prise.

Le médicament est actuellement prescrit sous forme de spray.

Exemple
Natispray® (trinitrine) 0,15 ou 0,30 mg/dose, 1 à 2 bouffées sublinguales.

3. Médicaments anti-ischémiques au long cours

Le traitement médicamenteux vise à rétablir l'équilibre entre l'apport et les besoins en oxygène du myocarde en favorisant la réduction des besoins à l'effort ou la vasodilatation coronarienne.

Bêtabloquants

Ils diminuent la consommation en oxygène du myocarde en réduisant la fréquence cardiaque, l'inotropisme et la pression artérielle.

Ils sont contre-indiqués dans l'asthme, la BPCO très sévère (bronchoconstricteurs), le phénomène de Raynaud (vasoconstricteurs), en cas de bradycardie sévère (< 50/min), ou de BAV du 2e ou 3e degré.

Exemple
Aténolol 100 mg, 1 cp/j.

Inhibiteurs calciques

Ils réduisent l'inotropisme cardiaque et la pression artérielle et, pour certains, la fréquence cardiaque au repos et à l'effort.

Le principal effet secondaire est la survenue d'œdèmes des membres inférieurs, surtout avec les dihydropyridines.

Les inhibiteurs calciques bradycardisants (diltiazem, vérapamil) sont prescrits lorsque les bêtabloquants sont contre-indiqués ou mal tolérés.

Exemple
Diltiazem 120 mg, 1 cp matin et soir.

Les inhibiteurs calciques non bradycardisants (dihydropyridines) sont prescrits en association aux bêtabloquants ou si la fréquence cardiaque est spontanément basse (< 60 bpm).

Exemple
Amlodipine 10 mg, 1 cp/j.

Ivabradine

Elle est indiquée dans le traitement symptomatique de l'angor stable chronique chez l'adulte coronarien en rythme sinusal ayant une fréquence cardiaque supérieure ou égale à 70 bpm. N'est plus remboursée et alerte sur risque.

Elle réduit de manière spécifique la fréquence cardiaque au repos et à l'effort par effet direct sur le nœud sinusal (inhibiteur du canal If).

Son principal effet secondaire est visuel (phosphènes) et transitoire mais peut justifier l'arrêt.

Elle est prescrite lorsque les bêtabloquants sont contre-indiqués ou mal tolérés et peut leur être associée. Elle est inefficace si le rythme cardiaque n'est pas sinusal (fibrillation atriale).

Exemple
Ivabradine 5 ou 7,5 mg, 1 cp matin et soir.

Dérivés nitrés à libération prolongée

Ils favorisent la sécrétion de monoxyde d'azote (NO), substance vasodilatatrice au niveau coronarien et au niveau veineux.

Ils sont prescrits *per os* ou sous forme de timbre transdermique posé 18 h/j dans les formes cliniques invalidantes.

Ils sont contre-indiqués en association aux médicaments des troubles de l'érection (inhibiteurs des phosphodiestérases de type V comme le sildénafil).

Les principaux effets indésirables sont les céphalées et l'échappement thérapeutique.

Exemple
Isosorbide dinitrate 20 mg, 1 cp matin et soir.

Molsidomine

Son mode d'action est semblable à celui des dérivés nitrés avec les mêmes effets indésirables et contre-indications.

> **Exemple**
> Molsidomine 2 à 4 mg, 1 cp matin, midi et soir.

Nicorandil

Activateur des canaux potassiques ATP-dépendants, c'est un vasodilatateur qui aurait de plus un effet protecteur sur le myocarde vis-à-vis de l'ischémie (préconditionnement).

L'effet secondaire principal est l'apparition d'ulcérations péribuccales, intestinales et périanales.

> **Exemple**
> Nicorandil 20 mg, 1 cp matin, midi et soir.

4. Antiagrégants plaquettaires

Aspirine

Elle inhibe de manière irréversible la cyclo-oxygénase-1 plaquettaire (Cox-1) et, de ce fait, la production de thromboxane.

Les effets délétères gastro-intestinaux mais non l'effet antiplaquettaire augmentent avec la dose.

L'indication est systématique chez tout coronarien en l'absence de contre-indication (allergie, gastralgie) à une posologie de 75 à 100 mg/j.

> **Exemple**
> Acétylsalicylate de DL-lysine 75 mg, 1 sachet/j.

Inhibiteurs des P2Y12

Les thiénopyridines agissent comme antagoniste des récepteurs plaquettaires P2Y12 de l'adénosine diphosphate (ADP).

Le clopidogrel est indiqué en cas de contre-indication à l'aspirine ou en association à l'aspirine durant 6 mois après implantation d'une prothèse endocoronarienne active (stent). Les nouveaux inhibiteurs ne sont pas indiqués après intervention coronarienne dans l'angor stable.

> **Exemple**
> Clopidogrel 75 mg, 1 cp/j.

E. Revascularisation myocardique

La revascularisation myocardique peut être proposée à visée fonctionnelle, lorsque les symptômes persistent malgré un traitement anti-ischémique optimal, ou à visée pronostique, chez les patients à haut risque tel que précédemment définis.

1. Intervention coronarienne percutanée (ICP) ou angioplastie coronaire (vidéo 4.8)

Elle est précédée d'une coronarographie de l'artère concernée qui permet de localiser la sténose et d'en apprécier la longueur ainsi que le diamètre de l'artère concernée qui déterminent le choix du matériel. L'inflation d'un ballonnet introduit dans l'artère coronaire en regard de la sténose refoule la lésion en périphérie et en modifie la structure (angioplastie coronarienne par ballonnet). Elle est complétée de l'implantation d'une prothèse endocoronarienne (stent) qui réduit le risque de resténose immédiate (recul élastique de la paroi artérielle) et de complication (dissection occlusive de la plaque). Les prothèses actives (enduites d'un traitement

   - score de GRACE > 140. Ce score, calculé à partir d'une application informatique, prend en compte le sous-décalage du segment ST et l'élévation de la troponine mais aussi l'âge du patient, la fréquence cardiaque, la pression artérielle systolique, la créatininémie, les signes d'IVG, la survenue d'un arrêt cardiaque ;
- **risque intermédiaire** :
   - terrain à risque : diabète, insuffisance rénale, insuffisance cardiaque chronique ou fraction d'éjection ventriculaire gauche <40 % (ETT), antécédent d'ICP ou de pontage coronarien, infarctus récent (< 1 mois),
   - score de GRACE intermédiaire (109 < score < 140) ;
- **bas risque** : les patients ne sont pas classés dans les groupes précédents et quittent l'hôpital sans diagnostic précis avec une proposition de suivi cardiologique.

3. Traitement

Moyens thérapeutiques

Antiagrégants plaquettaires

Ils sont prescrits en dose de charge suivie d'une dose d'entretien durant 12 mois :

- aspirine : 150 mg IVD ou 150–300 mg *per os* puis 75–100 mg/j. Elle est associée à un inhibiteur de la pompe à protons (oméprazole) ;
- inhibiteurs des récepteurs plaquettaires P2Y12 : ils sont associés à l'aspirine en l'absence de contre-indication :
   - clopidogrel (Plavix®) : 600 mg *per os* puis 75 mg/j,
   - prasugrel (Efient®) : 60 mg *per os* puis 10 mg/j,
   - ticagrélor (Brilique®) : 180 mg *per os* puis 90 mg 2 fois/j ;
- inhibiteurs des récepteurs des glycoprotéines 2B/3A (anti-GPIIb/IIIa) : ils sont administrés par voie veineuse en bolus suivi d'une perfusion (abciximab, eptifibatide, tirofiban). Leur indication est actuellement marginale.

Anticoagulants

Ce sont :

- l'héparine non fractionnée (HNF) : 60 70 UI/kg IVD (≤ 5 000 UI) puis 12–15 UI/kg/h IV (≤ 1 000 UI/h) avec un objectif de TCA de 1,5 à 2,5 fois la normale ;
- une héparine de bas poids moléculaire (HBPM) : énoxaparine (Lovenox®) : 1 mg/kg SC × 2/j ;
- le fondaparinux (Arixtra®) : 2,5 mg/j SC ;
- la bivalirudine (Angiox®) : 0,1 mg/kg bolus IVD puis 0,25 mg/kg/h IV. L'indication est actuellement marginale.

Anti-ischémiques

Dérivés nitrés

Ils peuvent être prescrits à visée antalgique par voie veineuse.

Bêtabloquants

Ils sont prescrits en présence d'une tachycardie en l'absence d'hypotension artérielle et de manifestations d'insuffisance cardiaque ou après évaluation de la fonction VG par ETT.

> **Exemple**
> Aténolol (Ténormine®) 50 mg *per os* matin et soir.

Anticalciques

Les dihydropyridines (ex : nifédipine = Adalate®) sont contre-indiquées lorsqu'elles sont prescrites isolément.

Les inhibiteurs bradycardisants peuvent être proposés lorsqu'une composante vasospastique majeure est suspectée *(classiquement chez les patients présentant un sus-décalage transitoire du segment ST durant la crise angineuse)* ou lorsque les bêtabloquants sont contre-indiqués.

Exemple
Diltiazem 120 mg, 1 cp matin et soir.

Revascularisation

La coronarographie permet d'identifier la lésion coupable du syndrome coronarien et d'évaluer les possibilités techniques de son traitement. L'abord artériel radial est préféré à l'abord fémoral afin de réduire le risque hémorragique d'une procédure réalisée sous traitement anticoagulant. Dans la majorité des cas, la revascularisation est interventionnelle (ICP). Plus rarement, un pontage coronarien est justifié si la lésion n'est pas accessible à l'ICP ou si elle est associée à des lésions sévères sur plusieurs autres artères.

Stratégie thérapeutique

Traitement médicamenteux

- L'aspirine est prescrite d'emblée (dose de charge 150 à 300 mg) puis de manière indéfinie (75–100 mg).
- L'inhibiteur des récepteurs P2Y12 est prescrit pour 12 mois sauf contre-indication.
- Le prasugrel et le ticagrélor sont réservés aux patients présentant une élévation de la troponine et le prasugrel à ceux qui bénéficient d'une ICP.
- Le ticagrélor et le clopidogrel peuvent être proposés en amont de la coronarographie et chez les patients qui présentent une contre-indication à cet examen.
- La double antiagrégation plaquettaire (aspirine et inhibiteur des P2Y12) n'est pas indiquée chez les patients à bas risque.
- L'anticoagulation est initiée en l'absence de risque hémorragique excessif dès le diagnostic évoqué et interrompue après revascularisation.
- Le fondaparinux est proposé aux patients à risque intermédiaire.
- L'héparine, de préférence non fractionnée, est prescrite en relais du fondaparinux au moment de la coronarographie, ou d'emblée lorsque cet examen est pratiqué en urgence.

Coronarographie et ICP

Elles sont envisagées :

- en urgence (<2 heures) chez les patients à très haut risque ;
- dans les 24 heures suivant l'admission chez les patients à haut risque ;
- dans les 72 heures chez les patients à risque intermédiaire ;
- en discussion chez les patients à bas risque pour lesquels il est préférable de proposer préalablement une évaluation fonctionnelle par un test d'effort avec imagerie.

D. SCA ST+ ou infarctus du myocarde ST+

Le diagnostic de l'occlusion coronarienne aiguë repose sur la clinique et l'ECG et ne pose en règle pas de difficulté : la douleur persiste au moment de la prise en charge médicale. Il justifie la mise en œuvre immédiate rapide d'une stratégie de reperfusion afin de limiter l'extension de la nécrose myocardique.

1. Diagnostic positif

Symptômes

La douleur thoracique est prolongée (> 30 min) et trinitro-résistante. Elle peut être :

- typiquement angineuse, rétrosternale, en barre, constrictive, souvent intense, irradiant dans les avant-bras ou les mâchoires, parfois dans les épaules ou le dos. Elle survient au repos d'emblée ou au décours d'un effort. Elle est souvent accompagnée de signes neurovégétatifs tel que sueurs, éructations, nausées, vomissements. Elle n'est pas influencée par la respiration ou la mobilisation des membres ;
- plus atypique : douleur de l'épigastre orientant à tort vers une origine digestive, surtout quand elle s'associe à des nausées ou vomissements ;
- absente (plus fréquemment chez le diabétique), l'infarctus sera découvert tardivement sur un ECG, une échocardiographie ou une complication parfois tardive (insuffisance cardiaque).

Examen clinique

Il est habituellement normal mais doit être systématique pour :

- évaluer la tolérance hémodynamique (pression artérielle, râles crépitants, tachycardie, galop) ;
- suspecter une complication (souffle systolique mitral) ;
- éliminer un diagnostic différentiel comme la dissection aortique (prise de la PA aux deux bras et palpation des pouls fémoraux).

Examens paracliniques

Électrocardiogramme (fig. 4.6 et 4.7)

L'ECG 12 dérivations, éventuellement complété de l'enregistrement de dérivations postérieures (V7 V8 V9), doit être enregistré sans retard et interprété dans les 10 minutes : il met en évidence un **sus-décalage du segment ST convexe vers le haut**, qui débute au point J et englobe l'onde T (onde de Pardee). Le sus-décalage de ST :

- confirme le diagnostic d'occlusion coronarienne aiguë lorsqu'il est :
  - ≥ 1 mm en dérivations frontales (DI-VI, DII-DIII-Vf) et ≥ 2 mm en dérivations précordiales (V1-V6),
  - retrouvé au niveau d'au moins 2 dérivations contiguës (ex : D2 D3 ou V1 V2) ;
- siège en regard du territoire ischémique (signe direct) :
  - antérieur (antéroseptal : V1, V2, V3, antérieur étendu : V1 à V6, DI, VI),
  - latéral : DI-VI (latéral haut), V5-V6 (latéral bas),
  - inférieur : DII, DIII, Vf,
  - basal ou postérieur : V7, V8, V9 en cas de suspicion d'IDM postérieur,
  - précordial droit V3R, V4R en cas d'IDM inférieur pour diagnostiquer une extension de l'IDM au VD.

Un BBG récent a valeur de sus-décalage de ST qu'il peut masquer (intérêt d'un ECG ancien) lorsqu'il est associé à une symptomatologie typique. Le bloc de branche droite (BBD) n'interfère pas dans le diagnostic d'IDM.

Le sous-décalage en miroir du segment ST est un signe indirect inconstant, observé dans les dérivations opposées à celles au niveau desquelles est enregistré le sus décalage (ex : sous-décalage en V1V2, et sus-décalage en D2D3Vf ou V7-V9 qu'il faut penser à enregistrer). Sa mise en évidence chez un patient présentant un angor spontané trinitro-résistant justifie la recherche d'un sus-décalage dans les dérivations standards et postérieures.

L'association d'une douleur thoracique prolongée (> 30 min) et des modifications ECG précédentes suffit à poser le diagnostic d'IDM ST+.

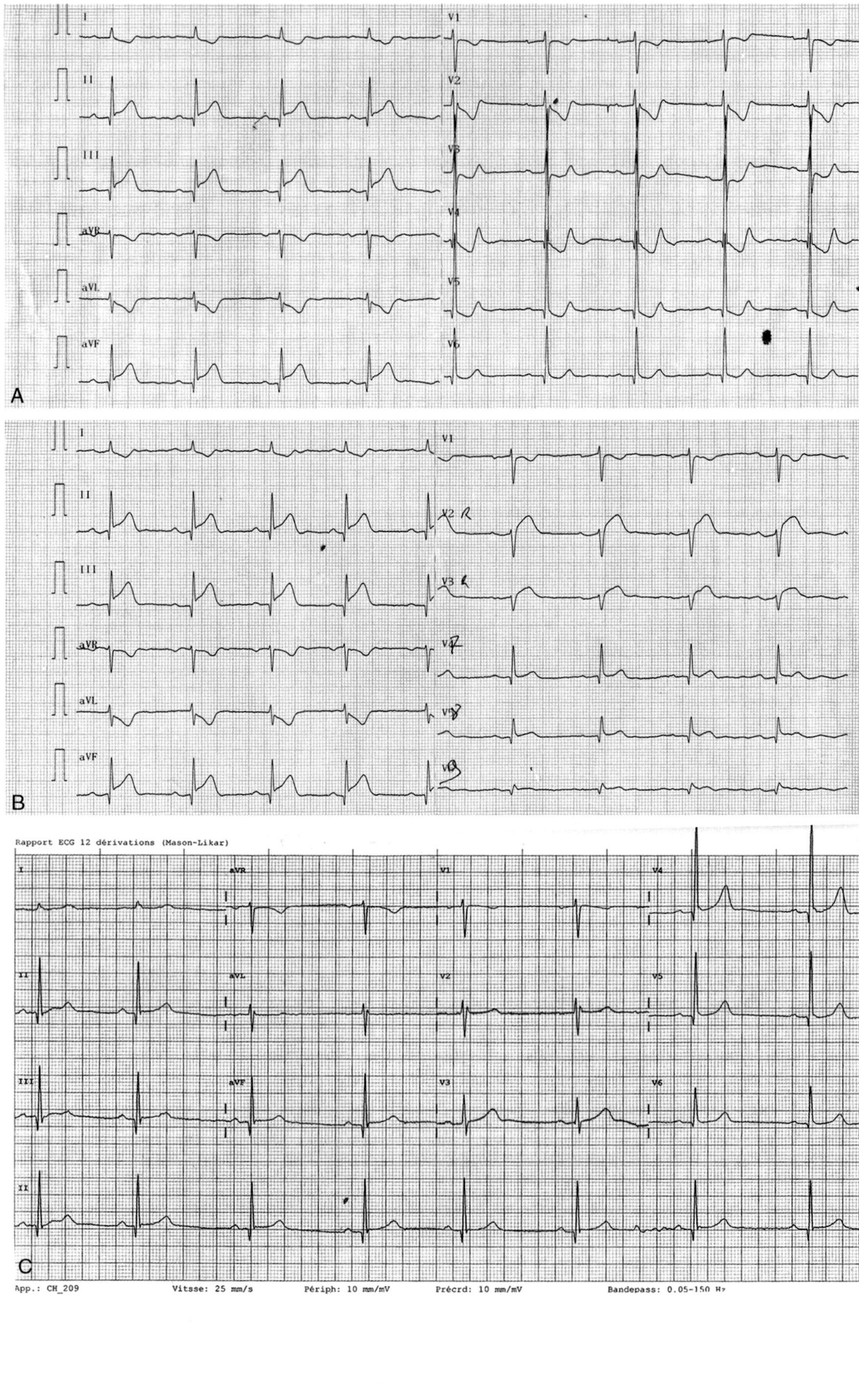
A
B
C
Rapport ECG 12 dérivations (Mason-Likar)
I
II
III
aVR
aVL
aVF
V1
V2
V3
V4
V5
V6
App.: CH_209
Vitsse: 25 mm/s
Périph: 10 mm/mV
Précrd: 10 mm/mV

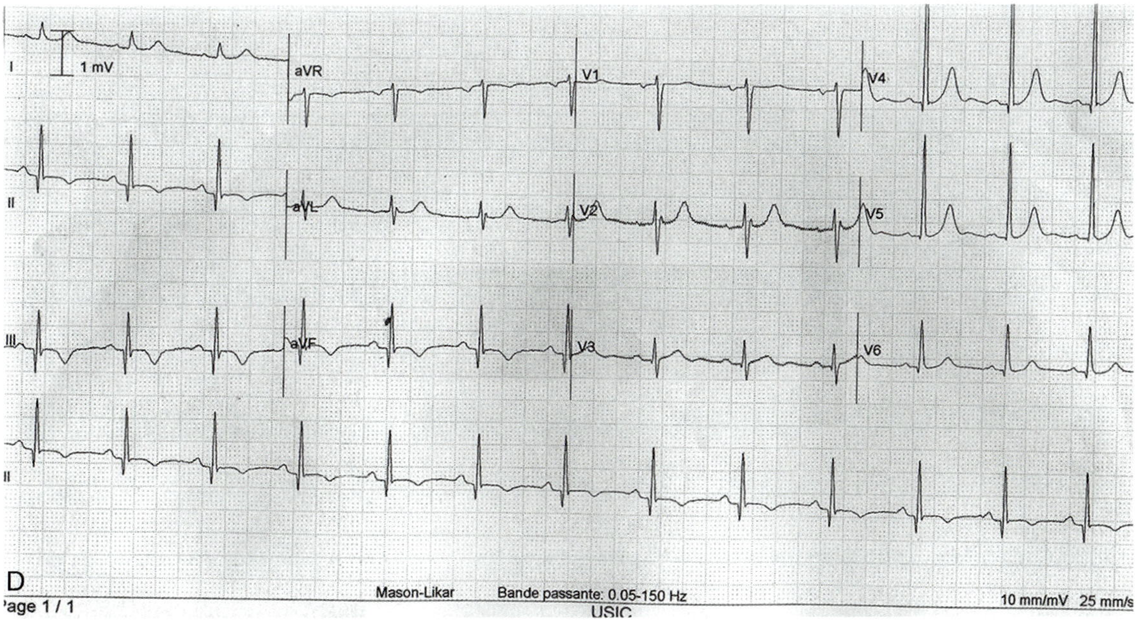

Fig. 4.6 Tracés successifs au cours d'un IDM inférieur aigu.

A. ECG 12 dérivations d'un IDM inférieur aigu : sus-décalage de ST en D2D3Vf associé à une petite onde Q avec sus-décalage de ST en miroir en D1Vl et de V2 à V6. B. ECG du même infarctus inférieur avec dérivations droites V3R-V4R et dérivations postérieures V7, V8, V9 : on observe aussi un sus-décalage de ST faisant suspecter une extension au niveau basal et au niveau du VD. C. ECG du même infarctus inférieur après angioplastie primaire : régression du sus-décalage de ST. D. ECG du même infarctus inférieur à 24 heures : régression du sus-décalage de ST et apparition d'ondes T négatives, creusement des ondes Q.

Dosage de la troponine

Il est inutile au stade du diagnostic mais la troponinémie sera systématiquement élevée dans les heures suivant l'hospitalisation (confirmation *a posteriori*).

Échocardiographie

L'ETT est justifiée lorsque les modifications de l'ECG ne sont pas caractéristiques. La mise en évidence d'anomalies de la cinétique segmentaire du ventricule gauche dans le contexte clinique justifie une exploration angiographique rapide.

Elle permet d'éliminer un diagnostic différentiel (dissection aortique, péricardite).

Elle est aussi indiquée en cas de complication.

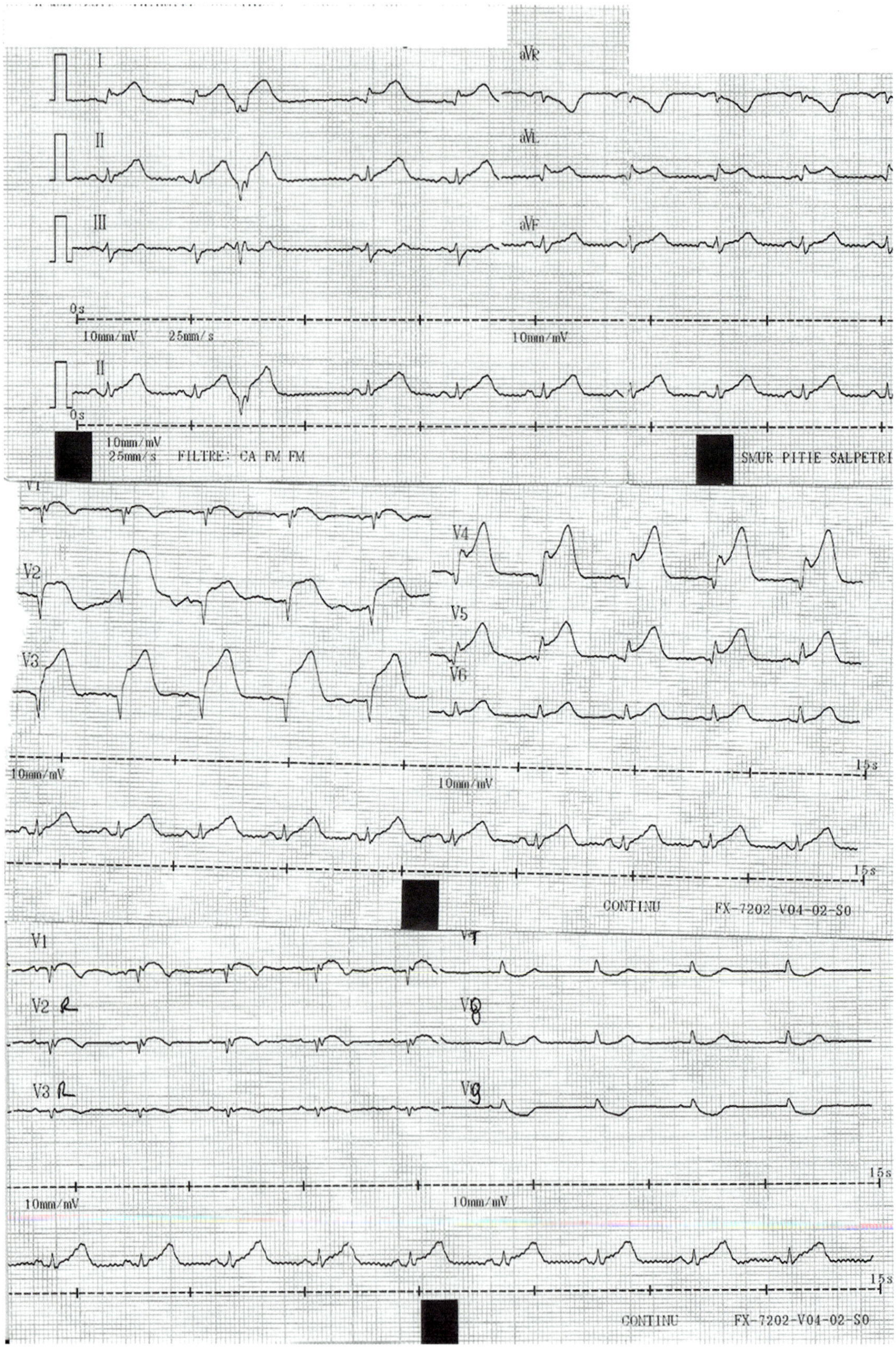

Fig. 4.7 ECG d'un IDM antérieur aigu.

Sus-décalage de ST avec onde de Pardee de V2 à V5 et en D1-aVl.

2. Diagnostics différentiels (cf. chapitre 5)

En plus des étiologies des douleurs thoraciques qu'il faut toujours avoir à l'esprit (péricardite aiguë, embolie pulmonaire, dissection aortique, pathologies sous-diaphragmatiques comme la cholécystite aiguë, l'ulcère perforé ou la pancréatite aiguë), deux diagnostics méritent une mention particulière car ils peuvent mimer un IDM :

- **la myocardite aiguë**. Le tableau peut associer une douleur thoracique, des modifications ECG avec sus-décalage du segment ST et une augmentation de troponine. La coronarographie permet d'éliminer une occlusion ou une sténose coronarienne critique. L'IRM permet de conforter le diagnostic en montrant un rehaussement tardif dans des zones non systématisées et plutôt sous-épicardiques ;
- **le syndrome de tako-tsubo ou cardiomyopathie de stress**. Ce syndrome associe une douleur thoracique et des modifications ECG (sus-décalage de ST, évoluant au bout de 24–48 heures vers des ondes T négatives profondes et symétriques, le plus souvent dans les dérivations précordiales, et parfois des ondes Q transitoires en antéroseptal). Il existe une augmentation modérée de la troponine. À l'ETT, on note une akinésie voire une dyskinésie qui touche le plus souvent l'apex (*apical ballooning*) et la région médioventriculaire. Devant ce tableau, qui mime un infarctus du myocarde, la coronarographie, souvent réalisée, ne retrouve pas d'occlusion ou de sténose coronarienne critique. L'IRM ne montre pas de rehaussement tardif. On l'appelle cardiopathie de stress car on retrouve fréquemment comme facteur déclenchant un stress aigu (peur ou émotion) qui peut être l'annonce du décès d'un proche, un accident de circulation, une catastrophe naturelle, une intervention chirurgicale. Cela touche plus souvent les femmes après la ménopause. L'évolution se fait dans la majorité des cas vers la récupération spontanée en quelques jours ou semaines. Les mécanismes physiopathologiques restent hypothétiques (spasme, altération de la microcirculation coronarienne, effet toxique direct des catécholamines).

3. Traitement

Moyens thérapeutiques

Médicaments

- Les traitements antithrombotiques et anti-ischémiques sont communs aux SCA.
- Un traitement antalgique peut être justifié.

> **Exemple**
> Chlorhydrate de morphine 5 mg SC.

- Un anxiolytique léger peut aussi être envisagé chez les patients très anxieux (en général benzodiazépine).
- L'oxygène est réservé uniquement aux patients avec hypoxémie (SaO_2 < 90 % ou PaO_2 < 60 mm Hg).

Reperfusion

Les traitements spécifiques de l'infarctus ST+ ont pour objectif de désobstruer rapidement l'artère occluse. La reperfusion réduit la taille de la nécrose lorsqu'elle est obtenue **dans les 12 heures** suivant l'apparition de la douleur thoracique et d'autant plus qu'elle est précoce (< 2 heures).

Fibrinolyse intraveineuse (FIV)

Les fibrinolytiques réduisent la taille du thrombus fibrinocruorique. Ils ont néanmoins un effet systémique à l'origine de complications hémorragiques. Les agents spécifiques sont privilégiés.

> **Exemple**
> Altéplase (dose totale ≤ 100 mg IV), 15 mg IVD bolus puis 0,75 mg/kg IV 30 min (dose maximale 50 mg) puis 0,5 mg/kg IV 60 min (dose maximale 35 mg).

Ils sont contre-indiqués (absolu ou relatif) lorsqu'un risque hémorragique est identifié (antécédent hémorragique ou AVC, traumatisme récent, chirurgie récente, âge ≥ 75 ans, traitement anticoagulant en cours).

Ils peuvent être administrés par un médecin du SMUR au domicile dès le diagnostic électroclinique posé (avec un délai < 10 min recommandé) et durant le transport vers l'USIC.

La fibrinolyse permet une désobstruction de l'artère occluse une fois sur deux après 90 min de traitement. La reperfusion se traduit par une disparition rapide de la douleur thoracique associée à un retour à la ligne isoélectrique du segment ST parfois accompagnés d'une bradycardie ou d'un trouble du rythme ventriculaire transitoire détectés par le monitorage ECG permanent pouvant justifier une cardioversion.

Intervention coronarienne percutanée (vidéos 4.9 à 4.12)

Elle permet une désobstruction mécanique de l'artère occluse (flux TIMI 0 à 2) et le traitement de la lésion athérothrombotique.

L'implantation d'une prothèse endocoronarienne (stent actif) est recommandée avec un accès si possible par l'artère radiale (diminue le risque de complication hémorragique au point de ponction).

Seule la lésion de l'artère présumée coupable de l'infarctus est traitée, sauf parfois en cas de choc cardiogénique où d'autres sténoses coronariennes peuvent être dilatées dans le même temps.

La reperfusion est obtenue dans plus de 90 % des cas. Le critère angiographique principal de succès est la restauration d'un flux coronarien normal (TIMI 3).

L'ICP peut être pratiquée dans 3 circonstances :

- d'emblée : ICP primaire (ICP-I) ;
- après échec d'un traitement fibrinolytique : ICP de sauvetage ;
- à distance d'un traitement fibrinolytique : ICP secondaire.

Stratégie thérapeutique

Elle est initiée par l'équipe médicale du SAMU. Le médecin régulateur (centre 15), contacté par le patient, sa famille ou son médecin suspecte le diagnostic et envoie une équipe médicalisée (SMUR) auprès du patient. Après réalisation de l'ECG, le diagnostic peut être affirmé.

Stratégie de reperfusion

Le choix de la stratégie de reperfusion, en dehors de toute contre-indication (ex : risque hémorragique de la fibrinolyse) repose sur une évaluation du temps nécessaire pour accéder à une salle de cardiologie interventionnelle et réaliser une ICP-I (délai diagnostic – bloc) :

- en cas de délai ≤ 120 min : l'ICP-I est recommandée ;
- en cas de délai > 120 min : la FIV est privilégiée. En cas de FIV, dès l'administration du bolus de fibrinolytique, le transfert vers un centre de coronarographie doit être organisé. La prise en charge ultérieure dépend de la constatation ou non d'un syndrome de reperfusion :
  - en absence de syndrome de reperfusion : ICP de sauvetage,
  - en présence de syndrome de reperfusion : ICP différée dans les 24 heures suivant l'admission.

Stratégie antithrombotique

L'aspirine, un inhibiteur des récepteurs P2Y12 (de préférence prasugrel ou ticagrélor) et un bolus d'héparine IV (ou éventuellement de l'énoxaparine IV : bolus de 0,5 mg/kg, puis 1 mg/kg 2 fois/j en sous-cutané) doivent être administrés dès le diagnostic électroclinique posé.

L'association aspirine – inhibiteur P2Y12 sera maintenue 12 mois sauf en cas de risque hémorragique important, puis l'aspirine sera poursuivie seul.

On utilise les mêmes dosages que dans le SCA non ST (*cf. supra*).

Seul le clopidogrel peut être associé à un fibrinolytique.

Lorsque l'ICP est différée après fibrinolyse, l'anticoagulation par héparine est poursuivie jusqu'à la coronarographie.

Traitements associés

Bêtabloquants

- Ils limitent l'extension de la nécrose réduire et l'incidence des troubles du rythme.
- Ils sont prescrits *per os* (ex : aténolol), rarement par voie IV, à doses progressives et précocement mais avec prudence (faibles posologies), chez tous les patients et en particulier en cas de nécrose étendue (FEVG < 40 %) ou d'insuffisance cardiaque.
- La voie IV est contre-indiquée en cas d'hypotension, de choc ou d'insuffisance cardiaque.

Statines

Elles doivent être prescrites chez tous les patients, à fortes doses le plus précocement possible avec un objectif cible de baisse du LDL-C inférieur à 0,7 g/L.

Inhibiteurs de l'enzyme de conversion (ou antagonistes des récepteurs à l'angiotensine 2)

Le traitement doit être débuté dans les premières 24 heures à doses progressives en tenant compte de la tolérance fonctionnelle et de la fonction rénale, chez tous les patients et en particulier si l'IDM est étendu (FEVG < 40 %), en cas d'insuffisance cardiaque, diabète ou infarctus antérieur (ex : ramipril 1,25 mg/j puis dose croissante progressive jusqu'à 10 mg/kg).

Inhibiteur des récepteurs aux minéralocorticoïdes : éplérénone

L'éplérénone (antialdostérone) doit être introduite précocement en cas d'infarctus du myocarde étendu (FEVG < 40 %) ou de signes d'insuffisance cardiaque, en respectant ses précautions d'emploi et ses contre-indications.

Traitements à ne pas utiliser

Ce sont :

- les dérivés nitrés : utilisés *per os* à visée diagnostique (sus-décalage trinitro-résistant), mais ne sont plus prescrits de manière systématique par voie veineuse, et peuvent même être délétères si la nécrose s'étend au ventricule droit ;
- les inhibiteurs calciques ;
- les antiarythmiques autres que l'amiodarone.

4. Évolution précoce non compliquée

Surveillance en unité de soins intensifs cardiologiques

Que le patient ait bénéficié ou non d'une reperfusion et quelles qu'en soient les modalités, il est transféré en USIC. L'objectif est de dépister la survenue d'une complication précoce, en particulier rythmique, et la prendre en charge, et d'évaluer les séquelles myocardiques de l'accident coronarien.

Le patient alité bénéficie d'une surveillance continue :

- clinique : mesure de la PA et auscultation cardiopulmonaire biquotidienne ;
- électrocardiographique : monitorage ECG continu (rythme) et ECG 12 dérivations biquotidien et si la douleur récidive ;
- biologique : troponinémie, glycémie, créatininémie, NFS quotidiennes ;
- échocardiographique : ETT le jour de l'admission et en fonction de l'évolution.

Reperfusion myocardique

La reperfusion se traduit par une régression rapide de la douleur et du sus-décalage de ST. En l'absence de reperfusion, la douleur thoracique et le sus-décalage de ST régressent lentement en 12 heures.

L'onde Q (> 0,04 s et ≥ 1 mm) est un signe direct de nécrose constituée. Elle fait place au sus-décalage de ST et apparaît en moyenne à la 6e–12e heure. Elle n'est pas systématique et n'a pas de valeur pronostique.

L'élévation de la troponinémie est systématique et persiste durant environ 15 jours.

Points clés

- L'athérome coronaire est la cause prédominante de l'angor stable et des syndromes coronariens aigus.
- L'angor stable est la conséquence d'une ischémie myocardique liée à un déséquilibre entre les besoins en oxygène du myocarde et les apports qui sont limités par la sténose coronaire.
- Les syndromes coronariens aigus sont liés à une rupture ou une érosion de la plaque athéromateuse qui va entraîner une réaction thrombotique non occlusive dans le SCA ST– et occlusive dans le SCA ST+.
- La douleur angineuse est parfois atypique et l'ischémie myocardique peut être silencieuse.
- L'ECG de repos est souvent normal en cas d'angor stable.
- La mise en évidence d'une ischémie myocardique peut être obtenue par la réalisation d'un ECG d'effort, d'une échocardiographie de stress (effort ou dobutamine), d'une tomoscintigraphie myocardique de perfusion à l'effort ou sous dipyramidole ou, enfin, par une IRM de stress (sous adénosine).
- L'anatomie du réseau coronaire et la visualisation des sténoses peuvent être obtenues par la coronarographie ou le coroscanner.
- Le risque d'un angor stable dépend de la sévérité de l'angor, d'un seuil ischémique bas (<6 minutes d'effort), de la mise en évidence d'une ischémie étendue (> 10 % du myocarde) et d'une altération de la FEVG.
- Le traitement médical de l'angor stable d'origine athéromateuse repose sur le contrôle des facteurs de risque, la prescription d'aspirine et de statine, la prescription d'antiangineux (bêtabloquant, inhibiteurs calciques, dérivés nitrés, ivabradine, nicorandil).
- Dans certains cas, la revascularisation coronaire doit être envisagée : elle peut être réalisée par angioplastie coronaire, quasiment toujours associée à la mise en place d'une endoprothèse (stent) ou par pontages coronaires.
- Les syndromes coronariens aigus nécessitent une prise en charge hospitalière urgente, un transport médicalisé et la surveillance en USIC.
- L'angor instable et le SCA ST– sont suspectés devant une douleur thoracique de repos prolongée (>20 min), un angor d'effort apparu récemment, l'aggravation d'un angor stable, la récidive d'un angor moins d'un mois après un IDM.
- L'évaluation du risque du patient guide la stratégie thérapeutique. Cette évaluation repose sur la clinique (angor réfractaire, insuffisance cardiaque, trouble du rythme), les modifications ou non de l'ECG et l'élévation ou non de la troponine et sur le terrain (antécédents coronariens, insuffisance rénale, diabète, altération de la FEVG, etc.).
- Le traitement médical repose sur l'administration d'une double antiagrégation plaquettaire et d'anticoagulant, d'anti-ischémiques et de statines à fortes doses. La coronarographie suivie d'une revascularisation coronaire de l'artère présumée coupable est le plus souvent réalisée sauf chez certains patients à bas risque.
- Le diagnostic du SCA ST+ est fait sur la présence d'une douleur thoracique prolongée (>30 min) et trinitro-résistante, et la mise en évidence d'un sus-décalage du segment ST dans au moins 2 dérivations contiguës.
- La prise en charge repose sur la revascularisation en urgence de l'artère coupable et le plus souvent occluse, préférentiellement par angioplastie coronaire (associée à la mise en place d'un stent) lorsqu'elle est envisageable dans les 2 heures ou sinon par administration IV d'un fibrinolytique. Le traitement médical est assez superposable à celui des autres SCA (antiagrégants, anticoagulants, statine, bêtabloquant).
- La revascularisation précoce permet de limiter la taille de l'infarctus et d'améliorer le pronostic, elle n'est plus efficace et donc n'est plus réalisée lorsqu'on dépasse le délai de 12 heures après le début de la douleur.
- La plupart des SCA ST+ évoluent sans complication et sortent de l'hôpital entre le 3e et le 5e jour.
- De nombreuses complications peuvent néanmoins assombrir le pronostic (arythmies ventriculaires, insuffisance cardiaque voire choc cardiogénique, complications mécaniques, etc.).
- Après l'accident coronarien ou même en cas d'angor stable, le suivi du patient doit être régulier à la fois par le médecin généraliste et le cardiologue et repose sur la correction des facteurs de risque modifiables, la vérification de l'observance des traitements (antiagrégants, statines, autres), la vérification de l'absence d'autres localisations de l'athérome, la reprise d'une activité physique.

Notions indispensables PCZ

- Le diagnostic de SCA ST+ est fait sur la douleur thoracique prolongée et les modifications de l'ECG (on n'attend pas le résultat de la troponine).
- La prise en charge d'un SCA ST+ est une urgence absolue et doit être la plus rapide possible en raison :
  - du risque rythmique initial (TV ou FV) qui justifie le transport médicalisé sous surveillance permanente du rythme cardiaque avec un matériel de défibrillation ;
  - de la nécessité de procéder à une reperfusion de l'artère occluse pour limiter la taille de l'IDM.

Réflexes transversalité

- Item 218 – Athérome : épidémiologie et physiopathologie. Le malade polyathéromateux
- Item 219 – Facteurs de risque cardiovasculaire et prévention
- Item 220 – Dyslipidémies
- Item 221 – Hypertension artérielle de l'adulte
- Item 228 – Douleur thoracique aiguë et chronique
- Item 229 – Électrocardiogramme
- Item 232 – Insuffisance cardiaque de l'adulte
- Item 327 – Arrêt cardiocirculatoire

Compléments en ligne

Des compléments numériques sont associés à ce chapitre. Ils sont indiqués dans la marge par des flashcodes. Pour accéder à ces compléments, connectez-vous sur **http://www.em-consulte.com/e-complement/476332** et suivez les instructions pour activer votre accès.

Vidéo 4.1 Échocardiographie d'effort montrant au pic de l'effort et à la récupération l'apparition d'un trouble de la cinétique segmentaire en septo-apical.

Vidéo 4.2 IRM adénosine de perfusion.

Vidéo 4.3 IRM adénosine cinétique segmentaire.

Vidéo 4.4 Injection et visualisation d'une artère coronaire gauche normale.

Vidéo 4.5 Injection et visualisation d'une artère coronaire droite normale.

Vidéo 4.6 Ventriculographie gauche normale.

Vidéo 4.7 Sténose du tronc commun.

Vidéo 4.8 Sténose d'une artère coronaire droite dilatée avec mise en place d'un stent.

Vidéo 4.9 Akinésie antéro-septo-apicale avec baisse de la FEVG chez un patient ayant fait un IDM antérieur étendu reperfusé tardivement.

Vidéo 4.10 Occlusion de l'IVA proximale.

Vidéo 4.12 Résultat final avec restauration du flux dans l'IVA.

Vidéo 4.11 Passage du guide dans l'IVA.

CHAPITRE

5

Item 228 – UE 8 – Douleur thoracique aiguë et chronique

Objectifs pédagogiques

Nationaux

- Diagnostiquer une douleur thoracique aiguë et chronique.
- Identifier les situations d'urgence et planifier leur prise en charge.

CNEC

- Savoir rechercher une détresse vitale chez un patient qui consulte pour douleur thoracique.
- Savoir recueillir et classer les arguments orientant vers l'une des quatre urgences cardiologiques que sont la dissection aortique, les syndromes coronariens aigus, l'embolie pulmonaire et la péricardite aiguë.
- Savoir identifier les causes chroniques de douleur thoracique, d'angor d'effort, d'angor fonctionnel des troubles du rythme, des douleurs d'effort du rétrécissement aortique.
- Connaître les principales causes extracardiaques d'une douleur thoracique.

I. Conduite à tenir en présence d'un patient qui consulte pour douleur thoracique

A. Première étape : détresse vitale ?

Rechercher les éléments suivants est une étape indispensable afin de prendre en urgence les mesures thérapeutiques nécessaires (+++) :

- détresse respiratoire :
  - polypnée (> 30/min) ou bradypnée (< 10/min ou pause respiratoire),
  - tirage par mise en jeu des muscles respiratoires accessoires,
  - sueurs, cyanose, désaturation (SpO_2 < 90 %), encéphalopathie respiratoire ;
- détresse hémodynamique :
  - arrêt circulatoire (pouls carotidien ou fémoral non perçu, patient inconscient),
  - état de choc : collapsus avec hypoperfusion périphérique, hypotension avec pâleur, marbrures et oligurie,

- signes de cœur pulmonaire,
- pouls paradoxal (dépression du pouls à l'inspiration profonde);
- troubles de la conscience : confusion, agitation, convulsions, etc.

B. Seconde étape : les quatre urgences cardiovasculaires

On recherche par l'interrogatoire et l'examen physique du patient des arguments orientant vers l'une des quatre urgences cardiologiques à évoquer systématiquement du fait de leur gravité immédiate ou potentielle (moyen mnémotechnique « PIED » pour péricardite, infarctus, embolie pulmonaire, dissection) :

- étiologies à évoquer :
  - dissection aortique,
  - syndrome coronarien aigu,
  - embolie pulmonaire,
  - péricardite aiguë, compliquée d'un épanchement péricardique abondant (tamponnade),
  - rupture de l'œsophage : bien que de survenue exceptionnelle, elle est une urgence thérapeutique à évoquer devant une douleur thoracique associée à une dyspnée, un emphysème sous-cutané (crépitation neigeuse) ou un pneumomédiastin;
- examens complémentaires systématiques à réaliser :
  - ECG 12 dérivations + V3R, V4R, V7, V8, V9,
  - radiographie pulmonaire,
  - dosage des troponines ultrasensibles;
- transfert du patient en USIC ou directement en salle de coronarographie en présence d'un syndrome coronarien aigu avec sus-décalage persistant du segment ST par transfert médicalisé (appel du 15), en raison du risque de survenue d'une fibrillation ventriculaire, notamment dans les syndromes coronariens.

II. Orientation diagnostique : identifier les urgences cardiaques

Si les douleurs thoraciques aiguës dans leurs formes typiques permettent d'évoquer très rapidement une urgence cardiaque, il ne faut pas méconnaître la grande fréquence des formes atypiques. L'interrogatoire et l'examen clinique cherchent un profil de risque particulier pour orienter le diagnostic.

A. Syndrome coronarien aigu (SCA)

- Le terrain est évoqué par la présence de facteurs de risque, d'antécédents coronariens.
- Il s'agit d'une douleur spontanée de repos, ou un angor *de novo* ou un angor *crescendo*. L'infarctus est à évoquer dès que la durée de la douleur a dépassé 20 minutes, elle est parfois associée à une dyspnée (10 %).
- La douleur est coronarienne typique rétrosternale, constrictive, etc. mais attention aux douleurs atypiques surtout chez la femme et le sujet âgé. En pratique, la douleur peut siéger de la mandibule à l'ombilic (+++), parfois mimer une douleur gastrique ou biliopancréatique.

Au-delà des douleurs typiques, penser toujours aux douleurs atypiques compatibles avec le diagnostic (tableau 5.1).

Tableau 5.1 Sémiologie en faveur d'une douleur de nature ischémique (coronarienne).

	Douleur de nature ischémique	Douleur de nature non ischémique
Caractéristiques	Constriction Pesanteur Brûlure	Acérée En coup de poignard Augmentée par respiration
Siège	Rétrosternal Médiothoracique Irradiant cou, épaules, avant-bras, tête Avec sueurs, nausées	Sous-mammaire gauche Hémithorax gauche Punctiforme (montré du doigt) Dorsal (dissection)
Facteurs déclenchants	Effort Stress Énervement Temps froid	Après fin de l'effort Soulagement par l'effort Provoquée par un mouvement du corps particulier
Durée	Minutes	Secondes Heures (en l'absence d'élévation des troponines)

- L'examen clinique est normal en l'absence de complications, parfois autre localisation de l'athérosclérose (souffle carotidien ou fémoral, abolition d'un pouls, etc.).
- L'ECG montre un sus ou sous-décalage du segment ST, des ondes T négatives, des ondes Q, etc.

Attention

Un ECG intercritique normal n'élimine pas le diagnostic et un bloc de branche gauche doit être considéré comme un équivalent de SCA avec sus-décalage de segment ST, enfin les ischémies dans le territoire de l'artère circonflexe peuvent être électriquement muettes ! Penser à enregistrer les dérivations V7, V8, V9.

- La radiographie pulmonaire est normale et souvent inutile dans les tableaux typiques de syndromes coronariens aigus en l'absence d'insuffisance cardiaque.
- Le dosage de la troponine ultrasensible doit être réalisé (*cf.* chapitre 4) :
  - pour les syndromes coronariens aigus avec sus-décalage persistant du segment ST confirmé par l'ECG, le dosage des troponines ne doit pas retarder la prise en charge, la reperfusion coronarienne par angioplastie ou thrombolyse doit être débutée sans attendre les résultats de la troponinémie ;
  - pour les syndromes coronariens aigus sans sus-décalage persistant du segment ST, le dosage des troponines ultrasensibles permet un diagnostic plus précoce avec une meilleure sensibilité. Deux situations sont à prendre en compte :
    - la troponinémie est normale : si la douleur thoracique a débuté depuis plus de 6 heures, il faut évoquer un diagnostic différentiel (ou un syndrome coronarien à bas risque) ; si la douleur thoracique a débuté depuis moins de 6 heures, un 2e dosage de troponine ultrasensible est à réaliser 3 heures plus tard,
    - la troponinémie est élevée : si elle est très élevée, le diagnostic de syndrome coronarien aigu sans sus-décalage du segment ST à haut risque est posé ; si elle est peu

élevée, un 2e dosage 3 heures plus tard montrant une augmentation supplémentaire de la troponinémie (variation) est indispensable. En l'absence de variation de la troponinémie, un diagnostic différentiel est à évoquer : myocardite, etc.

B. Dissection aortique de l'aorte thoracique

- Les facteurs favorisants sont une HTA ancienne et un syndrome de Marfan.
- La douleur thoracique est aiguë, prolongée, intense, à type de déchirement, irradiant dans le dos, migratrice, descendant vers les lombes, parfois avec syncope.
- Cliniquement, on observe une asymétrie tensionnelle (différence > 20 mm Hg), une abolition d'un pouls, un souffle d'insuffisance aortique, un déficit neurologique.
- Elle est parfois révélée par une complication : tableau d'ischémie aiguë de membre, AVC, tableau d'infarctus mésentérique avec douleur abdominale trompeuse, hémopéricarde avec tamponnade.
- La probabilité clinique de dissection aortique est estimée par un score (tableau 5.2). La probabilité clinique est faible si le score est de 0 ou 1 et forte s'il est de 2 ou 3.
- L'ECG est normal ou révèle un SCA si la dissection aortique a lésé une artère coronaire.
- La radiographie thoracique montre un élargissement du médiastin, éventuellement un épanchement pleural un aspect de double contour aortique.
- Les examens biologiques suivants sont requis : NFS, plaquettes, CRP, D-dimères, troponines ultrasensibles (ischémie myocardique), créatine kinase (rhabdomyolyse), créatininémie.
- Le diagnostic est confirmé par une échocardiographie complétée d'une ETO ou d'un scanner thoracique chez les patients instables sur le plan hémodynamique. Chez les patients hémodynamiquement stables et présentant une faible probabilité clinique de dissection aortique (score = 0 ou 1), l'échocardiographie est complétée par la radiographie thoracique (élargissement médiastinal) et le dosage des D-dimères (d'emblée très élevés) : si un de ces 3 examens est anormal, l'ETT est complétée d'un scanner thoracique ou éventuellement d'une ETO ou d'une angio-IRM selon les disponibilités locales. Chez les patients stables présentant une forte probabilité clinique de dissection aortique (score = 2 ou 3), l'échocardiographie peut conduire à la réalisation d'une ETO préopératoire au bloc opératoire ou d'un scanner thoracique.
- La dissection aortique requiert une prise en charge chirurgicale en urgence (dissection type A de Stanford et types I et II de De Bakey), sauf pour les formes limitées à l'aorte descendante en l'absence de complication périphérique.
- La pression artérielle doit être contrôlée car c'est une urgence hypertensive (*cf.* chapitre 22).

Tableau 5.2 Score de probabilité clinique de dissection aortique.

Critères		Cotation
Terrain évocateur	Syndrome de Marfan Antécédent familial de maladie aortique Anévrisme de l'aorte thoracique ou pathologie valvulaire aortique connus Antécédent de chirurgie aortique	1 point
Douleur thoracique évocatrice	Douleur thoracique, dorsale ou abdominale de début brutal, intense et à type de déchirement	1 point
Signes évocateurs à l'examen clinique	Abolition d'un pouls Asymétrie tensionnelle Déficit neurologique focal Insuffisance aortique Hypotension ou choc	1 point

C. Embolie pulmonaire

- Le terrain est évocateur en cas de cancer, pilule + tabac, période postopératoire, post-partum, alitement, ATCD personnels ou familiaux de maladie thromboembolique.
- Elle se manifeste par une douleur *basithoracique associée à une dyspnée* (+++) aiguë avec polypnée, toux, parfois hémoptysie tardive.
- À l'examen clinique, on note des signes de thrombose veineuse (absents dans un tiers des cas), une tachycardie, des signes d'insuffisance ventriculaire droite.
- Cliniquement, deux tableaux opposés sont possibles :
  - soit un infarctus pulmonaire avec douleur basithoracique de type pariétopleural fébrile avec hémoptysie noirâtre tardive (bon pronostic);
  - soit un cœur pulmonaire aigu avec dyspnée « nue » et signes de défaillance ventriculaire droite ou collapsus (la douleur est au second plan compte tenu de l'urgence vitale).
- L'ECG révèle la présence de signes de cœur pulmonaire aigu : tachycardie sinusale, aspect S1Q3, bloc de branche droite, ondes T négatives dans les précordiales droites (V1 V3).
- La radiographie pulmonaire peut montrer des atélectasies en bandes, un épanchement pleural basal, une coupole surélevée, une hyperclarté, mais elle est souvent normale. Une douleur thoracique avec dyspnée et radiographie de thorax normale doit faire évoquer obligatoirement le diagnostic (+++).
- La stratification initiale du risque repose sur la présence d'une hypotension (PAS < 90 mm Hg ou baisse de PAS ≥ 40 mm Hg, pendant plus de 15 minutes, en l'absence de troubles du rythme, d'hypovolémie ou de sepsis) ou d'un choc, témoignant d'un haut risque.
- En cas d'EP à haut risque, on réalise un scanner thoracique s'il est disponible immédiatement, sinon une échocardiographie (dilatation du ventricule droit).
- En cas d'EP sans hypotension ou choc, la probabilité clinique d'embolie pulmonaire est estimée grâce au score de Wells modifié ou au score de Genève modifié (*cf.* tableau 21.3).
- Si la probabilité d'EP est faible ou modérée, les D-dimères doivent être prélevés :
  - s'ils sont positifs (> 500 μg/L), un angioscanner thoracique est demandé pour confirmer le diagnostic;
  - les D-dimères hautement sensibles (méthode Elisa) sont négatifs, le diagnostic d'EP est éliminé, même en présence d'une probabilité prétest modérée.
- Si la probabilité d'EP est forte, les D-dimères sont inutiles, un angioscanner thoracique est demandé d'emblée pour confirmer le diagnostic.
- Un traitement antithrombotique doit être débuté avant même la confirmation diagnostique.

D. Péricardite aiguë

1. Péricardite non compliquée

- Le terrain est évocateur en cas de contexte viral, fièvre, ou forme récidivante avec antécédent connu de péricardite aiguë bénigne.
- La péricardite se manifeste par une douleur thoracique augmentée à l'inspiration profonde, en décubitus et calmée par l'antéflexion du buste.
- L'examen clinique montre frottement péricardique fugace et inconstant.
- L'ECG révèle un sus-décalage ST concave et diffus ou non systématisé, un sous-décalage de PQ, un microvoltage.
- La radiographie pulmonaire montre parfois un élargissement de la silhouette cardiaque.

- Devant une suspicion de péricardite aiguë, une échocardiographie et un dosage des troponines doivent être réalisés, on peut observer un syndrome inflammatoire biologique; l'échocardiographie peut être normale (péricardite sèche), il faut savoir la répéter.
- C'est l'étiologie la plus bénigne parmi les autres diagnostics à évoquer (c'est donc un diagnostic d'élimination).

2. Tamponnade péricardique

- À la différence de la péricardite non compliquée, c'est une urgence vitale.
- Elle se manifeste par :
  - une douleur thoracique avec dyspnée, polypnée puis orthopnée et toux, parfois dysphagie, nausée, hoquet;
  - des signes droits : turgescence jugulaire, reflux hépatojugulaire (+++);
  - des signes de choc avec tachycardie et PAS <90 mm Hg (+++);
  - un pouls paradoxal : l'inspiration entraîne une augmentation du retour veineux provoquant une dilatation du VD qui comprime le VG et aboutit à une baisse de la PAS (PAS d'inspiration <PAS d'expiration de 10 mm Hg).
- L'ECG révèle un microvoltage, parfois une alternance électrique.
- La radiographie de thorax montre une cardiomégalie avec, lorsque l'épanchement péricardique est abondant, un aspect en « carafe ».
- L'échocardiographie confirme le diagnostic de tamponnade et montre un collapsus des cavités droites en expiration, une compression du VG par le VD en inspiration avec un épanchement abondant.

3. Myopéricardite

- Il s'agit d'un tableau de péricardite avec atteinte du myocarde le plus souvent virale.
- La douleur est de type péricarditique mais peut mimer un SCA, parfois avec insuffisance cardiaque.
- Elle est associée à une élévation prolongée des troponines.
- L'échocardiographie montre un trouble cinétique du ventricule gauche segmentaire ou diffus avec éventuel épanchement péricardique.
- La coronarographie est normale.
- L'IRM peut montrer des plages de rehaussement tardif sur les séquences avec injection de gadolinium prédominant en sous-épicardique et sans systématisation artérielle.

III. Orientation diagnostique : douleurs chroniques de cause cardiaque

Il peut s'agir :

- d'un angor stable : la douleur peut être atypique dans sa localisation ou ses irradiations ou se réduire à ses irradiations. Elle est caractéristique en cas de caractère constrictif, si elle est déclenchée par l'effort (ou un repas), cédant à l'effort ou après un spray de trinitrine en 1 à 3 minutes;
- d'une douleur d'angor d'effort du rétrécissement aortique serré;
- d'une douleur d'angor fonctionnel de l'anémie, des tachycardies comme la fibrillation atriale;
- d'une douleur d'effort de la cardiomyopathie obstructive;
- de certaines hypertensions artérielles pulmonaires sévères donnant des douleurs d'allure angineuse par souffrance ischémique du ventricule droit lorsque la pression intraventriculaire droite dépasse la pression de perfusion coronarienne.

IV. Orientation diagnostique : principales causes extracardiaques d'une douleur thoracique

A. Douleurs d'origine pulmonaire

Il peut s'agir :

- d'un pneumothorax avec douleur de type pleural, tympanisme et abolition du murmure vésiculaire, parfois dyspnée. Le diagnostic est posé par la radiographie en expiration pour les pneumothorax partiels ;
- d'un épanchement pleural, de douleurs pleurales chroniques (mésothéliome, pachypleurite). Il s'agit d'une douleur de type pleural avec matité, parfois dyspnée. Le diagnostic est radiographique avec ligne de Damoiseau pouvant nécessiter des clichés en décubitus latéral, une ponction pleurale à but diagnostique ;
- de pneumopathies infectieuses. La douleur peut être intense en coup de poignard de type pleural. On retrouve une fièvre, un syndrome de condensation avec un souffle tubaire entouré d'une couronne de râles crépitants, une opacité radiologique systématisée ou non avec bronchogramme aérien, un éventuel épanchement pleural associé.

B. Douleurs d'origine œsophagienne

Il peut s'agir :

- d'un reflux gastro-œsophagien, d'une œsophagite ;
- d'un spasme œsophagien, la douleur d'allure angineuse est le plus souvent déclenchée par la déglutition. Attention, la douleur peut être calmée par les dérivés nitrés ;
- d'une dysphagie ;
- d'une rupture de l'œsophage, exceptionnelle.

C. Douleurs pariétales d'origine musculaire ou squelettique

Il peut s'agir :

- d'un syndrome de Tietze, où la douleur est reproduite par la palpation ;
- de lésions sternales, d'arthralgies chondrocostales ;
- de fractures costales, éventuellement pathologiques sur métastases ou myélome multiple (atteinte sternale également possible) ;
- de douleur musculoligamentaire.

D. Douleurs d'origine neurologique

Il peut s'agir :

- d'un zona intercostal ;
- d'un tassement vertébral, etc.

E. Douleurs d'origine abdominale projetées

Il peut s'agir :

- d'une lithiase vésiculaire ;
- d'un ulcère gastroduodénal ;

- d'une pancréatite aiguë;
- d'une appendicite sous-hépatique;
- d'un abcès sous-phrénique.

F. Douleurs d'origine psychogène

- Elles sont extrêmement fréquentes.
- Elles s'accompagnent des signes suivants : angoisse, névrose, etc.

G. Conclusion

Parmi ces différentes étiologies, six moyennes urgences sont à identifier :

- pleurésies et pneumonies;
- pneumothorax;
- pancréatite aiguë;
- ulcère gastrique ou duodénal compliqué;
- cholécystite;
- douleurs radiculaires.

Pour les autres étiologies, il n'y a pas d'urgence vitale, mais il est urgent de rassurer et de soulager le patient.

Points clés

- La douleur thoracique est un motif très fréquent de recours aux soins soit aux urgences, soit en consultation.
- La signification de la douleur s'efface devant des signes de détresse vitale qu'il convient de rechercher immédiatement : collapsus, état de choc, détresse respiratoire ou signes neurologiques.
- Le transfert d'un patient pour douleur thoracique doit être médicalisé *via* le 15. En effet, s'il s'agit d'un syndrome coronarien, la mortalité pré-hospitalière est élevée, ne pas recourir au 15 est une faute grave.
- Même si les SCA dominent, toutes les douleurs thoraciques ne sont pas de nature coronarienne! Il faut une prise en charge rationnelle et de l'expérience pour aboutir rapidement au bon diagnostic. Le terrain, l'âge, le contexte et les données de l'examen clinique soigneux ont souvent plus de valeur que les détails sémiologiques de la douleur qui peut être parfois très mal décrite par le patient.
- Électrocardiogramme et dosage répété des troponines ultrasensibles sont la base de la prise en charge, l'échocardiographie et le scanner thoracique sont souvent utiles en 2e intention. Il faut savoir les réaliser en urgence +++ sur une suspicion d'embolie pulmonaire ou de dissection aortique.
- La prise en charge initiale recherche les quatre grandes urgences cardiovasculaires (« PIED ») que sont les syndromes coronariens, l'embolie pulmonaire, la dissection aortique et la péricardite aiguë.
- Le syndrome coronarien avec sus-décalage persistant du segment ST est suspecté devant toute douleur thoracique de plus de 20 minutes. Dans sa forme évocatrice, c'est un patient présentant une douleur rétrosternale dans un contexte de facteurs de risque pour l'athérome. Attention, l'ECG peut être normal ou trompeur (pacemaker, par exemple) et la troponinémie initialement normale. Attention aussi aux douleurs atypiques! Il ne faut pas attendre la troponine pour traiter une douleur thoracique avec sus-décalage du segment ST (reperfusion urgente!).
- La clinique et l'ECG permettent de faire le diagnostic de SCA dans plus de 90 % des cas mais à l'inverse, un ECG intercritique et des troponines normaux n'éliminent pas la présence de lésions coronariennes.
- L'embolie pulmonaire est évoquée devant la triade douleur, dyspnée et radiographie de thorax normale dans un contexte d'alitement ou de néoplasie. Il existe deux formes opposées :

- la forme grave avec collapsus et signes de cœur pulmonaire;
- l'embolie minime avec infarctus pulmonaire souvent fébrile avec hémoptysie et douleur pleurale très vive.

• La stratification initiale du risque repose sur la présence d'une hypotension et d'un choc. En cas d'EP à haut risque, on réalise un scanner thoracique s'il est disponible immédiatement, sinon une échocardiographie. En cas d'EP sans hypotension ou choc, on estime la probabilité clinique d'embolie pulmonaire :
  - si celle-ci est faible ou modérée, les D-dimères doivent être prélevés : en cas de positivité (> 500 µg/L), un angioscanner thoracique est demandé pour confirmer le diagnostic; si les D-dimères hautement sensibles (méthode Elisa) sont négatifs, le diagnostic d'EP est éliminé, même en présence d'une probabilité prétest modérée;
  - si elle est forte, les D-dimères sont inutiles, un angioscanner thoracique est demandé d'emblée pour confirmer le diagnostic.
• Le tableau de péricardite est le moins préoccupant mais le diagnostic est parfois très difficile les symptômes pouvant être très voisins d'un syndrome coronarien, les myopéricardites sont encore plus trompeuses en raison de l'élévation de troponine. Attention à ne pas méconnaître les signes de gravité de la tamponnade péricardique qui est une urgence vitale.
• La dissection aortique est typiquement :
  - une douleur déchirante à irradiation postérieure sur poussée hypertensive, cependant les tableaux très atypiques sont possibles : hémopéricarde, fuite aortique aiguë, dissection coronarienne avec SCA, extension aux artères digestives avec tableau abdominal, ischémie aiguë de membre révélatrice, etc.;
  - confirmée par échocardiographie complétée d'une ETO ou d'un scanner thoracique chez les patients instables sur le plan hémodynamique. Chez les patients hémodynamiquement stables et présentant une faible probabilité clinique de dissection aortique (score = 0 ou 1), l'échocardiographie est complétée par la radiographie thoracique (élargissement médiastinal) et le dosage des D-dimères (d'emblée très élevés) : si un de ces 3 examens est anormal, l'ETT est complétée d'un scanner thoracique ou éventuellement d'une ETO ou d'une angio-IRM selon les disponibilités locales. Chez les patients stables présentant une forte probabilité clinique de dissection aortique (score = 2 ou 3), l'échocardiographie peut conduire à la réalisation d'une ETO préopératoire au bloc opératoire ou à la réalisation d'un scanner thoracique;
  - prise en charge chirurgicalement en urgence, sauf pour les formes limitées à l'aorte descendante.
• Devant des douleurs chroniques, il faut savoir reconnaître la sémiologie de l'angor d'effort soit pur, soit accompagnant un RAO, par exemple.
• Parmi les diagnostics thoraciques non cardiovasculaires, on peut retenir les 4 P : pneumonie, pleurésie, pneumothorax et pancréatite.
• Les urgences ou pathologies abdominales peuvent avoir une projection douloureuse thoracique, mais il faut faire attention aussi à l'infarctus du myocarde inférieur qui peut mimer une gastro-entérite. Il convient aussi de se méfier d'un tableau d'ischémie mésentérique compliquant une dissection aortique.
• Le diagnostic de douleur psychogène (anxiété) est fréquent mais doit être évoqué avec la plus grande prudence.

Notions indispensables PCZ

- Devant une douleur thoracique aiguë, toujours éliminer en premier une détresse vitale.
- Puis éliminer les urgences cardiaques (PIED : péricardite, infarctus, embolie pulmonaire, dissection aortique).

Réflexes transversalité

- Item 224 – Thrombose veineuse profonde et embolie pulmonaire
- Item 233 – Péricardite aiguë
- Item 334 – Syndromes coronariens aigus

CHAPITRE 6

Item 223 – UE 8 – Artériopathie oblitérante de l'aorte, des artères viscérales et des membres inférieurs ; anévrismes

Objectifs pédagogiques

Nationaux et CNEC

- Diagnostiquer une artériopathie oblitérante de l'aorte, des artères viscérales et des membres inférieurs.
- Diagnostiquer un anévrisme de l'aorte et des artères périphériques.
- Pour ces localisations :
  - identifier les situations d'urgence et planifier leur prise en charge ;
  - argumenter l'attitude thérapeutique et planifier le suivi du patient ;
  - décrire les principes de la prise en charge au long cours en abordant les problématiques techniques, relationnelles et éthiques en cas d'évolution défavorable.

I. Artériopathie oblitérante des membres inférieurs

A. Généralités

L'artériopathie oblitérante des membres inférieurs (AOMI) correspond à toute atteinte athéromateuse significative touchant les artères localisées entre l'aorte terminale et les artères digitales (orteils). Les lésions sont d'aspect et de développement semblables aux autres localisations athéromateuses (*cf.* chapitre 1).

Après l'atteinte coronarienne et cérébrale, l'AOMI est, par sa fréquence, la 3e localisation de l'athérosclérose. Elle est, dans sa forme symptomatique, plus fréquente chez l'homme que chez la femme. Le pic de présentation se situe entre 60 et 75 ans chez l'homme et à 70 à 80 ans chez la femme.

Les principaux facteurs de risque sont le tabagisme et le diabète, le premier plus fréquent chez le sujet plus jeune, le deuxième plus souvent responsable de formes graves d'emblée, avec une atteinte plus distale et un pronostic plus sévère. L'hypercholestérolémie et l'hypertension artérielle sont les autres facteurs fréquemment associés.

La prévalence de la maladie dans ses formes cliniques varie de 1 à 5 % après 60 ans, allant jusqu'à 10–15 % dans cette tranche d'âge si l'on inclut la forme asymptomatique. On estime que pour chaque cas d'AOMI clinique, il y a 2 à 4 patients présentant une forme infraclinique de la maladie. Ceci souligne l'intérêt du dépistage des formes infracliniques pour une meilleure prévention. On estime ainsi que plus d'un million de personnes en France sont affectées par cette maladie, le plus souvent dans sa forme clinique modérée, voire paucisymptomatique. L'incidence de la maladie est de l'ordre de 2–5 ‰.

B. Clinique

Au début de la maladie le patient est longtemps asymptomatique, en raison d'un retentissement hémodynamique modéré et du développement progressif et compensateur d'artères collatérales. Les premiers symptômes apparaissent habituellement à l'effort, lorsque l'hypoxie musculaire survient du fait de l'insuffisance du débit artériel à fournir une oxygénation tissulaire suffisante : c'est le stade d'***ischémie d'effort***.

L'évolution se fait parfois vers une souffrance tissulaire hypoxique permanente, lorsque le flux sanguin est très réduit. À ce stade il existe des douleurs de décubitus et des troubles trophiques : c'est le stade d'***ischémie permanente***.

Les manifestations cliniques dépendent de la localisation, de l'étendue et de la gravité des lésions artérielles, de la présence d'une circulation collatérale et des capacités du patient à se mobiliser. La collatéralité se développe d'autant plus que la maladie est d'évolution progressive mais est variable d'un individu à un autre.

Les différents stades cliniques sont présentés par la classification de Leriche et Fontaine, le plus souvent supplantée de nos jours par la classification internationale de Rutherford (tableau 6.1).

Tableau 6.1 Stades cliniques d'AOMI.

Classification de Leriche & Fontaine		Classification de Rutherford		
Stade	**Symptômes**	**Grade**	**Catégorie**	**Symptômes**
I	Asymptomatique	0	0	Asymptomatique
II	Claudication intermittente	I	1 2 3	Claudication légère Claudication modérée Claudication sévère
III	Douleur ischémique de repos	II	4	Douleur ischémique de repos
IV	Ulcération ou gangrène	III	5 6	Perte de substance faible Perte de substance majeure

1. Signes fonctionnels

Dans sa forme typique, la ***claudication intermittente*** correspond à l'apparition d'une douleur à type de crampe au mollet, déclenchée après une certaine distance de marche (distance de gêne), obligeant finalement le sujet à s'arrêter au bout d'un certain parcours (distance de marche). La douleur disparaît habituellement en moins de 5 minutes. La distance de marche est classiquement stable et s'évalue sur un terrain plat ou lors d'une épreuve de marche (*cf. infra* 1.Test de marche). La claudication est dite sévère si la distance de marche est inférieure à 100 m. Cependant les formes atypiques sont fréquentes, avec :

- distances de marche variables d'un jour à un autre ;
- autres localisations : pied, cuisse ou bien la claudication fessière par atteintes aorto-iliaques ;
- douleurs de faible intensité parfois de repos et d'effort. La douleur peut être remplacée par une paresthésie ou un engourdissement d'effort ;

- un sujet qui n'est pas obligé de s'arrêter mais qui ralentit suffisamment le pas pour ne plus souffrir.

Soulignons qu'une atteinte sévère peut rester asymptomatique pour plusieurs raisons, parfois concomitantes :

- soit pour cause d'un développement important de circulation collatérale ;
- soit chez le sujet très âgé, avec d'autres comorbidités l'empêchant de marcher suffisamment pour exprimer la maladie (insuffisance cardiaque ou respiratoire, atteintes articulaires, etc.) ;
- soit lors d'une neuropathie altérant la sensibilité (diabète, insuffisance rénale, âge avancé).

Dans les 2 derniers cas (souvent associés), le patient peut présenter d'emblée une forme clinique grave d'ischémie permanente alors qu'il semblait être asymptomatique il y a peu de temps. Cette forme d'AOMI masquée doit être distinguée de la forme purement asymptomatique et souligne l'importance d'un dépistage d'AOMI dans des populations à risque (*cf. infra*). Avant même d'interroger le patient quant à la présence éventuelle de douleurs à la marche, il faut bien s'assurer qu'il marche et n'est pas limité ou ne se limite pas justement pour éviter la douleur.

À un stade plus avancé, les manifestations cliniques apparaissent dès le repos, définissant l'***ischémie permanente***, avec un haut risque d'amputation en l'absence de revascularisation :

- les ***douleurs de décubitus*** (stade III), à type de brûlures des orteils et de l'avant-pied, traduisent une ischémie permanente. Elles apparaissent classiquement au bout de quelques minutes à quelques heures de décubitus, et s'améliorent en position déclive, obligeant le patient à rester jambe(s) pendante(s) au bord du lit, voire à se lever plusieurs fois dans la nuit. Ces douleurs intenses, sources d'une altération de l'état général (insomnie ++), nécessitent le recours à des antalgiques d'intensité croissante. À l'examen, le pied est froid, pâle ou cyanosé. Un œdème de déclivité peut apparaître, source de complications trophiques ;
- les **troubles trophiques** (stade IV) sont caractérisés par une peau mince, fragile, avec perte de pilosité, puis apparaissent les plaies, ulcères et gangrènes, souvent très algiques, portes d'entrée à une infection locorégionale (cellulite, arthrite, ostéite), voire générale (septicémie). Les ulcères siègent le plus souvent au niveau des zones de frottement ou d'appui (orteil, dos et bord externe du pied, talon), et parfois à la face antérieure de la jambe (ulcère « suspendu »). Ils peuvent apparaître spontanément ou après un traumatisme parfois minime (ex : geste de pédicure agressif). Généralement de faible surface, ils peuvent être creusants, jusqu'à l'aponévrose ou l'os. La gangrène apparaît surtout au niveau des orteils ou du talon, pouvant s'étendre à l'avant-pied, voire à la jambe. Elle est plus fréquente chez le diabétique, avec souvent des lésions infectées ;
- l'***ischémie permanente*** englobe les stades III et IV, avec des douleurs durant plus de 15 jours, résistant aux antalgiques usuels. En présence d'effondrement de pressions de perfusion (<50 mm Hg au niveau de la cheville ou <30 mm Hg au gros orteil), ce tableau clinico-hémodynamique définit l'***ischémie critique***. Le pronostic vital du membre est engagé ;
- enfin, en dehors de ces différents tableaux chroniques, le patient peut déclarer sa maladie sous forme d'ischémie aiguë ou subaiguë (*cf.* II. Ischémie aiguë des membres inférieurs).

L'interrogatoire recherchera systématiquement des signes fonctionnels témoignant d'autres atteintes athéromateuses (notamment l'angor ou les symptômes déficitaires cérébraux). Plus particulièrement, le sujet atteint d'AOMI peut présenter une impuissance, pouvant s'intégrer dans le syndrome de Leriche, associant claudication fessière et/ou fatigabilité à la marche associées aux troubles d'érection, en rapport avec une atteinte aorto-iliaque.

2. Signes physiques

L'examen clinique doit être systématiquement bilatéral et comparatif.

- ***À l'inspection***, le pied peut être de couleur normale, pâle ou cyanosée. Les troubles trophiques sont systématiquement recherchés (espaces interdigitaux +++).

- *À palpation*, le pied peut être froid. Une douleur à la pression des masses musculaires du mollet témoigne d'une ischémie sévère. Les pouls sont systématiquement recherchés, à la recherche d'un amortissement ou d'une abolition (fémoral, poplité, tibial postérieur et pédieux, ce dernier pouvant ne pas être présent de manière congénitale dans 5 % de la population). Au niveau du pied et des orteils, le temps de recoloration cutanée est allongé (normalement <3 s). Au niveau abdominal et au creux poplité, la recherche d'anévrisme est systématique.
- *L'auscultation* recherche un souffle sur les trajets vasculaires.

En cas de suspicion clinique d'une AOMI ou en cas d'un dépistage, l'examen clinique est systématiquement complété par la mesure de l'index de pression systolique (IPS).

L'interrogatoire et l'examen physique d'un patient atteint d'AOMI doivent être systématiquement complétés par un interrogatoire et examen cardiovasculaire général, du fait de la grande fréquence d'autres atteintes athéromateuses, notamment la maladie coronarienne et l'atteinte cérébrovasculaire.

3. Index de pression systolique (IPS)

C'est le rapport de la pression artérielle systolique de la cheville sur celle du bras. Il est classiquement évalué à l'aide d'un brassard tensionnel et d'un doppler de poche. Au niveau des deux chevilles, la pression systolique est mesurée aux niveaux tibial postérieur et pédieux (celle de l'artère fibulaire, de repérage plus difficile, n'est pas mesurée).

Après avoir repéré le flux de l'artère par doppler, le brassard placé autour de la cheville est gonflé jusqu'à disparition du signal, puis dégonflé progressivement afin de déterminer la pression systolique, correspondant au moment de la réapparition du signal (fig. 6.1). La pression de cheville est déterminée par la pression la plus élevée des deux artères. La pression brachiale doit également être déterminée aux deux bras par doppler.

Pour chaque membre, l'IPS est calculé par la pression la plus élevée des deux artères de cheville, divisée par la pression systolique la plus élevée des deux bras. Chez le sujet sain, l'IPS se situe habituellement entre 1,00 et 1,30. Classiquement, le patient est atteint d'AOMI si au moins l'une des deux chevilles présente un IPS inférieur à 0,90. L'AOMI est considérée sévère quand l'IPS est inférieur à 0,70. Un IPS anormalement élevé (>1,40) est le témoin d'une rigidité artérielle anormale due à la médiacalcose (calcification de la média de la paroi sans rétrécissement intraluminal, différente de l'athérosclérose), fréquente chez le diabétique âgé et/ou patient dialysé rénal. Dans ce cas, la pression de cheville ne peut être estimée de manière adéquate, et

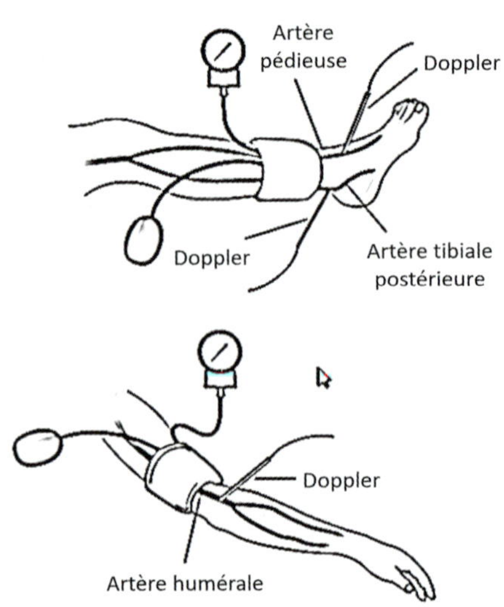

Fig. 6.1 Mesure de l'index de pression systolique.

est remplacée par la pression d'orteil, avec un manchon adapté. Un index de pression d'orteil inférieur à 0,70 témoigne de l'AOMI. Une pression d'orteil inférieure à 30 mm Hg est présente en cas d'ischémie critique.

Au-delà de son intérêt diagnostique, l'IPS est également utilisé par ailleurs en tant que marqueur de risque cardiovasculaire : une valeur inférieure à 0,90 est associée à un risque cardiovasculaire (survenue d'accident coronarien ou cérébral fatal ou non fatal) élevé.

C. Examens paracliniques

Ils sont demandés pour évaluer objectivement le handicap fonctionnel, la sévérité hémodynamique et la localisation des lésions.

1. Test de marche

Test de marche de 6 minutes

Il n'est pas spécifique du bilan de l'AOMI et est aussi utilisé dans d'autres situations (insuffisance cardiaque, etc.) : la distance parcourue en 6 minutes permet d'évaluer le handicap fonctionnel en général.

Test de marche sur tapis roulant

Il s'agit d'une évaluation standardisée (protocole de Strandness : vitesse à 3,2 km/h, pente à 10 %) spécifique à l'AOMI, permettant :

- d'évaluer la distance de gêne et la distance de marche (évolution en cas d'examens répétés) ;
- de réévaluer les pressions de cheville après la marche. Chez un patient ayant des manifestations de claudication, l'IPS au repos peut être > 0,90. Le test de marche permet de sensibiliser le diagnostic : une baisse de la pression systolique de cheville > 30 mm Hg et/ou une baisse > 20 % de l'IPS juste après la marche est évocatrice d'une AOMI (intérêt pour le diagnostic différentiel avec d'autres causes de douleurs à la marche).

2. Mesure de la TcPO$_2$

La mesure transcutanée de la pression sanguine en oxygène (TcPO$_2$) évalue l'état d'oxygénation cutanée. Elle est utile en matière de diagnostic et d'évaluation de l'ischémie critique. À l'état basal, la PO$_2$ cutanée est très basse (3 à 4 mm Hg), sans aucune différence entre une peau saine ou ischémique. Pour que l'examen soit discriminant, une hyperémie (par chaleur) est provoquée afin d'artérialiser le flux sanguin. Chez le sujet sain, la TcPO$_2$ au dos du pied est supérieure à 50 mm Hg.

- Une valeur > 35 mm Hg témoigne d'une bonne compensation métabolique de l'artériopathie.
- Une valeur entre 10 et 35 mm Hg traduit la présence d'une hypoxie continue.
- Une TcPO$_2$ < 10 mm Hg est la preuve d'une hypoxie critique.

3. Échodoppler artériel des membres inférieurs (fig. 6.2)

C'est l'exploration la plus fréquemment utilisée, du fait de son caractère non invasif. La combinaison de l'échographie et du doppler permet d'obtenir des informations anatomiques sur la localisation et types de lésions ainsi que des données hémodynamiques sur les flux. L'examen permet, dans l'immense majorité des cas, d'identifier les lésions et quantifier leur sévérité.

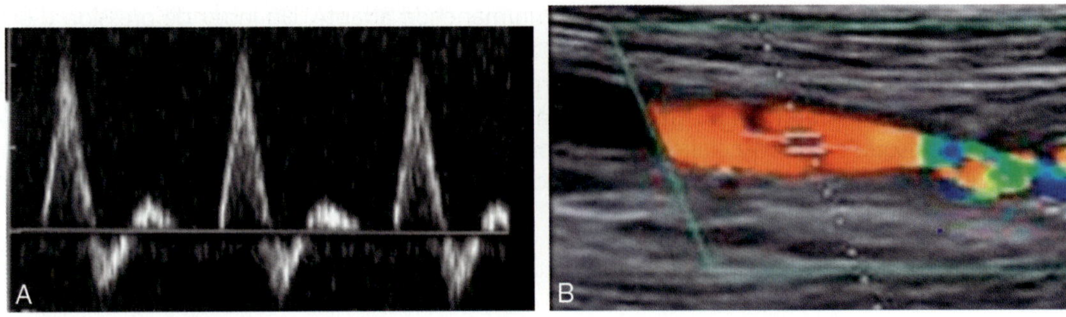

Fig. 6.2 Échodoppler.

A. Doppler normal : flux triphasique au niveau d'une artère fémorale. B. Échodoppler couleur anormal : flux laminaire (rouge), puis flux turbulent (en mosaïque) secondaire à une sténose.

4. Autres techniques d'imagerie

Elles sont demandées uniquement lorsqu'il y a une indication à la revascularisation afin d'étudier sa faisabilité et ses modalités. Elles présentent une vision simultanée de l'ensemble de l'arbre artériel, permettant d'identifier les lésions (sténoses, occlusion, circulation collatérale) et de discuter de la stratégie de revascularisation.

- **l'angioscanner des artères des membres inférieurs** (fig. 6.3) est une méthode performante d'imagerie non invasive, permettant à la fois l'étude du chenal circulant des vaisseaux et la paroi. Il nécessite l'injection de produit de contraste iodé, ce qui doit faire préalablement vérifier les éventuelles allergies, la fonction rénale, et l'absence de prise de biguanides.
- **L'angiographie par résonance magnétique** (ou ARM) (fig. 6.4) est une alternative pour visualiser l'ensemble de l'arbre artériel, en évitant les radiations ionisantes. L'injection de gadolinium reste néanmoins contre-indiquée en cas d'insuffisance rénale sévère (clairance <30 mL/min/1,73 m^2). Cette technique ne peut visualiser les calcifications qui sont importantes à connaître pour le chirurgien lorsqu'un pontage est envisagé.

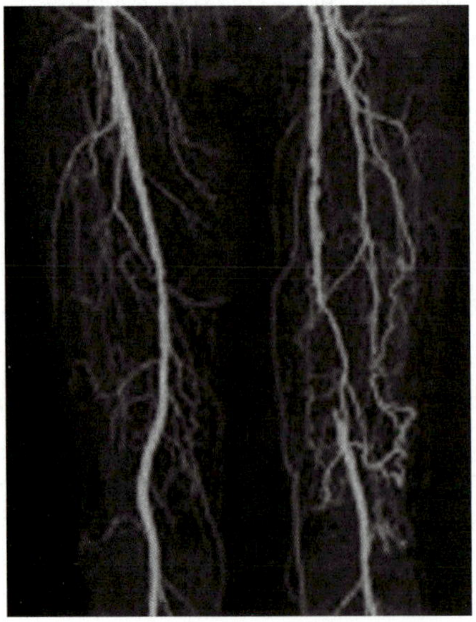

Fig. 6.3 Angioscanner : occlusion de l'artère fémorale superficielle gauche avec réinjection distale *via* une artère collatérale.

Les performances diagnostiques de l'angioscanner et l'ARM sont équivalentes, avec des sensibilités et spécificités (comparées à l'artériographie) de l'ordre de 95 %.

- **L'artériographie des membres inférieurs** (fig. 6.5) nécessite la ponction directe des artères et l'injection du produit de contraste. Longtemps considéré comme examen de référence, son recours de nos jours est essentiellement limité lors des procédures de revascularisation. Cette technique reste souvent nécessaire pour bien visualiser le réseau jambier et pédieux en cas de revascularisation distale.

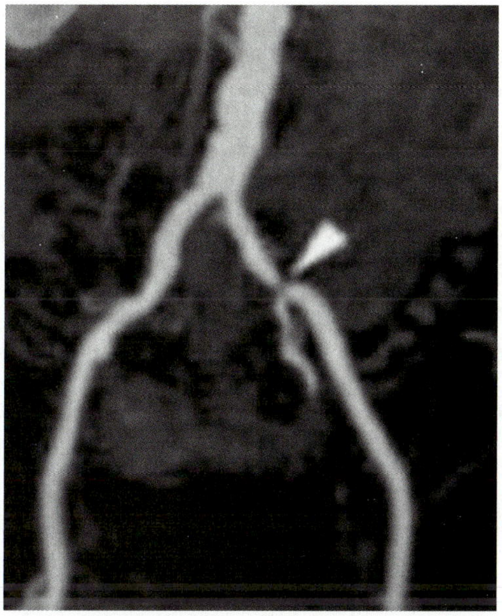

Fig. 6.4 Angio-IRM : sténose serrée de l'artère iliaque primitive gauche.

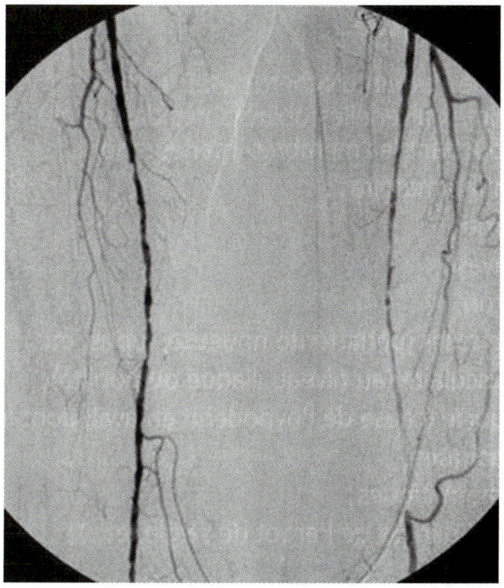

Fig. 6.5 Artériographie numérisée : sténoses étagées des artères fémorales superficielles droite et gauche.

D. Diagnostic différentiel

Des causes autres qu'une atteinte artérielle peuvent être évoquées selon les tableaux présentés. Certaines étiologies de douleurs de membres peuvent coexister, notamment chez les sujets âgés :

- autres causes de douleurs à la marche :
  - neurologique : canal lombaire étroit (douleur ou paresthésies du mollet ou du pied apparaissant à l'effort et cédant au repos), sciatalgie, atteinte médullaire (parésie du membre sans douleur avec dérobement des jambes),
  - rhumatologique : tendinite, arthrose, rhumatismes, anomalies posturo-staturales,
  - veineuses : claudication veineuse (post-thrombotique),
  - piège poplité,
  - kyste poplité,
  - endofibrose iliaque,
  - syndrome des loges,
  - malformations vasculaires (artère sciatique, fistules artérioveineuses),
  - musculaire : les douleurs musculaires sous statines peuvent parfois mimer un tableau faisant suspecter une AOMI (mais attention aux tableaux intriqués);
- autres causes de douleur de décubitus :
  - neuropathie sensorielle (diabétiques ++, toxiques, carencielle, etc.),
  - syndromes régionaux douloureux complexes (anciennes algodystrophies et causalgies),
  - compression radiculaire;
- ulcères :
  - veineux,
  - microcirculatoire,
  - neuropathique,
  - traumatique.

E. Diagnostic étiologique

L'AOMI est synonyme de l'atteinte athéromateuse des membres inférieurs et correspond à plus de 95 % des atteintes artérielles oblitérantes des membres inférieurs. Les artériopathies non athéromateuses touchant les membres inférieurs sont :

- les artériopathies inflammatoires :
  - maladie de Buerger,
  - maladie de Takayasu,
  - maladie de Horton,
  - certaines collagénoses (périartérite noueuse, lupus, etc.);
- la dysplasie fibromusculaire (au niveau iliaque ou poplité);
- la coarctation de l'aorte (cause de l'hypodébit en aval, dont les membres inférieurs);
- les atteintes post-radiques;
- les atteintes post-traumatiques;
- les atteintes toxiques (dérivés de l'ergot de seigle, etc.);
- les gelures;
- les compressions extrinsèques;

- les atteintes spécifiques de l'artère poplitée :
  - artère poplitée piégée,
  - kyste poplité sous-adventiciel.

F. Traitement

Le traitement du patient atteint d'AOMI est de deux ordres : le **traitement à visée générale** a pour but d'améliorer son pronostic cardiovasculaire et vital en général, et le **traitement à visée locale** a pour objectif de résoudre les symptômes en traitant l'ischémie et d'améliorer le pronostic du membre.

1. Traitement à visée générale

Il s'applique à tout stade d'artériopathie. Le contrôle des facteurs de risque, et aux premiers chefs l'arrêt de tabac et le contrôle du diabète, est essentiel (*cf.* chapitre 2).

Tout patient atteint d'AOMI symptomatique doit bénéficier d'un traitement antiagrégant plaquettaire (aspirine ou clopidogrel) afin de réduire le risque de complications cardiovasculaires (infarctus, AVC). En cas d'AOMI asymptomatique (IPS <0,90), le recours aux antiplaquettaires est débattu à défaut de résultats convaincants, à moins que le patient présente en même tant d'autres atteintes athéromateuses dans d'autres territoires (ex : antécédent de cardiopathie ischémique).

Le recours aux statines est systématique, avec pour objectif d'abaisser le LDL-cholestérol à 0,7 g/L, ou bien d'au moins 50 % par rapport à la valeur initiale.

Le recours aux inhibiteurs d'enzymes de conversion a également un intérêt pronostique, en maintenant la pression artérielle inférieure à 140/90 mm Hg.

Les bêtabloquants peuvent être proposés à ces patients en cas d'existence d'une indication formelle (cardiopathie ischémique, insuffisance cardiaque à fraction d'éjection basse, certaines arythmies, etc.). Ce traitement peut être donné aux patients quel que soit le stade clinique de l'AOMI (prudence cependant en cas d'ischémie critique sans revascularisation possible).

2. Traitement à visée locale

Arrêt du tabac et marche régulière

Ils favorisent le développement de la circulation collatérale et l'état métabolique musculaire (augmentation du pool mitochondrial), permettant un allongement de la distance de marche, voire une disparition de la claudication. La marche doit être réalisée de préférence de manière supervisée (rééducation). Elle consiste au minimum à pratiquer une marche régulière de 30–45 minutes, au moins 3 fois/semaine, en ralentissant le pas ou s'arrêtant pendant quelques minutes au seuil de la douleur. La réadaptation supervisée en milieu spécialisé (sous mode d'hospitalisation en centre de réadaptation ou plus particulièrement en ambulatoire) est fortement conseillée, avec de meilleurs résultats que la réadaptation non supervisée où le patient fait son programme de marche seul. La réadaptation supervisée est toujours complétée par l'éducation thérapeutique du patient pour une bonne connaissance de sa maladie, un respect des règles de prévention et une meilleure observance thérapeutique.

Traitement médicamenteux

- L'instauration d'un traitement par statines peut être accompagnée d'une augmentation du périmètre de marche.

- Certains traitements ayant des propriétés vasoactives peuvent améliorer modestement le périmètre de marche, sans bénéfice pronostique à long terme sur l'évolution de la maladie (ex : pentoxifylline). Leurs modes d'actions sont multiples et diffèrent d'une molécule à l'autre. Plusieurs médicaments ont été récemment retirés du marché pour futilité, d'autres sont déremboursés.
- Les prostaglandines peuvent être proposées en cas d'ischémie critique non revascularisable (perfusions quotidiennes durant plusieurs semaines en milieu spécialisé).

Revascularisation

- Elle est proposée autant que possible lors d'une ischémie permanente.
- Elle peut être proposée en cas de claudication intermittente sévère altérant la qualité de vie du patient, notamment après un traitement médical bien mené incluant la réadaptation, ou parfois d'emblée en cas de périmètre de marche très faible (< 100 m) avec handicap fonctionnel important (ex : professionnel ++) et/ou des atteintes aorto-iliaques sévères rendant l'espoir d'un développement de circulation collatérale illusoire.
- Le choix de la technique de revascularisation dépend de l'étendue et de la sévérité des lésions et de l'état du patient :
  - le **traitement endovasculaire** est essentiellement une angioplastie intraluminale par ballonnet pouvant être complétée par la mise en place d'un stent. D'autres techniques telles que l'angioplastie sous-adventicielle peuvent être proposées en cas d'occlusions longues. Les résultats sont d'autant plus favorables que les lésions sont courtes et proximales, mais l'angioplastie des artères distales (pied) s'est développée ces dernières années. Après un geste d'angioplastie avec ou sans stent, une bithérapie antiplaquettaire est proposée pour une période de 1 à 6 mois selon le geste et sa localisation ;
  - **la chirurgie** consiste essentiellement à réaliser un pontage (de préférence avec du matériel veineux, ou à défaut par la mise en place de prothèse vasculaire) afin de court-circuiter les lésions sténosantes ou occlusives. Les pontages les plus fréquents sont le pontage aorto-bi-iliaque (ou bifémoral), le pontage fémoropoplité ou fémorojambier. Des pontages extra-anatomiques peuvent être envisagés, tels que le pontage croisé fémorofémoral, voire axillofémoral. Parfois (le plus souvent en association avec un pontage), un geste d'endartériectomie peut être proposé, notamment au niveau de la bifurcation fémorale afin d'améliorer le réseau fémoral profond favorisant le développement de la circulation collatérale de la cuisse lors d'une occlusion fémorale superficielle.
- Ces gestes peuvent être associés (techniques hybrides : chirurgie + geste endovasculaire) : par exemple un pontage aortobifémoral peut être complété par une angioplastie poplitée.
- Quelle que soit la méthode de revascularisation, une surveillance clinique et paraclinique (échodoppler) est nécessaire car le risque de thrombose de stent ou de pontage ou bien la dégradation des pontages et des anastomoses sont à craindre.

Soins de plaies

Ils doivent être réalisés sous supervision d'une équipe multidisciplinaire spécialisée en plaies et cicatrisation.

Amputation

C'est le geste ultime, à défaut de toute possibilité de revascularisation. Son but est de traiter la douleur et/ou d'éviter ou limiter les complications infectieuses mettant en péril le patient. L'amputation doit être faite en zone saine et bien oxygénée (intérêt de la mesure de $TcPO_2$) tout en sauvegardant autant que possible l'appui (amputation d'orteil ou transmétatarsienne) ou bien l'articulation du genou afin d'espérer l'appareillage par prothèse afin de retrouver la marche et une meilleure autonomie et qualité de vie.

3. Stratégies de prise en charge de l'AOMI

- Dans tous les cas, le contrôle des facteurs de risque est indispensable et dans l'AOMI symptomatique, un traitement antiplaquettaire est indiqué.
- Les autres atteintes et notamment coronariennes et cérébrovasculaires doivent être recherchées, orientées par la clinique.
- La prise en charge de la claudication intermittente est résumée dans la figure 6.6.
- La prise en charge de l'ischémie critique consiste à chercher à revasculariser le membre autant que possible. En cas d'impossibilité, ou en cas d'échec des tentatives de revascularisation sans autre option possible, l'amputation est à envisager.

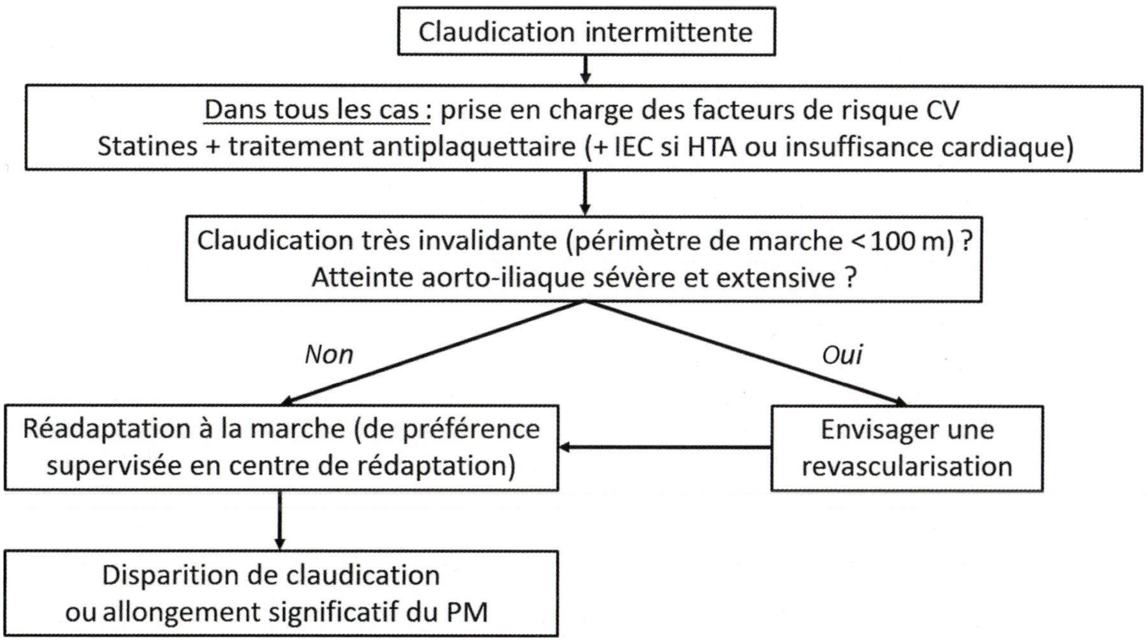

Fig. 6.6 Prise en charge de la claudication intermittente.
PM : périmètre de marche.

G. Pronostic

Le pronostic de l'AOMI est grave, surtout du fait de la coexistence fréquente d'atteintes coronariennes et cervicoencéphaliques. L'espérance de vie d'un sujet atteint d'ischémie permanente est équivalente à celle de certains cancers. L'espérance de vie des sujets atteints de claudication intermittente est en moyenne réduite de 10 ans. Schématiquement, chez les patients claudicants, au bout de 5 ans : 20 % auront des complications cardiovasculaires, 20 % décéderont, pour moitié de causes cardiovasculaires. Sur le plan local, 25 % verront leur artériopathie s'aggraver, dont 1/5 subiront une amputation majeure. Au niveau des membres inférieurs, à 5 ans, le risque d'amputation est de l'ordre de 5 %, notamment en cas d'un mauvais contrôle des facteurs de risque (tabagisme +++). Chez le patient atteint d'une ischémie critique, la mortalité à 5 ans est proche de 70 %. Ceci souligne l'importance de l'instauration de mesures préventives, tant hygiénodiététiques que pharmacologiques, et ce même chez des patients revascularisés ne présentant plus de symptômes.

II. Ischémie aiguë des membres inférieurs

L'ischémie aiguë d'un membre inférieur est définie par une interruption brutale du flux artériel responsable d'une hypoxie tissulaire abrupte pouvant aboutir à une nécrose tissulaire. C'est une urgence vasculaire : le pronostic vital du membre (voire du patient) est engagé.

A. Physiopathologie

1. Baisse du débit artériel

Sa gravité dépend de trois facteurs :

- la pression artérielle systémique : celle-ci doit être maintenue à un niveau correct ;
- l'abondance de la circulation collatérale ;
- la qualité du réseau artériel d'aval.

2. Ischémie

Les cellules nerveuses sont les premières à souffrir de cette hypoxie (dans les 2 heures), suivies par les cellules musculaires dans les 6–8 heures (rhabdomyolyse), avec des conséquences métaboliques importantes. L'anoxie musculaire entraîne une vasodilatation capillaire, elle-même responsable d'œdème et d'une augmentation de la pression interstitielle entraînant une stase de la circulation veineuse et lymphatique, avec un phénomène d'autoaggravation de l'œdème et de l'hypoxie : les muscles des membres étant dans des loges aponévrotiques inextensibles, le développement de l'œdème peut être responsable d'une compression des tissus avec arrêt total de circulation, ce qui correspond au **syndrome des loges**. Dans cette situation, seule une aponévrotomie de décharge permet de libérer le tissu musculaire, permettant ainsi de restaurer la circulation capillaire.

Par ailleurs l'hypoxie va développer l'anaérobiose responsable de libération de métabolites acides également responsables d'une vasodilatation capillaire.

La nécrose cutanée apparaît à partir de la 24e heure.

3. Reperfusion

Localement, l'atteinte cellulaire peut être aggravée au moment de la remise en circulation, par le relargage d'acides et de radicaux libres : c'est le **syndrome de revascularisation**.

La reperfusion peut paradoxalement avoir des conséquences sévères chez le patient :

- troubles métaboliques : par relargage de cellules lysées et des métabolites : hyperkaliémie, acidose métabolique, hyperuricémie, myoglobinémie, myoglobinurie, augmentation de la créatinémie, hypocalcémie, hyperphosphorémie. Une coagulation intravasculaire disséminée (CIVD) peut être observée ;
- insuffisance rénale : une nécrose tubulaire aiguë peut être constatée, secondaire au choc et à l'instabilité de la pression de perfusion rénale, à la précipitation intratubulaire de la myoglobine et à la toxicité directe en milieu acide de la myoglobine et des produits de contraste radiologiques utilisés lors d'une artériographie ;
- plus rarement : choc hypovolémique (exsudation plasmatique) ou infectieux (colonisation microbienne des muscles nécrosés).

B. Diagnostic

Le diagnostic est essentiellement clinique, et ne doit pas être inutilement prolongé par des explorations autres que celles nécessaires pour une intervention urgente, afin de : confirmer le diagnostic; évaluer le niveau d'oblitération; évaluer le degré de sévérité orientant le degré d'urgence et la prise en charge (*cf.* fig. 6.7); déterminer la cause probable de l'oblitération artérielle.

1. Diagnostic positif

Diagnostic clinique

Il repose sur la présence de :

- *signes fonctionnels* : douleur d'apparition brutale (parfois en quelques heures dans la forme subaiguë), intense à type de broiement, avec impotence fonctionnelle du membre;
- *signes physiques* (examen comparatif avec membre controlatéral +++) :
  - membre froid, livide,
  - douleurs à la palpation des masses musculaires,
  - abolition des pouls en aval de l'occlusion,
  - examen neurologique : anesthésie et paralysie (notamment du nerf fibulaire commun, avec impossibilité de relever le pied).

À partir de ces éléments, le niveau de sévérité de l'ischémie peut être gradué (tableau 6.2).

La topographie de l'occlusion peut être généralement estimée par la localisation de la froideur du membre et l'abolition des pouls en aval. Dans le cas le plus grave, l'occlusion de la bifurcation aortique est responsable d'une ischémie bilatérale sévère associée à une paralysie sensitivomotrice. Les signes généraux sont alors souvent au premier plan, allant jusqu'au collapsus cardiovasculaire.

Tableau 6.2 Niveaux de sévérité de l'ischémie aiguë, d'après Rutherford, proposés dans les recommandations 2017 de la Société européenne de cardiologie.

Grade	Catégorie	Déficit sensitif	Déficit moteur	Pronostic
I	Viable	Absent	Absent	Pas de menace immédiate, urgence relative
Iia	Ischémie discrètement menaçante	Absent ou limité aux orteils	Absent	Récupérable si prise en charge
IIb	Ischémie immédiatement menaçante	Présent au-delà des orteils	Modéré	Récupération possible si prise en charge immédiate
III	Irréversible	Anesthésie importante	Important, paralysie	Perte de tissus et déficit séquellaire inévitables

Source : 2017 ESC Guidelines on the Diagnosis and Treatment of Peripheral Arterial Diseases, in collaboration with the European Society for Vascular Surgery (ESVS). Eur Heart J. 2018 ; 39 : 763-816. Table 8. With permission of Oxford University Press (UK) © European Society of Cardiology, www.escardio.org/guidelines. Disclaimer : Oxford University Press and the ESC are not responsible or in any way liable for the accuracy of the translation, for any errors, omissions or inaccuracies, or for any consequences arising therefore. Elsevier Masson SAS is solely responsible for the translation published in this publication.

Diagnostic paraclinique

Le diagnostic d'ischémie aiguë des membres inférieurs restant clinique, l'équipe chirurgicale doit être alertée au plus tôt. Aucune exploration ne doit retarder l'intervention, notamment en cas d'atteinte neurologique (grade II). Une échographie doppler peut être réalisée sans perte de temps si et seulement si les conditions locales et la sévérité du tableau clinique le permettent (notamment grade I, en absence d'atteinte neurologique).

L'artériographie est le plus souvent réalisée au bloc opératoire pour orienter le geste thérapeutique, permettant de localiser l'oblitération, de caractériser l'aspect de cette occlusion (athérome, anévrisme, dissection, etc.) et surtout d'apprécier le réseau artériel d'aval, important pour la prise en charge chirurgicale, notamment en cas de thrombose et de réalisation de pontage vasculaire. En cas d'embolie, elle permet aussi de révéler d'autres emboles (homo et/ou controlatéraux) asymptomatiques.

La prise en charge selon le degré de sévérité est présentée dans la figure 6.7.

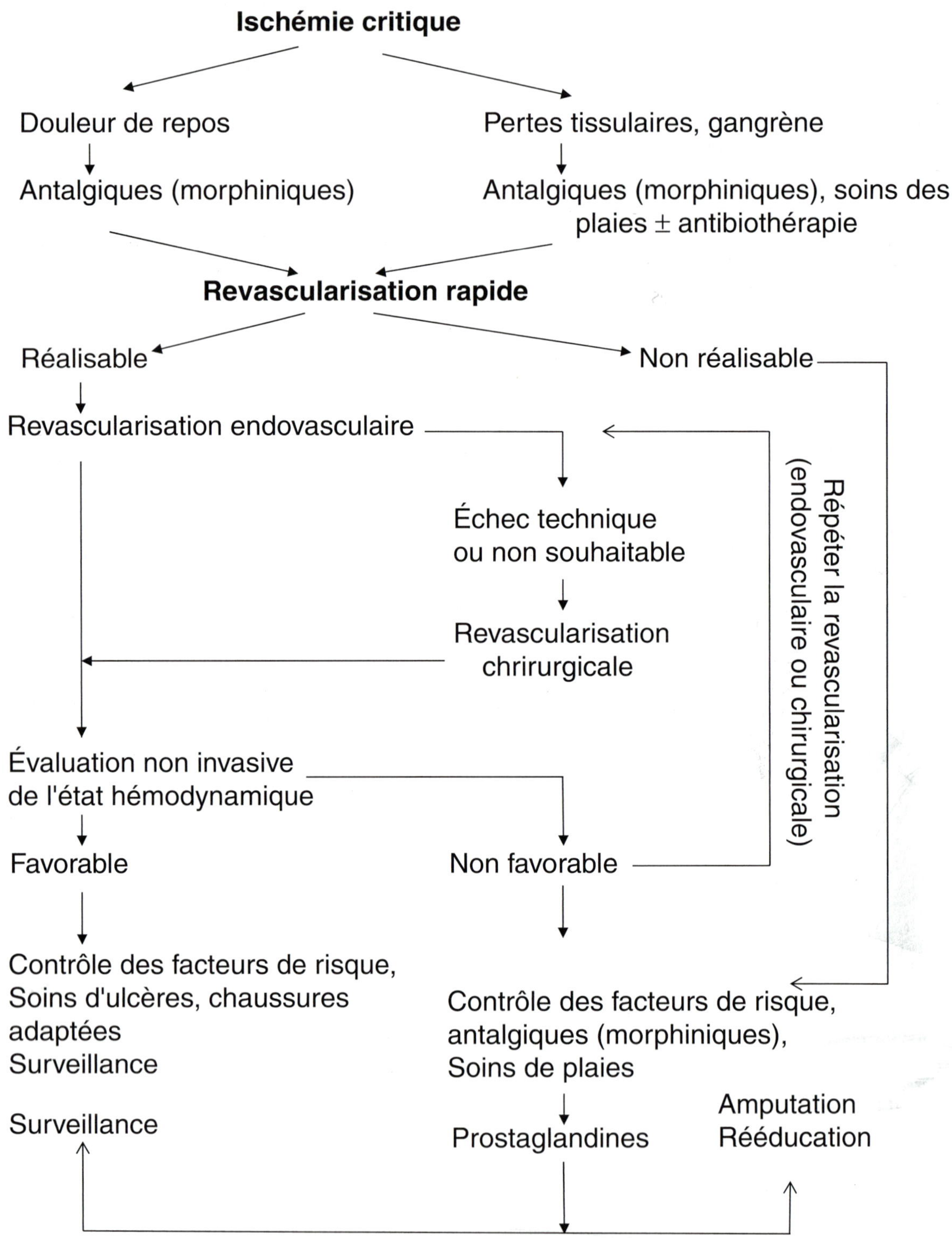

Fig. 6.7 Prise en charge de l'ischémie critique.

2. Diagnostic étiologique

Deux grands tableaux étiologiques s'opposent. Dès la première phase de prise en charge, il est important d'obtenir un faisceau d'arguments en faveur de l'un d'entre eux.

Thrombose artérielle *in situ*

- Elle concerne le plus souvent un sujet âgé avec des facteurs de risque cardiovasculaires, voire un tableau préexistant d'AOMI (à rechercher sur l'autre membre).
- Elle est caractérisée par une douleur d'intensité moyenne de survenue progressive ou rapide (grâce au développement préalable de collatéralité).
- Les étiologies sont les suivantes :
  - AOMI (+++);
  - artériopathies non athéromateuses (inflammatoires, radique, etc.);
  - anévrisme poplité thrombosé (*cf. infra*);
  - déshydratation et/ou hémoconcentration chez le sujet âgé;
  - autres causes survenant sur des artères pouvant initialement être saines :
    - kyste adventiciel,
    - dissection aorto-iliaque,
    - thrombophlébite ischémique,
    - coagulopathies;
  - iatrogéniques : cathétérisme, thrombopénie à l'héparine, ergotisme.

Embolie sur artères saines

- Elle survient classiquement chez un sujet jeune sans antécédent vasculaire connu (mais pouvant avoir une cardiopathie connue).
- Elle se manifeste par une douleur brutale, aiguë et sévère (absence de collatérales).
- Elle peut suivre des épisodes de palpitations (arythmie cardiaque).
- Les principales causes d'embolie sont :
  - cardiaques (+++) :
    - troubles du rythme (fibrillation atriale +++),
    - foramen ovale perméable et anévrisme du septum interatrial,
    - infarctus du myocarde, avec notamment un faux anévrisme de paroi,
    - endocardite infectieuse,
    - valvulopathies et prothèses valvulaires,
    - tumeurs cardiaques (myxome de l'atrium ++),
    - dyskinésie ou anévrisme ventriculaire gauche;
  - atteintes aortiques :
    - athérome aortique,
    - anévrisme,
    - aortites,
    - tumeurs aortiques;
  - pièges vasculaires.

3. Clinique

Ces deux tableaux ne sont pas toujours aussi distincts : une embolie peut survenir sur des artères déjà affectées par l'AOMI. Inversement, une thrombose *in situ* peut survenir à partir d'une rupture d'une plaque initialement non occlusive chez un sujet sans aucun signe préalable d'AOMI.

L'examen clinique de l'ischémie aiguë est donc toujours complété par une auscultation cardiaque et un ECG à la recherche d'arythmie, et une palpation abdominale à la recherche d'un anévrisme aortique. Un bilan de coagulation sera également nécessaire. Les autres examens ne sont réalisés qu'après la revascularisation :

- bilan cardiaque : holter ECG, ETT, voire ETO ou IRM ;
- bilan artériel : échodoppler artériel de l'aorte et des artères des membres inférieurs, voire angioscanner ou artériographie.

C. Évaluation du terrain

La recherche d'autres localisations ischémiques est nécessaire (embolies multiples). L'état général du patient est important à prendre en compte, notamment en cas de présence d'une pathologie incurable ou fortement handicapante. Il faut évaluer rapidement la fonction cardiaque et les comorbidités du patient. Une prise en charge palliative est parfois la seule solution pour un malade très âgé et moribond.

D. Traitement

L'étape diagnostique doit être la plus rapide possible afin d'instaurer rapidement le traitement selon la sévérité (*cf.* fig. 6.7).

1. Traitement médical

Il comporte :

- traitement anticoagulant (par héparine non fractionnée, bolus de 5 000 UI suivi d'une perfusion continue de 500 UI/kg/j pour un TCA entre 2 et 3) dès le diagnostic et après avoir prélevé le bilan de coagulation ;
- antalgiques de niveau 3 souvent nécessaire d'emblée ;
- oxygénothérapie par voie nasale ;
- équilibration de l'état hémodynamique si nécessaire (remplissage macromoléculaire) ;
- soins locaux immédiats, et ce même au-delà de la revascularisation (protection mousse ou coton, position légèrement déclive, éviction de tout frottement ou traumatisme cutané).

2. Revascularisation

La priorité doit être donnée aux solutions chirurgicales.

- L'embolectomie par sonde de Fogarty sous contrôle angiographique est la méthode de référence pour les embolies sur artère saine, mais peut parfois être aussi utilisée sur des artères athéromateuses.
- Si le lit d'aval jambier est de mauvaise qualité, et si l'ischémie est peu sévère, la thrombolyse *in situ* par voie intra-artérielle et la thromboaspiration peuvent être utilisées : injection d'un fibrinolytique directement dans le thrombus, laissant en place donc le cathéter pendant plusieurs heures, avec surveillance en milieu spécialisé et contrôles angiographiques répétés.

Dans les deux situations, en cas de présence de sténose résiduelle, un geste d'angioplastie peut compléter la revascularisation.

- Dans certains cas, un pontage (souvent distal) peut aussi être envisagé en dernier ressort.
- En cas de revascularisation tardive, le geste est généralement systématiquement complété par une aponévrotomie de décompression, le plus souvent sur la loge antéroexterne de jambe (d'autres régions, y compris le pied, peuvent être décomprimées si besoin) permettant d'éviter le syndrome des loges.
- Lorsque l'ischémie est dépassée, une amputation d'emblée peut être envisagée. Ce geste est aussi parfois réalisé pour limiter les désordres métaboliques majeurs d'un syndrome de revascularisation ou après échec de la revascularisation, notamment sur un terrain débilité.

3. Traitement des conséquences métaboliques secondaires à la revascularisation

Une acidose métabolique hyperkaliémique, une insuffisance rénale aiguë doivent être systématiquement recherchées par la surveillance de la diurèse (sonde urinaire, diurèse horaire), par l'ionogramme sanguin et le dosage de l'urée et de la créatininémie de la créatine-phosphokinase (CPK) et de l'ionogramme sanguin. L'acidose doit être progressivement compensée par alcalinisation (bicarbonates IV) et la kaliémie par le recours au polystyrène sulfonate de sodium (Kayexalate®), voire à une dialyse rénale, ainsi qu'à un lavage de membre au sérum physiologique.

À plus long terme, le traitement étiologique d'une cause embolique est à envisager (par exemple anticoagulation à long terme en cas d'arythmie par fibrillation atriale). Dans le cas d'une origine thrombotique, un traitement antiagrégant plaquettaire et un bon contrôle des facteurs de risque cardiovasculaire sont indispensables (*cf.* chapitre 2).

III. Anévrismes

Un anévrisme est défini par une dilatation focale et permanente de l'artère avec perte de parallélisme des parois et augmentation de diamètre de plus de 50 % par rapport au diamètre d'amont. En dehors des artères cérébrales, les atteintes les plus fréquentes se trouvent au niveau de l'aorte (notamment l'aorte sous-rénale, mais aussi l'aorte ascendante), les artères poplitées, et les artères iliaques.

A. Anévrisme de l'aorte abdominale (AAA)

La média aortique s'altère par une destruction des fibres élastiques et une fragmentation des fibres de collagène, perdant progressivement sa capacité à lutter contre la distension. Cette destruction est favorisée par la suractivité d'enzymes détruisant la matrice collagénique (ex : métalloprotéases). Dans la grande majorité des cas, l'AAA est localisé au-dessous des artères rénales.

1. Épidémiologie

La prévalence des AAA est en baisse dans les populations occidentales, de 2 à 5 % pour les hommes âgés de plus de 65 ans. Entre 75 et 84 ans, la prévalence est de l'ordre de 5–8 % chez l'homme et de 3–5 % chez la femme. En dehors de l'âge, les principaux facteurs de risque sont le tabagisme et les antécédents familiaux d'anévrisme. Les sujets atteints d'une autre localisation aortique (thoracique) ou artérielle périphérique sont à plus haut risque d'AAA. Les diabétiques sont moins souvent atteints.

Le risque annuel de rupture d'un anévrisme de l'aorte sous-rénale dépend de son diamètre : très faible (0,4 %/an) pour un diamètre inférieur à 40 mm, il augmente de manière exponentielle (3 % à 50–59 mm et 15 % au-delà de 60 mm). À diamètre égal, ce risque est près de 4 fois plus important chez la femme.

On estime à 12 000 le nombre de sujets décédés annuellement par rupture d'AAA en Europe (12ᵉ rang des causes de décès), mais le sujet atteint d'AAA est globalement à haut risque cardiovasculaire : il risque 10 fois plus de décéder d'une autre atteinte cardiovasculaire (coronarienne ou AVC) que de rupture d'AAA. Ceci souligne l'importance des mesures préventives générales.

2. Étiologie

Dans près de 80–90 % des cas, l'AAA survient chez des sujets atteints de maladie athéromateuse (notamment AOMI, mais aussi coronarienne ou carotidienne). À côté de cette présentation chez le sujet athéromateux, il existe des formes familiales avec, dans certains cas, des entités génétiques identifiées, notamment des maladies des tissus élastiques (maladie de Marfan, d'Ehlers Danlos, syndrome de Loeys-Dietz). Dans d'autres cas, il peut s'agir de l'évolution d'une aortite (maladie de Takayasu, Behçet ou Horton). Par le passé, les aortites infectieuses (syphilis ++) étaient fréquentes.

3. Diagnostic clinique

Forme asymptomatique

- Il est le plus souvent de découverte fortuite, à l'occasion d'une palpation abdominale (masse battante et expansive dans la région para-ombilicale, avec ou sans souffle) ou plus souvent d'une imagerie abdominale (échographie, scanner ou IRM).
- Il doit être dépisté à l'aide d'échographie chez les patients à risque (hommes > 65 ans, ou plus jeunes avec des facteurs de risque tels que le tabagisme, la présence d'une maladie athéromateuse, ou en cas d'antécédents familiaux d'anévrismes).

Anévrisme symptomatique

- L'anévrisme peut être découvert au stade de complication (fissuration ou rupture) avec une douleur abdominale ou lombaire, associée ou non à un tableau de choc hémorragique. Le caractère douloureux de l'anévrisme fait craindre une rupture imminente et le malade doit être dirigé d'urgence vers un centre spécialisé de chirurgie vasculaire. Un scanner abdominal en urgence confirme le diagnostic et précise sa localisation. En cas de rupture intrapéritonéale, le tableau clinique est habituellement cataclysmique sans la possibilité d'intervenir à temps. Beaucoup plus rarement, la fissuration peut se faire dans un organe adjacent (fistule aortocave responsable d'insuffisance cardiaque à débit élevé, ou fistule aortodigestive avec hémorragie digestive).
- Beaucoup plus rarement, l'AAA se manifeste cliniquement par sa complication embolique à partir de la thrombose intra-anévrismale, ou bien par des manifestations de compressions des tissus et organes adjacents (érosion vertébrale, compression cave, compression urétérale), ou encore par un syndrome inflammatoire clinicobiologique (fièvre, altération de l'état général, augmentation de la VS et de la CRP).

4. Diagnostic paraclinique

- L'échographie abdominale est utilisée pour dépister l'AAA, mesurer son diamètre maximal et assurer son suivi (fig. 6.8). Elle permet également de dépister les autres localisations les plus fréquemment associées (poplitées et iliaques).

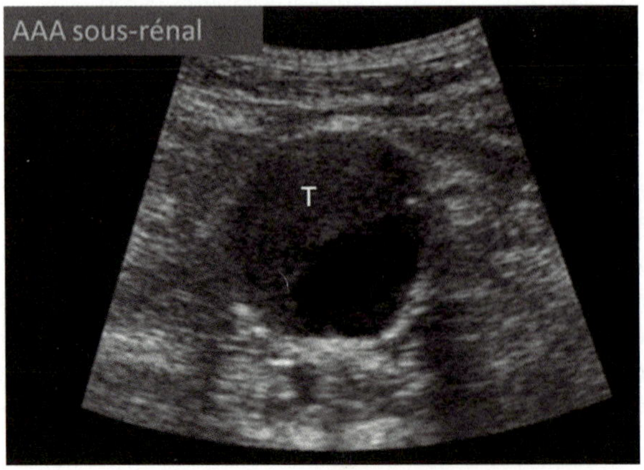

Fig. 6.8 Échographie abdominale, coupe transversale : présence d'un AAA partiellement thrombosé (T).

- Le scanner abdominopelvien avec injection de produit de contraste (fig. 6.9) est habituellement demandé lorsqu'une intervention est envisagée, en précisant le diamètre et l'anatomie de l'anévrisme. C'est l'examen préthérapeutique de référence.
- L'IRM abdominale est une alternative au scanner, notamment quand ce dernier est contre-indiqué.
- L'artériographie n'est pas utile : elle ne révèle que la lumière artérielle et ne peut donner une mesure fiable de la taille de l'AAA (grande fréquence de thrombus mural intra-anévrismal).

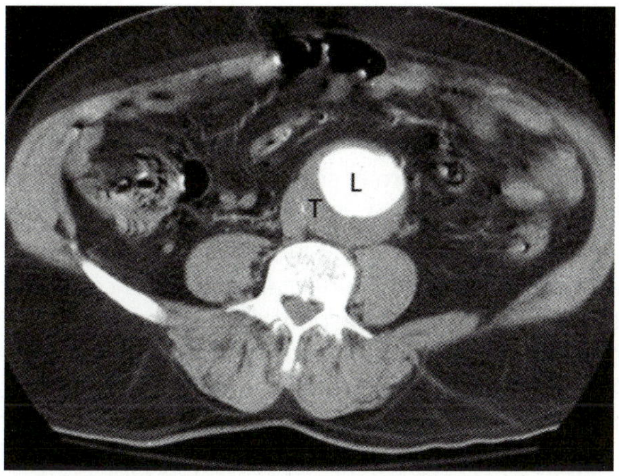

Fig. 6.9 Angioscanner aortique abdominal, coupe transversale : présence d'un AAA partiellement thrombosé (T) avec lumière (L) visualisée par l'agent de contraste.

5. Prise en charge

Forme asymptomatique

- Le diamètre de l'aorte est le principal facteur prédictif du risque de rupture d'anévrisme.
- La vitesse de croissance d'un AAA (en moyenne 2–4 mm/an) n'est pas linéaire, avec de grandes variations individuelles. La croissance est d'autant plus rapide qu'il s'agit d'un homme, fumeur, avec un diamètre anévrismal plus important. Les anévrismes de plus petite taille sont surveillés par des échographies répétées. Celles-ci doivent être réalisées d'autant plus souvent que l'anévrisme est de gros calibre et s'approche du seuil d'intervention (tous les 6 mois si le diamètre est > 45 mm).
- Durant la période de suivi, le contrôle des facteurs de risque est indispensable. Notamment, la progression de l'anévrisme est 3 fois plus rapide en cas de poursuite du tabagisme.
- Le risque de rupture devenant important au-delà de 50–55 mm, une intervention « à froid » est programmée pour traiter la lésion. Deux types d'interventions peuvent être envisagés :
  - la chirurgie conventionnelle « à ciel ouvert » :
    - exclusion de la zone anévrismale,
    - interposition une prothèse vasculaire (pontage) ;
  - le traitement par voie endovasculaire, qui consiste à introduire, par voie intra-artérielle fémorale, une endoprothèse déployée dans l'anévrisme. Cette technique est moins invasive. Elle est proposée aux sujets à haut risque chirurgical, mais nécessite des conditions anatomiques particulières qui peuvent limiter les indications. Si l'anatomie est favorable, le traitement endovasculaire peut être proposé, même chez des patients à bas risque, après une information éclairée. Cependant, elle requiert par la suite des imageries répétées (scanner et échographie de contraste) pour surveiller régulièrement l'évolution du sac anévrismal et le positionnement de l'endoprothèse.

Forme symptomatique

L'anévrisme rompu est une urgence absolue. Aucune imagerie autre que le scanner faisant le diagnostic ne doit retarder l'intervention chez un patient en choc hémorragique. Les chances de survie sont d'autant plus augmentées que la prise en charge est rapide. Plus récemment, le traitement par endoprothèse est également proposé pour l'anévrisme rompu, avec des résultats satisfaisants dans les équipes ayant une bonne expérience de cette technique. Elle est d'autant plus souvent proposée que le sujet est à très haut risque périopératoire (comorbidités ++). En cas d'ischémie aiguë par embolie à partir de l'AAA, la revascularisation du membre est une urgence, avec secondairement une cure de l'AAA.

Suivi à long terme

- Même après une intervention réussie, le patient reste à haut risque cardiovasculaire et doit être surveillé, notamment en contrôlant ses facteurs de risque.
- Les prothèses utilisées en chirurgie conventionnelle nécessitent une surveillance écho-doppler à long terme, notamment du fait du risque de faux anévrismes au niveau des anastomoses. La thrombose est exceptionnelle.
- Les endoprothèses nécessitent une surveillance au long cours par scanner ou échographie ou afin de détecter les endofuites, responsables d'une poursuite de l'évolutivité de l'anévrisme, voire d'un risque de rupture. Ces endofuites correspondent à des flux maintenant une pression dans le sac anévrismal, soit par défaut d'une parfaite coaptation des extrémités de l'endoprothèse avec la paroi aortique, soit par défaut d'hermétisme entre 2 endoprothèses, soit par porosité de l'endoprothèse, ou encore par un flux sanguin venant d'une branche artérielle connectée à l'aorte (ex : les artères lombaires).
- En présence d'une prothèse artérielle, le risque d'infection lors d'une bactériémie peut justifier une antibioprophylaxie lors de tout acte thérapeutique à risque bactérien.

B. Anévrisme de l'artère poplitée (AP)

Fréquemment associés à des AAA (30 % des cas), les anévrismes poplités sont bilatéraux dans près de la moitié des cas.

L'AP est découvert soit dans sa période asymptomatique par la palpation d'une masse battante (pouls trop bien perçu) au creux poplité, soit à l'occasion d'un échodoppler, notamment cas de risque élevé (AAA ou AP controlatéral), soit encore dans un tableau d'artériopathie progressive voir d'ischémie aiguë (*cf. supra*). Les AP supérieurs à 20 mm sont habituellement opérés (exclusion de l'anévrisme et pontage), d'autant plus que l'anévrisme est thrombosé, sous réserve de la persistance d'un bon réseau artériel sous-jacent permettant le pontage.

À l'inverse de l'AAA, la complication la plus fréquente de l'AP est l'embolie, bien plus que la rupture. Les embolies répétées à bas bruit peuvent être responsables d'un tableau ischémique. Le pronostic est souvent sombre, du fait de l'occlusion de l'ensemble de l'arbre artériel distal, avec peu de possibilités de revascularisation. L'ischémie peut survenir aussi par l'occlusion par thrombose de l'AP. Rarement, l'AP se manifeste par compression de tissus adjacents (nerfs, thrombose veineuse compressive).

Points clés

AOMI

- L'AOMI est causée par une atteinte athéromateuse des artères des membres inférieurs.
- Les principaux facteurs de risque de l'AOMI sont le tabac et le diabète.
- Son pronostic est grave.
- L'AOMI peut être longtemps asymptomatique, puis entraîne des douleurs à la marche (distance de marche), puis au repos (classification de Leriche et Fontaine et de Rutherford).

- Un index de pression systolique sur au moins une cheville < 0,9 permet de faire le diagnostic d'AOMI, qui est sévère lorsque l'IPS est > 0,7 (attention cependant à la médiacalcose du diabétique).
- Les mesures à l'effort de l'IPS ou la $TcPO_2$ après hyperémie sont plus sensibles.
- L'échodoppler artériel des membres inférieurs permet de localiser et de quantifier les sténoses. Il peut être complété par l'angioscanner ou l'angio-IRM des artères des membres inférieurs.
- L'artériographie des membres inférieurs est réservée aux procédures de revascularisation.
- Le traitement repose sur l'arrêt du tabac, le contrôle du diabète, les antiagrégants plaquettaires et les statines, la marche régulière. La revascularisation est proposée en cas d'ischémie permanente ou de périmètre de marche réduit. Elle repose sur l'angioplastie ou les pontages chirurgicaux.

Ischémie aiguë des membres inférieurs

- C'est une urgence, son diagnostic est essentiellement clinique, un échodoppler peut être réalisé sans perte de temps mais aucune exploration ne doit retarder l'intervention, l'artériographie étant le plus souvent réalisée au bloc opératoire.
- Deux grands tableaux s'opposent même s'ils ne sont pas toujours aussi distincts : la thrombose artérielle *in situ* d'un sujet ayant déjà une AOMI et l'embolie sur artères saines.
- Le traitement médical repose sur l'anticoagulation et les antalgiques, la revascularisation est réalisée par embolectomie par sonde de Fogarty ou par thrombolyse. En cas d'ischémie dépassée, seule une amputation peut être envisagée.
- Les conséquences métaboliques de la revascularisation (acidose hyperkaliémique, insuffisance rénale), de même qu'un éventuel syndrome de loges doivent être systématiquement recherchés et pris en charge.

Anévrisme de l'aorte abdominale (AAA)

- La cause prédominante (8 à 9/10) est l'athérome.
- Les principaux FDR sont le tabagisme et les antécédents familiaux d'anévrisme.
- La complication redoutée de l'AAA est la rupture dont le risque augmente avec le diamètre de l'anévrisme.
- Par ailleurs, le sujet porteur d'un AAA est à haut risque de complication coronaire ou d'AVC.
- Il s'agit souvent d'un diagnostic fortuit chez un patient asymptomatique. L'échographie abdominale est un bon examen pour le dépistage. Un scanner abdominopelvien sera réalisé pour le bilan préthérapeutique.
- La rupture d'AAA est une urgence absolue.
- Un diamètre de plus de 50–55 mm nécessite une intervention soit chirurgicale classique, soit par mise en place d'une endoprothèse par voie endovasculaire.

Notions indispensables PCZ

- Chez un patient porteur d'un AOMI ou d'un anévrisme de l'aorte abdominale, penser à rechercher une maladie coronaire sous-jacente ou une sténose carotidienne.
- L'ischémie aiguë des membres inférieurs est une urgence, aucun examen ne doit faire retarder la prise en charge.
- La rupture d'AAA est aussi une urgence absolue dont le diagnostic doit être confirmé par un scanner avant la prise en charge thérapeutique.

Réflexes transversalité

- Item 218 – Athérome : épidémiologie et physiopathologie. Le malade polyathéromateux
- Item 219 – Facteurs de risque cardiovasculaire et prévention
- Item 220 – Dyslipidémies
- Item 334 – Syndromes coronariens aigus

II

Maladies des valves

CHAPITRE

7

Item 231 – UE 8 – Rétrécissement aortique

Objectifs pédagogiques

Nationaux

- Diagnostiquer une insuffisance mitrale, un rétrécissement aortique, une insuffisance aortique.
- Argumenter l'attitude thérapeutique et planifier le suivi du patient.
- Connaître les principes de suivi des patients avec prothèses valvulaires.

CNEC

- Connaître la définition du rétrécissement aortique et ses principales étiologies.
- Identifier la triade symptomatique à l'effort (douleur, dyspnée, syncope).
- Connaître les caractéristiques de l'auscultation.
- Savoir le rôle essentiel de l'échocardiographie dans la confirmation du diagnostic et les principales mesures devant figurer au compte rendu.
- Connaître les indications thérapeutiques devant un RA serré (symptômes, apparition d'une altération de la FEVG).
- Connaître l'intérêt de l'épreuve d'effort dans le RA serré asymptomatique.
- Connaître la place de la coronarographie ou du coroscanner.
- Connaître les différents traitements disponibles (remplacement valvulaire chirurgical ou TAVI), leurs avantages et inconvénients.
- Savoir mesurer le rapport bénéfice/risque des deux types de prothèses : biologique et mécanique.
- Connaître le pronostic sombre des formes serrées et symptomatiques en l'absence de traitement.

I. Définition

Le rétrécissement aortique (RA) est la valvulopathie la plus fréquente : il se définit comme un obstacle à l'éjection du ventricule gauche localisée le plus souvent au niveau de la valve aortique.

L'étiologie la plus fréquente est le RA dégénératif du sujet âgé de plus de 65 ans.

Il existe d'autres formes d'obstacle à l'éjection du ventricule gauche qui se localisent en aval ou en amont de la valve aortique, non abordées ici :

- rétrécissement supra-aortique ;
- rétrécissement sous-aortique (diaphragme) ;
- obstruction dynamique des cardiomyopathies obstructives.

II. Rappel anatomique

La valve aortique est normalement constituée de trois feuillets valvulaires (elle est dite tricuspide) également appelés cusps ou sigmoïdes : 1 cusp antéro-droite en regard du sinus aortique (ou sinus de Valsalva) antéro-droit, 1 cusp antéro-gauche en regard du sinus antéro-gauche, et 1 cusp non coronaire. Les 3 cusps s'ouvrent vers l'aorte au cours de l'éjection ventriculaire de manière passive suivant le gradient de pression ventriculo-aortique.

Avec le vieillissement et au cours de différents processus physiopathologiques, les cusps peuvent s'épaissir, devenir plus rigides et/ou se calcifier, ce qui aboutit à restreindre leur mobilité.

Chez 1–2 % de la population générale, la valve aortique est constituée de seulement 2 cusps, en général par fusion ou défaut de séparation embryologique de 2 cusps. Il s'agit d'une anomalie congénitale, qui apparaît lors du développement fœtal. On parle de bicuspidie aortique. La bicuspidie aortique favorise la survenue d'un RA.

III. Physiopathologie et conséquences hémodynamiques

La diminution de la surface de l'orifice aortique réalise une résistance à l'éjection ventriculaire entraînant plusieurs conséquences : gradient de pression ventriculo-aortique, hypertrophie pariétale et dysfonction diastolique.

Le ventricule gauche s'hypertrophie, s'épaissit de manière concentrique car il doit, à chaque systole, pousser plus fort que normalement sur la valve aortique qui constitue un obstacle à l'éjection.

A. Gradient de pression ventriculo-aortique

En l'absence de RA, le gradient de pression est extrêmement faible entre ventricule gauche et aorte pendant l'éjection (2 à 5 mm Hg), les courbes de pressions ventriculaire gauche (PVG) et aortique (PAo) sont pratiquement superposables.

En présence d'un obstacle à l'éjection ventriculaire, apparaît une hyperpression intraventriculaire gauche (fig. 7.1) avec gradient de pression ventriculo-aortique (PVG > PAo).

Le gradient de pression VG – aorte est d'autant plus élevé que le rétrécissement aortique est serré. Lorsque le gradient moyen de pression VG – aorte atteint 40 mm Hg, le RA est considéré comme serré.

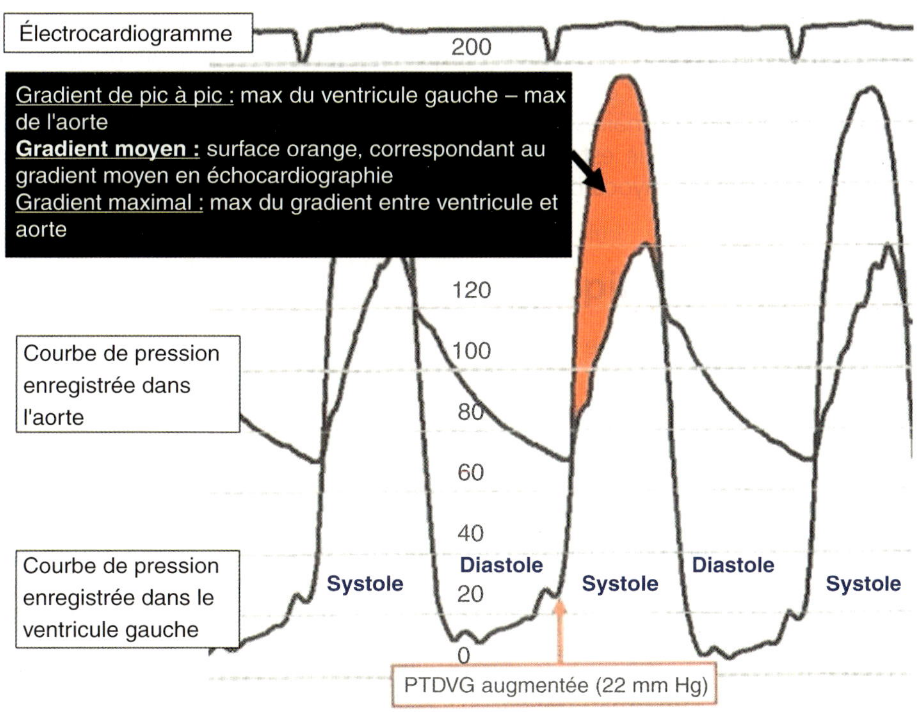

Fig. 7.1 **Exemple d'enregistrement par cathétérisme des pressions dans l'aorte et dans le ventricule gauche chez un patient ayant un gradient en rapport avec un rétrécissement valvulaire aortique.**

B. Hypertrophie pariétale

L'augmentation de pression intraventriculaire gauche entraîne dans un premier temps une augmentation des contraintes pariétales ou postcharge. Selon la loi de Laplace :

$$\text{Contrainte} = \frac{\text{Pression} \times \text{Diamètre de la cavité}}{\text{Épaisseur pariétale}}$$

Si les contraintes pariétales restent élevées, on assiste à une diminution de la performance systolique du ventricule gauche puisque les contraintes pariétales s'opposent physiologiquement au déplacement des parois du ventricule.

En pratique

Les patients atteints d'un RA conservent longtemps une performance systolique normale.

En effet, l'augmentation des contraintes pariétales est un puissant stimulant de la réplication des cellules myocardiques aboutissant à une hypertrophie pariétale (épaississement des parois); cette hypertrophie pariétale concentrique finit, à son tour, par compenser l'élévation de pression intraventriculaire et normaliser les contraintes pariétales (*cf.* loi de Laplace), ce qui permet finalement de maintenir normale la performance systolique ventriculaire globale (évaluée, par exemple, par la mesure de la fraction d'éjection).

Au début, la performance systolique globale du VG est le plus souvent préservée chez un patient atteint de RA. Cependant chez certains patients, l'hypertrophie pariétale n'est pas suffisante pour normaliser les contraintes pariétales, d'où une diminution de la performance systolique globale (baisse de la fraction d'éjection) et l'apparition de signes d'insuffisance cardiaque. De plus, l'hypertrophie peut s'accompagner de fibrose intramyocardique là où la

2. Auscultation

En général typique, elle permet de faire le diagnostic, avec :

- souffle mésosystolique, éjectionnel, intense, rude, râpeux, maximum au 2e espace intercostal droit, irradiant dans les vaisseaux du cou (fig. 7.2). Il peut être associé à un souffle d'insuffisance aortique (on parle de maladie aortique) ;
- abolition de B2 dans les RA serrés calcifiés.

Dans le rétrécissement aortique évolué avec bas débit, le souffle peut devenir moins intense, voire quasiment inaudible.

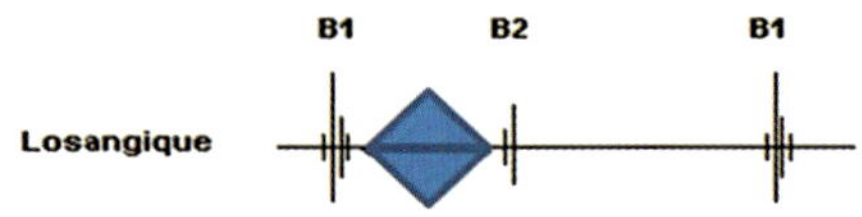

Fig. 7.2 Souffle losangique, maximal en mésosystole du rétrécissement valvulaire aortique.
Ce souffle irradie les carotides.

VI. Examens complémentaires

A. Radiographie thoracique

Elle peut être strictement normale ou objectiver :

- une dilatation du VG en cas de RA évolué avec cardiomégalie ;
- une surcharge pulmonaire en cas de RA évolué avec insuffisance cardiaque gauche.

B. Électrocardiogramme

Il peut être normal en cas de rétrécissement aortique peu évolué.

Le plus souvent, l'ECG est anormal dans les rétrécissements aortiques serrés avec :

- hypertrophie ventriculaire gauche (HVG) de type surcharge systolique +++ (fig. 7.3). Cependant, l'absence d'HVG électrique n'exclut pas le diagnostic de RA serré. En effet chez l'adulte, la corrélation entre caractère serré du RA et HVG dépistée à l'ECG est loin d'être excellente ;

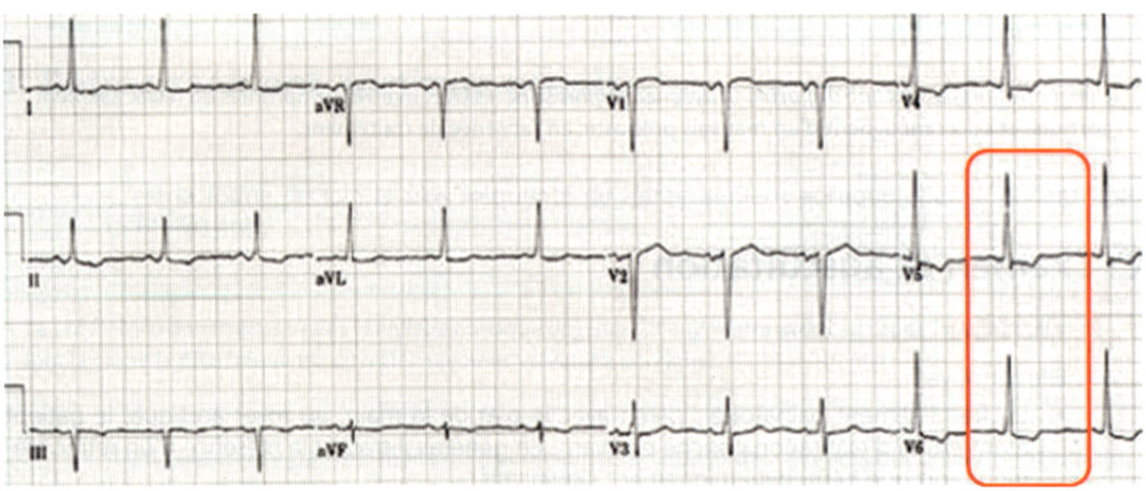

Fig. 7.3 Hypertrophie ventriculaire gauche avec surcharge dite systolique (T négatives et asymétriques dans les précordiales gauches).

- hypertrophie atriale gauche ;
- troubles de conduction (BBG, BAV du 1er degré) ;
- troubles du rythme, en particulier fibrillation atriale plutôt en cas de RA évolué, moins fréquemment que dans les valvulopathies mitrales cependant.

C. Échocardiographie doppler transthoracique (ETT)

AQ : Nous avons avons supprimé « +++ » comme indiqué dans le TOC. Merci de nous confimer.

C'est l'examen clé de l'exploration du RA comme de l'exploration de toute valvulopathie. Il permet de :

- confirmer le diagnostic de RA ;
- quantifier le degré de sévérité ;
- apprécier le retentissement ventriculaire et hémodynamique ;
- éliminer une autre atteinte valvulaire associée (mitrale).

1. Confirmer le diagnostic

- En échographie 2D, la valve aortique est remaniée, calcifiée avec une ouverture des sigmoïdes diminuée (fig. 7.4).
- En doppler continu, les vitesses du sang à travers la valve aortique sont augmentées (> 2,5 m/s).

2. Quantifier le degré de sévérité du rétrécissement

- Par la mesure de la vitesse maximale (Vmax) (*cf.* fig. 7.4) du sang à travers l'orifice aortique en doppler continu (qui est augmentée du fait de la réduction de l'orifice) : une Vmax > 4 m/s est en général associé à un RA serré (elle est normalement de l'ordre de 1 m/s). Mais elle est dépendante du débit.
- Par le calcul du gradient de pression VG aorte à partir de l'enregistrement en doppler continu des vitesses du flux transaortique. Un gradient moyen calculé en doppler > 40 mm Hg correspond en général à un rétrécissement aortique serré.

À noter cependant, qu'un rétrécissement aortique serré peut s'accompagner d'un gradient de pression faible en cas de bas débit. Par conséquent, la seule mesure du gradient de pression peut ne pas suffire pour évaluer la sévérité d'un RA. On la complète par la mesure de la surface aortique.

- Par la mesure de la surface valvulaire aortique à l'aide du doppler. La surface orificielle d'une valve aortique normale est de 2 à 3,5 cm^2. En cas de rétrécissement aortique, cette surface diminue. On parle de rétrécissement aortique serré pour une surface < 1 cm^2 ou < 0,60 cm^2/m^2 de surface corporelle, et critique si la surface est ≤ 0,75 cm^2 ou ≤ 0,4 cm^2/m^2 de surface corporelle. La surface valvulaire peut parfois s'apprécier directement par planimétrie en bidimensionnel en ETT ou, mieux, en ETO, qui n'est donc réservée qu'à de rares patients.

Critères de RA serré

- Vmax > 4 m/s
- Gradient moyen > 40 mm Hg
- Surface aortique < 1 cm^2 ou < 0,6 cm^2/m^2

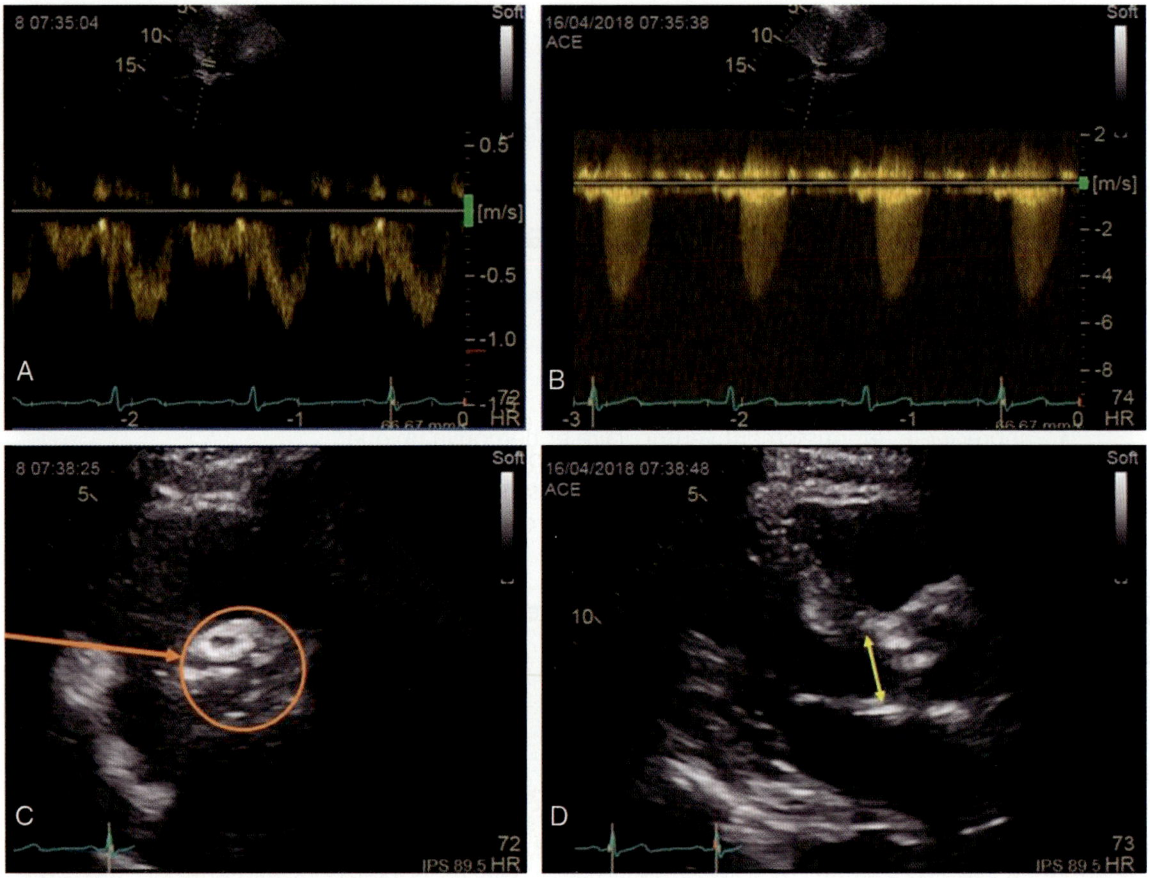

Fig. 7.4 Échocardiographie doppler transthoracique.

A. Enregistrement en doppler pulsé du flux en amont de la valve aortique, c'est-à-dire en amont de l'accélération des flux, liée à la sténose aortique. Reflet du débit cardiaque. B. Enregistrement en doppler continu de la vitesse maximale au travers de la valve sténosée. De cette mesure de vitesse, on extrait les gradients maximal et moyen (intégration des vitesses maximales tout au long de la systole). C. Vue petite axe avec, au centre, la valve aortique tricuspide très remaniée et calcifiée. D. En long axe, idem + incidence permettant la mesure du diamètre de la chambre de l'anneau utile au calcul de la surface dite fonctionnelle de la valve aortique sténosée.

Important

Le RA peut être serré malgré un gradient moyen VG – aorte < 40 mm Hg. Dans ce cas, le débit cardiaque est altéré, et le volume d'éjection systolique est ≤ 35 mL/m^2, que la FEVG soit préservée ou altérée.
Pour être certain du caractère serré du RA, on peut effectuer une échocardiographie sous faible dose de dobutamine pour augmenter le débit et confirmer le caractère serré du RA. Si sous dobutamine, la surface dépasse 1 cm^2, on parlera de pseudo-sténose valvulaire aortique qu'il faudra surveiller et traiter comme une insuffisance cardiaque avec les médicaments appropriés.

3. Apprécier les signes de retentissement indirect

L'ETT peut évaluer les conséquences du RA au niveau :

- du ventricule gauche :
  - degré d'hypertrophie du VG,
  - dilatation du VG,
  - altération de la FEVG ;

- du débit cardiaque : pendant longtemps le débit cardiaque au repos reste conservé dans le RA. Mais dans le RA serré, évolué avec atteinte de la fonction ventriculaire, le débit peut s'abaisser.
- des pressions droites : en général, la pression artérielle pulmonaire (PAP) reste longtemps normale en cas de RA. Ce n'est que dans le RA évolué avec altération de la fonction ventriculaire gauche que la PAP s'élève.

4. Éliminer une autre atteinte valvulaire et mesurer la taille de l'aorte

Il peut s'agir d'une atteinte :

- de la valve mitrale principalement ;
- du cœur droit et de la valve tricuspide : la dysfonction diastolique peut s'associer à une augmentation chronique des pressions pulmonaires. Celle-ci constituant un obstacle à l'éjection du ventricule droit peut en favoriser la dilatation et de fait, l'insuffisance tricuspide fonctionnelle.

La taille de l'aorte est importante à évaluer notamment en cas de bicuspidie (fig. 7.5) dans le bilan préopératoire pour savoir si un geste associé sur l'aorte peut être nécessaire. Dans ce cas, une échocardiographie transœsophagienne peut être utile pour confirmer la biscuspidie et mieux évaluer la taille de l'aorte.

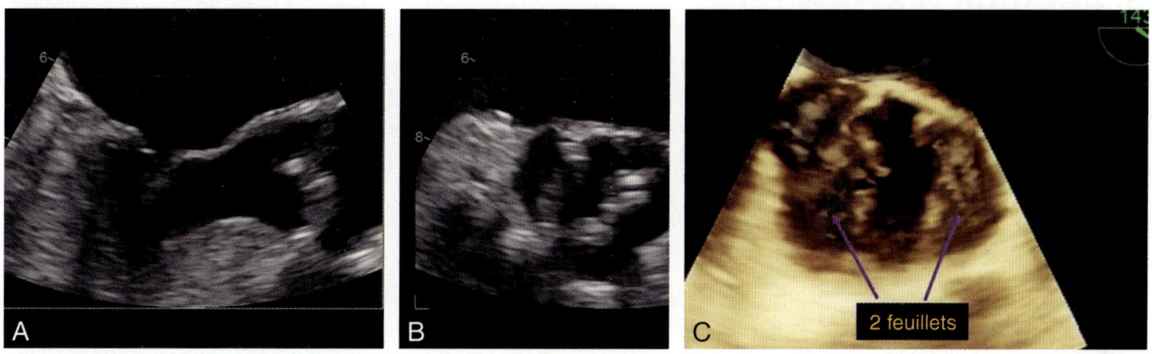

Fig. 7.5 Valve aortique bicuspide en vue transœsophagienne bidimensionnelle (A, B) et tridimensionnelle (C).

D. Cathétérisme et coronarographie

La plupart des renseignements apportés par le cathétérisme autrefois peuvent être obtenus aujourd'hui par échocardiographie doppler. Il s'agit des mêmes paramètres : gradient de pression VG – aorte, surface valvulaire, fonction VG et mesure du débit cardiaque.

Le cathétérisme n'est donc habituellement pas réalisé.

Les seules indications qui restent du cathétérisme sont les rares cas de discordance entre la clinique et les données de l'échocardiographie doppler. Ces cas correspondent souvent à ceux des patients peu échogènes.

En revanche, il faut éliminer une atteinte coronarienne par la coronarographie en préopératoire :

- si l'âge est > 40 ans chez l'homme et chez la femme ménopausée sans facteur de risque ;
- en cas de facteurs de risque coronarien (personnels ou familiaux) ou si le patient se plaint d'angor d'effort ou de signes d'insuffisance cardiaque, quel que soit l'âge. En effet, l'angor peut s'observer dans le RA en l'absence de toute atteinte coronarienne, mais la distinction entre angor fonctionnel et angor lié à une coronaropathie est impossible à faire cliniquement.

Place du scanner coronarien (coroscanner) et cardiaque

- La place du coroscanner en remplacement de la coronarographie préopératoire reste controversée, chez des patients souvent âgés dont la prévalence des calcifications coronariennes, qui gênent l'interprétation du scanner, est importante.
- Le scanner cardiaque trouve en revanche toute sa place dans le bilan préopératoire lorsque l'on s'oriente vers un remplacement valvulaire percutané (TAVI : *Trans Aortic Valve Implantation*) afin de bien mesurer la taille de l'anneau aortique qui permet de choisir la taille appropriée de la prothèse.
- Le scanner permet également d'apprécier la taille de l'aorte lorsque l'ETT n'a pas permis de donner une évaluation suffisante.
- Aussi, le scanner permet de quantifier le degré de calcification de la valve aortique qui est corrélé à la sévérité de l'obstacle dans le RA dégénératif quand parfois existe une discordance entre une surface < 1 cm^2 et pourtant des gradients < 40 mm Hg malgré une bonne fraction d'éjection du ventricule gauche. Une valeur de plus de 3 000 unités Agatston chez l'homme ou de plus de 1 600 unités Agatston chez la femme est en faveur d'un RA serré.

E. Épreuve d'effort

L'épreuve d'effort est préconisée dans le RA serré asymptomatique pour justement vérifier de manière objective son caractère asymptomatique. En effet, certains patients sous-estiment leurs symptômes car ils se sont adaptés et ne font pratiquement pas d'effort. L'épreuve d'effort s'attache à évaluer le niveau d'effort atteint et surtout une augmentation inadéquate ou une baisse de la pression artérielle au cours de l'effort.

Attention

L'épreuve d'effort est contre-indiquée dans le RA symptomatique.

VII. Évolution et complications

Le RA peut rester longtemps asymptomatique. L'apparition de symptômes, *a fortiori* de complications, est importante à prendre en compte car elle est associée à un mauvais pronostic en l'absence de traitement spécifique et en pratique doit faire poser une indication de traitement.
Les complications possibles sont les suivantes :

- insuffisance cardiaque ;
- fibrillation atriale, en général mal tolérée (car perte de la systole atriale, *cf.* III. Physiopathologie et conséquences hémodynamiques) ;
- troubles de la conduction ;
- mort subite +++ : surtout dans le RA serré symptomatique ;
- endocardite (rare) ;
- hyperexcitabilité ventriculaire (rare) ;
- embolies calcaires systémiques (rares) pouvant intéresser le cerveau, le rein, les coronaires et l'artère centrale de la rétine (responsables de pertes transitoires de la vision) ;
- anémie ferriprive par hémorragie digestive secondaire à des angiodysplasies intestinales pouvant être associées à une anomalie acquise du facteur Von Willebrand (syndrome de Heyde).

VIII. Traitement

A. Possibilités thérapeutiques

1. Remplacement valvulaire chirurgical

Prothèse mécanique

- Elle impose un traitement anticoagulant à vie.
- Elle est caractérisée par une longue durée de vie.
- Elle est indiquée si le sujet est jeune.

Prothèse biologique

- Elle évite le traitement anticoagulant.
- Elle est indiquée si le patient est âgé de plus de 65 ans.
- Il existe un risque de dégénérescence dans les 10–15 ans.

2. Implantation percutanée d'une valve aortique (nom souvent utilisé : TAVI pour Trans Aortic Valve Implantation)

Il s'agit de l'implantation par voie percutanée (voie fémorale ou apicale) d'une valve aortique chez les patients atteints de RA pour lesquels le risque chirurgical est jugé élevé ou intermédiaire, alors qu'on peut espérer un gain fonctionnel du patient s'il est possible de corriger le rétrécissement valvulaire aortique. L'indication de valve aortique percutanée ne peut pas être portée sans l'aval d'une équipe médico-chirurgicale expérimentée et seulement après une discussion pluridisciplinaire en staff dédié (*Heart Team*). L'âge du patient, sa fragilité, ses comorbidités et ses souhaits sont les facteurs pris en compte pour choisir entre chirurgie conventionnelle et TAVI.

Cette technique est de plus en plus employée et a même dépassé en nombre les remplacements valvulaires chirurgicaux en France.

3. Valvuloplastie percutanée

Il s'agit d'une dilatation simple du RA par un ballon situé à l'extrémité d'un cathéter introduit de manière rétrograde dans l'aorte à partir d'un point de ponction fémorale sans mise en place de prothèse.

Cette technique, qui avait précédé le TAVI, est quasiment abandonnée en raison du taux très élevé de resténose précoce.

B. Indications

1. RA serré symptomatique

Tout rétrécissement aortique serré symptomatique doit être pris en charge (remplacement valvulaire ou TAVI) compte tenu du risque vital existant et ce, pratiquement sans limite d'âge, sous réserve d'un état général conservé et de l'absence d'une autre pathologie mettant en jeu le pronostic vital à court terme.

2. RA serré asymptomatique

La surveillance est recommandée et préférée à la chirurgie si le RA est vraiment asymptomatique et s'accompagne d'une FEVG normale, sauf dans les cas suivants où la chirurgie (ou le TAVI) est tout de même recommandée :

- RA asymptomatique associé à une épreuve d'effort anormale ;
- RA asymptomatique très serré (Vmax > 5,5 m/s) ;

- RA asymptomatique avec aggravation rapide de la sténose lors de la surveillance ;
- RA asymptomatique avec altération de la FEVG (FEVG < 50 %).

3. Cas des RA avec dysfonction systolique ventriculaire gauche (FE < 35 %)

C'est un problème difficile car le risque opératoire est plus élevé et le pronostic est plus mauvais à long terme. Mais attention, le pronostic à long terme le plus mauvais est celui observé chez les patients non opérés !

La décision de remplacement valvulaire peut être facilitée par la réalisation d'une échocardiographie doppler de stress sous dobutamine (évaluation de la réserve de contractilité du VG) qui permet d'exclure (comme évoqué au-dessus), la pseudo-sténose (gradient < 40 mm Hg et surface < 1 cm^2 au repos, qui devient > 1 cm^2 sous dobutamine).

C. Bilan préopératoire

- Il doit permettre d'évaluer le risque opératoire.
- Il comporte en général :
  - imagerie des coronaires (coronarographie ou coroscanner) ;
  - scanner ou IRM de l'aorte en cas de dilatation aortique (bicuspidie) ;
  - échodoppler des troncs supra-aortiques ;
  - recherche de foyers infectieux de la sphère ORL ou stomatologique avec radiographie de sinus et panoramique dentaire ;
  - recherche d'autres comorbidités (fonction rénale, pathologie pulmonaire, etc.) ;
  - avis gériatrique chez le sujet très âgé pour bien peser le rapport risque/bénéfice de la procédure.

Points clés

- Le rétrécissement aortique est la valvulopathie la plus fréquente, notamment chez le sujet âgé.
- Il s'agit sur le plan physiopathologique d'un obstacle entre le VG et l'aorte en systole, qui se traduit par un gradient de pression systolique VG – aorte, et qui est responsable d'une surcharge en pression du VG et d'une hypertrophie réactionnelle pour normaliser la contrainte.
- Deux étiologies dominent : la bicuspidie aortique et le RA dégénératif ; le RAA peut se voir chez les migrants.
- Le RA est ouvent asymptomatique, sinon les 3 symptômes cardinaux sont : dyspnée d'effort, angor d'effort, syncope d'effort.
- L'auscultation retrouve un souffle systolique éjectionnel râpeux au foyer aortique, irradiant dans les vaisseaux du cou, un B2 aboli en cas de RA serré.
- L'ECG et la radiographie thoracique ont un intérêt limité.
- L'échocardiographie :
  - confirme le diagnostic de RA ;
  - quantifie son degré de sévérité (RA serré : Vmax > 4 m/s, gradient moyen VG-Ao > 40 mm Hg, surface < 1 cm^2 ou < 0,6 cm^2/m^2) ;
  - évalue la FEVG.
- L'ETO présente peu d'intérêt sauf si le patient est peu échogène, pour faire la planimétrie du RA.
- Une épreuve d'effort est indiquée chez le sujet asymptomatique.
- Le cathétérisme présente peu d'intérêt.
- La coronarographie, presque toujours réalisée en présence de facteurs de risque CV ou d'angor ou selon l'âge (> 40 ans chez l'homme, après la ménopause chez la femme), peut être remplacée par le coroscanner. Le scanner cardiaque est toujours réalisé avant la mise en place d'un TAVI.

- Le traitement repose sur :
  - le remplacement valvulaire aortique chirurgical conventionnel le plus souvent par bioprothèse (sujet âgé), parfois par prothèse mécanique;
  - le TAVI, encore aujourd'hui réservé aux patients dont le risque opératoire est élevé mais dont les indications s'étendront probablement dans l'avenir en fonction des résultats des études en cours et de la durabilité des prothèses.
- Le traitement est indiqué en cas de RA serré avec présence de symptôme et, en l'absence de symptômes, en cas de :
  - RA serré et baisse de la FEVG;
  - RA serré et épreuve d'effort anormale;
  - RA très serré ou aggravation rapide de la sténose.
- Dans les autres cas, la conduite à tenir comporte surveillance médicale et ETT.

Notions indispensables PCZ

- Ne pas oublier de vérifier les coronaires à partir d'un certain âge dans le bilan préopératoire.
- Penser à évaluer la taille de l'aorte dans la bicuspidie.

Réflexes transversalité

- Item 149 – Endocardite infectieuse
- Item 150 – Surveillance des porteurs de valves et prothèses vasculaires
- Item 337 – Malaises, perte de connaissance, crise comitiale de l'adulte

Pour en savoir plus

Cormier B, et al. Cardiopathies valvulaires de l'adulte. Paris : Lavoisier; 2015.

Baumgartner H, et al. ESC/EACTS Guidelines for the management of valvular heart disease. Eur Heart J. 2017; 38 : 2739–91.
https://academic.oup.com/eurheartj/article/38/36/2739/4095039

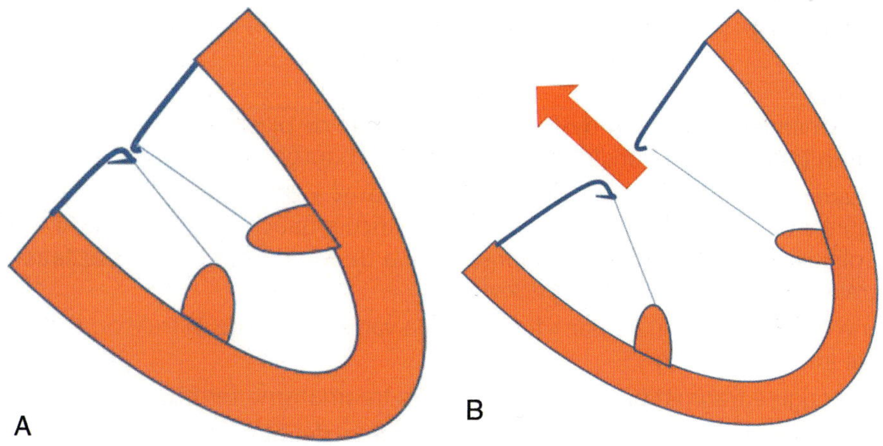

Fig. 8.2 Mécanismes de la fuite mitrale secondaire.
A. Ventricule normal. B. Ventricule dilaté. Le ventricule se dilate et en se dilatant, il déplace les piliers et empêche la fermeture de la valve mitrale : IM secondaire. La valve n'est pas malade, le ventricule l'est, en opposition avec l'IM primitive où la valve est pathologique et la présence d'une régurgitation mitrale entraine l'altération de la fonction ventriculaire.

C. Insuffisance mitrale primaire rhumatismale et apparentées (restriction systolo-diastolique, type IIIa de Carpentier)

Elle **est devenue rare** depuis la prévention du rhumatisme articulaire aigu.

Elle est le plus souvent associée à un rétrécissement mitral et à une atteinte de la valve aortique.

Les valves sont épaissies, rétractées. L'appareil sous-valvulaire est remanié, les cordages raccourcis. Des ruptures de cordages sont possibles.

Il s'agit d'IM « restrictive », de type III de Carpentier.

L'association d'une sténose et d'une insuffisance mitrale est désignée sous le terme de « maladie mitrale ».

Pour les IM apparentées, il peut s'agir :

- de lésions très proches du rhumatisme articulaire aigu dans le cas des IM médicamenteuses : dérivés ergots de seigle, anorexigènes (fenfluramine, benfluorex, retirés du marché);
- d'IM secondaires aux lésions induites par la radiothérapie (lésions chroniques).

D. Insuffisance mitrale secondaire ou idiopathique, par dilatation de l'anneau (type I de Carpentier)

Elle est très rare, liée à à une dilatation de l'anneau sur des atriums très dilatés. La dilatation annulaire peut aussi participer aux IM secondaires.

E. Insuffisance mitrale sur endocardite

Elle survient dans plus de la moitié des cas sur une lésion préexistante, prolapsus valvulaire mitral ou IM d'une autre étiologie.

Les lésions sont végétantes (présence de végétations) et mutilantes (destruction du feuillet).

L'insuffisance mitrale est le plus souvent en rapport avec des ruptures de cordages (type II de Carpentier) ou des perforations ou déchirures valvulaires (type I de Carpentier), surtout de la valve antérieure.

F. Causes rares

Il peut s'agir :

- d'IM ischémique aiguë par dysfonction ou rupture de pilier, entraînant un choc, une régurgitation très sévère et constituant une urgence chirurgicale le plus souvent ;
- de cardiomyopathie hypertrophique (CMH) avec obstruction : le feuillet antérieur est « aspiré » dans la chambre de chasse du ventricule gauche en systole (SAM : mouvement systolique antérieur de la valve mitrale). Il y a de fait un défaut de coaptation de la valve mitrale et une fuite qui peut être sévère ;
- d'une origine congénitale par « fente » de la valve antérieure mitrale ou dans le cadre d'un canal atrioventriculaire ;
- d'une origine traumatique, consécutive à un traumatisme fermé du thorax (très rare) ;
- de dystrophies conjonctivoélastiques (syndrome de Marfan, syndrome d'Ehlers-Danlos, pseudo-xanthome élastique, etc.) : donnant des fuites dystrophiques avec prolapsus ;
- de fibrose endomyocardique des syndromes hyperéosinophiliques ;
- de la survenue au cours d'un lupus ;
- de calcifications de l'anneau mitral, d'origine dégénérative.

V. Causes des insuffisances mitrales aiguës

Les insuffisances mitrales aiguës peuvent survenir par :

- rupture de cordages :
  - dégénérescence myxoïde ou fibroélastique ; la rupture de cordages, notamment de la petite valve ou valve mitrale postérieure, est la première cause d'IM dans les pays occidentaux,
  - endocardite,
  - traumatisme thoracique ;

On peut rencontrer là un œdème pulmonaire unilatéral avec une régurgitation sévère « directionnelle » n'allant que dans les veines pulmonaires d'un seul poumon.

- rupture de pilier :
  - infarctus,
  - traumatisme ;
- dysfonction de pilier ischémique :
  - pilier postérieur par défaut de perfusion de l'artère interventriculaire postérieure,
  - pilier antérieur par défaut de perfusion de l'artère interventriculaire antérieure ou de l'artère circonflexe ;
- perforation par endocardite.

La régurgitation mitrale aiguë est le plus souvent responsable d'un tableau hémodynamique grave justifiant une prise en charge en urgence (urgence vitale).

VI. Clinique

A. Circonstances de découverte

Ce sont :

- la découverte d'un souffle à l'occasion d'une visite systématique ;
- des signes fonctionnels : palpitations, dyspnée d'effort ou asthénie d'effort ;

- une complication, par exemple : œdème aigu du poumon ou fibrillation atriale ;
- une fièvre prolongée (forme endocarditique).

B. Signes fonctionnels

- Ils sont absents en cas d'IM modérée, mais un patient avec IM sévère peut aussi être asymptomatique.
- Une dyspnée d'effort s'installe souvent lentement et progressivement dans l'IM chronique. Il faut savoir rechercher cette dyspnée et cette altération des performances physiques au fil du temps, parfois associée à une asthénie d'effort.
- Puis tardivement, on observe dyspnée de repos, palpitations, orthopnée, dyspnée paroxystique nocturne.
- L'OAP fait partie des signes fonctionnels de l'IM.

C. Examen clinique

1. Palpation

Elle retrouve :

- un frémissement systolique à l'apex ;
- une déviation et un abaissement du choc de pointe en cas de dilatation du VG.

2. Auscultation

Elle met en évidence un souffle holosystolique de régurgitation, débutant dès B1 et se poursuivant jusqu'à B2 qu'il peut dépasser (fig. 8.3) :

- maximum à la pointe ou de siège apexoaxillaire (foyer mitral) ;
- de timbre en « jet de vapeur », doux, parfois rude ;
- d'intensité : variable ;
- avec irradiation, le plus souvent vers l'aisselle sauf dans le prolapsus du feuillet postérieur où elle peut se faire vers la base du cœur (foyer aortique).

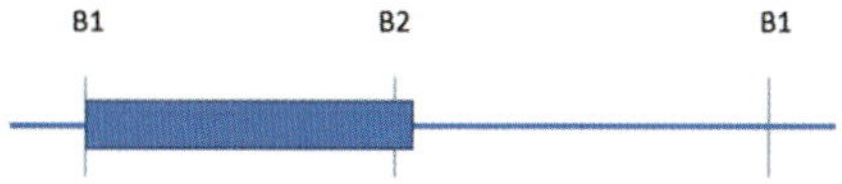

Fig. 8.3 Souffle systolique rectangulaire.

> *Attention*
>
> Dans le prolapsus, ce souffle débute parfois après B1 par un clic mésosystolique (mise en tension des cordages), est donc mésotélésystolique ou télésystolique.

Les autres signes suivants peuvent ête présents si l'IM est importante :

- galop protodiastolique (B3) ;
- roulement mésodiastolique ;
- éclat de B2 en cas d'HTAP ;
- souffle d'insuffisance tricuspide fonctionnelle en cas d'IM évoluée avec HTAP et retentissement important sur les cavités droites.

L'auscultation pulmonaire peut retrouver des râles crépitants d'insuffisance cardiaque gauche.

> *Attention*
>
> Le souffle des IM secondaires est souvent très discret et même quelquefois inaudible.

VII. Examens complémentaires

A. ECG

Il reste longtemps normal dans les IM mais peut objectiver :

- une hypertrophie atriale gauche ;
- une hypertrophie ventriculaire gauche ;
- une fibrillation atriale ;
- une hypertrophie ventriculaire droite des IM évoluées avec HTAP sévère.

B. Radiographie thoracique

Normale dans les IM minimes ou modérées, elle permet d'observer :

- une cardiomégalie par dilatation du VG dans les IM plus importantes ;
- une dilatation de l'atrium gauche (arc moyen gauche convexe, débord arc inférieur droit) ;
- des signes d'HTAP et d'insuffisance cardiaque en cas d'IM chronique évoluée ou aiguë :
  - dilatation des artères pulmonaires,
  - redistribution vasculaire vers les sommets,
  - lignes de Kerley aux bases,
  - œdème alvéolaire.

C. Échocardiographie doppler

L'échocardiographie doppler transthoracique (ETT) est l'examen clé pour :

- le diagnostic positif ;
- le diagnostic étiologique ;
- le diagnostic de sévérité : quantification de la fuite et appréciation de son retentissement d'amont et d'aval.

1. Diagnostic positif

La fuite est confirmée par un signal doppler holosystolique en arrière du plancher mitral enregistré en doppler pulsé, continu et couleur (fig. 8.4).

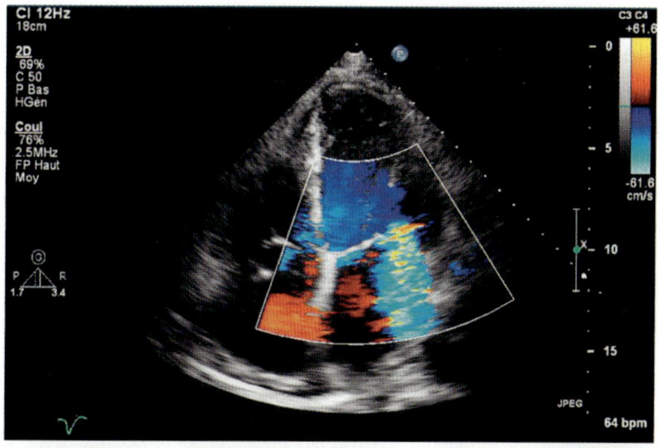

Fig. 8.4 Échocardiographie couplée au doppler couleur : présence d'un jet dans l'atrium gauche en systole traduisant la régurgitation mitrale en incidence apicale 4 cavités.

2. Diagnostic étiologique

L'échocardiographie doppler permet de préciser le mécanisme (selon la classification de Carpentier) (fig. 8.5 et 8.6).

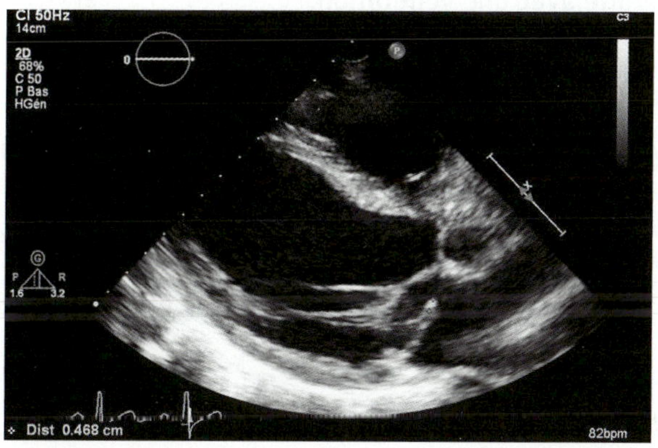

Fig. 8.5 Échocardiographie bidimensionnelle d'un prolapsus du feuillet postérieur avec probable rupture de cordage en incidence parasternale grand axe.

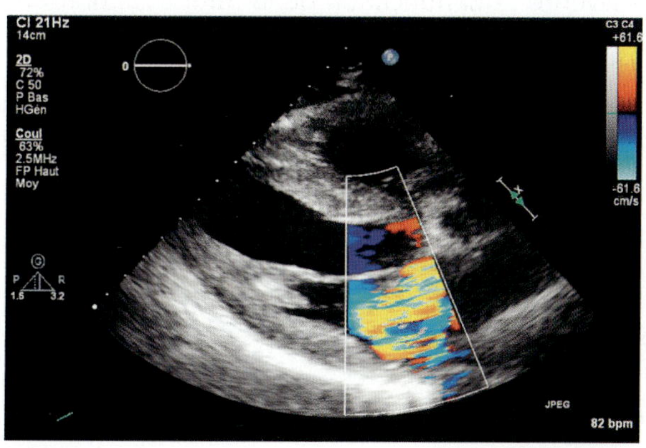

Fig. 8.6 Échocardiographie couplée au doppler couleur mettant en évidence le jet d'insuffisance mitrale excentré vers la partie postérieure de l'aorte en rapport avec le prolapsus du feuillet postérieur en incidence parasternale grand axe.

L'ETT peut être complétée par une échocardiographie transœsophagienne (ETO) pour préciser les mécanismes et la faisabilité d'un geste chirurgical réparateur. L'ETO est un examen fondamental pour le diagnostic des IM sur endocardite en mettant en évidence les végétations parfois très fines et impossibles à voir en ETT (fig. 8.7). De même, l'ETO permet le diagnostic de ruptures partielles de cordages difficiles à documenter en ETT et précise les segments des feuillets mitraux atteints en cas de prolapsus guidant le chirurgien dans sa technique opératoire.

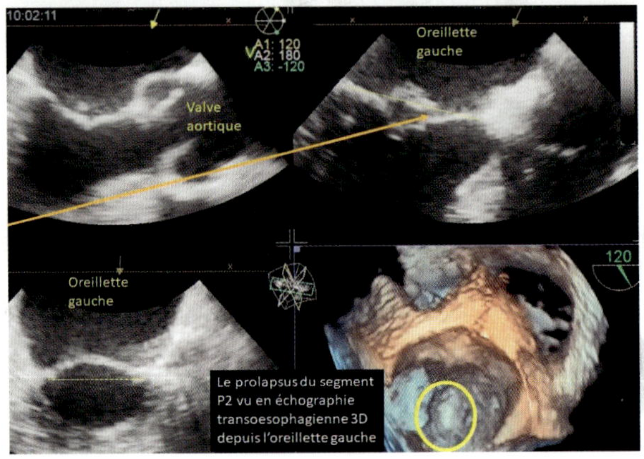

Fig. 8.7 Exemple d'endocardite avec une végétation.

3. Diagnostic de sévérité

La quantification de la régurgitation repose sur l'utilisation de plusieurs approches dont les propriétés de l'effet doppler. La technique de la PISA (*Proximal Isovelocity Surface Area*) permet le calcul de la surface de l'orifice régurgitant (SOR).

On distingue 4 grades de sévérité croissante (tableau 8.1).

On définit une IM sévère par un VR supérieur à 45 mL et une fraction de régurgitation supérieure à 50 %.

Le retentissement est apprécié par :

- le degré de dilatation du VG (diamètre télésystolique ≥45mm) ;
- la fonction VG (fraction d'éjection ≤60 %) ;
- la taille de l'atrium gauche ≥60 mL/m^2 ;
- le niveau des pressions droites (PAP systolique ≥50 mm Hg en échocardiographie et possiblement à confirmer en cathétérisme droit).

Tableau 8.1 Grades de l'insuffisance mitrale.

Grade	Surface d'orifice régurgitant (SOR) (mm^2)	Volume de régurgitation par battement (mL)
Grade I : IM minime	<20	<30
Grade II : IM modérée	20–29	30–44
Grade III : IM importante	30–39	45–59
Grade IV : IM massive	≥40	≥60

4. Vérification des autres valves

Il s'agit en particulier de la valve tricuspide qui peut être le siège d'un prolapsus, d'une dilatation de l'anneau et donc d'une fuite qu'il faudra peut-être aussi corriger lors de l'intervention sur la valve mitrale.

D. Coronarographie et cathétérisme

L'évaluation du réseau coronarien dans le cadre du bilan préopératoire est fondamentale pour envisager éventuellement un geste de revascularisation coronarienne associé. Elle est en général indiquée dans les cas suivants :

- suspicion d'ischémie myocardique ;
- altération de la fonction systolique (baisse de la FEVG) ;
- homme de plus de 40 ans ou femme ménopausée ;
- présence de facteurs de risque cardiovasculaire.

La coronarographie peut être remplacée par un coroscanner.

La ventriculographie (opacification du ventricule par un bolus de produit de contraste) pour quantifier la fuite n'est plus utilisée.

Le cathétérisme droit, en revanche, peut être parfois nécessaire. Il permet la mesure du débit cardiaque par thermodilution et également, et cela est fondamental, de mesurer précisément les pressions droites (capillaire et pulmonaire). En effet, la fuite mitrale sévère peut être responsable d'une augmentation de la pression capillaire (PAPO) avec un reflux lié à la fuite donnant une onde V. L'augmentation de la pression artérielle pulmonaire peut être importante mais reste normalement post-capillaire, c'est-à-dire que la PAP diastolique est au niveau de la PAPO.

E. Épreuve d'effort classique ou avec mesure de la consommation d'oxygène (épreuve d'effort cardiorespiratoire) et échocardiographie d'effort

Les indications de ces deux examens dynamiques ne sont pas encore bien précisées dans l'évaluation de l'IM. Leur principal intérêt est de démasquer des symptômes et de les comprendre chez des patients qui se disent asymptomatiques.

La VO_2 permet de mieux apprécier la capacité à l'effort du patient.

L'échocardiographie d'effort permet d'apprécier la fuite à l'effort, son éventuelle augmentation, son retentissement.

VIII. Évolution naturelle et complications

A. Évolution naturelle

Elle est fonction :

- de la sévérité de la fuite ;
- de l'étiologie ;
- de la rapidité de la constitution de l'IM ;
- de la fonction ventriculaire ;
- des lésions associées, en particulier de l'existence d'une coronaropathie.

D'une manière générale, les IM constituées progressivement sont bien tolérées pendant longtemps et les signes d'insuffisance cardiaque apparaissent tardivement.

Il faut donc souligner l'importance d'un suivi régulier d'un patient porteur d'une IM même asymptomatique avec la réalisation d'une ETT annuelle.

Au contraire, les IM d'installation brutale (rupture de cordages, endocardite, IM sur infarctus) sont en général mal tolérées et peuvent se compliquer rapidement d'un œdème du poumon.

B. Complications

Il peut s'agir :

- de rupture de cordage en cas d'IM dystrophique par prolapsus, parfois dans d'autres étiologies (RAA, CMH);
- d'endocardite infectieuse, entraînant souvent une aggravation de la fuite;
- de troubles du rythme :
  - fibrillation atriale ou flutter atrial : leur apparition peut entraîner une décompensation cardiaque. Ils sont favorisés par la dilatation de l'atrium gauche,
  - troubles du rythme ventriculaires plus rares, traduisant en général une détérioration de la fonction ventriculaire. Il peut aussi y avoir des troubles du rythme ventriculaires associés aux prolapsus mitraux même en l'absence de fuite sévère. Exceptionnellement, le prolapsus mitral peut être une cause de mort subite;
- d'insuffisance cardiaque :
  - d'apparition généralement tardive dans les IM chroniques,
  - pouvant survenir rapidement en cas d'IM aiguë,
  - pouvant être favorisée par un trouble du rythme.

IX. Traitement

A. Surveillance

Elle concerne l'IM minime ou modérée (grade I ou II).

Elle consiste en :

- une réévaluation clinique et échocardiographique régulières;
- la prévention (oslérienne) de l'endocardite par des soins dentaires réguliers essentiellement.

B. Traitement médical

- Si la fuite mitrale est importante et responsable d'une symptomatologie fonctionnelle, c'est qu'il est urgent de penser à la chirurgie.
- Il n'existe pas de traitement médical de la régurgitation mitrale, cependant :
  - en cas de poussée d'insuffisance cardiaque, on traite classiquement (diurétique-vasodilatateur);
  - en cas d'IM aiguë, on traite l'OAP ou le choc et on discute de la chirurgie en urgence;
  - une anticoagulation orale est prescite en cas de fibrillation atriale;
  - des bêtabloquants sont prescrits en cas de maladie de Marfan (pour réduire le risque de dissection aortique).

C. Chirurgie

1. Plastie reconstructrice = traitement chirurgical « idéal »

- Elle respecte l'appareil sous-valvulaire et entraîne moins de dysfonctions VG postopératoires qu'un remplacement valvulaire.
- Elle est associée à une moindre morbimortalité à long terme que le remplacement prothétique.

- Elle expose à un moindre risque d'endocardite infectieuse.
- Indiquée dans les prolapsus avec ou sans rupture de cordages, son résultat à long terme est bon.
- Elle est possible mais difficile dans certains cas d'IM post-rhumatismale si la valve n'est pas trop remaniée et dans certains cas d'IM ischémique, mais il existe un risque de récidive de l'IM à moyen et long terme.
- Ce geste nécessite une expérience importante du chirurgien.
- La plastie reconstructrice n'est pas toujours possible dans tous les cas d'IM.

2. Remplacement valvulaire

En l'absence de possibilité de plastie reconstructrice, c'est-à-dire en cas de valve et appareil sous-valvulaire trop remaniés, il se fait par :

- prothèse mécanique :
  - imposant un traitement anticoagulant,
  - sa durée de vie est longue,
  - souvent préférée en cas de nécessité par ailleurs d'un traitement anticoagulant, par exemple si une fibrillation atriale est associée ;
- prothèse biologique (bioprothèse) :
  - ne nécessitant pas un traitement anticoagulant au long cours,
  - associée à des risques de dégénérescence à terme,
  - indiquée en cas de contre-indication aux anticoagulants.

Le choix entre prothèses mécanique et biologique dépend essentiellement de l'âge du patient, du rythme (sinusal, FA, etc.), de la préférence du patient et du risque du traitement anticoagulant. Après 70 ans, on s'oriente le plus souvent vers une bioprothèse, et avant 65 ans vers une prothèse mécanique mitrale.

3. Bilan préopératoire

- Il doit permettre d'évaluer le risque opératoire.
- Il comporte en général :
  - imagerie des coronaires (coronarographie ou coroscanner) ;
  - échodoppler des troncs supra-aortiques ;
  - recherche de foyers infectieux de la sphère ORL ou stomatologique avec radiographie de sinus et panoramique dentaire ;
  - recherche d'autres comorbidités (fonction rénale, pathologie pulmonaire, etc.) ;
  - avis gériatrique chez le sujet très âgé pour bien peser le rapport risque/bénéfice de la procédure.

D. Traitements percutanés

Pour les IM primitives, comme les IM secondaires, il existe des systèmes de réparation tel le MitraClip®, il commence aussi à apparaître des prothèses percutanées. Ces thérapeutiques restent des solutions d'exception qui sont décidées par le staff médico-chirurgical dans les grands centres chez des patients dont le risque opératoire est très élevé (importance d'une équipe pluridisciplinaire en charge des différents aspects de la prise en charge des valvulopathies).

E. Indications thérapeutiques

- Une IM aiguë mal tolérée requiert une chirurgie urgente.
- Le traitement d'une IM chronique importante (grade III ou IV) chez un patient symptomatique repose sur la chirurgie en privilégiant si possible la plastie reconstructrice. Une plastie reconstructrice peut toujours être envisagée même en cas de dysfonction VG. Si la plastie n'est pas réalisable :
  - on effectue un remplacement valvulaire en cas de FE > 30 % ;
  - en cas de FE < 30 %, le remplacement valvulaire devient contre-indiqué, il faut alors en rester au traitement médical ou, si le patient est encore relativement jeune, discuter une transplantation cardiaque. Des techniques de cardiologie interventionnelle percutanée tel le MitraClip® sont à l'étude et peuvent être parfois proposées (technique encore en cours d'évaluation).
- Le traitement d'une IM chronique importante (grade III ou IV) chez un patient asymptomatique repose sur :
  - la chirurgie en privilégiant si possible la plastie reconstructrice si l'IM retentit sur le ventricule gauche avec au moins un des signes suivants :
    - diamètre télésystolique (DTS) du ventricule gauche > 40 mm et rupture de cordage ou ≥ 45 mm pour les autres causes d'IM,
    - FEVG ≤ 60 %,
    - élévation des pressions droites au repos (PAP systolique ≥ 50 mm Hg),
    - fibrillation atriale associée ou dilatation importante de l'AG (> 60 mL/m^2) ;
  - le plus souvent, une surveillance avec échographie doppler tous les 6 mois dans les autres cas et la chirurgie en cas d'apparition :
    - d'un retentissement de l'IM (FE, DTS) d'un examen échocardiographique à l'autre,
    - de symptômes (dyspnée d'effort),
    - de trouble du rythme supraventriculaire (FA).

Points clés

- L'IM est caractérisée à l'auscultation par un souffle apexoaxillaire, holosystolique de régurgitation débutant dès B1, ou par un souffle mésosystolique ou télésystolique précédé par un clic en cas de prolapsus.
- L'ECG et la radiographie thoracique sont d'un intérêt limité, n'objectivant pas de signes « spécifiques » d'IM. Des anomalies sont détectables en cas de dilatations des cavités (AG, VG). Des signes de retentissement sont observables au niveau de la circulation pulmonaire (HTAP).
- L'examen clé est l'échocardiographie doppler par voie transthoracique complétée si besoin par une échocardiographie par voie transœsophagienne qui :
  - confirme le diagnostic d'IM et en précise le mécanisme ;
  - quantifie son degré de sévérité (mesures précises du volume régurgité, et de la surface de l'orifice régurgité) ;
  - évalue la fonction VG et les autres valves.
- L'échocardiographie transœsophagienne est importante dans l'évaluation de l'IM (mécanisme de l'IM, végétations, ruptures de cordages, quantification) et l'appréciation de la faisabilité d'une plastie chirurgicale quand la voie transthoracique ne répond pas à toutes les questions.
- Autrefois examen de référence, le cathétérisme présente un intérêt limité dont les mesures peuvent être obtenues par l'échocardiographie doppler. Son seul intérêt repose sur la coronarographie avant l'intervention chirurgicale chez les patients ayant un angor d'effort ou des facteurs de risque de la maladie coronarienne, ou systématiquement chez les patients âgés.
- Le traitement repose sur :
  - la réparation valvulaire chirurgicale, technique de référence lorsqu'elle est possible. Réalisable surtout dans les IM sur prolapsus, les IM fonctionnelles sur cardiomyopathie dilatée et certaines IM ischémiques, elle entraîne moins de dysfonctions VG après l'intervention et une moindre morbimortalité

à long terme. Les anticoagulants ne sont pas nécessaires au long cours. Il y a en revanche un risque modéré de récidive de l'IM à long terme;
  - le remplacement valvulaire mitral par mise en place soit d'une bioprothèse (intérêt : pas de traitement anticoagulant; inconvénients : risque de dégénérescence à long terme de la prothèse; indiquée par conséquent plutôt chez le patient âgé > 70 ans), soit d'une prothèse mécanique (intérêt : pas de dégénérescence; inconvénients : anticoagulants par AVK à vie; plutôt chez le sujet < 65 ans);
  - le traitement percutané, avec le développement en particulier du MitraClip® mais qui doit être réservé aux patients à très haut risque opératoire.
- La stratégie thérapeutique est la suivante :
  - pas d'intervention en cas d'IM isolée de grade I-II;
  - surveillance clinique et échocardiographique tous les 6 mois dans les autres cas;
  - indication chirurgicale en cas d'IM importante de grade III ou IV symptomatique en privilégiant la plastie reconstructrice si possible. Le remplacement valvulaire (prothèse mécanique ou biologique) n'est pas envisageable si la FE est < 30 %, contrairement à la plastie reconstructrice;
  - chez un patient asymptomatique, intervention chirurgicale en cas de dilatation du VG (DTS ventriculaire > 45, voire 40 mm) et/ou fraction d'éjection < 60 % et/ou élévation de la PAP et/ou fibrillation atriale associée. On a de nos jours tendance à opérer plus tôt si l'on a la quasi-certitude que le chirurgien peut faire une plastie reconstructrice plutôt qu'un remplacement valvulaire.

Notions indispensables PCZ

- Classification de Carpentier des mécanismes de l'IM.
- On opère les patients symptomatiques ayant un IM importante (grade 3 ou 4).
- On peut opérer les patients asymptomatiques ayant une IM importante quand il existe des signes échocardiographiques de mauvaise tolérance ou une fibrillation atriale.
- La chirurgie de réparation valvulaire doit être privilégiée dans les prolapsus.
- Ne pas oublier la coronarographie dans le bilan préopératoire.

Réflexes transversalité

- Item 149 – Endocardite infectieuse
- Item 150 – Surveillance des porteurs de valves et prothèses vasculaires

Pour en savoir plus

Cormier B, Lansac E, Obadia J-F, Tribouilloy C. Cardiopathies valvulaires de l'adulte. Paris : Lavoisier Médecine Sciences; 2015.

Baumgartner H, et al. ESC/EACTS Guidelines for the management of valvular heart disease. Eur Heart J. 2017; 38 : 2739-91.
https://academic.oup.com/eurheartj/article/38/36/2739/4095039

Nishimura R, et al. 2017 ACC/AHA Focused Update of the 2014 AHA/ACC Guideline for the management of patients with valvular heart diseuse : a report of the American College of Cardiology/American Heart Association task force on clinical practice guidelines. Circulation. 2017; 35 (25) : e1159-e1195.
https://www.ahajournals.org/doi/pdf/10.1161/CIR.0000000000000503

CHAPITRE

9

Item 231 – UE 8 – Insuffisance aortique

Objectifs pédagogiques

Nationaux

- Diagnostiquer une insuffisance mitrale, un rétrécissement aortique, une insuffisance aortique.
- Argumenter l'attitude thérapeutique et planifier le suivi du patient.
- Connaître les principes de suivi des patients avec prothèses valvulaires.

CNEC

- Connaître la définition de l'insuffisance aortique (IA).
- Connaître la physiopathologie de l'IA chronique volumineuse et de l'IA aiguë.
- Connaître les principales étiologies.
- Connaître le risque de dissection ou de rupture de la paroi aortique en cas de maladie annuloectasiante, de syndrome de Marfan ou de bicuspidie.
- Savoir dépister et reconnaître une IA. Connaître les signes cliniques, l'apport de l'échocardiographie et des examens d'imagerie en coupes (IRM, scanner).
- Connaître l'évolution et les complications.
- Savoir surveiller les patients porteurs d'IA volumineuse : surveillance au moins annuelle, par la clinique et l'échocardiographie.
- Connaître les critères d'indication chirurgicale, cliniques et échocardiographiques.
- Connaître les modalités du traitement des patients non opérés d'emblée.
- Connaître les modalités du traitement chirurgical et le suivi des patients opérés.

I. Définition

- La régurgitation valvulaire aortique, ou fuite aortique, ou « insuffisance » aortique (IA), est une régurgitation de sang de l'aorte vers le ventricule gauche (VG) en diastole.
- L'IA est une valvulopathie peu fréquente, dont la prévalence augmente avec l'âge.

II. Rappel anatomique

- La racine aortique et la valve aortique peuvent être impliquées dans la genèse d'une insuffisance aortique.
- La racine aortique (fig. 9.1) comporte plusieurs éléments :
  - l'anneau aortique sur lequel s'insèrent les feuillets valvulaires ;
  - les sinus de Valsalva ;
  - la jonction sinotubulaire ;
  - l'aorte initiale.
- La valve aortique (fig. 9.2) est normalement constituée de trois feuillets valvulaires (elle est dite tricuspide) également appelés cusps ou sigmoïdes : 1 cusp antéro-droite en regard du sinus aortique antéro-droit, 1 cusp antéro-gauche en regard du sinus antéro-gauche, et 1 cusp non coronarien.
- Chez 1–2 % de la population générale, la valve aortique est constituée de seulement 2 cusps, en général par fusion ou défaut de séparation embryologique de 2 cusps. Il s'agit d'une anomalie congénitale, qui apparaît lors du développement fœtal. On parle de bicuspidie aortique (fig. 9.3).

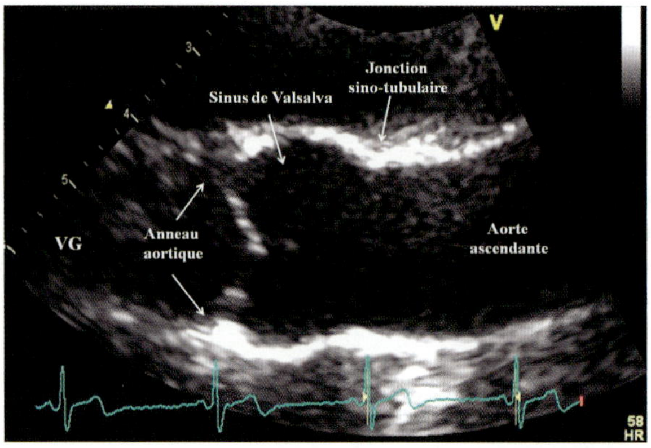

Fig. 9.1 Racine de l'aorte vue « de profil » en échocardiographie, avec ses différents composants : l'anneau aortique, les sinus aortiques (ou de Valsalva), la jonction sinotubulaire et l'aorte ascendante dans sa portion initiale.

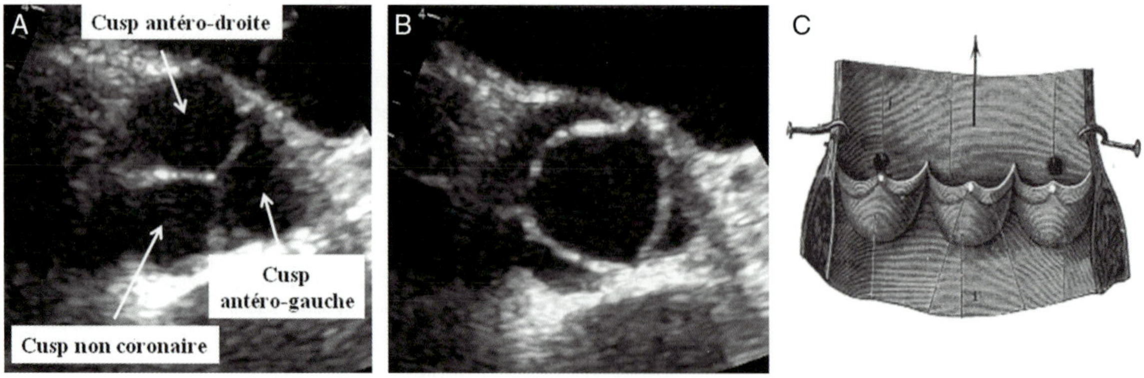

Fig. 9.2 Anatomie de la valve aortique.

A. Valve aortique de face avec les 3 cusps fermées en échocardiographie. B. Valve aortique avec les 3 cusps ouvertes. C. Schéma anatomique « déroulé » de la valve aortique d'après Léonard de Vinci (xve siècle) montrant la forme en « nid d'hirondelle » ou en « balconnet » des cusps aortiques. Reproduit avec permission de Windsor Castle, Royal Library, copyright reserved by Her Majesty Queen Elizabeth 11. Detail of one of Leonardo's early drawings of the aortic valve.

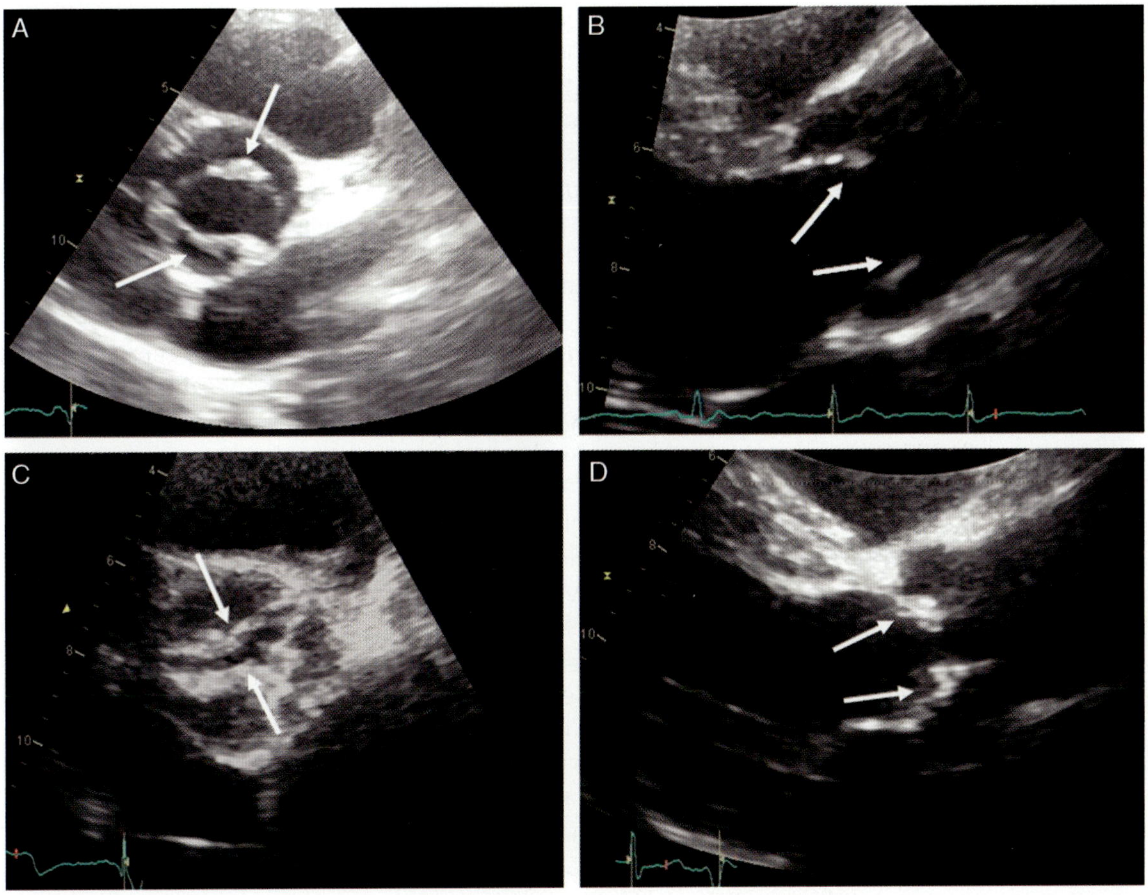

Fig. 9.3 Bicuspidie aortique.

A, C. Aspect de bicuspidie aortique (flèches). B, D. Limitation d'ouverture des cusps aortiques (flèches) épaissies et rigides dans la bicuspidie.

III. Physiopathologie

- Les trois paramètres impliqués dans la physiopathologie de l'insuffisance aortique sont le ventricule gauche, la valve aortique et la circulation artérielle systémique (en particulier l'aorte).
- L'IA est une valvulopathie qui est longtemps bien tolérée.

A. IA chronique

- Le volume de la fuite est lié à la taille de l'orifice régurgitant, à la durée de la diastole et au gradient de pression de part et d'autre de l'orifice aortique en diastole.
- L'IA constitue une surcharge mécanique mixte du VG :
  - surcharge volumétrique : liée au volume sanguin régurgité en diastole dans le VG avec élévation de la pression diastolique (augmentation de précharge) ;
  - surcharge barométrique : l'augmentation du volume d'éjection systolique dans l'aorte (volume d'éjection normal + volume régurgité) induit une élévation de pression systolique aortique et donc une surcharge en pression (augmentation de la postcharge).

- L'augmentation de précharge (volume régurgité) et de la postcharge (ou résistance à l'éjection aggravée en cas d'HTA, ou de sténose aortique associée réalisant alors une maladie aortique) conditionne le retentissement sur le VG :
  - la surcharge volumétrique et barométrique du VG entraîne un remodelage du VG qui vise à normaliser la contrainte pariétale excessive diastolique et systolique ;
  - la contrainte ou tension pariétale peut être approchée par la loi ou équation de Laplace (tension pariétale $T = P \times r/2e$ où P est la pression intracavitaire, r le rayon de la cavité et e l'épaisseur pariétale). r augmente du fait de la régurgitation diastolique, P augmente du fait de l'élévation de la postcharge, et va augmenter progressivement pour normaliser la contrainte ;
  - le remodelage du VG à type d'hypertrophie excentrique est plus marqué en termes de dilatation cavitaire et d'hypertrophie pariétale que pour l'insuffisance mitrale (IM) ;
  - ce remodelage VG peut devenir à long terme pathologique, maladaptatif, médié par de nombreux processus biologiques qui induisent notamment une destruction cardiomyocytaire et une fibrose interstitielle ;
  - au début de l'évolution, l'hypertrophie myocardique compensatrice permet de maintenir une fonction systolique VG normale ;
  - la compliance du VG est grande, le VG fonctionne ainsi avec des pressions de remplissage normales pendant de nombreuses années malgré une dilatation importante ;
  - progressivement vont apparaître une altération de la contractilité et de la compliance ventriculaire (baisse de la fraction d'éjection et élévation des pressions de remplissage VG), et une insuffisance cardiaque d'effort puis de repos ;
  - lorsque le VG est très dilaté ou que la fraction d'éjection est abaissée, le remodelage VG peut être irréversible et ne récupérera pas toujours après traitement chirurgical.

- Au niveau aortique, on observe deux phénomènes :
  - une augmentation de la pression artérielle systolique, qui dépend du volume d'éjection systolique et de la compliance aortique ;
  - une baisse de la pression artérielle diastolique du fait de la régurgitation lorsque le volume de l'IA est important.
- Ceci explique les signes cliniques d'hyperpulsatilité artérielle, par augmentation de la pression artérielle différentielle ou pression pulsée (différence entre pressions systolique et diastolique).
- Lorsque l'IA est importante, la pression diastolique dans l'aorte tend à s'abaisser de telle sorte que la circulation coronarienne peut s'en trouver affectée, d'où une relative hypoperfusion coronarienne, qui pourrait participer à la genèse de la fibrose myocardique.

B. IA aiguë

- Il s'agit surtout d'une endocardite infectieuse (EI) responsable de la survenue brutale d'une IA volumineuse, donc d'une surcharge volumétrique très importante, sur une cavité VG de taille normale ou peu dilatée à compliance normale. Il en résulte une élévation brutale des pressions de remplissage (diastoliques) du VG, donc une augmentation des pressions dans la petite circulation conduisant à un œdème pulmonaire.
- L'IA aiguë peut être peu audible à l'auscultation.
- Dans ce cas, la circulation coronarienne est particulièrement pénalisée du fait de l'augmentation de la contrainte pariétale en diastole et de l'abaissement de la pression de perfusion aortique.

IV. Étiologies (tableau 9.1)

- Les étiologies de l'IA relèvent de trois mécanismes différents (fig. 9.4), qui peuvent parfois s'associer. Ces trois mécanismes se distinguent par la mobilité des cusps qui peut être « normale », augmentée ou restreinte. Lorsqu'une étiologie peut relever de plusieurs mécanismes, le mécanisme principal est cité.
- On analyse également la présence d'une lésion organique des cusps (perforation, épaississement, élongation, etc.).

Tableau 9.1 Principales étiologies des insuffisances aortiques.

Mouvement valvulaire normal (type 1)	Mouvement valvulaire excessif : prolapsus (type 2)	Mouvement valvulaire restreint (type 3)
Dilatation de la racine de l'aorte 1) Dilatation idiopathique 2) Maladies syndromiques, génétiques – Maladie de Marfan – Maladie de Loeys-Dietz – Maladie d'Ehlers-Danlos 3) Maladies inflammatoires (aortite) – Maladie de Takayasu – Maladie de Horton – Maladie de Behçet – Spondylarthrite ankylosante – Syphilis 4) Bicuspidie aortique 5) Dissection aortique Destruction/perforation valvulaire 1) Endocardite infectieuse 2) Lésion traumatique 3) Fenestration congénitale ou acquise	Dystrophie ou dysplasie isolée de la valve aortique Bicuspidie aortique Endocardite infectieuse Syndrome de Laubry-Pezzi Déchirure traumatique Dissection aortique	RAA Toxicité médicamenteuse Radiothérapie médiastinale

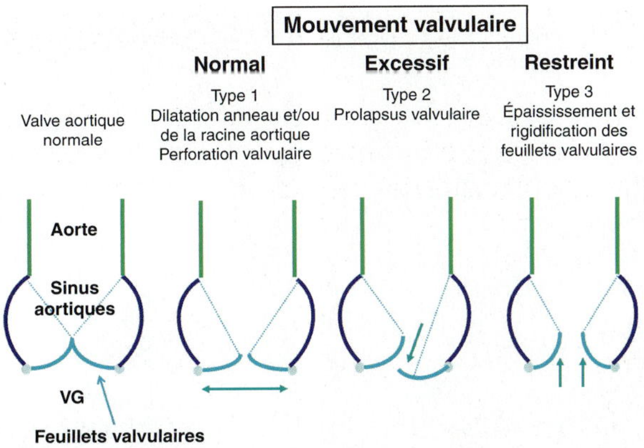

Fig. 9.4 Mécanisme de fuite aortique en fonction de la mobilité des cusps ou sigmoïdes aortiques.
Type 1 : mouvement quasi normal des cusps, type 2 : mouvement excessif en diastole des cusps (prolapsus), type 3 : mouvement restreint des cusps par atteinte organique (trait bleu pointillé virtuel).

A. IA avec mouvement « normal » des cusps

- Lorsque le mouvement des cusps est normal, trois types d'anomalies peuvent expliquer l'IA :
  – *la dilatation de l'anneau aortique* empêchant la coaptation des cusps malgré un mouvement et une structure valvulaire normaux. En pratique, la dilatation de l'anneau aortique est rarement isolée, associée en général à la dilatation de la racine de l'aorte ;

- *la dilatation de la racine aortique* qui peut prédominer au niveau de l'anneau aortique et des sinus aortiques (fig. 9.5A : maladie annuloectasiante) ou au niveau de l'aorte initiale. Cette situation se rencontre dans la maladie de Marfan, la maladie de Loeys-Dietz, le syndrome d'Ehlers-Danlos, ou sans cause retrouvée (dilatation dite idiopathique). Elle peut également être la conséquence d'une dilatation de l'aorte initiale sur bicuspidie aortique, ou encore d'une aortite (atteinte inflammatoire de la paroi aortique) telle que la maladie de Takayasu, la maladie de Horton, la maladie de Behçet, la spondylarthrite ankylosante, la syphilis;
- *la perforation ou destruction partielle d'une cusp*. L'étiologie est essentiellement l'EI (fig. 9.6) qui peut détruire le bord libre ou perforer le corps d'une cusp, plus rarement des lésions traumatiques (cathétérisme) ou des fenestrations qui sont des petites perforations congénitales ou dégénératives des cusps, siégeant au niveau des zones de coaptation (zones de contact entre 2 cusps).

- La maladie annuloectasiante et la dilatation de l'aorte ascendante exposent au risque de rupture ou de dissection aortique.

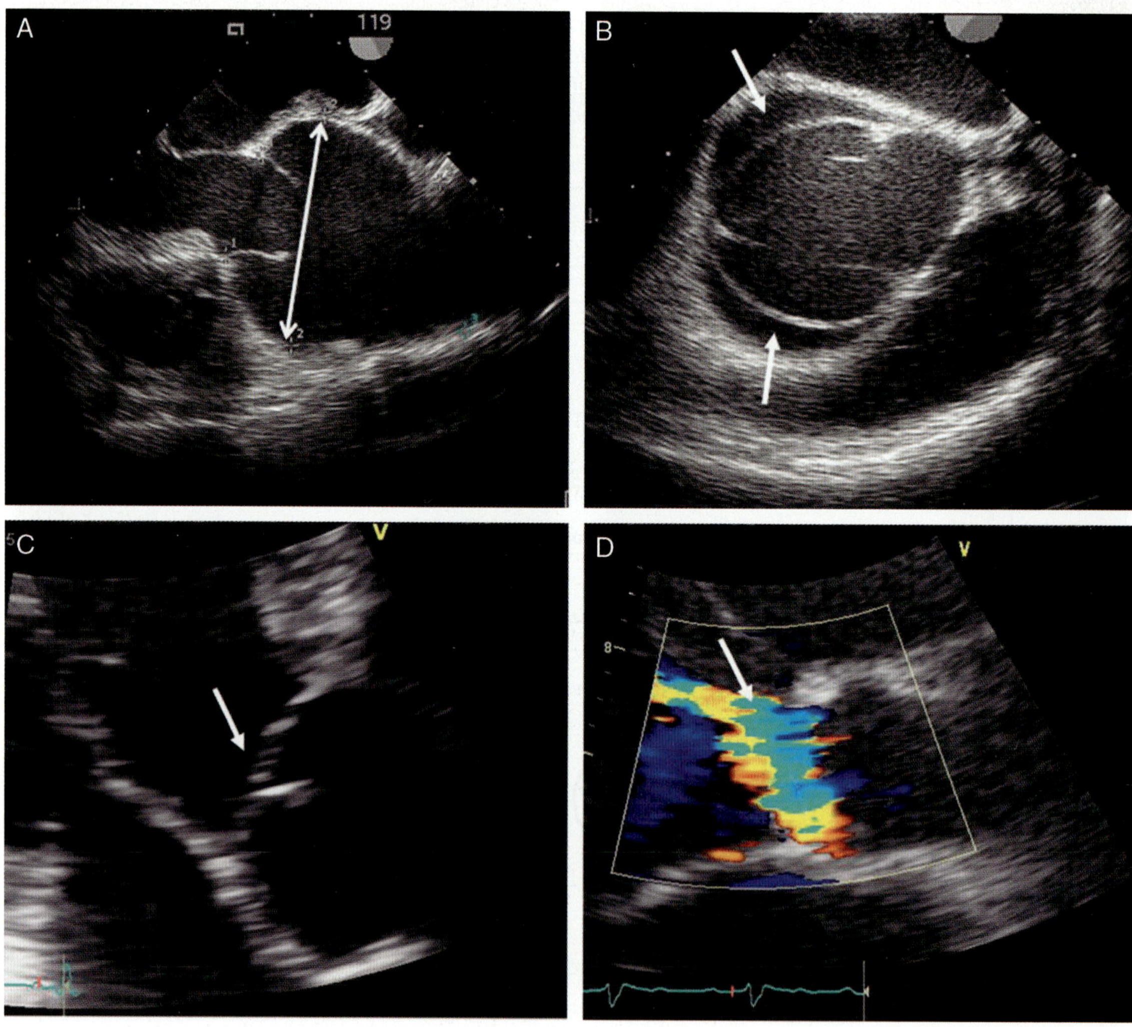

Fig. 9.5 Mécanisme de fuite aortique de types 1 et 2.

A. Maladie annuloectasiante avec dilatation de l'anneau et des sinus aortiques entraînant un défaut de coaptation des cusps (type 1). B. Aspect de dissection aortique avec désinsertion de la paroi et de la valve (flèches) du culot aortique entraînant une fuite centrale par prolapsus (type 2). C. Prolapsus de cusp (flèche). D. Flux couleur de fuite aortique excentrique sur un prolapsus de cusp.

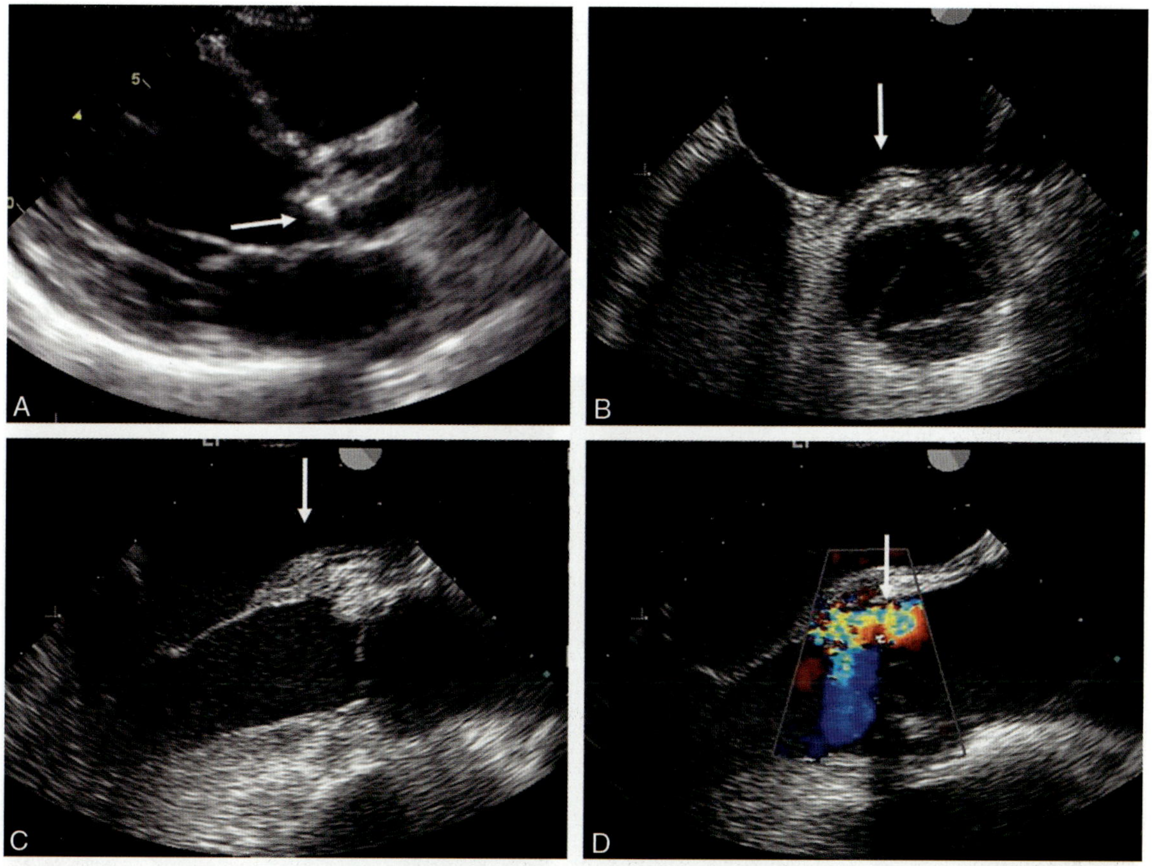

Fig. 9.6 Mécanisme de fuite aortique de type 1 : endocardites aortiques.
A. Volumineuse végétation (flèche) développée sous la valve aortique dans la chambre de chasse. B, C. Images d'abcès de l'anneau aortique (flèche). D. Insuffisance aortique développée sur l'abcès.

B. IA avec mouvement excessif des cusps

Lorsque le mouvement d'au moins une cusp est excessif, se fermant non pas sur le plan des autres cusps mais sous ce plan dans la chambre de chasse du VG, on parle de prolapsus valvulaire (*cf.* fig. 9.5C et 9.5D) :

- le prolapsus valvulaire aortique peut être isolé : la valve aortique est tricuspide mais dystrophique (anomalie acquise), voire dysplasique (anomalie de naissance, congénitale). La fuite est excentrée à partir de la cusp prolabante ;
- le prolapsus valvulaire aortique peut se rencontrer dans le cadre d'une bicuspidie : la cusp qui prolabe est en général la plus grande, celle qui est constituée par la fusion de 2 cusps ;
- plus rarement, le prolapsus valvulaire peut être la conséquence d'une déchirure traumatique, d'une infection (endocardite infectieuse), ou secondaire à une communication interventriculaire (CIV) sous-aortique infundibulaire réalisant le syndrome de Laubry-Pezzi.

C. IA avec mouvement restreint des cusps

Lorsque le mouvement d'au moins une cusp est restreint, se fermant non pas sur le plan des autres cusps mais au-dessus de ce plan vers l'aorte, on parle de **restriction valvulaire** (fig. 9.7) :

- *le rhumatisme articulaire aigu* (RAA) était la principale cause d'IA restrictive. Il est devenu rare dans les pays occidentaux, on le rencontre néanmoins dans les populations migrantes (Maghreb, Asie, Afrique) ; il peut être associé à une sténose (maladie aortique). Les lésions de RAA prédominent sur la valve mitrale mais peuvent également atteindre la valve aortique. Le RAA est responsable de lésions progressives des feuillets valvulaires avec épaississement et rétraction des bords libres créant un orifice central (fig. 9.7A et 9.7B) ;

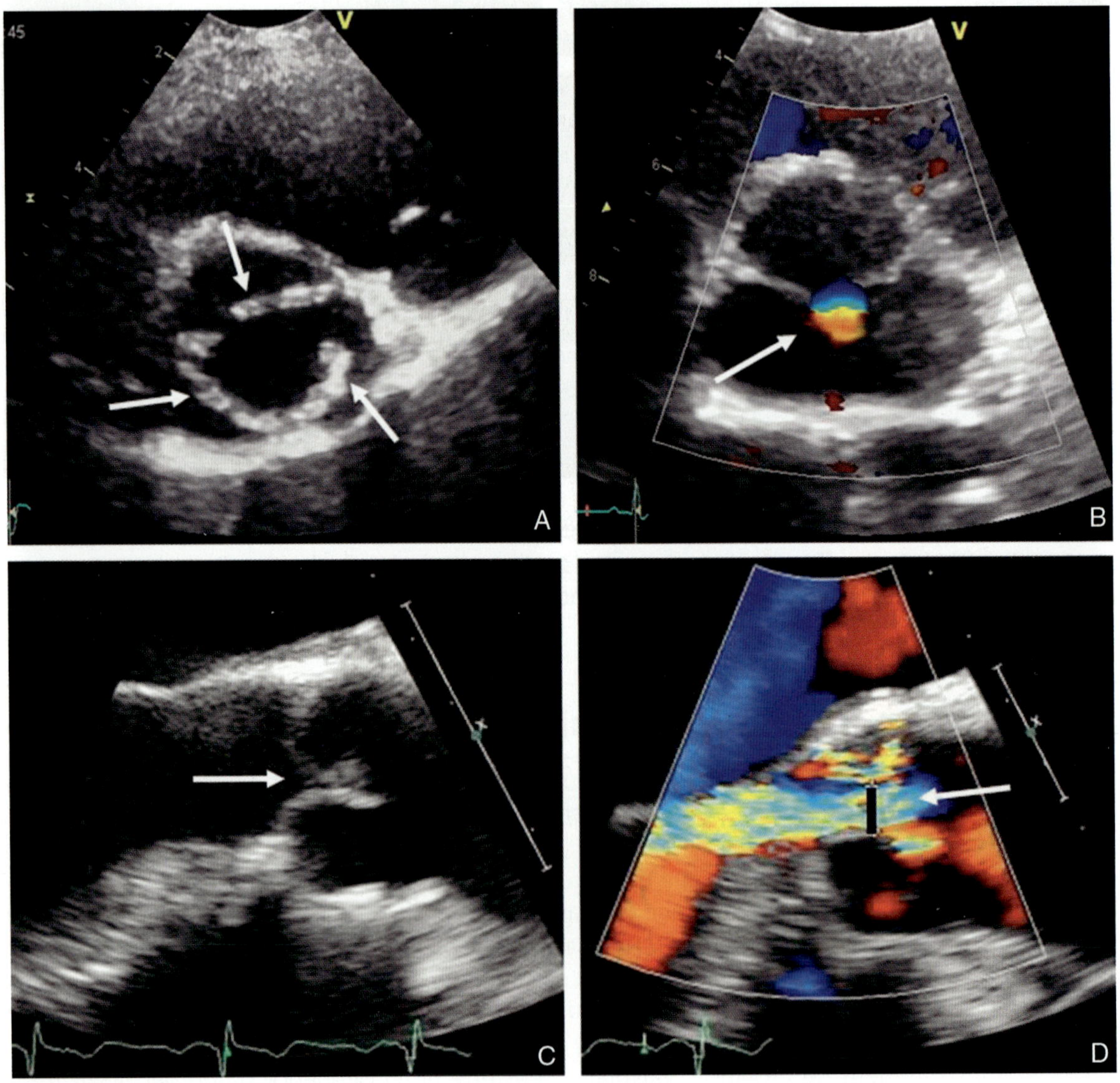

Fig. 9.7 Mécanisme de fuite aortique de type 3.

A. Lésions de RAA de la valve aortique avec épaississement et rétraction du bord libre des cusps (flèches montrant le bord libre des cusps en position ouverte), entraînant un orifice central avec IA (B : flèche montrant le jet couleur). C. Lésions médicamenteuses (benfluorex) de la valve aortique avec mouvement restreint des cusps (flèche montrant le défaut de fermeture en diastole), entraînant une IA centrale (D : flèche montrant le jet couleur).

- les lésions médicamenteuses toxiques peuvent être induites par des dérivés de l'ergot de seigle (antimigraineux), des anorexigènes qui ont été retirés du marché tels que la fenfluramine (Ponderal®), la dexfenfluramine (Isoméride®), le benfluorex (Médiator®). Leur toxicité est de type sérotonine;
- d'autres causes sont plus rares : tumeur endocrine carcinoïde sécrétant de la sérotonine (l'atteinte des valves gauches est rare dans ce cas car la sérotonine sécrétée dans le sang veineux est arrêtée par le filtre pulmonaire), radiothérapie médiastinale (lymphome médiastinal, cancer du sein, gauche en particulier).

D. IA aiguë

Il peut s'agir :

- d'une EI en phase aiguë : IA souvent massive, consécutive à une destruction/perforation valvulaire et/ou à un abcès de l'anneau aortique (*cf.* fig. 9.6);
- d'une dissection aortique aiguë atteignant l'anneau aortique (*cf.* fig. 9.5B);
- de la rupture d'anévrisme d'un sinus aortique;
- d'une origine traumatique (traumatisme fermé du thorax, cathétérisme cardiaque).

E. Cas particulier des IA sur prothèse valvulaire

Il peut s'agir :

- principalement d'une IA paraprothétique due à une désinsertion partielle septique (endocardite infectieuse précoce ou tardive postopératoire) ou aseptique de la prothèse (anneau aortique fragilisé par des interventions multiples ou par des calcifications);
- d'une IA intraprothétique par dysfonction de prothèse (thrombus bloquant le mouvement d'une ailette, endocardite infectieuse ou dégénérescence d'une bioprothèse).

V. Clinique

A. Circonstances de découverte

- La découverte est le plus souvent fortuite en cas d'IA chronique (souffle entendu lors d'une consultation pour une autre raison).
- Il peut également s'agir d'une découverte dans le cadre du bilan d'une pathologie causale.
- De nos jours, la découverte tardive au stade d'insuffisance cardiaque (IC) est devenue rare.

B. Signes fonctionnels

- L'IA est souvent asymptomatique.
- On peut retrouver :
  - une dyspnée d'effort (classification NYHA);
  - rarement, un angor d'effort et parfois de repos (fonctionnel) en cas d'IA massive.
- La présence de signes au repos (rares et tardifs) est de mauvais pronostic.

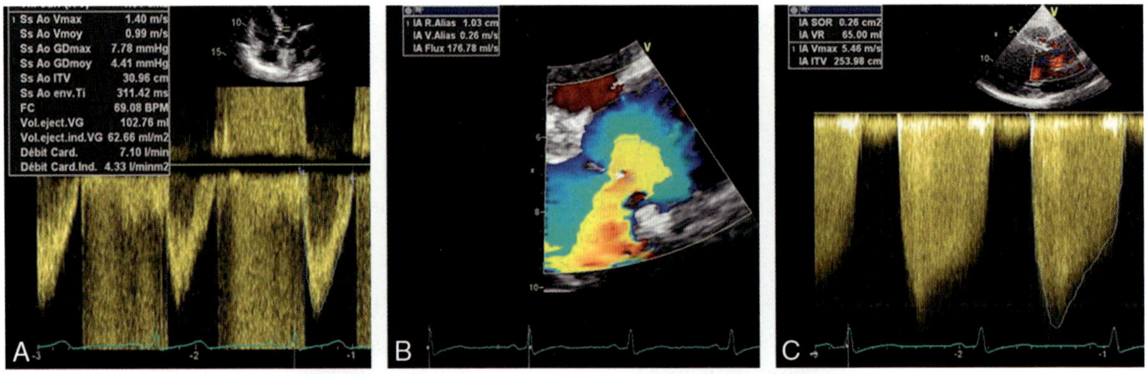

Fig. 9.9 Critères de quantification d'une IA.

A. Une IA volumétriquement significative (grade 3 ou 4) s'accompagne d'un hyperdébit dans la chambre de chasse du VG. B. Méthode de la PISA avec mesure de la PISA ou zone de convergence (hémisphère en jaune) et du flux de régurgitation aortique (C), ce qui permet de calculer la surface de l'orifice régurgitant (SOR) et le volume de régurgitation, qui sont ici à 26 mm^2 et 65 mL, respectivement, correspondant *de facto* à une fuite sévère.

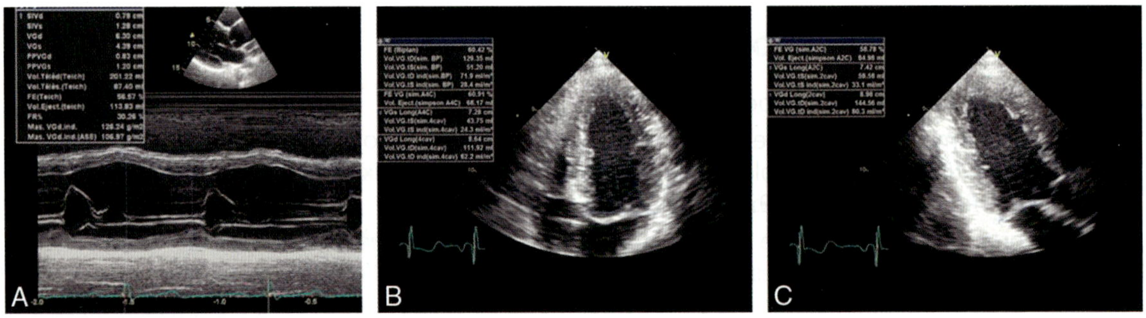

Fig. 9.10 Évaluation ventriculaire gauche.

A. Mesure des diamètres VG en télédiastole (63 mm) et télésystole (44 mm) témoignant d'un remodelage excentrique dans l'IA. B, C. Mesure de la FEVG selon la méthode Simpson biplan.

- préciser le retentissement :
  - dilatation du VG (*cf.* fig. 9.10A) :
    - mesure des diamètres télédiastolique et télésystolique en mode TM (temps – mouvement), à indexer à la surface corporelle,
    - volumes ventriculaires en mode le plus souvent bidimensionnel (ou tridimensionnel) ;
  - augmentation de l'épaisseur pariétale qui, avec la dilatation VG, confirme l'hypertrophie excentrique ;
  - mesure de la fraction d'éjection du VG (FEVG) visuelle ou par la méthode Simpson biplan : le plus souvent normale (> 50 %) dans les IA compensées (*cf.* fig. 9.10A) ;
  - estimation des pressions de remplissage du VG ;
  - mesure de la pression artérielle pulmonaire (PAP).
  - Dans les IA chroniques asymptomatiques, ce sont sur ces données du retentissement que les indications de remplacement valvulaire reposent, ainsi que sur la dilatation éventuelle de l'aorte ascendante ;
- déterminer l'étiologie :
  - mobilité des cusps ou sigmoïdes : normale, augmentée ou restreinte,
  - aspect des valves : fines ou épaissies, calcifiées ou non, tricuspidie ou bicuspidie (*cf.* fig. 9.3 et 9.7),

- présence de végétations ou d'abcès valvulaires en faveur d'une EI (*cf.* fig. 9.6),
- mesure du diamètre de l'anneau aortique, des sinus aortique et de l'aorte ascendante. En cas de maladie annuloectasiante, on note un aspect « piriforme » ou « en bulbe d'oignon » de la racine aortique qui expose à un risque de rupture ou dissection aortique (*cf.* fig. 9.5A et 9.5B),
- en cas de bicuspidie, dilatation associée de l'aorte ascendante (50 % des cas environ) siégeant le plus souvent au niveau de l'aorte ascendante, au-delà de la jonction sinotubulaire,
- dilatation aortique et présence d'un *flap* en cas de dissection aortique (*cf.* fig. 9.5B);

• rechercher d'autres atteintes valvulaires associées, notamment mitrale ou tricuspide.

L'échographie transœsophagienne (ETO) est indiquée seulement lorsque l'échogénicité est insuffisante ou lorsque certains diagnostics sont évoqués (EI, dissection aortique notamment).

D. Test d'effort

- Le test d'effort n'est pas systématique mais peut être une aide à la décision thérapeutique en permettant d'apprécier la tolérance fonctionnelle. La limitation de la capacité fonctionnelle ou l'apparition de symptômes à l'effort orientent vers une prise en charge chirurgicale de l'IA.
- Le test d'effort peut être de trois types :
  - test d'effort standard sur vélo ou tapis roulant;
  - test d'effort avec analyse des gaz expirés (épreuve d'effort métabolique);
  - échocardiographie d'effort qui permet d'étudier l'adaptation cardiaque à l'effort.

E. Exploration hémodynamique

- La coronarographie préopératoire a des indications larges lorsqu'une chirurgie est envisagée, en particulier chez les hommes de plus de 40 ans et les femmes de plus de 50 ans ou ménopausées, ou en présence de facteurs de risque cardiovasculaire.
- L'angiographie sus-sigmoïdienne est exceptionnellement réalisée pour apprécier le volume de la fuite en cas de difficulté de quantification en échocardiographie.

F. Imagerie en coupes (scanner et IRM)

- Le scanner a l'avantage de sa disponibilité mais l'inconvénient d'être irradiant, ce qui doit faire peser ses indications notamment en cas de répétition des examens de surveillance.
- L'IRM est moins disponible, mais non irradiante. Elle nécessite cependant l'injection de gadolinium, contre-indiqué en cas d'insuffisance rénale sévère :
  - ses indications spécifiques dans l'IA sont de préciser les dimensions de l'aorte ascendante et en surveiller l'évolution chez les sujets non opérés d'emblée. La surveillance sera réalisée principalement par échocardiographie du fait de son innocuité, avec un scanner ou une IRM en cas de dilatation déjà marquée de l'aorte ou en cas de progression vers des valeurs chirurgicales,
  - elle permet de :
    - déterminer les volumes VG et la FEVG (intérêt seulement quand l'échogénicité est très mauvaise),
    - d'analyser le volume de régurgitation par différentes méthodes,
    - d'analyser l'ensemble de l'aorte (fig. 9.11).
- Le coroscanner peut être discuté comme alternative à la coronarographie chez des sujets jeunes afin de s'assurer de l'absence de lésion coronarienne.

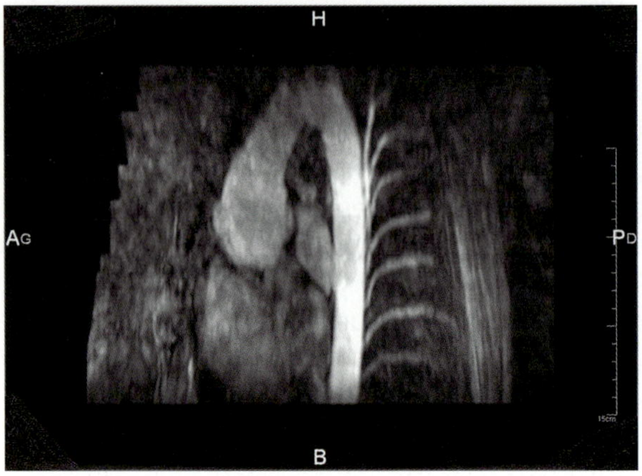

Fig. 9.11 IRM : aorte thoracique visible dans sa totalité.
Dilatation « en bulbe d'oignon » de la racine aortique.

VII. Diagnostic différentiel

- En cas de diagnostic d'un souffle diastolique, la distinction est surtout à faire avec l'IP (contexte différent, en général cardiopathie congénitale connue, ou grande hypertension artérielle pulmonaire).
- Le diagnostic différentiel doit être fait avec :
  - un double souffle (rupture d'un sinus aortique) ou un souffle continu (canal artériel persistant, fistule coronarienne) ;
  - un frottement péricardique.

L'échographie permet habituellement d'établir le bon diagnostic.

VIII. Évolution et complications

Le pronostic de l'IA est lié à son retentissement sur le VG, au risque d'EI et à l'existence éventuelle d'une pathologie de la paroi aortique associée avec le risque de dissection ou de rupture aortiques.

A. IA chronique

- Elle expose au risque d'EI.
- L'IA significative (grades 3–4) peut être longtemps bien tolérée et demeurer asymptomatique mais l'apparition de symptômes signe un tournant évolutif de la maladie avec une altération du pronostic. Les lésions myocardiques associées au remodelage VG peuvent être irréversibles : l'indication opératoire est souvent posée chez des patients asymptomatiques devant la dilatation VG et/ou l'altération de la FEVG, d'où la nécessité de surveiller étroitement les sujets ayant une IA modérée à moyenne ou sévère.
- Le risque particulier des IA sur dilatation aortique est celui de rupture ou de dissection aortique, nécessitant de surveiller annuellement l'évolution du diamètre aortique par échographie, et de temps à autre par IRM ou scanner.
- Dans la bicuspidie aortique, le risque de dissection est légèrement augmenté par rapport à la population générale mais reste faible par rapport à la maladie de Marfan.
- En cas de maladie de Marfan, le dépistage familial doit être recommandé ; il peut aussi être proposé en cas de biscuspidie.

B. IA aiguë

- Son évolution est rapide, elle est souvent mal tolérée quand elle est sévère.
- Il existe un risque d'OAP, de mort subite.
- Une chirurgie précoce est habituellement nécessaire.

C. Complications

Ce sont :

- l'endocardite infectieuse. La prophylaxie de l'EI (hygiène bucco-dentaire, etc.) est toujours recommandée, **mais l'antibioprophylaxie n'est plus systématique avant des soins dentaires sauf en cas d'antécédent d'EI, d'IA sur prothèse ou d'IA associée à une cardiopathie cyanogène**;
- l'insuffisance cardiaque gauche ou globale, tardive. Elle s'observe lorsque la dilatation du VG est majeure et la fonction systolique altérée. Dans l'IA aiguë, au contraire, elle peut s'observer avec une dilatation VG nulle ou modérée et une fonction systolique préservée;
- la dissection ou rupture aortique;
- la mort subite, rare (trouble du rythme dans les formes évoluées, rupture aortique).

IX. Surveillance

A. IA chronique

- La stratégie doit s'attacher à :
  - estimer le volume de la régurgitation;
  - surveiller la progression de la dilatation du VG et la FEVG;
  - surveiller la dilatation aortique dans les formes annuloectasiantes ou en cas de bicuspidie;
  - prévenir une EI.
- Le rythme de suivi est de 1 à 2 fois/an s'il s'agit d'une fuite sévère, tous les 2 à 3 ans en cas de fuite modérée à moyenne, comportant :
  - un examen clinique soigneux, avec recherche de symptômes, de signes d'insuffisance cardiaque;
  - un ECG;
  - un échodoppler cardiaque transthoracique;
  - éventuellement une IRM ou un scanner en cas d'IA avec dilatation importante ou progressive de l'aorte ascendante.
- Des soins dentaires sont à prévoir 1 à 2 fois/an.

B. IA aiguë

- L'IA aiguë due à une EI, à une dissection aortique ou traumatique, est souvent très symptomatique. L'indication chirurgicale urgente ou semi-urgente est souvent nécessaire.
- Urgente en cas de dissection aortique, elle peut être légèrement différée en cas d'IA traumatique ou d'EI, en fonction de la tolérance et du contexte.

X. Traitement

Les indications chirurgicales sont portées essentiellement sur les données cliniques et échographiques.

A. Traitement médical

- Une IA asymptomatique sans signe de mauvaise tolérance VG en échocardiographie requiert une surveillance simple sans traitement.
- Une IA sévère compliquée d'IVG nécessite un traitement médical (diurétiques, éventuellement IEC) dans l'attente de la chirurgie uniquement.
- Les IEC ne sont pas un traitement au long cours de l'IA modérée à moyenne ou sévère.
- La résolution des signes cliniques d'insuffisance cardiaque sous traitement médical ne doit pas faire repousser la chirurgie.
- Dans le syndrome de Marfan et plus généralement quand existe une dilatation de l'aorte, les bêtabloquants sont le seul traitement validé pour prévenir la dissection.

B. Prophylaxie de l'endocardite infectieuse

La stratégie est la suivante :

- en cas de gestes à risque infectieux, en particulier dentaires :
  - antibioprophylaxie non obligatoire dans l'IA sur valves natives,
  - antibioprophylaxie en cas d'antécédent d'EI ou de présence d'une prothèse valvulaire ;
- en revanche, bonne hygiène dentaire et examen dentaire tous 6 mois recommandés systématiquement.

C. Traitement chirurgical

1. Modalités

- L'IA isolée est traitée par remplacement valvulaire aortique (RVA) simple par prothèse mécanique ou biologique. Le choix de la prothèse doit être discuté entre le patient et le chirurgien, le choix final revenant au patient, sauf en cas de contre-indication claire à l'un des types de prothèse. La prothèse biologique est généralement implantée après 65 ans ou chez la femme souhaitant une grossesse.
- L'IA avec dilatation aortique est traitée par RVA associé à un remplacement de l'aorte ascendante par tube prothétique avec réimplantation des coronaires (Bentall), ou parfois tube sus-coronarien sans avoir à réimplanter les coronaires.
- La réparation valvulaire aortique (plastie chirurgicale conservatrice) n'est pratiquée que par certains chirurgiens entraînés en cas de normalité des feuillets valvulaires si l'IA est due à une dilatation de la racine de l'aorte, et dans certains cas de prolapsus.

2. Indications

Ce sont :

- l'IA chronique sévère symptomatique (dyspnée, insuffisance cardiaque congestive) ;
- l'IA chronique sévère asymptomatique avec :
  - diamètre télédiastolique > 70 mm ou diamètre télésystolique > 50 mm ou > 25 mm/m^2 en échographie,
  - FEVG < 50 % ;

- l'IA chronique de grade 3–4 asymptomatique si une chirurgie cardiaque est envisagée pour des pontages coronariens, pour une dilatation de l'aorte ou pour une autre valvulopathie;
- l'IA quel que soit son grade avec dilatation de l'aorte ascendante si le diamètre de la racine de l'aorte, quelle que soit la zone de mesure, est ≥ 55 mm ou ≥ 50 mm dans le cas du syndrome de Marfan. Le diamètre peut être ramené à 45 mm en cas de syndrome de Marfan avec facteurs de risque de rupture ou de dissection, ou à 50 mm en cas de bicuspidie avec facteurs de risque (HTA, histoire familiale ou personnelle de dissection, progression rapide de la dilatation > 3 mm/an, IM ou IA sévère, désir de grossesse);
- l'IA aiguë sévère : l'indication opératoire est formelle et urgente en cas de signe d'insuffisance cardiaque;
- l'endocardite infectieuse, qu'elle soit sur valve native ou sur prothèse, à discuter notamment en présence d'un sepsis non maîtrisé, d'une hémodynamique instable, ou s'il existe un risque embolique majeur devant de volumineuses végétations.

3. Bilan préopératoire

- Il doit permettre d'évaluer le risque opératoire.
- Il comporte en général :
  - imagerie des coronaires (coronarographie ou coroscanner);
  - scanner ou IRM de l'aorte en cas de dilatation aortique (bicuspidie);
  - échodoppler des troncs supra-aortiques;
  - recherche de foyers infectieux de la sphère ORL ou stomatologique avec radiographie de sinus et panoramique dentaire;
  - recherche d'autres comorbidités (fonction rénale, pathologie pulmonaire, etc.);
  - avis gériatrique chez le sujet très âgé pour bien peser le rapport risque/bénéfice de la procédure.

4. Résultats

- Les résultats des séries chirurgicales actuelles sont excellents, les patients étant opérés à un stade moins évolué qu'autrefois.
- La mortalité périopératoire n'excède pas 1 à 3 % en cas de RVA isolé chez les patients asymptomatiques.
- Elle atteint 3 à 10 % chez les patients symptomatiques, ou en cas de chirurgie de l'aorte ascendante ou de pontages coronariens associés.

D. Remplacement valvulaire percutané (TAVI)

- Un remplacement valvulaire percutané est parfois proposé dans l'IA chez des patients à très haut risque chirurgical ou contre-indiqués à la chirurgie, en l'absence d'EI.
- Les prothèses actuelles ne sont pas parfaitement adaptées, avec notamment un risque de migration après implantation, si bien que cette solution reste actuellement très marginale.

Points clés

- L'insuffisance aortique (IA) est une valvulopathie peu fréquente. Elle est le plus souvent chronique, mais des formes aiguës existent, notamment en cas d'endocardite infectieuse (EI).
- L'IA sur dilatation de la racine de l'aorte, notamment dans sa forme annuloectasiante, avec normalité des valves aortiques, est une étiologie fréquente dans les pays occidentaux. La dilatation de la racine de l'aorte et/ou l'aorte initiale entraîne une perte de contact des valves aortiques.
- L'IA annuloectasiante comporte un risque de dissection ou de rupture de la paroi aortique. L'indication opératoire peut donc être portée non pas sur l'importance de la fuite, mais sur le diamètre de l'aorte ascendante pour prévenir le risque de dissection.
- La bicuspidie aortique (1 à 2 % de la population) est une cause fréquente d'IA par prolapsus de la cusp la plus grande. La bicuspidie expose au risque de sténose aortique à tout âge, à l'IA et à l'EI. Du fait d'anomalies histologiques associées de la paroi de l'aorte ascendante, elle comporte un risque de dilatation aortique, de dissection ou de rupture aortique.
- L'IA chronique est une valvulopathie qui peut rester longtemps silencieuse, asymptomatique pendant de nombreuses années. Lorsque les symptômes apparaissent, la situation est déjà évoluée, le ventricule gauche (VG) est le siège de lésions de fibrose, qui peuvent persister après remplacement valvulaire aortique.
- De ce fait, on est souvent amené à opérer des IA chroniques alors que les patients sont asymptomatiques. L'indication opératoire est portée essentiellement sur des critères cliniques et échocardiographiques : présence de symptômes, dilatation du VG > 70 mm en diastole ou > 50 mm en systole (ou 25 mm/m^2, indexé à la surface corporelle du patient), fraction d'éjection abaissée < 50 %, dilatation de l'aorte ascendante en cas d'IA annuloectasiante, de syndrome de Marfan ou de bicuspidie.
- La surveillance des patients porteurs d'IA sévère doit être attentive, au moins annuelle. Elle doit comporter un examen clinique, un ECG, une échocardiographie doppler transthoracique et si besoin un examen d'imagerie en coupes, IRM ou scanner, pour surveiller les diamètres aortiques en cas de dilatation de l'aorte ascendante.
- Le syndrome de Marfan est une indication formelle à un dépistage familial; le dépistage familal peut être aussi proposé en cas de bicuspidie.
- L'IA aiguë est due le plus souvent à une EI, plus rarement à une dissection aortique ou à un traumatisme; elle est généralement très symptomatique et une indication chirurgicale rapide est habituellement retenue.
- Il n'existe pas de traitement médical dans l'IA sévère.
- La chirurgie consiste en un remplacement ou une réparation valvulaire aortique, associé ou non au remplacement de l'aorte ascendante, avec éventuelle réimplantation des coronaires.
- Un remplacement percutané de la valve aortique (TAVI) est parfois proposé en cas de très haut risque chirurgical dans l'IA, en l'absence d'EI, mais cette technique n'est pas parfaitement adaptée à cette situation et reste exceptionnelle.
- L'IA expose au risque d'endocardite infectieuse. Alors que l'antibioprophylaxie systématique n'est plus indiquée, la prophylaxie reste importante (hygiène bucco-dentaire, etc.).

Notions indispensables PCZ

- Devant une IA, toujours s'enquérir de la taille de l'aorte.
- L'IA aiguë est le plus souvent liée à une endocardite ou à une dissection aortique. Elle est souvent mal tolérée et doit être opérée rapidement.
- La biscuspidie aortique s'accompagne souvent d'une dilatation de l'aorte.
- Devant une IA avec dilatation aortique, penser à un syndrome de Marfan avec un risque de dissection augmenté.
- L'indication opératoire peut reposer sur la sévérité de l'IA, son retentissement sur le VG ou sur la taille de l'aorte.

Réflexes transversalité

- Item 149 – Endocardite infectieuse
- Item 150 – Surveillance des porteurs de valves et prothèses vasculaires

Pour en savoir plus

Cormier B, Lansac E, Obadia J-F, Tribouilloy C. Cardiopathies valvulaires de l'adulte. Paris : Lavoisier Médecine Sciences ; 2015.

	Baumgartner H, et al. ESC/EACTS Guidelines for the management of valvular heart disease. Eur Heart J. 2017 ; 38 : 2739-91. https://academic.oup.com/eurheartj/article/38/36/2739/4095039
	Nishimura R, et al. 2017 ACC/AHA Focused Update of the 2014 AHA/ACC Guideline for the management of patients with valvular heart diseuse : a report of the American College of Cardiology/ American Heart Association task force on clinical practice guidelines. Circulation. 2017 ; 35 (25) : e1159-e1195. https://www.ahajournals.org/doi/pdf/10.1161/CIR.0000000000000503

CHAPITRE

10

Item 150 – UE 6 – Surveillance des porteurs de valve et prothèses vasculaires[1]

Objectifs pédagogiques

Nationaux

Item 150

- Expliquer les risques inhérents aux valves artificielles et aux prothèses vasculaires et les mesures préventives correspondantes.
- Diagnostiquer une complication liée au matériel prothétique ou au traitement associé.
- Réunir les arguments en faveur d'une infection sur valve, prothèse valvulaire ou vasculaire.

Item 231

- Diagnostiquer une insuffisance mitrale, un rétrécissement aortique, une insuffisance aortique.
- Argumenter l'attitude thérapeutique et planifier le suivi du patient.
- Connaître les principes de suivi des patients avec prothèse valvulaire.

CNEC

- Connaître les différents types de prothèses valvulaires, et les différences entre valves mécaniques et biologiques.
- Connaître les principales complications des prothèses valvulaires : thromboses obstructives et non obstructives des prothèses mécaniques, désinsertions de valve, le risque majeur d'endocardite infectieuse, la dégénérescence inéluctable des bioprothèses.
- Connaître les risques et les complications du traitement anticoagulant.
- Connaître les objectifs du traitement anticoagulant en fonction du type de valve, du contexte, et des pathologies associées.
- Savoir planifier le suivi d'un porteur de prothèse valvulaire par le généraliste et le cardiologue, connaître les moyens de la surveillance, cliniques et paracliniques.

[1] Seule la partie concernant les prothèses valvulaires est traitée ici.

I. Les différents types de prothèses valvulaires

- Il existe deux grands types de prothèses valvulaires : les prothèses mécaniques et les prothèses biologiques.
- Parmi les prothèses biologiques (bioprothèses), on distingue les prothèses chirurgicales, implantées lors de la chirurgie, et les prothèses percutanées, implantées par cathétérisme interventionnel (TAVI ou TAVR : *Transcatheter Aortic Valve Implantation* ou *Replacement*).
- Les prothèses, étant par nature des corps étrangers, présentent un risque accru d'endocardite infectieuse par rapport aux valves natives.

A. Prothèses mécaniques (vidéo 10.1)

- Ce sont des dispositifs artificiels, construits actuellement en titane et carbone pour la partie mécanique, avec une collerette en tissu de type dacron pour la suture sur les tissus (fig. 10.1).
- Les premières valves mécaniques étaient à bille (prothèse de Starr®), puis sont apparues des valves monodisques (telles que la prothèse de Björk-Shiley®, Medtronic-Hall®), puis des prothèses à double ailette (prothèse de Saint-Jude®, Sorin Bicarbon®, Mira®, etc.). Les valves à double ailette, qui offrent une bonne hémodynamique et sont moins thrombogènes, sont les plus implantées.
- Certains patients opérés il y a plusieurs décennies sont encore porteurs de prothèses d'ancienne génération.
- Les valves cardiaques mécaniques présentent un risque de thrombose et nécessitent un traitement anticoagulant définitif par antivitamine K (AVK) qui expose donc aux risques inhérents (risque hémorragique). Les AVK diminuent mais ne suppriment pas totalement le risque thrombotique.
- Les anticoagulants oraux directs (antithrombine ou antifacteur X) sont formellement contre-indiqués en cas de prothèse mécanique, même de façon transitoire.
- En cas de besoin, un traitement relais peut faire appel à l'héparine non fractionnée ou aux héparines de bas poids moléculaire.
- Ces prothèses ont une excellente durabilité et sont prévues pour durer toute la vie du patient.

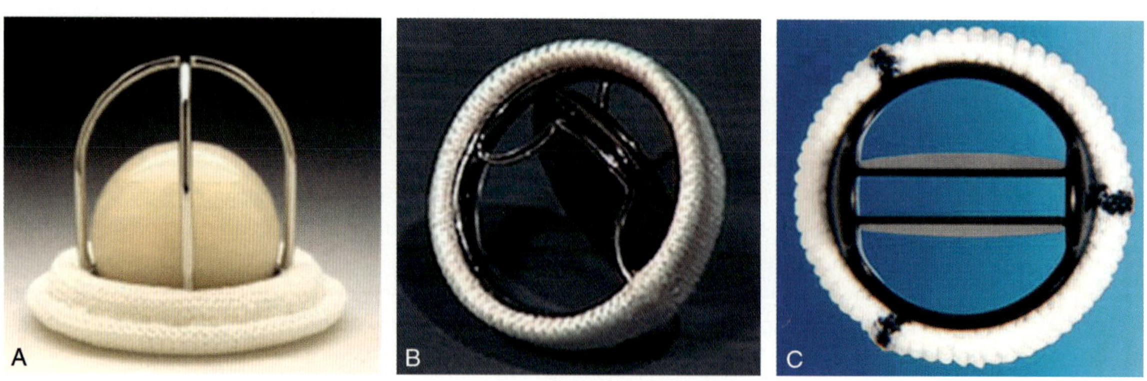

Fig. 10.1 Différents types de prothèses chirurgicales mécaniques.

A. Prothèse à bille de type Starr®, retirée de la commercialisation en 2007. B. Prothèse à disque de type Bjork-Shiley. C. Prothèse à double ailette de type Saint-Jude®.

B. Prothèses biologiques ou bioprothèses (vidéo 10.2)

1. Bioprothèses chirurgicales

- Les valves biologiques sont le plus souvent des xénogreffes, valves d'origine animale (Hancock®, Carpentier-Edwards®, Perimount®, Mosaic®, Magna Ease®, etc.), constituées de péricarde principalement bovin, ou de valves aortiques d'origine porcine (fig. 10.2).
- Les valves biologiques sont plus rarement des allogreffes/homogreffes (surtout valve aortique prélevée chez un donneur) ou autogreffes d'origine humaine (intervention de Ross : remplacement du culot aortique par le culot pulmonaire du patient, puis implantation d'une homogreffe ou d'une xénogreffe en position pulmonaire), mais peu disponibles et moins utilisées (fig. 10.3).
- Les bioprothèses sont le plus souvent montées sur une armature de métal et donc relativement encombrantes.
- Plus rarement, il s'agit de prothèses sans armature ou stentless. Les valves stentless permettent une optimisation des performances hémodynamiques par diminution de l'encombrement, mais n'ont pas apporté d'amélioration de la durabilité (fig. 10.4).
- Les bioprothèses ne nécessitent pas d'anticoagulants au-delà du 3e mois postopératoire si le rythme est sinusal.
- Mais leur *durabilité est limitée* à 10–15 ans en moyenne, avec des dégénérescences parfois plus précoces surtout chez les sujets jeunes, ou en fonction du type de prothèse.

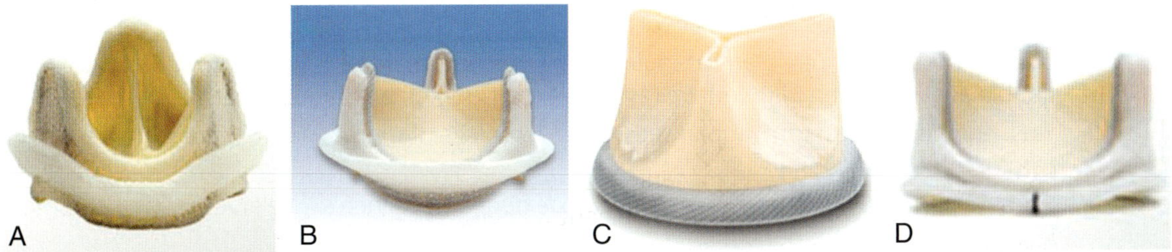

Fig. 10.2 Différents types de prothèses chirurgicales biologiques avec armature (xénogreffe).
A. Bioprothèse porcine Carpentier-Edwards® (1965). B. Bioprothèse péricardique Carpentier-Edwards® (1980). C. Bioprothèse péricardique Mitroflow® (1985). D. Bioprothèse Magna Ease®.

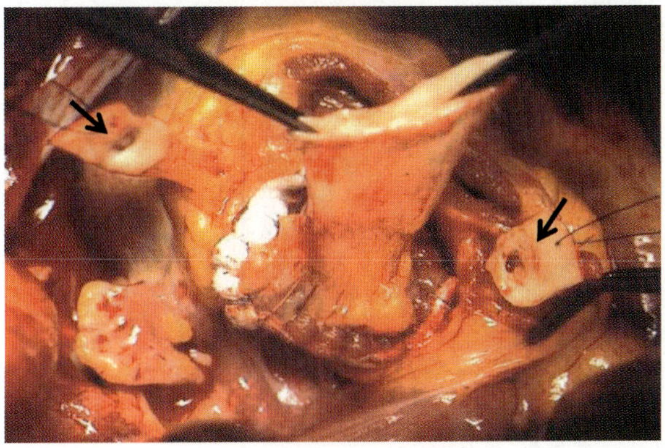

Fig. 10.3 Allogreffe/homogreffe ou autogreffe implantée à la place du culot aortique natif, nécessitant une réimplantation des artères coronaires (ostia coronaires indiqués par les flèches noires).

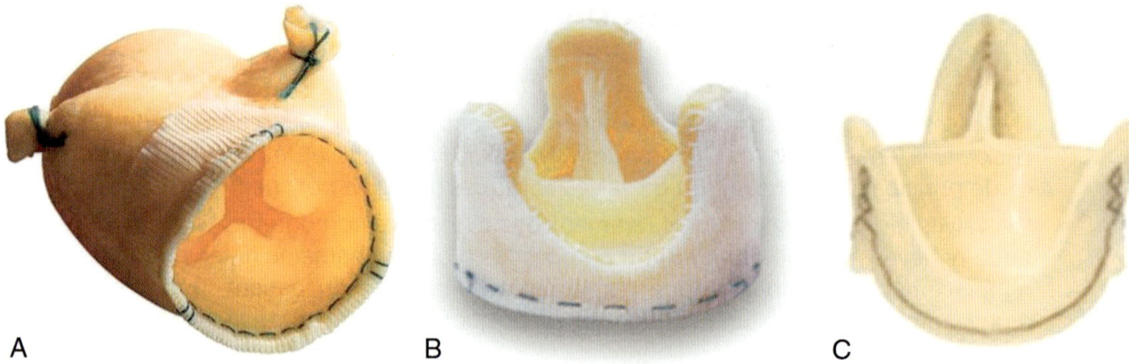

Fig. 10.4 Différents types de prothèses chirurgicales biologiques sans armature (bioprothèses *stentless*).
Bioprothèses porcines Freestyle Medtronic® (A) et Toronto SPV Saint-Jude® (B). C. Bioprothèse péricardique Freedom Solo® (Sorin).

2. Bioprothèses percutanées (fig. 10.5)

- Les bioprothèses d'origine animale sont utilisées depuis quelques années pour le remplacement valvulaire aortique percutané (TAVI ou TAVR), destiné aux patients porteurs de rétrécissement aortique serré contre-indiqués à la chirurgie ou à haut risque chirurgical, ou même à risque chirurgical intermédiaire.
- Elles sont montées sur des armatures métalliques particulières (inspirées des stents coronariens ou vasculaires) qui permettent leur fixation sur l'anneau aortique calcifié par cathétérisme rétrograde sous anesthésie locale.
- Elles ne nécessitent pas d'anticoagulation au long cours, mais les patients sont placés sous double antiagrégation plaquettaire (aspirine + clopidogrel) pendant 3 mois puis aspirine seule.
- Plus rarement, elles sont implantées pour remplacer la valve pulmonaire dans certaines cardiopathies congénitales.
- Comme pour toute bioprothèse, *un risque de dégénérescence existe* et, étant plus récentes, leur durabilité reste à définir.

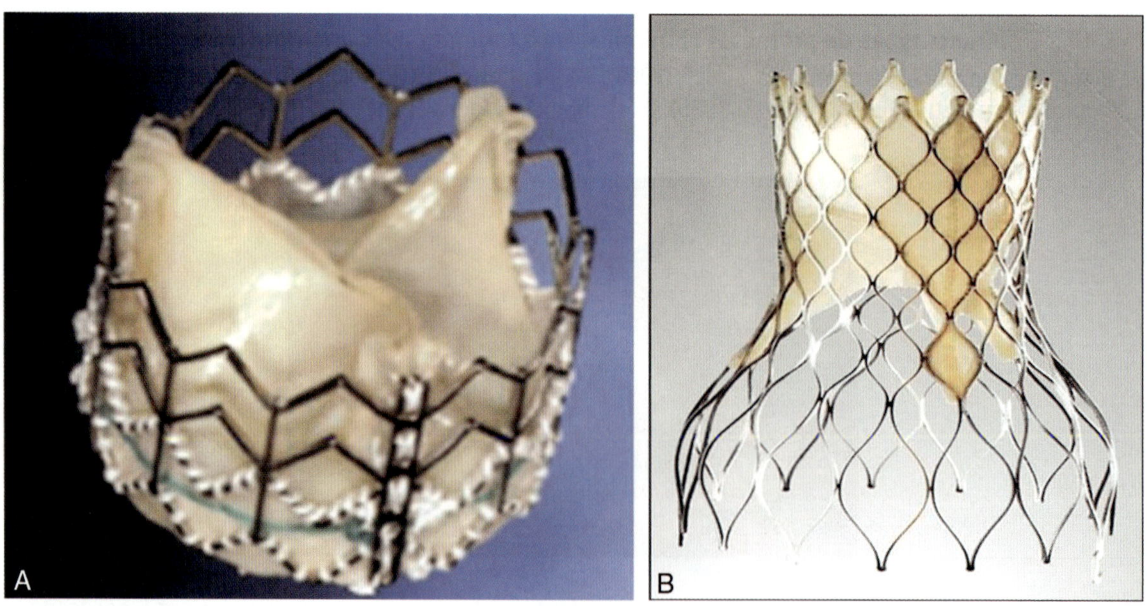

Fig. 10.5 Prothèses valvulaires aortiques percutanées (= endoprothèses) biologiques stentées (TAVI ou TAVR).
A. Edwards Sapiens®. B. Corevalve®.

C. Choix du type de prothèse

- Les prothèses mécaniques exposent au risque thromboembolique mais également hémorragique du fait du traitement anticoagulant.
- Les prothèses biologiques exposent au risque de dégénérescence et donc de réintervention.
- Le choix se fait donc selon :
  - le choix éclairé du patient, son espérance de vie et son mode de vie ;
  - la balance risque thromboembolique/risque hémorragique ;
  - le risque de dégénérescence structurelle.
- Les prothèses mécaniques sont généralement préférées chez les sujets de moins de 60 ans pour les prothèses aortiques ou de moins de 65 ans pour les prothèses mitrales.
- Les prothèses biologiques sont généralement indiquées chez les sujets de plus de 65 ans pour les prothèses aortiques ou de plus de 70 ans pour les prothèses mitrales (dont la durabilité et moindre).
- Les prothèses percutanées sont réservées aux patients présentant une contre-indication ou un très haut risque chirurgical, ou même un risque chirurgical intermédiaire. Cela concerne globalement les patients âgés (> 80 ans), présentant des comorbidités, ou fragiles selon une évaluation multidisciplinaire (*Heart Team* incluant cardiologues, chirurgiens cardiaques, anesthésistes-réanimateurs, gériatres).

II. Physiopathologie

- Les prothèses valvulaires fonctionnent comme des valves natives : le jeu de l'élément mobile (bille autrefois, disque basculant ou double ailette de nos jours, cusps des valves biologiques) se fait sous l'effet des variations de pression dans les cavités cardiaques en amont et en aval de la prothèse ; il permet le passage du sang dans le sens de la circulation et empêche le reflux ou régurgitation en sens inverse.
- Les valves mécaniques comportent un risque de thrombose nécessitant une anticoagulation efficace par AVK.
- Les valves biologiques présentent un risque de dégénérescence avec développement de calcifications conduisant à une sténose, ou exposant à risque de déchirure, en particulier commissurale.

III. Complications des valves cardiaques

A. Complications thromboemboliques

- Ce sont les complications les plus fréquentes des prothèses valvulaires.
- Elles sont beaucoup plus fréquentes avec les prothèses mécaniques qu'avec les prothèses biologiques, d'où la nécessité absolue d'un traitement anticoagulant par antivitamine K à vie et parfaitement équilibré pour les porteurs de valves mécaniques.
- Elles prédominent dans la 1re année suivant l'intervention, avant l'endothélialisation de la collerette de la prothèse, mais le risque persiste au-delà.

- Le risque est plus élevé :
  - pour les prothèses mitrales (qui fonctionnent à faibles pressions) que pour les prothèses aortiques ;
  - pour les prothèses anciennes (à billes en particulier) que pour les prothèses à double ailette ;
  - en cas de fibrillation atriale (FA), ou de dysfonction ventriculaire gauche.
- Le principal facteur de risque est un traitement anticoagulant insuffisant.

1. Embolies systémiques

- Elles sont dues à la migration d'un thrombus à partir de la prothèse.
- Elles sont le plus souvent cérébrales (70 % des cas : accident ischémique transitoire ou accident vasculaire cérébral constitué, avec parfois séquelles définitives).
- Plus rarement, il s'agit d'ischémie aiguë d'un membre, d'infarctus du myocarde par embolie coronarienne, d'infarctus rénal ou splénique, etc.
- L'embole peut être secondaire à une *thrombose obstructive ou non obstructive*.
- Les thromboses non obstructives n'empêchent pas le mouvement de l'élément mobile de la prothèse, et surviennent surtout sur les prothèses mitrales, avec thrombus sur la face atriale de la prothèse visible en échographie transœsophagienne (ETO).

2. Thromboses obstructives de prothèse mécanique

- Les mouvements de l'élément mobile de la prothèse sont diminués en cas de thrombose obstructive (fig. 10.6).
- Elles sont à l'origine d'accidents brutaux, avec œdème aigu pulmonaire, ou syncope, ou état de choc, voire mort subite ou très rapide.
- Le diagnostic de thrombose de prothèse est souvent difficile : il existe des modifications de l'auscultation (diminution de l'amplitude des bruits de prothèse, apparition ou renforcement d'un souffle systolique pour une prothèse aortique ou d'un roulement diastolique pour une prothèse mitrale). Un traitement anticoagulant insuffisant est souvent en cause, il convient de vérifier l'INR (*International Normalized Ratio*) en urgence et d'adapter l'anticoagulation.

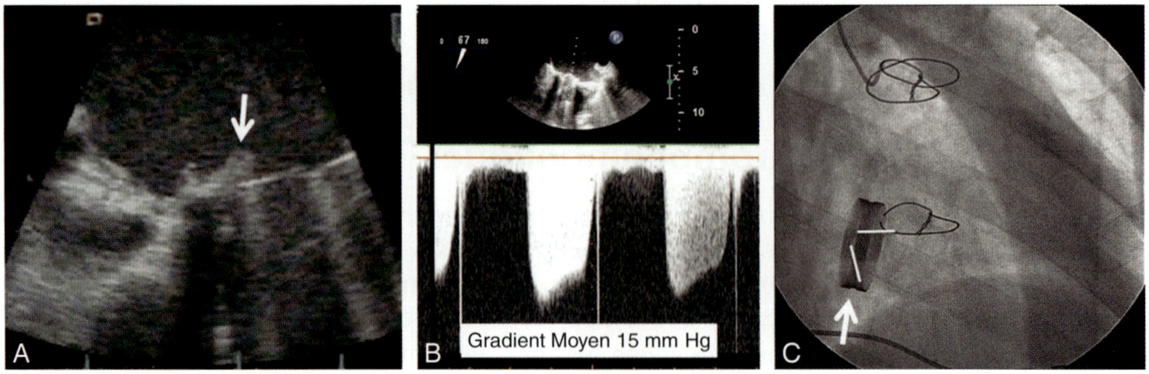

Fig. 10.6 Thrombose obstructive de prothèse mécanique en position mitrale.

A. Thrombus sur le versant atrial de la prothèse en ETO (flèche). B. Élévation du gradient moyen transmitral à 15 mm Hg (normalement < 6 mm Hg). C. Blocage d'une ailette (surlignées en blanc) en radio-cinéma (flèche).

- Le diagnostic est fait par :
  - le *radio-cinéma* de prothèse, sous amplificateur de brillance, qui peut montrer une diminution du jeu des éléments mobiles radio-opaques ;
  - *l'ETT et l'ETO :*
    - les gradients transprothétiques sont anormalement élevés, la surface valvulaire fonctionnelle est réduite,
    - il peut exister une fuite intraprothétique par fermeture incomplète de la prothèse,
    - le thrombus est parfois visible en ETT/ETO ou en scanner.
- La prise en charge comporte :
  - l'hospitalisation pour réintervention d'urgence pour changement de valve en cas de thrombose aiguë de prothèse (mortalité de 30 %) ;
  - dans les formes subaiguës ou chez les patients à haut risque chirurgical, la thrombolyse, avec parfois de bons résultats ;
  - en cas de dysfonction de prothèse de moindre gravité, la rééquilibration du traitement anticoagulant avec passage transitoire à l'héparine si nécessaire ou adjonction d'antiagrégant plaquettaire.
- Le diagnostic différentiel (ou l'association) avec l'endocardite infectieuse est parfois difficile, d'autant qu'une fébricule est possible dans les thromboses de prothèse.

3. Thromboses de prothèse biologique

- Des cas de thrombose de valves biologiques, précoces ou tardives, ont été décrits en particulier sur les prothèses percutanées mais également sur les prothèses chirurgicales (fig. 10.7).
- Le diagnostic est généralement suspecté en ETT par une élévation brutale des gradients sans anomalie structurelle évidente des cusps (notamment pas de calcification) et confirmé en ETO et en scanner.

B. Désinsertions de prothèse (fig. 10.8, vidéo 10.3)

- Elles surviennent dans 5 % des cas ; surtout durant les premiers mois postopératoires, et sont à l'origine d'une fuite paraprothétique.
- Elles sont :
  - soit spontanées, par lâchage de sutures sur des tissus fragilisés par des interventions multiples ou des calcifications annulaires ;
  - soit dues à une endocardite infectieuse (EI), qu'il faut toujours évoquer et rechercher dans cette situation.
- Le diagnostic est évoqué devant :
  - l'apparition d'un souffle, diastolique pour une prothèse aortique, systolique pour une prothèse mitrale ;
  - la mise en évidence, lors d'un contrôle échocardiographique, d'une élévation des gradients transprothétiques et d'un flux de régurgitation anormal le plus souvent en doppler couleur ;
  - l'apparition d'une anémie hémolytique plus ou moins sévère caractérisée par :
    - élévation des LDH,
    - baisse de l'haptoglobine,
    - présence de schizocytes, hématies fragmentées qui signent le caractère mécanique de l'hémolyse ;
  - des signes d'insuffisance cardiaque lorsque la désinsertion est importante.
- Le diagnostic est fait par l'ETT et surtout par l'ETO mettant en évidence une fuite paraprothétique plus ou moins importante
- En cas de désinsertion importante, symptomatique, une réintervention peut s'avérer nécessaire.

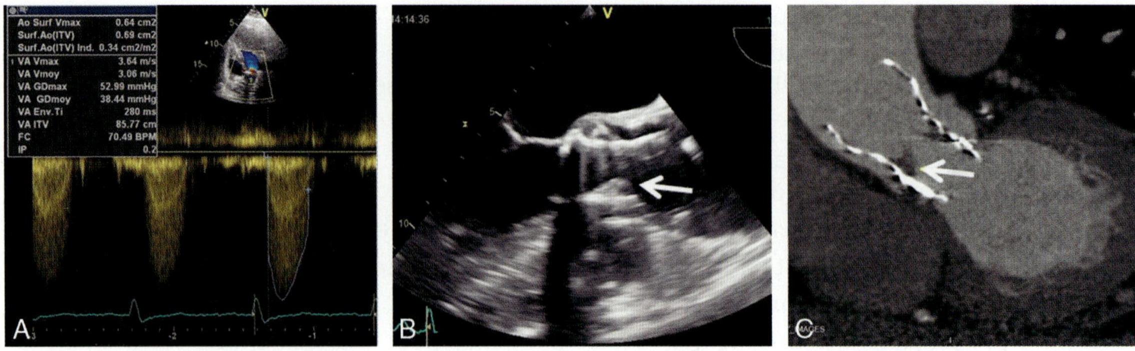

Fig. 10.7 **Thrombose obstructive d'endoprothèse percutanée de type Corevalve® avec élévation des gradients en doppler (A), image d'épaississement de cusps (flèche) en ETO (B), aspect de thrombus au scanner (C, flèche).**

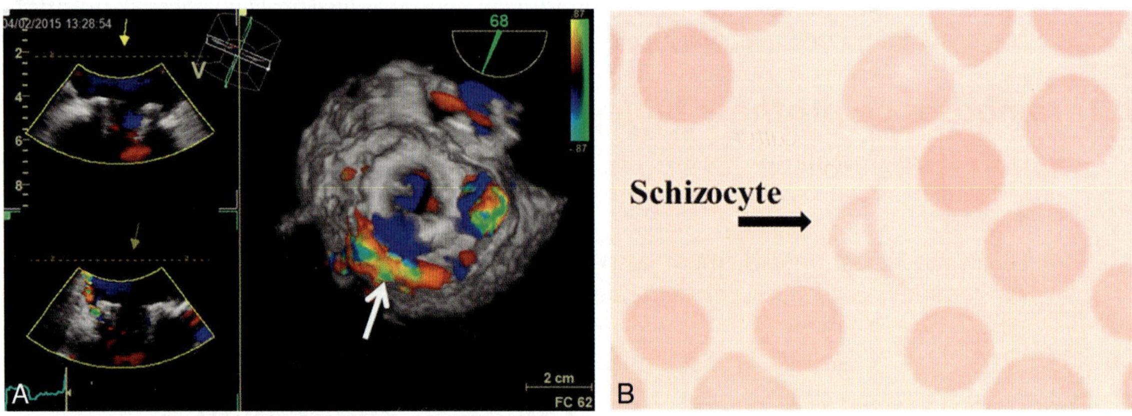

Fig. 10.8 **Désinsertion de prothèse biologique en position mitrale, avec une fuite mitrale sévère (A, flèche), et schizocyte témoin d'une hémolyse intravasculaire (B).**

C. Complications infectieuses

1. Médiastinite postopératoire

Elle survient dans 1 % des cas environ. C'est une cause de mortalité précoce de la chirurgie cardiaque, en particulier coronarienne, avec un taux de décès de l'ordre de 20 % des patients atteints. Elle est liée à la contamination par les germes du patient, des soignants ou de l'environnement du fait de la sternotomie. Les germes le plus souvent en cause sont les *staphylocoques dorés ou blancs*.

2. Endocardite infectieuse (fig. 10.9)

- C'est une complication redoutable chez les porteurs de prothèse. Ces sujets ont un risque majoré d'endocardite et doivent bénéficier d'une prophylaxie draconienne, et ceci leur vie durant.

Il faut insister sur la prévention et le traitement indispensable de tout foyer infectieux, notamment ORL et dentaire, chez les porteurs de prothèse ++.

- Il existe des formes précoces et des formes tardives d'endocardite sur prothèse, qui comportent un pronostic différent :
  - *l'endocardite postopératoire précoce* est due à une contamination peropératoire par des germes hospitaliers multirésistants, le plus souvent staphylocoques dorés ou blancs. Il s'agit d'EI en général aiguës et qui se compliquent de désinsertion de prothèse. La réintervention précoce est le plus souvent nécessaire. Le pronostic est très sévère (mortalité de l'ordre de 50 %) ;
  - *l'endocardite tardive* est plus proche de l'endocardite sur valve native avec des germes comparables, mais le staphylocoque est néanmoins en cause dans 50 % des cas. Le pronostic est meilleur que celui de l'EI précoce. La réintervention est nécessaire en cas d'atteinte périvalvulaire notamment.
- Le diagnostic de l'EI repose sur *les hémocultures d'une part et l'ETT* et *l'ETO* ++ d'autre part : visualisation des végétations sur la prothèse et des éventuelles complications (désinsertion avec fuite paraprothétique, abcès).
- L'imagerie de coupe et le TEP-scanner (tomographie à émission de positions couplée au scanner) ont une place importante dans l'aide au diagnostic d'EI sur prothèse qui est parfois difficile, et le bilan d'extension de la maladie infectieuse (emboles). Le TEP-scanner pourra mettre en évidence des zones de fixation intense autour de la prothèse et au niveau des emboles du fait d'un hypermétabolisme local. Le TEP-scanner n'est pas interprétable pendant les 3 mois qui suivent la chirurgie valvulaire.
- En cas de fièvre inexpliquée chez un patient porteur de prothèse valvulaire, il est indispensable de réaliser des *hémocultures systématiques*, avant toute antibiothérapie prescrite à l'aveugle, et *une échocardiographie en fonction du contexte clinique et du résultat des hémocultures.*

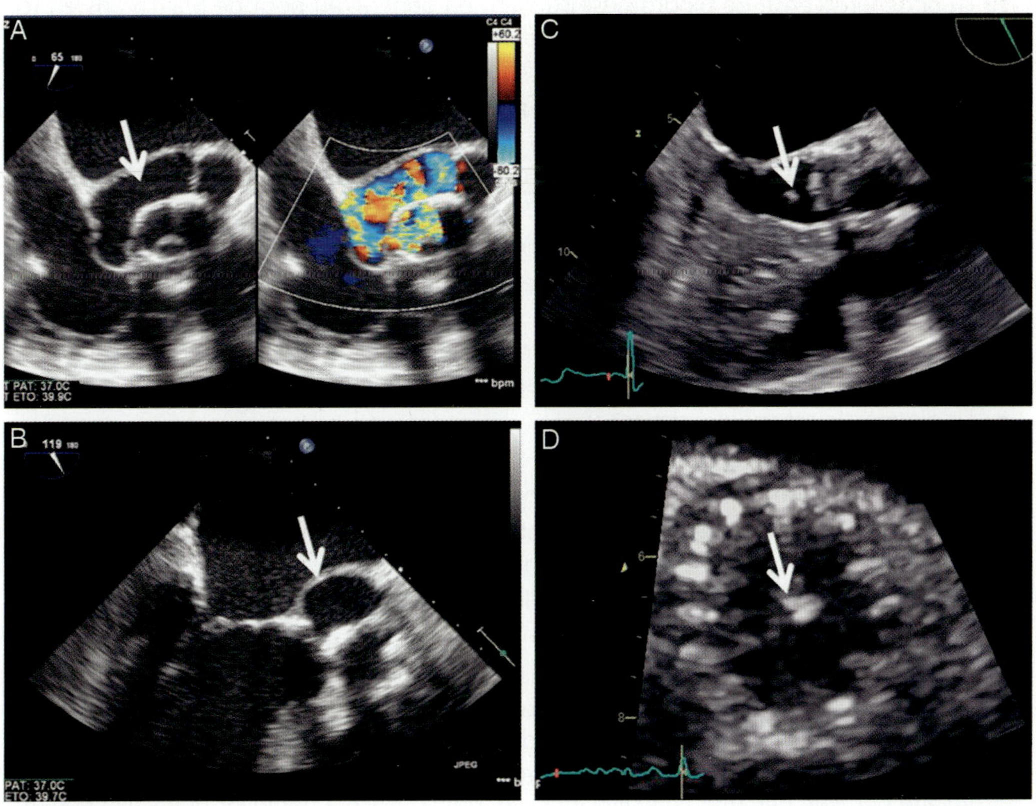

Fig. 10.9 Endocardites sur prothèses.

A, B. Volumineux abcès détergé (flèches) de la zone aortomitrale (trigone) sur une bioprothèse de type Carpentier-Edwards®. C. Végétation visible dans la chambre de chasse aortique développée sur une bioprothèse percutanée Edwards Sapien®. D. Petite végétation centrale sur une bioprothèse percutanée CoreValve®.

D. Complications du traitement anticoagulant (*cf.* chapitre 26)

- Le risque hémorragique des anticoagulants est estimé à 1,2 % par an (1,2 année-patient) pour les porteurs de valves mécaniques.
- Les complications hémorragiques sont de tout type : hémorragie cérébrale, digestive ou hématurie qui doivent faire rechercher une lésion organique sous-jacente, ménométrorragies, hématome favorisé par un traumatisme. Leur gravité est variable, mais certaines peuvent aboutir au décès.
- En cas d'hémorragie sévère, le traitement antivitamine K doit être interrompu, mais la poursuite d'une anticoagulation par l'héparine est indispensable, en maintenant un TCA de 1,5 à 2 fois le témoin si l'on utilise l'héparine non fractionnée. L'interruption très temporaire du traitement anticoagulant est parfois nécessaire, lorsque le risque hémorragique menace le pronostic vital, notamment en cas d'hémorragie intracrânienne.

E. Dégénérescence des bioprothèses (fig. 10.10)

- La détérioration tissulaire des bioprothèses est inexorable avec les années.
- Elle est définie par l'altération non infectieuse des feuillets valvulaires avec apparition de calcifications ou de déchirure, responsables de sténose et/ou de fuites valvulaires imposant une réintervention.
- La dégénérescence de bioprothèse survient en général au bout de 5 à 15 ans en fonction du type de substitut, du site d'implantation (mitral > aortique) et de l'âge du patient (jeune > personne âgée).
- La physiopathologie reste mal connue, plusieurs mécanismes semblent en cause :
  - un mécanisme de dégénérescence passive avec accumulation de cristaux phosphocalciques. Un traitement préalable de la valve par un produit anticalcique permet de réduire la survenue des calcifications ;
  - un mécanisme proche de l'athérosclérose ;
  - un mécanisme immunologique de rejet cellulaire malgré un prétraitement des tissus par le glutaraldéhyde ;
  - enfin, les complications locales (thrombose, endocardite) traitées médicalement pourraient également accélérer le processus de dégénérescence.
- Le diagnostic est évoqué devant :
  - l'apparition ou la modification d'un souffle ;
  - la réapparition de symptômes d'effort ;
  - la mise en évidence, lors d'un contrôle échocardiographique, de calcifications des cusps, d'une prothèse sténosante ou fuyante en échodoppler ;
  - des signes d'insuffisance cardiaque lorsque la sténose ou la fuite est importante.
- Le diagnostic est fait par l'ETT.
- En cas de dégénérescence sévère et symptomatique, le pronostic vital du patient peut être engagé et une réintervention peut s'avérer nécessaire. Celle-ci est souvent à risque compte tenu du caractère généralement âgé des patients, de leurs comorbidités et du fait qu'il s'agit d'une intervention redux. Le développement des techniques de remplacement valvulaire par voie percutanée (valve in valve, qui consiste à déployer une valve percutanée à l'intérieur de l'ancienne prothèse) vient contrebalancer cette situation et ouvre de nouvelles perspectives thérapeutiques.

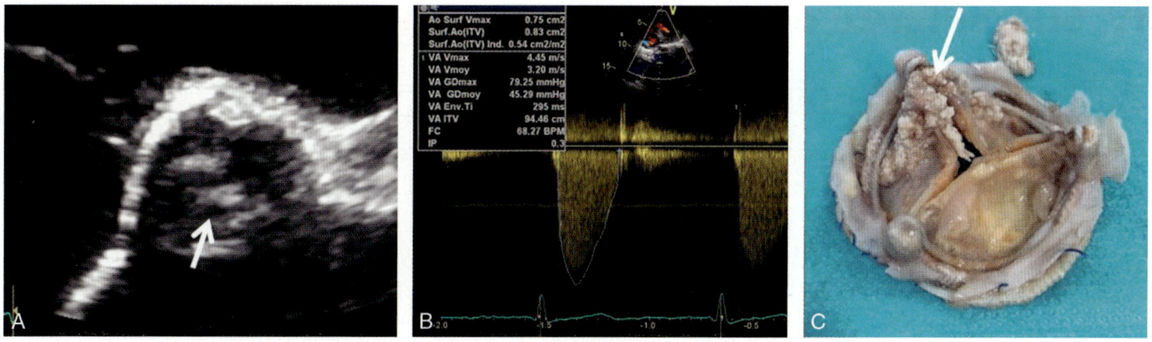

Fig. 10.10 **Dégénérescence structurelle calcifiée de bioprothèse aortique, avec calcifications des cusps (flèche) en échocardiographie (A), élévation des gradients transprothétiques en doppler (B) et aspect de la bioprothèse après explantation avec importantes calcifications (C, flèche).**

F. Autres causes de dysfonction de prothèse

1. Pannus fibreux

- Il s'agit de tissu conjonctif se développant sur le versant atrial des prothèses mitrales ou ventriculaire des prothèses aortiques et qui peut créer une sténose orificielle extra-valvulaire (fig. 10.11).
- Il n'existe pas de traitement préventif et la sanction est chirurgicale en cas de symptômes.

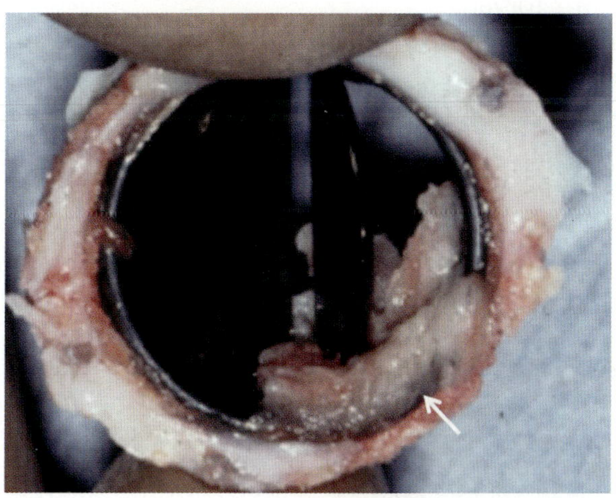

Fig. 10.11 **Dysfonction sténosante par pannus (flèche) s'étendant dans une prothèse mécanique.**

2. Mismatch *ou disproportion patient/prothèse*

Lorsque la surface valvulaire effective d'une prothèse implantée est trop petite par rapport à la surface corporelle du patient, il y a une inadéquation entre la surface valvulaire et le débit cardiaque adapté aux besoins du patient.

IV. Surveillance des porteurs de valve cardiaque

A. En postopératoire immédiat

- Un relais par AVK est entrepris précocement, dès les premiers jours postopératoires; il sera maintenu à vie en cas de prothèse mécanique, 3 mois en cas de bioprothèse si le rythme est sinusal.
- Les bioprothèses aortiques ne sont pas anticoagulées systématiquement en postopératoire immédiat (si le rythme est sinusal) mais un traitement par aspirine est poursuivi au moins 3 mois.
- Vers le 8e jour postopératoire, un séjour de convalescence en centre de réadaptation fonctionnelle cardiorespiratoire est le plus souvent entrepris, et dure de 3 à 4 semaines.
- L'ETT précoce de la prothèse est essentielle, car elle servira d'examen de référence pour le suivi ultérieur. Il est recommandé de considérer *l'ETT faite au 3e mois postopératoire comme l'examen de référence* (après correction de l'anémie et de la tachycardie postopératoires, qui augmentent le débit cardiaque).

B. Surveillance ultérieure

1. Modalités

- Le suivi est réalisé 1 fois/mois, puis tous les 3 mois par le médecin traitant, afin de vérifier notamment l'état clinique et l'équilibre du traitement anticoagulant par les AVK.
- La consultation du cardiologue a lieu au 2–3e mois postopératoire, à la fin de la convalescence, notamment pour la réalisation de l'ETT de référence. Le patient est ensuite suivi par le cardiologue 1 à 2 fois/an.
- Le porteur de valve cardiaque doit être muni :
  - d'une carte de porteur de prothèse (fig. 10.12) qui lui est remise à la sortie du service de chirurgie cardiaque, précisant le type, le diamètre et le numéro de série de la prothèse;
  - d'un carnet de surveillance du traitement anticoagulant précisant l'INR cible pour les prothèses mécaniques;
  - d'une carte d'antibioprophylaxie pour son dentiste car il est à haut risque d'endocardite +++. Tout geste dentaire à risque infectieux, y compris le détartrage, doit être réalisé sous antibiothérapie ponctuelle. Le suivi dentaire doit être au moins bisannuel.

2. Surveillance clinique

- Il faut vérifier l'absence de réapparition des symptômes ayant justifié le remplacement valvulaire. La réapparition d'une dyspnée ou une récidive d'insuffisance cardiaque doit faire suspecter une dysfonction de prothèse et nécessite une réhospitalisation.
- L'auscultation de la prothèse est essentielle pour la surveillance :
  - *les bioprothèses* ont à l'auscultation des bruits du cœur identiques à ceux des valves natives, avec un petit souffle éjectionnel systolique aortique pour les bioprothèses en position aortique;
  - *les prothèses mécaniques* ont une auscultation très particulière. Les bruits d'ouverture et surtout de fermeture sont intenses, claqués, métalliques. Les prothèses récentes, à double ailette, sont moins bruyantes que les valves d'ancienne génération;
  - les modifications pathologiques sont la diminution d'intensité ou le caractère variable des bruits d'ouverture ou de fermeture d'un cycle cardiaque à l'autre (en l'absence de fibrillation atriale), l'apparition ou l'augmentation d'intensité d'un souffle systolique, ou l'apparition d'un bruit diastolique surajouté (souffle d'insuffisance aortique en cas de prothèse aortique ou roulement diastolique en cas de prothèse mitrale).

- L'absence de fièvre ou de foyer infectieux doit être vérifiée soigneusement à chaque consultation.
- Il faut également s'assurer de l'absence de manifestation ischémique ou hémorragique.
- La régularité du suivi dentaire doit être contrôlée à l'interrogatoire.

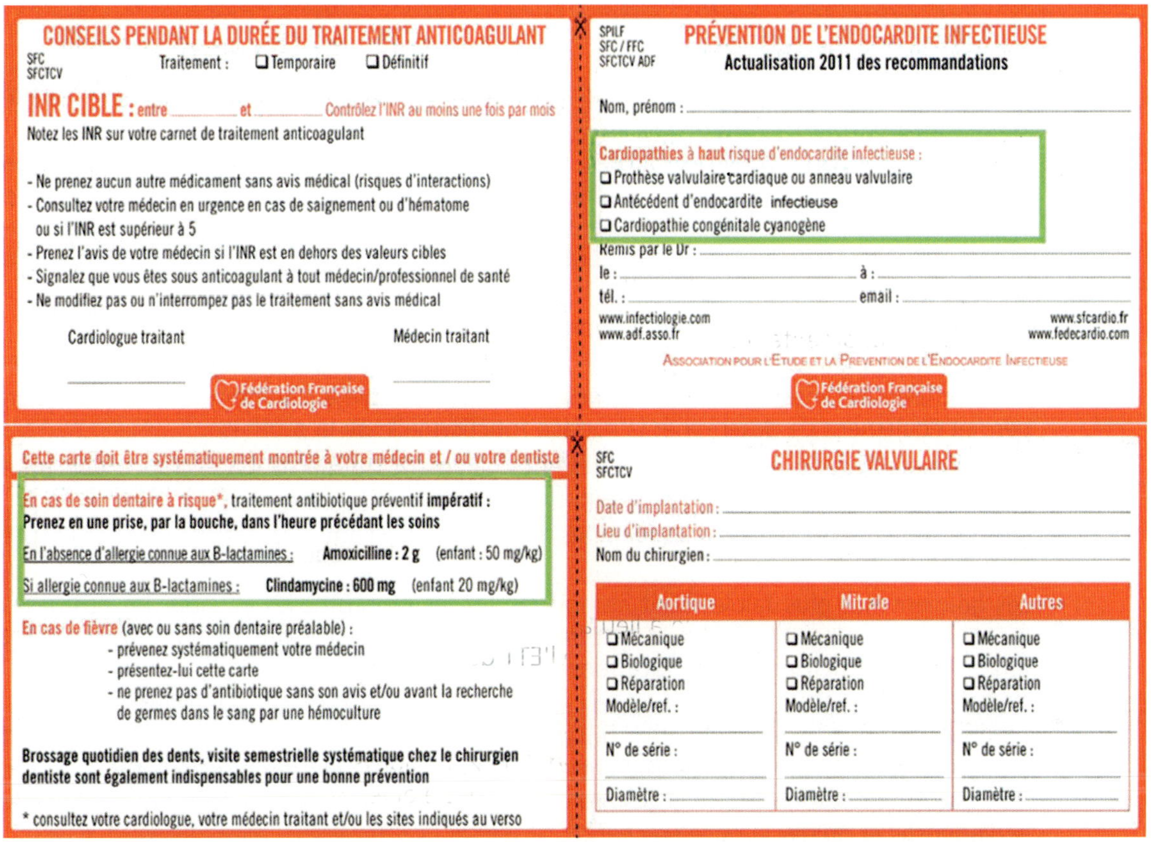

CONSEILS PENDANT LA DURÉE DU TRAITEMENT ANTICOAGULANT

SFC SFCTCV — Traitement : ❑ Temporaire ❑ Définitif

INR CIBLE : entre ________ et ________ Contrôlez l'INR au moins une fois par mois

Notez les INR sur votre carnet de traitement anticoagulant

- Ne prenez aucun autre médicament sans avis médical (risques d'interactions)
- Consultez votre médecin en urgence en cas de saignement ou d'hématome ou si l'INR est supérieur à 5
- Prenez l'avis de votre médecin si l'INR est en dehors des valeurs cibles
- Signalez que vous êtes sous anticoagulant à tout médecin/professionnel de santé
- Ne modifiez pas ou n'interrompez pas le traitement sans avis médical

Cardiologue traitant — Médecin traitant

Fédération Française de Cardiologie

SPILF SFC / FFC SFCTCV ADF

PRÉVENTION DE L'ENDOCARDITE INFECTIEUSE

Actualisation 2011 des recommandations

Nom, prénom : ________

Cardiopathies à haut risque d'endocardite infectieuse :
❑ Prothèse valvulaire cardiaque ou anneau valvulaire
❑ Antécédent d'endocardite infectieuse
❑ Cardiopathie congénitale cyanogène

Remis par le Dr : ________
le : ________ à : ________
tél. : ________ email : ________

www.infectiologie.com www.adf.asso.fr www.sfcardio.fr www.fedecardio.com

Association pour l'Etude et la Prévention de l'Endocardite Infectieuse

Fédération Française de Cardiologie

Cette carte doit être systématiquement montrée à votre médecin et / ou votre dentiste

En cas de soin dentaire à risque*, traitement antibiotique préventif **impératif :**
Prenez en une prise, par la bouche, dans l'heure précédant les soins
En l'absence d'allergie connue aux B-lactamines : **Amoxicilline : 2 g** (enfant : 50 mg/kg)
Si allergie connue aux B-lactamines : **Clindamycine : 600 mg** (enfant 20 mg/kg)

En cas de fièvre (avec ou sans soin dentaire préalable) :
- prévenez systématiquement votre médecin
- présentez-lui cette carte
- ne prenez pas d'antibiotique sans son avis et/ou avant la recherche de germes dans le sang par une hémoculture

Brossage quotidien des dents, visite semestrielle systématique chez le chirurgien dentiste sont également indispensables pour une bonne prévention

* consultez votre cardiologue, votre médecin traitant et/ou les sites indiqués au verso

SFC SFCTCV

CHIRURGIE VALVULAIRE

Date d'implantation : ________
Lieu d'implantation : ________
Nom du chirurgien : ________

Aortique	Mitrale	Autres
❑ Mécanique ❑ Biologique ❑ Réparation Modèle/ref. :	❑ Mécanique ❑ Biologique ❑ Réparation Modèle/ref. :	❑ Mécanique ❑ Biologique ❑ Réparation Modèle/ref. :
N° de série :	N° de série :	N° de série :
Diamètre :	Diamètre :	Diamètre :

Fig. 10.12 Carte de porteur de prothèse délivrée par la Fédération française de cardiologie.

3. Surveillance radiologique

- Le cliché de thorax permet d'apprécier les modifications de volume de la silhouette cardiaque, qui diminue souvent de taille après le remplacement valvulaire. Cet examen n'est plus réalisé en routine en dehors du postopératoire précoce.
- Le radio-cinéma de prothèse peut être intéressant pour apprécier le jeu de l'élément mobile de la prothèse mécanique, mais n'est utilisé qu'en cas de suspicion de dysfonction de prothèse mécanique.
- Le scanner et le TEP-scanner pourront être utilisés en cas de suspicion de thrombose de prothèse, de pannus ou d'EI.

4. Surveillance ECG

- Réalisé lors de la consultation cardiologique, l'ECG permet la surveillance du rythme cardiaque.
- Il peut objectiver la régression éventuelle d'une hypertrophie ventriculaire gauche ou droite mais n'apporte pas d'élément spécifique pour la surveillance de la prothèse.
- En revanche, l'ECG peut dépister un passage en fibrillation atriale qui n'est pas exceptionnel, notamment en cas de prothèse mitrale.

5. Échocardiogramme doppler

L'ETT et l'ETO sont les examens les plus performants pour la surveillance des prothèses valvulaires et le diagnostic des dysfonctions de prothèse.

- L'ETT doit être réalisée tous les 1 à 2 ans pour les valves mécaniques en l'absence de complication.
- Pour les bioprothèses conventionnelles, après le contrôle à 3 mois et 1 an, l'ETT ne sera effectuée systématiquement (en l'absence de complications) qu'après la 5e année, puis de manière annuelle. En revanche, elle sera réalisée tous les ans pour les prothèses percutanées, les bioprothèses de dernière génération (dont on ignore la durabilité) ou les situations à risque de dégénérescence précoce.
- L'examen bidimensionnel permet d'apprécier le jeu de l'élément mobile.
- L'examen doppler permet de mesurer les gradients transprothétiques, en particulier la vitesse maximale antérograde et le gradient moyen. Couplé à l'examen bidimensionnel, il permet également de déterminer la surface fonctionnelle de la prothèse.
- Les dopplers continu et couleur permettent également de mettre en évidence une fuite prothétique, intra ou paraprothétique par désinsertion de la valve.
- Lors du suivi, il faut comparer les résultats d'un examen à l'autre, le patient étant sa propre référence.
- Les gradients les plus faibles sont enregistrés sur les bioprothèses et, pour les prothèses mécaniques, sur les valves à double ailette. Plus la prothèse est petite, plus les gradients ont tendance à augmenter et la surface fonctionnelle à diminuer.
- L'ETO n'est réalisée qu'en cas de suspicion de dysfonction de prothèse. Dans cette situation, elle est d'un apport essentiel, notamment s'il s'agit d'une prothèse mitrale, qui est particulièrement bien visualisée par cette technique. L'ETO est donc systématique en cas de suspicion de thrombose, d'endocardite sur prothèse ou de désinsertion pour confirmer le diagnostic et guider la prise en charge.

6. Surveillance biologique ++

- Pour les prothèses mécaniques, on doit rechercher un équilibre le plus parfait possible du traitement anticoagulant par les AVK, et ceci à vie. La surveillance du traitement AVK repose sur l'INR.
- L'INR doit être surveillé initialement 1–2 fois/semaine jusqu'à obtention d'un bon équilibre puis au moins 1 fois/mois au long cours, plus souvent si nécessaire.
- Pour les porteurs de prothèses mécaniques, l'INR doit être compris entre 2,5 et 4. Une variation maximale de 0,5 point est tolérable de part et d'autre de l'INR cible.
- Le niveau exact d'anticoagulation souhaité pour un patient donné est à discuter avec le cardiologue et établi individuellement, en se fondant sur les recommandations de la Société européenne de cardiologie de 2017. Il tient compte du type de prothèse, de sa position, des facteurs de risque d'embole liés au patient lui-même, mais également des facteurs de risque d'hémorragie (tableau 10.1) :
  - risque thrombotique de la prothèse :
    - faible : prothèses mécaniques en position aortique : Medtronic Hall® (valve à disque), ATS®, Saint-Jude®, On-X®, Sorin Bicarbon® et Carbomedics® (valves à double ailette),
    - moyen : valves à double ailette récentes ou pour lesquelles les données de suivi sont insuffisantes,
    - élevé : Björk-Shiley® (monodisque), Starr® (valve à bille) ;

- facteurs de risque liés au patient :
  - prothèse en position mitrale ou tricuspide,
  - antécédent thromboembolique,
  - fibrillation atriale,
  - sténose mitrale associée,
  - FEVG <35 %,
  - hypercoagulabilité en plus pour les recommandations américaines.

- Les recommandations nord-américaines sont légèrement différentes. Les niveaux d'INR préconisés sont de 2,5 en position aortique et de 3 en cas de prothèse mécanique mitrale ou de facteurs de risque. En revanche, il est recommandé d'adjoindre à l'AVK 75 à 100 mg/j d'aspirine. En Europe, l'adjonction d'antiagrégants plaquettaires n'est pas recommandée en dehors de situations spécifiques souvent transitoires (stent coronarien récent) ou définitives (complication thromboembolique sous INR efficace).
- L'éducation thérapeutique du patient est cruciale avec, lorsque cela est possible, recours aux cliniques d'anticoagulants. Les systèmes d'automesure INR (CoaguChek®) par bandelette (et donc d'auto-adaptation) sont aujourd'hui remboursés pour les porteurs de prothèses mécaniques mais on estime leur mise en place possible chez seulement 50 % des patients.
- Les anticoagulants oraux directs (AOD) sont contre-indiqués chez les porteurs de valves mécaniques. Ils sont cependant autorisés chez les porteurs de valves biologiques au-delà du 3e mois postopératoire si l'indication n'est pas valvulaire (exemple : fibrillation atriale).
- Les HBPM (héparines de bas poids moléculaire) n'ont pas l'AMM mais sont reconnues comme une alternative acceptable à l'HNF (héparine non fractionnée) dans les recommandations européennes.
- Les porteurs de bioprothèses n'ont pas besoin de traitement anticoagulant au long cours, sauf s'il existe une indication telle qu'une FA. Au-delà du 3e mois postopératoire, tous les types d'anticoagulants sont autorisés pour les bioprothèses.

Tableau 10.1 Anticoagulation pour les prothèses mécaniques : INR cible.

Risque thrombotique de la prothèse	Facteurs de risque liés au patient	
	Aucun	≥ 1 facteur
Faible	2,5	3,0
Moyen	3,0	3,5
Élevé	3,5	4,0

Facteurs de risque liés au patient : prothèse mitrale ou tricuspide, antécédent de thromboembolie, FA, FEVG <35 %, sténose mitrale associée (<2 cm²).

7. Situations particulières

Hémorragie

Le traitement anticoagulant ne doit théoriquement jamais être interrompu (en raison du risque de thrombose), sauf en cas d'hémorragie mettant en jeu le pronostic vital immédiat. Dans ce cas, si la neutralisation de l'AVK est nécessaire, on administre du plasma frais de préférence à la vitamine K (0,5 à 2 mg).

Chirurgie non cardiaque

- En cas d'extraction dentaire, le patient peut souvent être traité en ambulatoire, avec un INR de 2 à 2,5. De même les chirurgies à faible risque hémorragique (cataracte) peuvent être réalisées sous AVK.
- En cas de chirurgie extracardiaque, on arrête les AVK pour obtenir un INR à 1 et on administre de l'héparine de manière à obtenir un TCA de 2 fois le témoin dès que l'INR chute en

dessous de 2. L'héparine est interrompue de sorte que le TCA soit normal au moment de l'opération et elle est reprise dès que possible en postopératoire.

- Les HBPM sont de plus en plus utilisées et tolérées pour l'anticoagulation des prothèses valvulaires, à condition bien sûr de les prescrire à dose curative et non à dose préventive et en privilégiant les HBPM en 2 prises/j ; mais seule l'HNF possède une AMM chez les porteurs de prothèse valvulaire en France.

Grossesse

- La mortalité maternelle est estimée à 1–4 % et il existe un taux d'événement sérieux de 40 % chez les femmes enceintes porteuses de valves mécaniques.
- Les complications thromboemboliques sont plus fréquentes sous héparine que sous AVK chez les femmes enceintes, mais les AVK comportent un risque tératogène pour le fœtus (6e–12e semaine d'aménorrhée) surtout si la dose administrée est élevée.
- Les recommandations européennes actuelles vont plutôt dans le sens d'un traitement par AVK pendant toute la durée de la grossesse jusqu'au 3e trimestre, si la dose de Coumadine® (warfarine) est < 5 mg (ou son équivalent pour une autre molécule) mais cette attitude doit être discutée avec la patiente.
- L'attitude classique en France consiste à mettre la patiente sous héparine durant le 1er trimestre de la grossesse (arrêt des AVK de 5e semaine jusqu'à la 12e semaine incluse) et durant les 2 dernières semaines, en maintenant les AVK entre-temps si la dose de Coumadine® (warfarine) est > 5 mg. Les périodes de relais doivent être particulièrement surveillées.

Points clés

- Le remplacement d'une valve native dysfonctionnante par une prothèse est un geste de chirurgie cardiaque courante. La qualité des prothèses a beaucoup évolué. Les modèles actuels de prothèses mécaniques, à double ailette, sont très performants, et les prothèses biologiques sont également fiables.
- Le remplacement valvulaire par une prothèse entraîne généralement une nette amélioration clinique. Les prothèses valvulaires sont néanmoins un substitut imparfait des valves natives. La mortalité périopératoire n'excède pas 1 à 2 % pour un remplacement monovalvulaire chez des patients jeunes en bonne santé, mais augmente avec l'âge, le nombre de gestes à effectuer et les comorbidités.
- La survie des opérés dépend surtout de la pathologie initiale, de son retentissement cardiaque, et des comorbidités, mais également des complications liées aux prothèses.
- Le porteur de prothèse valvulaire est exposé en particulier aux complications thromboemboliques et hémorragiques pour les prothèses mécaniques, à la dégénérescence pour les bioprothèses, et à l'endocardite infectieuse.
- La surveillance des prothèses et le diagnostic des dysfonctions font surtout appel à l'échodoppler transthoracique et transœsophagien. Le diagnostic peut être difficile et l'examen nécessite un échographiste entraîné.
- Les patients sont soumis à certaines contraintes telles que l'observance d'un traitement anticoagulant et ceci à vie pour les porteurs de prothèses mécaniques, ainsi qu'à la prophylaxie de l'endocardite infectieuse.
- Pour les prothèses mécaniques, la surveillance du traitement anticoagulant et l'obtention d'un équilibre parfait est indispensable et doit être l'objectif principal du suivi effectué par le médecin traitant. L'auto-surveillance et l'auto-adaptation de l'anticoagulation peuvent permettre d'améliorer la qualité de vie d'environ 50 % des patients.
- Les anticoagulants oraux directs (AOD) sont contre-indiqués chez les porteurs de prothèse valvulaire mécanique, en cas de sténose mitrale, et non indiqués en postopératoire précoce (< 3 mois) de toute chirurgie valvulaire.
- La dégénérescence des bioprothèses est inéluctable, survenant le plus souvent 10 à 15 ans après l'implantation, et conduit à discuter un nouveau remplacement valvulaire.
- Le remplacement valvulaire percutané, en particulier pour une sténose aortique sur valve native, mais également pour une valve biologique dégénérée, est en plein essor, et constitue une alternative importante à la chirurgie cardiaque dans des indications sélectionnées.

Notions indispensables PCZ

- Il existe deux grands types de prothèses valvulaires : les prothèses mécaniques et les prothèses biologiques.
- Parmi les prothèses biologiques (bioprothèses), on distingue les prothèses chirurgicales, implantées lors de la chirurgie, et les prothèses percutanées ou endoprothèses, implantées par cathétérisme interventionnel (TAVI ou TAVR).
- Les prothèses mécaniques sont prévues pour durer toute la vie du patient mais nécessitent un traitement anticoagulant à vie par AVK, et exposent ainsi aux risques thromboemboliques de la prothèse et hémorragiques des AVK. L'INR doit être surveillé régulièrement et l'anticoagulation ajustée si besoin. Les anticoagulants oraux directs sont contre-indiqués en cas de prothèse valvulaire mécanique.
- Les prothèses biologiques ne nécessitent pas d'anticoagulation par elle-même (sauf en postopératoire précoce) mais dégénèrent inéluctablement en se calcifiant, soit sous forme de sténose, soit sous forme de déchirure et fuite, nécessitant une réopération en moyenne 10 ans après implantation.
- Les bioprothèses percutanées sont actuellement réservées aux patients à risque chirurgical modéré à important ou contre-indiqués à la chirurgie, en général âgés.
- Les prothèses, étant par nature des corps étrangers, présentent un risque accru d'endocardite infectieuse par rapport aux valves natives, et justifient une prophylaxie infectieuse soigneuse.
- L'échocardiographie (transthoracique et transœsophagienne) est l'examen clé de la surveillance des prothèses valvulaires.
- Une prothèse valvulaire est un substitut imparfait de la valve native qui requiert donc un suivi régulier, au minimum annuel, par un cardiologue.

Réflexes transversalité

- Item 149 – Endocardite infectieuse
- Item 231 – Valvulopathies
- Item 326 – Prescription et surveillance des antithrombotiques. Accidents des anticoagulants

Compléments en ligne

Des compléments numériques sont associés à ce chapitre. Ils sont indiqués dans la marge par des flashcodes. Pour accéder à ces compléments, connectez-vous sur **http://www.em-consulte.com/e-complement/476332** et suivez les instructions pour activer votre accès.

Vidéo 10.1 Aspect de valve mécanique mitrale à double ailette vue de face en ETO 3D.

Vidéo 10.2 ETO d'une bioprothèse en position mitrale.

Vidéo 10.3 Aspect de valve biologique mitrale vue de face en ETO 3D.

On note une zone sombre en bord de la prothèse correspondant à la désinsertion partielle.

Pour en savoir plus

Cormier B, Lansac E, Obadia J-F, Tribouilloy C. Cardiopathies valvulaires de l'adulte. Paris : Lavoisier Médecine Sciences; 2015.

Baumgartner H, et al. ESC/EACTS Guidelines for the management of valvular heart disease. Eur Heart J. 2017 ; 38 : 2739–91.
https://academic.oup.com/eurheartj/article/38/36/2739/4095039

Habib G, et al. 2015 ESC Guidelines for the management of infective endocarditis. Eur Heart J. 2015 ; 36 : 3075–128.
https://academic.oup.com/eurheartj/article/36/44/3075/2293384

Nishimura R, et al. 2017 ACC/AHA Focused Update of the 2014 AHA/ACC Guideline for the management of patients with valvular heart diseuse : a report of the American College of Cardiology/American Heart Association task force on clinical practice guidelines. Circulation. 2017 ; 35 (25) : e1159–e1195.
https://www.ahajournals.org/doi/pdf/10.1161/CIR.0000000000000503

CHAPITRE

11

Item 149 – UE 6 – Endocardite infectieuse

Objectifs pédagogiques

Nationaux

- Diagnostiquer une endocardite infectieuse.
- Connaître les portes d'entrées et les agents infectieux les plus fréquemment en cause.
- Connaître les grands principes du traitement médical et chirurgical.
- Connaître la prévention des endocardites infectieuses.

CNEC

- Connaître la définition d'une endocardite infectieuse.
- Connaître le terrain de l'endocardite et les situations à risque.
- Connaître les germes responsables des endocardites.
- Savoir suspecter cliniquement et faire le diagnostic de l'endocardite.
- Connaître les différents tableaux cliniques, notamment les formes sur prothèses.
- Connaître les principales complications de l'endocardite et savoir évaluer sa gravité.
- Connaître les principes du traitement, médical et chirurgical.
- Connaître les schémas d'antibiothérapie des formes les plus communes d'endocardite.
- Connaître la prévention et les recommandations d'antibioprophylaxie.

I. Définition

L'endocardite infectieuse (EI) est une infection de l'endocarde touchant le plus souvent une ou plusieurs valves cardiaques natives mais pouvant également intéresser l'endocarde pariétal ou tout matériel intracardiaque implanté (prothèses valvulaires, sondes de stimulateurs, sondes de défibrillateurs, assistance ventriculaire, cathéter veineux central). Le micro-organisme (germe) en cause est une bactérie ou plus rarement un champignon (agent fongique).

II. Épidémiologie

L'incidence de l'EI n'a pas diminué au cours des dernières décennies mais le profil des patients atteints ainsi que la répartition des micro-organismes en cause se sont modifiés. En effet, avec le vieillissement de la population, les progrès médicaux, la modification des modes de vie et la régression des valvulopathies post-rhumatismales, les patients atteints sont désormais plus âgés et/ou présentent d'autres situations exposant à l'EI comme :

- les valvulopathies dégénératives (sclérofibrose, prolapsus mitral) ;
- l'augmentation des procédures de soins à risque : chirurgie sous circulation extracorporelle, cathéters veineux, cathétérisme cardiaque, hémodialyse, implantation de stimulateur/défibrillateur cardiaque, ponction articulaire, chambre implantable sous-cutanée pour perfusions intraveineuses, etc. ;
- la toxicomanie intraveineuse.

III. Micro-organismes en cause

Il s'agit le plus souvent d'une bactérie et plus rarement d'un champignon qui va infecter l'endocarde à partir d'une porte d'entrée infectieuse (tableau 11.1). Les cocci Gram+ en amas (*Staphylococcus aureus* et staphylocoques coagulase négative) et en chaînettes (streptocoques et entérocoques) sont les micro-organismes le plus souvent retrouvés. Les staphylocoques représentent actuellement la cause la plus fréquente.

Tableau 11.1 Micro-organismes le plus souvent en cause dans l'EI avec leurs portes d'entrée potentielles.

Micro-organisme (germe)	Fréquence (%)	Porte d'entrée
Staphylococcus aureus	30	Cutanée (plaies, cathéter veineux, cathéter de dialyse, toxicomanie IV, peropératoire, stimulateur/défibrillateur implantables, etc.)
Streptocoques oraux (*S. sanguis*, *S. mitis*, *S. salivarius*, *S. mutans*)	20	Bucco-dentaire
Streptocoques du groupe D (*S. gallolyticus* ou *bovis*)	13	Digestive (cancer, polypes, diverticules coliques)
Staphylocoques coagulase négative (*S. epidermidis*, *S. lugdunensis*, etc.)	10	Cutanée (plaies, cathéter veineux, cathéter de dialyse, toxicomanie IV, peropératoire, stimulateur/défibrillateur implantables, etc.)
Entérocoques (*E. faecalis*, *E. faecium*)	10	Digestive (cancer, polypes, diverticules coliques) Urinaire
Bactéries du groupe HACEK	5	Bucco-dentaire
Candida et autres champignons	< 5	Cutanée (immunosuppression, cathéter veineux, cathéter de dialyse, toxicomanie IV, peropératoire, stimulateur/défibrillateur implantables, etc.)
Autres (*Coxiella burnetii*, *Bartonella*, *Brucella*, *Chlamydia*, *Tropheryma whipplei*, etc.)	< 5	Spécifique à chaque germe
Non retrouvé par différentes techniques	5–10	–

IV. Physiopathologie

La séquence du mécanisme général responsable de l'apparition d'une EI est la suivante et résumée dans la figure 11.1.

- Une bactériémie (ou fongémie) importante et/ou répétée survient à partir d'une porte d'entrée infectieuse (situation à risque).
- Les micro-organismes qui ont pénétré dans la circulation sanguine peuvent coloniser et infecter des lésions préexistantes de l'endocarde. Ces lésions préexistantes constituent ce

que l'on appelle les cardiopathies à risque d'EI, qui parfois n'étaient pas préalablement connues ou absentes (50 % des cas). Il peut s'agir de valvulopathies (dégénératives, bicuspidie, post-rhumatismales, etc.), de cardiopathies congénitales ou de matériel intracardiaque. Ces cardiopathies sont classées en fonction de leur degré de risque (tableau 11.2). Parfois, lorsque le micro-organisme est très virulent (exemple : *Staphylococcus aureus*), l'infection survient sur un endocarde préalablement sain.

- Les lésions infectieuses endocardiques et systémiques suivantes peuvent ensuite apparaître :
  - **végétations** : lésions élémentaires proliférantes de l'EI, elles sont constituées d'un amas de fibrine, de plaquettes, de cellules inflammatoires et de micro-organismes. Elles peuvent être à l'origine d'embolies pouvant créer des accidents ischémiques systémiques (EI du cœur gauche), des embolies pulmonaires septiques (EI du cœur droit) et des foyers infectieux à distance. Rarement, elles peuvent obstruer l'orifice valvulaire ;
  - **destructions valvulaires** : mutilations, perforations valvulaires ou ruptures de cordages pouvant être responsables de régurgitation (fuites) aiguës et d'insuffisance cardiaque ;
  - **abcès** : collection de pus pouvant créer un bloc atrioventriculaire lorsqu'il est localisé près des voies de conduction (abcès septal des EI aortiques), se rompre et créer un faux anévrisme ou une fistule intracardiaque ;
  - **désinsertions de prothèses** valvulaires avec fuite paraprothétique ;
  - **phénomènes inflammatoires, immunologiques et vasculaires systémiques** : choc septique, anévrismes infectieux (mycotiques) avec risque hémorragique, glomérulonéphrite, purpura vasculaire, lésions cutanéomuqueuses et ophtalmiques (faux panaris d'Osler, placards de Janeway, taches rétiniennes de Roth), présence de facteurs rhumatoïdes et éventuellement de cryoglobulinémie.

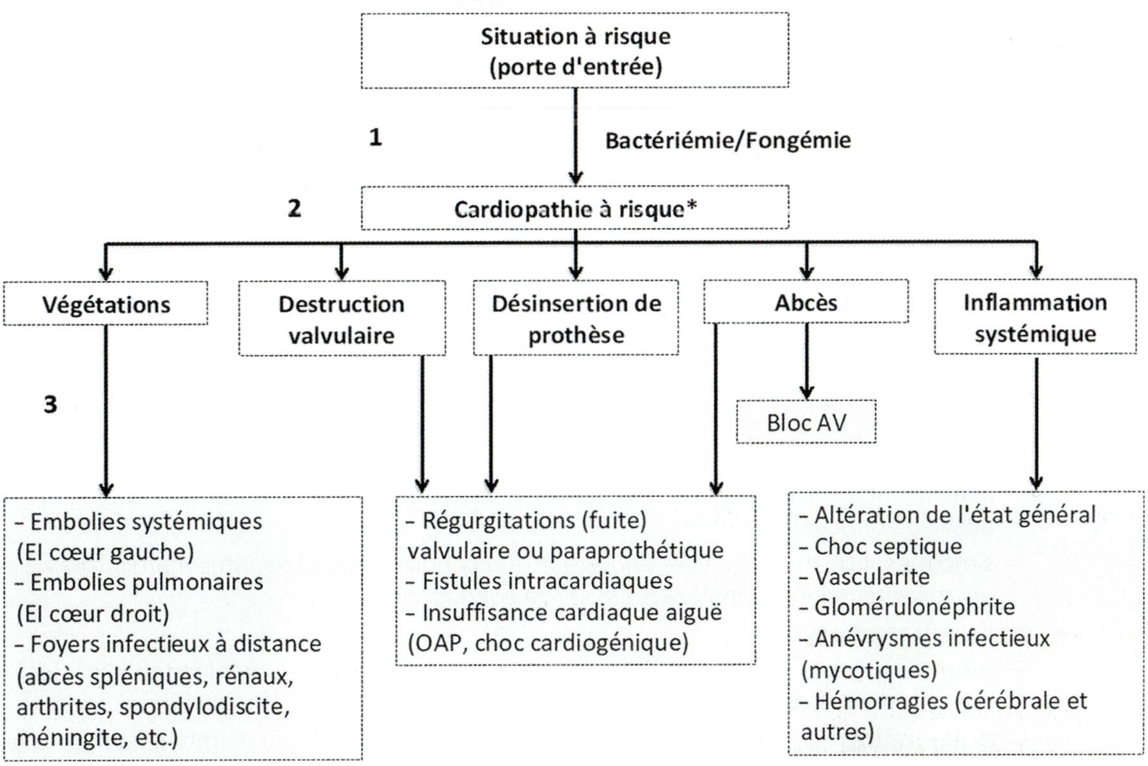

Fig. 11.1 Résumé de la séquence du mécanisme général responsable de l'apparition d'une EI et de ses complications.

*Certaines EI surviennent en l'absence de cardiopathie à risque.

Tableau 11.2 Cardiopathies à risque d'EI.

Cardiopathies à haut risque (groupe A)	Cardiopathies à risque intermédiaire (groupe B)
– Prothèses valvulaires (TAVI inclus) et matériels utilisés pour réparation valvulaire – Antécédent d'endocardite – Cardiopathie congénitale cyanogène – Toute cardiopathie congénitale réparée avec un matériel prothétique pendant les 6 mois après la procédure ou à vie s'il existe un shunt résiduel	– Bicuspidie aortique – Prolapsus valvulaire mitral – Rétrécissement aortique, insuffisance aortique, insuffisance mitrale – Cardiopathies congénitales n'entrant pas dans le groupe A (sauf communication interatriale isolée) – Cardiomyopathie hypertrophique obstructive (souffle à l'auscultation)

V. Diagnostic

L'EI une maladie systémique à présentation polymorphe (tous les signes ne sont pas forcément présents). Le contexte est très important pour évoquer le diagnostic. L'association d'un syndrome infectieux et de signes d'atteinte endocardique est très évocatrice.

Tableaux cliniques évoquant un diagnostic d'EI

- Cardiopathie à risque d'EI + fièvre
- Souffle cardiaque + fièvre
- Accident ischémique + fièvre
- Purpura + fièvre
- Lombalgie + fièvre

A. Signes cliniques

Les signes suivants peuvent être présents :

- syndrome infectieux :
  - fièvre,
  - altération de l'état général,
  - splénomégalie (20–30 %) ;
- signes cardiaques :
  - **souffle cardiaque**. Devant un syndrome infectieux inexpliqué, le souffle cardiaque a une valeur diagnostique considérable. La plus grande valeur est à l'apparition d'un nouveau souffle ou à la modification d'un souffle connu. L'absence de souffle ne permet cependant pas d'exclure le diagnostic,
  - **insuffisance cardiaque**. Toute insuffisance cardiaque fébrile doit faire évoquer le diagnostic d'endocardite,
  - **syncopes, lipothymies**. Elles peuvent être secondaires à un bloc atrioventriculaire lié à un abcès septal interrompant les voies de conduction ;
- signes extracardiaques :
  - **neurologiques** : signes d'AVC (ischémique ou hémorragique), méningite, hémorragie méningée ou abcès cérébral,
  - **pulmonaires** : signes d'insuffisance cardiaque gauche (OAP) ou d'embolie pulmonaire septique (tableau de pneumopathies récidivantes abcédées),
  - **articulaires** : signes d'arthrite périphérique ou de spondylodiscite (foyer infectieux à distance),
  - **cutanéomuqueux**. Ils sont rares (5–15 % des cas) : purpura, nodosités (« faux panaris ») d'Osler, pathognomoniques, hémorragies sous-unguéales, hémorragies sous-conjonctivales, placards érythémateux palmoplantaires de Janeway,

- **ophtalmiques** : taches de Roth au fond d'œil (exsudats hémorragiques rétiniens),
- **rénaux** : hématurie (et/ou protéinurie) pouvant témoigner d'une glomérulonéphrite immunologique ou d'un infarctus rénal.

B. Signes paracliniques

Les hémocultures et l'échographie cardiaque sont les deux piliers du diagnostic de l'EI mais sont parfois insuffisantes. Les examens complémentaires ont pour but de mettre en évidence le micro-organisme en cause, de confirmer l'atteinte infectieuse de l'endocarde, d'identifier les complications et la porte d'entrée infectieuse.

1. Indentification microbiologique

Hémocultures +++

Elles permettent d'isoler le micro-organisme responsable dans 90 % des cas (10 % d'EI à hémocultures négatives). Trois prélèvements sanguins veineux en moyenne doivent être réalisés sur 24 heures et espacés d'au moins 1 heure avec mise en culture aéro-anaérobie. Le sang ne doit pas être prélevé sur un cathéter déjà en place. Ils sont à répéter durant 2 ou 3 jours si les hémocultures initiales sont négatives, notamment chez les sujets ayant reçu des antibiotiques. La suspicion d'EI est à signaler au laboratoire de microbiologie car il faut parfois un temps de culture long pour les micro-organismes à croissance difficile (groupe HACEK, *Brucella*, streptocoques déficients, levures). Si la présomption d'EI est forte et si les hémocultures restent négatives, on doit envisager les étiologies des EI à hémocultures négatives (encadré 11.1) et recourir à d'autres méthodes diagnostiques parfois combinées qui incluent des techniques spéciales d'hémocultures, les sérologies et l'amplification génique (*Polymerase Chain Reaction* [PCR]).

Analyse de la pièce chirurgicale

Si le patient a dû être opéré, les fragments de valves, végétations, abcès, matériel intracardiaque retirés devront être analysés sur le plan histologique, mis en culture et éventuellement par amplification génique (PCR).

Encadré 11.1

Causes d'endocardite à hémocultures négatives

- **Antibiothérapie préalable à la réalisation des hémocultures**
- **EI dues à des micro-organismes à croissance lente ou difficile**
  - Streptocoques déficients
  - Groupe HACEK
  - *Brucella*
  - Champignons (agents fongiques)
- **EI dues à des micro-organismes intracellulaires**
  - *Coxiella burnetii* (agent de la fièvre Q)
  - *Chlamydia*
  - *Bartonella*
  - *Tropheryma whipplei* (agent de la maladie de Whipple)
  - *Mycoplasma*
  - *Legionella*
- **Endocardites non infectieuses** (lupus, syndrome des antiphospholipides, cancer [endocardites marastiques])

2. Identification de l'atteinte infectieuse de l'endocarde

Échographie cardiaque +++

- Une échographie transthoracique (ETT) est systématiquement réalisée en 1re intention dans tous les cas.
- Une échographie transœsophagienne (ETO) est systématiquement réalisée si l'ETT est positive, si elle est négative avec une forte suspicion et systématiquement en cas de matériel intracardiaque (prothèses, stimulateurs, défibrillateurs, etc.). Elle a une meilleure sensibilité que l'ETT.

- L'échographie permet :
  - la mise en évidence des lésions d'EI : végétations (fig. 11.2, vidéos 11.1 et 11.2), destructions valvulaires (mutilations, perforations, ruptures de cordages), abcès (vidéo 11.3), fistules, désinsertions de prothèses, fuites paraprothétiques (vidéo 11.4) ;
  - l'évaluation de la sévérité des régurgitations (fuites) valvulaires et de leur retentissement sur la fonction cardiaque.
- Une échographie normale n'élimine pas le diagnostic et devra être répétée après 7–10 jours (ETT + ETO).

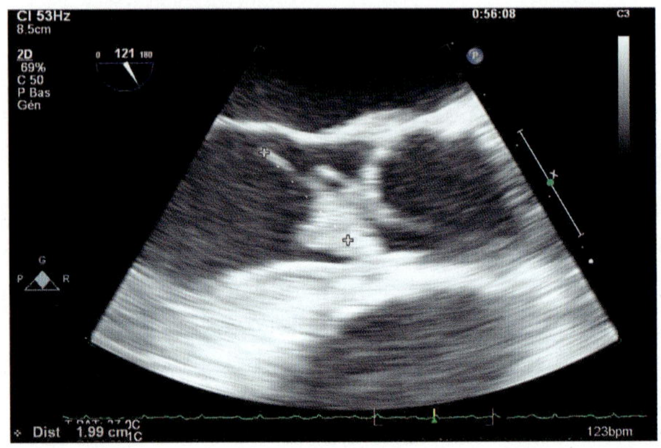

Fig. 11.2 ETO centrée sur la valve aortique native montrant une volumineuse végétation.

Autres examens d'imagerie cardiaque

- Le scanner cardiaque peut mettre en évidence des abcès non visualisés à l'échographie, notamment en cas de prothèses valvulaires (fig. 11.3).
- La tomographie par émission de positons au ^{18}FDG couplée au scanner (TEP-scan) et la scintigraphie aux leucocytes marqués peuvent mettre en évidence une hyperfixation du traceur en cas d'infection. Ils sont actuellement utilisés en cas de suspicion d'EI sur prothèses valvulaires avec échographie cardiaque non contributive (fig. 11.4). De plus, lorsqu'ils sont réalisés sur l'ensemble du corps, ils pourront objectiver des localisations septiques secondaires.

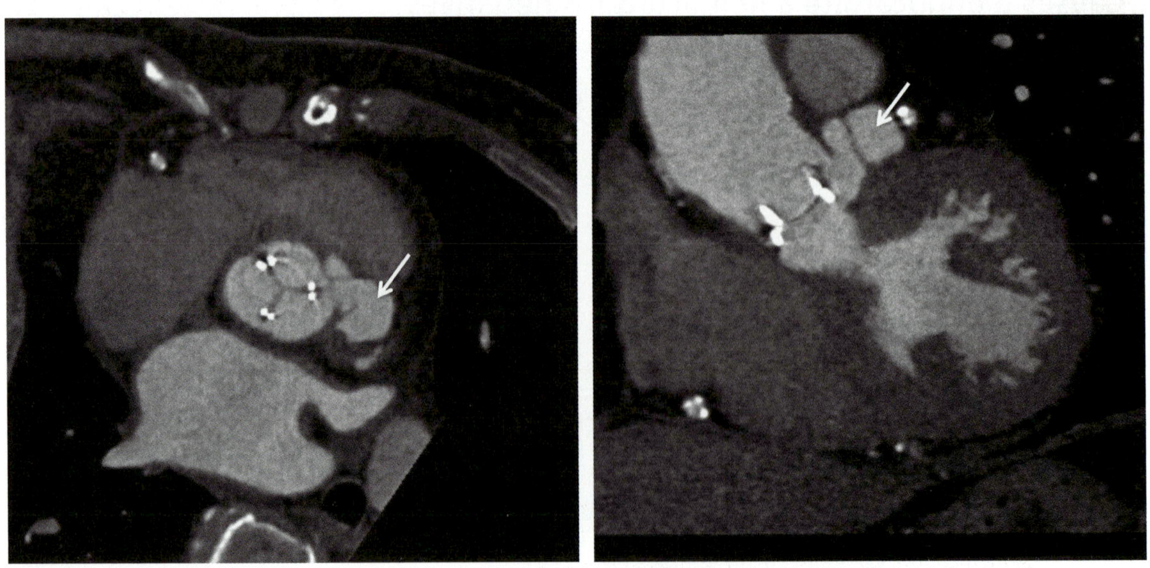

Fig. 11.3 Scanner cardiaque injecté chez un patient porteur d'une bioprothèse aortique montrant un abcès (flèche) développé sur la partie latérale de l'anneau prothétique et communicant avec la cavité cardiaque (abcès communiquant = faux anévrisme).

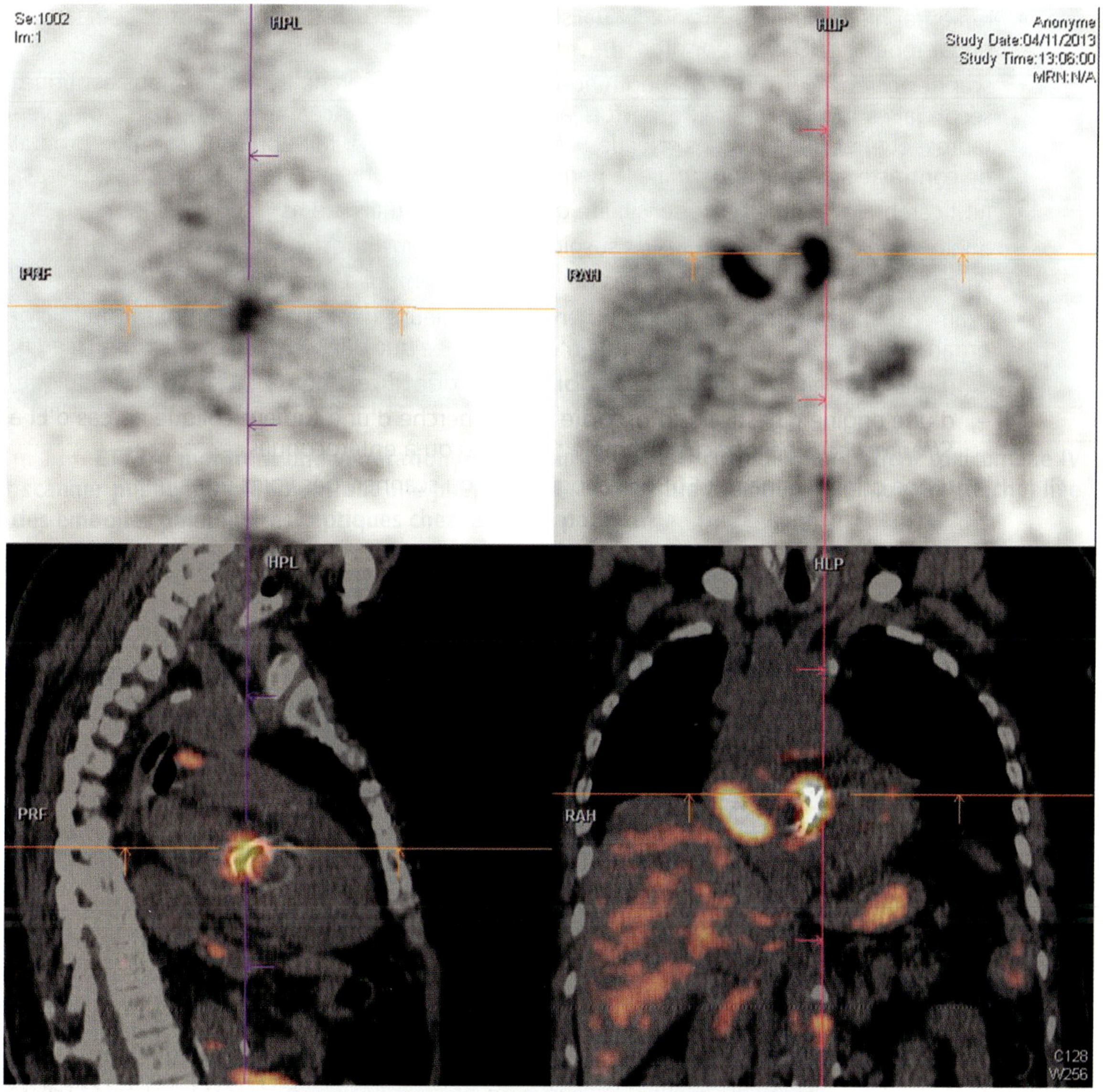

Fig. 11.4 TEP-scanner au ^{18}F-fluorodésoxyglucose (^{18}FDG) montrant une hyperfixation au niveau d'une prothèse mécanique aortique.

Le FDG s'accumule dans les zones d'hypermétabolisme telles que les zones inflammatoires ou les cancers.

3. Autres examens complémentaires

Ce sont les suivants :

- NFS, plaquettes à la recherche d'une hyperleucocytose à PNN, d'une anémie inflammatoire ou hémolytique, d'une thrombopénie ;
- CRP : une élévation est en faveur d'un syndrome inflammatoire ;
- facteur rhumatoïde : témoin d'une réaction immunologique ;
- ionogramme sanguin, créatininémie, recherche hématurie et protéinurie : à la recherche d'anomalies liées aux complications rénales ;
- ECG : à la recherche d'anomalies de la conduction (BAV), d'ischémie myocardique (embolies coronariennes) ;

Encadré 11.2

Résumé des critères diagnostiques des EI adapté des recommandations européennes de 2015

EI certaine

- **Critères histologiques :** mise en évidence d'un micro-organisme sur la culture d'une valve ou d'un fragment d'embole, ou mise en évidence d'une végétation ou d'un abcès avec infection active sur un examen anatomopathologique si la chirurgie a dû être effectuée.
- **Critères cliniques*** :
  - 2 critères majeurs
  - ***ou*** 1 critère majeur et 3 mineurs
  - ***ou*** 5 critères mineurs

EI possible

- 1 critère majeur et 1 ou 2 mineurs
- *Ou* 3 critères mineurs

EI exclue

Absence de critères d'EI certaine et possible.

*** Critères cliniques**

Critères cliniques majeurs (2)

- **Hémocultures positives pour l'EI**
  - ≥ 2 hémocultures à micro-organisme typique d'EI (*S. aureus*, streptocoques oraux, *Streptococcus gallolyticus*, entérocoques, HACEK)
  - ***Ou*** ≥ 1 hémoculture positive ou 1 sérologie positive à *Coxiella burnetii*
- **Imagerie positive pour les lésions d'EI**
  - Échographie cardiaque positive : végétations, abcès, faux anévrisme, fistule, destruction valvulaire, désinsertion de prothèse
  - ***Ou*** TEP-scan ou scintigraphie aux leucocytes marqués cardiaques positifs : hyperfixation pathologique sur prothèse valvulaire
  - ***Ou*** scanner cardiaque positif : abcès, faux anévrisme, fistule

Critères cliniques mineurs (5)

- **Cardiopathie à risque ou toxicomanie IV**
- **Fièvre** (T ≥ 38 °C)
- **Phénomènes vasculaires (asymptomatiques inclus) :** embolies artérielles systémiques ou pulmonaires, anévrismes infectieux (mycotiques), hémorragies, placards de Janeway
- **Phénomènes immunologiques :** glomérulonéphrite, nodosités d'Osler, taches de Roth, facteurs rhumatoïdes
- **Argument microbiologique n'entrant pas dans la définition d'un critère majeur** : hémocultures, sérologies

VI. Complications et pronostic

- C'est une maladie grave dont la mortalité hospitalière est de l'ordre de 15–30 %.
- Les principales complications sont résumées dans la figure 11.1.
- Les principales causes de décès sont l'insuffisance cardiaque aiguë et les complications neurologiques.
- Les principaux facteurs de mauvais pronostic sont :
  - l'insuffisance cardiaque aiguë ;
  - les complications neurologiques ;
  - le syndrome infectieux mal maîtrisé ;
  - les abcès intracardiaques ;
  - les EI sur prothèses ;
  - les micro-organismes très virulents : *Staphylococcus aureus* et champignons ;
  - le terrain fragile (comorbidités) : âge avancé, diabète, immunodépression, insuffisances cardiaque, rénale, respiratoire préexistantes.

VII. Traitement

Il repose sur l'antibiothérapie (ou les antifongiques), l'identification d'indications chirurgicales, la prise en charge des complications, le traitement de la porte d'entrée et la surveillance. Il nécessite une prise en charge par des équipes spécialisées associant notamment cardiologues, infectiologues et chirurgiens cardiaques.

A. Antibiothérapie

1. Principes généraux

- Le choix se porte sur une antibiothérapie bactéricide, associant plusieurs molécules synergiques, à fortes doses, par voie intraveineuse pendant une durée prolongée (4 à 6 semaines).
- Une antibiothérapie probabiliste est instaurée après les hémocultures et avant leur résultat en cas de forte suspicion ou de sepsis sévère ou d'indication chirurgicale urgente.
- L'antibiothérapie est secondairement adaptée aux résultats des prélèvements microbiologiques (antibiogramme) avec l'aide d'un infectiologue (tableau 11.3).

L'amoxicilline est une pénicilline A, l'oxacilline une pénicilline M, la gentamicine est un aminoside, la vancomycine un glycopeptide, la rifampicine, la rifamycine, la ceftriaxone une céphalosporine de 3e génération.

- La durée de traitement est identique même si une intervention chirurgicale est nécessaire.
- Les doses doivent être adaptées aux fonctions rénale et hépatique ainsi qu'aux mesures des concentrations plasmatiques d'aminosides et de vancomycine.
- L'efficacité du traitement est surveillée régulièrement par :
  - la régression de la fièvre ;
  - la régression du syndrome inflammatoire biologique ;
  - la stérilisation des hémocultures ;
  - l'évolution favorable des lésions à l'échographie ;
  - l'absence de complications (clinique, imagerie, ECG, biologie).
- On surveille régulièrement la tolérance du traitement en évaluant la fonction rénale sous aminosides et vancomycine surtout.

Tableau 11.3 Résumé de l'antibiothérapie IV des principales EI.

Micro-organisme en cause	Absence d'allergie aux β-lactamines	Allergie ou résistance aux β-lactamines
Non encore identifié (probabiliste) en cas de valve native ou de prothèse valvulaire ≥ 1 an	Amoxicilline + oxacilline + gentamicine	Vancomycine + gentamicine
Non encore identifié (probabiliste) en de prothèse valvulaire < 1 an	Vancomycine + gentamicine + rifampicine	Vancomycine + gentamicine + rifampicine
Staphylococcus aureus et staphylocoques coagulase négative	Oxacilline (+ gentamicine + rifampicine si prothèse valvulaire)	Vancomycine (+ gentamicine + rifampicine si prothèse valvulaire)
Streptocoques oraux et du groupe D (*S. gallolyticus*)	Amoxicilline (ou pénicilline G, ou ceftriaxone) ± gentamicine	Vancomycine ± gentamicine
Entérocoques	Amoxicilline + gentamicine ou Amoxicilline + ceftriaxone	Vancomycine ± gentamicine

B. Chirurgie

Dans environ 50 % des cas, il existe une indication à réaliser une chirurgie cardiaque sans attendre la fin du traitement antibiotique (phase active de l'EI). Celle-ci peut être présente d'emblée ou apparaître au cours de l'évolution. Dès que le diagnostic est posé, un chirurgien cardiaque doit être prévenu. Le traitement consiste en un débridement des tissus infectés ou nécrosés, puis la réparation (plastie) valvulaire si c'est possible ou le remplacement valvulaire par prothèse biologique ou mécanique. Les principales indications sont hémodynamiques **(H)**, infectieuses **(I)** et emboliques **(E)** (encadré 11.3).

Si la chirurgie n'était pas indiquée en phase active, une chirurgie à distance est parfois nécessaire. Les indications sont alors celles de toutes les valvulopathies (*cf.* partie II).

Encadré 11.3

Principales indications chirurgicales en phase active d'une EI

- **(H)** Insuffisance cardiaque
- **(H)** EI avec dysfonction sévère de prothèse
- **(I)** Abcès ou fistule intracardiaque
- **(I)** EI fungique ou à germes multirésistants
- **(I)** EI sur prothèse valvulaire à staphylocoques
- **(I)** Persistances d'hémocultures positives sous antibiothérapie
- **(I)** + **(E)** Augmentation de la taille des végétations sous antibiothérapie
- **(E)** Végétations du cœur gauche volumineuse (> 10 mm) après un épisode embolique sous antibiothérapie ou en cas de fuite sévère associée
- **(I)** En cas d'EI sur stimulateur ou défibrillateur cardiaque, tout le matériel devra être extrait le plus souvent par voie percutanée. La réimplantation devra se faire à distance (matériel de stimulation provisoire en attendant la réimplantation des patients dépendants). En cas d'EI sur cathéter veineux central, celui-ci doit être retiré.

(H) : indications hémodynamiques, **(I)** : indications infectieuses, **(E)** : indications emboliques.

VIII. Prévention

Elle repose sur des mesures non spécifiques d'éducation de tous les patients à risque (toutes les *cardiopathies à risque* d'EI) et l'utilisation d'une antibioprophylaxie dans des situations bien précises.

A. Mesures non spécifiques d'éducation

Elles concernent tous les patients présentant des *cardiopathies à risque* d'EI :

- maintenir une bonne hygiène bucco-dentaire et prévoir une consultation chez un dentiste 2 fois/an dans les cardiopathies à haut risque et 1 fois/an pour les autres ;
- désinfecter les plaies ;
- éradiquer les colonisations bactériennes chroniques (cutanées et urinaires) ;
- traiter les infections bactériennes locales par antibiotiques ;
- veiller à une asepsie stricte lors de procédures à risque de bactériémie ;
- éviter les effractions cutanées : tatouages, piercing ;
- limiter l'utilisation des voies veineuses et les changer régulièrement en cas de besoin prolongé ;
- éviter l'automédication par antibiotiques et consulter rapidement son médecin en cas de fièvre.

B. Antibioprophylaxie

- Son principe consiste à administrer une dose d'antibiotique avant une procédure à risque de bactériémie. Son efficacité n'a jamais été prouvée formellement.

Son utilisation se limite *seulement* aux patients avec cardiopathie à haut risque (*cf.* tableau 11.2) devant recevoir des soins dentaires avec manipulation de la gencive ou de la région périapicale ou en cas d'effraction de la muqueuse.

- Elle consiste à administrer :
  - amoxicilline *per os* ou IV 30–60 minutes avant la procédure ;
  - ou clindamycine (600 mg) *per os* ou IV 30–60 minutes avant la procédure en cas d'allergie aux β-lactamines.

Points clés

- L'EI peut toucher des valves natives et du matériel intracardiaque implanté.
- Les cardiopathies à haut risque d'EI sont :
  - les prothèses valvulaires (TAVI inclus) et matériels utilisés pour réparation valvulaire ;
  - un antécédent d'endocardite ;
  - une cardiopathie congénitale cyanogène ;
  - toute cardiopathie congénitale réparée avec un matériel prothétique pendant les 6 mois après la procédure ou à vie s'il existe un shunt résiduel.
- Les EI sur prothèses et à staphylocoques sont les plus graves.
- Dans 50 % des cas, la cardiopathie à risque n'était pas connue ou absente.
- Les procédures à risque d'EI sont en augmentation : chirurgie sous circulation extracorporelle, cathéters veineux, cathétérisme cardiaque, hémodialyse, implantation de stimulateur/défibrillateur cardiaque, ponction articulaire, chambre implantable sous-cutanée pour perfusions intraveineuses, toxicomanie IV, etc.
- Les staphylocoques sont les germes le plus souvent retrouvés.
- Les principales complications sont : insuffisance cardiaque, embolies systémiques, embolies pulmonaires septiques, anévrisme infectieux, hémorragie, choc septique, BAV (abcès septal), vascularite, foyers infectieux à distance (méningite, arthrite, spondylodiscite, abcès viscéraux, etc.).
- Le diagnostic est évoqué devant une association fièvre + cardiopathie à risque, fièvre + souffle, ou fièvre + événement embolique.
- Les signes cliniques associent un syndrome infectieux, des signes cardiaques et des signes extracardiaques.
- Les hémocultures et l'échographie cardiaque transthoracique/transœsophagienne sont deux piliers du diagnostic.
- Les hémocultures peuvent être négatives dans 10 % des cas.
- L'échographie peut montrer la présence de végétations, abcès, faux anévrisme, fistule, destruction valvulaire (perforation, mutilation valvulaire, rupture de cordage), désinsertion de prothèse.
- Le scanner cardiaque, le TEP-scan et la scintigraphie aux leucocytes marqués peuvent avoir un intérêt en cas d'échographie non contributive.
- La porte d'entrée infectieuse doit être recherchée en fonction du germe en cause :
  - staphylocoques, *Candida* : cutanée ;
  - streptocoques oraux, HACEK : bucco-dentaire ;
  - streptocoques D (*S. gallolyticus*) : digestive (coloscopie) ;
  - entérocoques : digestive (coloscopie), urinaire.
- Le traitement repose sur l'antibiothérapie (ou les antifongiques), l'identification d'indications chirurgicales, la prise en charge des complications, le traitement de la porte d'entrée et la surveillance.
- L'antibiothérapie doit être prolongée (4–6 semaines) par voie IV, bactéricide, synergique et débutée après les hémocultures (sans attendre les résultats).
- Les principales indications chirurgicales pendant le traitement antibiotique (phase active) sont hémodynamiques, infectieuses et emboliques.
- En cas d'EI sur stimulateur ou défibrillateur ou cathéter central veineux, tout le matériel doit être extrait (souvent par voie percutanée) et réimplanté à distance.
- La prévention de l'EI repose sur des mesures non spécifiques d'éducation de tous les patients à risque (toutes les cardiopathies à risque d'EI) et l'utilisation d'une antibioprophylaxie uniquement chez les patients avec cardiopathie à haut risque devant subir des soins dentaires avec manipulation de la gencive ou de la région périapicale ou en cas d'effraction de la muqueuse (amoxicilline ou clindamycine 30–60 minutes avant).

Notions indispensables PCZ

- Une fièvre chez un patient porteur d'une cardiopathie à risque doit toujours faire évoquer le diagnostic d'endocardite.
- De même, évoquer l'endocardite devant les tableaux suivants : souffle et fièvre, AVC et fièvre, lombalgie et fièvre, purpura et fièvre.
- Devant une suspicion d'endocardite, les deux examens clés sont l'échocardiographie et les hémocultures.
- La prophylaxie de l'endocardite en cas de soins dentaires doit être faite chez les patients ayant une cardiopathie à haut risque : prothèses valvulaires, antécédent d'endocardite, cardiopathies congénitales cyanogènes.

Réflexes transversalité

- Item 150 – Surveillance des porteurs de valve et prothèses vasculaires
- Item 153 – Infections ostéo articulaires (IOA) de l'enfant et de l'adulte
- Item 231 – Valvulopathies
- Item 232 – Insuffisance cardiaque de l'adulte
- Item 234 – Troubles de la conduction intracardiaque
- Item 335 – Accidents vasculaires cérébraux

Compléments en ligne

Des compléments numériques sont associés à ce chapitre. Ils sont indiqués dans la marge par des flashcodes. Pour accéder à ces compléments, connectez-vous sur http://www.em-consulte.com/e-complement/476332 et suivez les instructions pour activer votre accès.

Vidéo 11.1 ETO selon le grand axe du cœur centrée sur la valve aortique native montrant une volumineuse végétation et une destruction des sigmoïdes entraînant une insuffisance aortique.

Vidéo 11.2 ETO selon le petit axe du cœur centrée sur la valve aortique native montrant une volumineuse végétation et une destruction des sigmoïdes entraînant une insuffisance aortique.

Vidéo 11.3 ETO centrée sur une bioprothèse aortique montrant un abcès annulaire (épaississement autour de la prothèse).

Vidéo 11.4 ETO centrée sur une prothèse mécanique mitrale montrant une désinsertion avec une insuffisance mitrale paraprothétique.

Vidéo 11.5 ETT montrant une végétation sur la valve tricuspide d'un patient toxicomane IV.

Vidéo 11.6 ETO centrée sur l'atrium droit montrant des végétations (images mobiles) appendues sur l'une des sondes d'un stimulateur cardiaque.

CHAPITRE

12

Item 236 – UE 8 – Souffle cardiaque chez l'enfant

Objectifs pédagogiques

Nationaux

- Argumenter les principales hypothèses diagnostiques et justifier les examens complémentaires pertinents.

CNEC

- Connaître les principales catégories de souffles rencontrés chez l'enfant (cardiopathies congénitales et souffles innocents).
- Connaître les particularités de l'auscultation cardiaque de l'enfant.
- Connaître les caractéristiques de l'examen cardiovasculaire de l'enfant.
- Connaître les circonstances de découverte d'une cardiopathie chez l'enfant et les signes cliniques qui orientent vers ce diagnostic.
- Savoir quels examens complémentaires prescrire en présence d'un souffle de l'enfant et connaître l'importance de l'échographie cardiaque.
- Connaître les caractéristiques des souffles innocents, et leurs différents types.
- Connaître les principales malformations cardiaques congénitales rencontrées chez l'enfant et savoir programmer leur suivi.

I. Généralités sur les cardiopathies de l'enfant

- La découverte d'un souffle cardiaque est une éventualité très fréquente chez l'enfant : il peut être soit **organique** (c'est-à-dire correspondant à une anomalie cardiaque anatomique sous-jacente), soit **anorganique** (dit aussi fonctionnel, c'est-à-dire sans anomalie cardiaque sous-jacente).
- Un souffle précordial peut être diagnostiqué chez l'enfant dans plusieurs situations :
  – un souffle en relation avec une *malformation cardiaque congénitale*, qui touche 1 % des enfants à la naissance ;
  – chez le grand enfant surtout, un *souffle fonctionnel, dit encore « anorganique », ou mieux « innocent » ou « normal »*, sans aucun substrat anatomique, et qui est rencontré au cours de l'enfance chez un tiers à la moitié des enfants d'âge scolaire ;
  – rarement, un souffle en relation avec une cardiomyopathie ou une myocardite aiguë ;

  - des cardiopathies acquises exceptionnelles chez l'enfant dans les pays occidentaux, où les valvulopathies rhumatismales ont totalement disparu.
- L'âge permet d'emblée d'orienter vers une cause organique ou fonctionnelle : 90 % des souffles chez le nourrisson sont organiques et 50 % chez l'enfant d'âge scolaire sont fonctionnels.

II. Particularités de l'auscultation de l'enfant

- L'auscultation n'est pas toujours facile chez le petit enfant car le cœur est rapide et l'auscultation est souvent gênée par les cris, les pleurs et l'agitation. Il est nécessaire de connaître les petits moyens pour distraire l'enfant : jouets, sucette, etc.
- Un stéthoscope pédiatrique est utilisé.
- Le rythme cardiaque de l'enfant est rapide, et souvent irrégulier, car *l'arythmie sinusale respiratoire*, physiologique, peut être très marquée. En cas de doute, un ECG doit être réalisé.
- Un *dédoublement du 2e bruit* (DB2) le long du bord sternal gauche, variable avec la respiration, est fréquent et physiologique. En revanche, un DB2 large et fixe est anormal (communication interatriale ou bloc de branche droite).
- Une *accentuation du 2e bruit* le long du bord sternal gauche peut correspondre soit à une hypertension artérielle pulmonaire (HTAP), soit à une malposition des gros vaisseaux (position antérieure de l'aorte)
- Un *3e bruit ou B3* est fréquent à l'apex chez l'enfant (50 % des cas) ; il est physiologique.
- La constatation *d'un bruit surajouté de type clic* n'est pas exceptionnelle chez l'enfant, il s'agit :
  - soit d'un clic mésosystolique apexien (foyer mitral) de prolapsus mitral ;
  - soit d'un clic protosystolique traduisant la présence d'une sténose valvulaire sur l'un des gros vaisseaux, aorte ou artère pulmonaire.

Il n'y a généralement pas de corrélation entre l'intensité d'un souffle et la gravité de la maladie sous-jacente.

III. Circonstances de découverte

A. Symptômes qui font suspecter une cardiopathie

1. Chez le nouveau-né

Il peut s'agir d'une cyanose ou d'une insuffisance cardiaque, voire des deux associées.

2. Chez le nourrisson

Il s'agit des mêmes symptômes, ou de difficultés alimentaires, retard staturo-pondéral, polypnée, infections pulmonaires à répétition, etc.

Les signes d'insuffisance cardiaque chez le nourrisson incluent des symptômes respiratoires (polypnée, tirage, toux) et/ou digestifs (difficultés alimentaires, vomissements postprandiaux, stagnation pondérale ou perte de poids), et peuvent égarer le diagnostic vers une pathologie bronchopulmonaire ou gastro-intestinale.

La cyanose est une coloration bleutée de la peau et des téguments, qui peut être témoin d'une hypoxie, mais peut apparaître aussi en cas d'hypothermie ou hypoglycémie chez le nourrisson. C'est la mesure de la saturation cutanée en oxygène qui permet de diagnostiquer l'hypoxie qui est réfractaire à l'oxygène quand elle est d'origine cardiaque.

3. Chez l'enfant plus grand

On observe les mêmes symptômes que précédemment (mais plus rarement), ou une dyspnée d'effort, une fatigabilité, rarement une syncope ou une douleur thoracique d'effort (obstacle à l'éjection du ventricule gauche : sténose aortique ou cardiomyopathie obstructive). Parfois, il s'agit d'une altération de l'état général avec anorexie, asthénie et douleurs abdominales.

B. Anomalies de l'examen clinique cardiovasculaire

- Elles orientent vers une cardiopathie, même en l'absence de symptômes.
- Le plus souvent, c'est un souffle cardiaque découvert à un âge variable ou une anomalie des bruits du cœur.
- Plus rarement, ce peut être l'absence d'un pouls, surtout fémoral qui oriente d'emblée vers une coarctation aortique, ou un trouble du rythme à l'auscultation, etc.

C. Symptômes extracardiaques

Les symptômes pouvant faire évoquer une cause cardiologique sont la survenue d'un accident vasculaire cérébral, une fièvre au long cours, une cassure de la courbe de croissance pondérale.

D. Contexte particulier faisant suspecter une atteinte cardiaque

Il peut s'agir :

- d'un syndrome polymalformatif nécessitant une échocardiographie systématique lors du bilan, qu'il y ait ou non des symptômes, et qu'il y ait ou non un souffle ;
- d'un contexte de maladie génétique familiale pouvant toucher le cœur ou les gros vaisseaux, comme le syndrome de Marfan ;
- d'un contexte de cardiopathie congénitale familiale dans la famille proche (apparentés du 1er degré).

Les syndromes chromosomiques et génétiques associés le plus fréquemment aux cardiopathies congénitales comportent : la trisomie 21, la microdélétion 22q11 (syndrome de Digeorge), le syndrome de Turner (45,X0), le syndrome de Williams Beuren (microdélétion du chromosome 7), le syndrome de Noonan, le syndrome CHARGE, le syndrome de Marfan.

Dans ces circonstances, il faut adresser l'enfant au cardiopédiatre.

Il pratique un examen clinique, un ECG avec éventuellement radiographie de thorax et un échocardiographie doppler qui conduisent à :

- l'arrêt des investigations : absence de cardiopathie, souffle innocent, cardiopathie ne nécessitant qu'une surveillance dans l'immédiat ;
- la découverte d'une cardiopathie ne nécessitant qu'une surveillance dans l'immédiat ;
- l'indication d'autres examens (Holter, épreuve d'effort, IRM cardiaque ou scanner multibarrette) ;
- un cathétérisme dans l'optique d'une chirurgie ou d'un acte de cathétérisme interventionnel ;
- l'indication de geste chirurgical d'emblée sur les seules données de l'échographie.

IV. Clinique et examens complémentaires

A. Signes fonctionnels

- Ils sont *souvent absents :* le souffle est une découverte fortuite au cours d'un examen clinique systématique.
- *La dyspnée d'effort* est le symptôme le plus commun.
- Les *malaises* sont un motif de consultation fréquent chez l'enfant. Ils sont assez rarement d'origine cardiaque. Chez le petit nourrisson, il peut s'agir de spasmes du sanglot; chez l'enfant plus grand et l'adolescent, les malaises d'origine vagale sont communs. Les syncopes d'effort des obstacles aortiques congénitaux sont rares. Les syncopes du BAV congénital ou des canalopathies congénitales (syndrome du QT long congénital, syndrome de Brugada, etc.) sont diagnostiquées par l'ECG et le Holter.
- Les *douleurs thoraciques* sont exceptionnellement d'origine cardiaque chez l'enfant, contrairement à l'adulte

B. Caractéristiques du souffle

Comme chez l'adulte, il faut préciser :

- le temps du souffle, systolique, diastolique, systolodiastolique ou continu; double souffle, systolique et diastolique, différent du précédent :
- sa durée pour un souffle systolique (souffle éjectionnel ou de régurgitation);
- son intensité sur une échelle de 1 à 6 sur 6;
- son caractère frémissant ou non;
- sa topographie sur le thorax (foyer d'auscultation : foyers pulmonaire, aortique, mitral ou tricuspidien, mais aussi sous-claviculaire gauche et au niveau de la fontanelle antérieure pour les nourrissons);
- ses irradiations : dans le dos, en écharpe de la base à l'apex, en rayon de roue au niveau de tout le précordium;
- sa variabilité : c'est une caractéristique très importante à évaluer, en fonction de la respiration (inspiration, expiration), de la position (couché, assis, debout), de la compression vasculaire (carotide ou jugulaire);
- les modifications éventuelles des bruits du cœur associées (dédoublement fixe ou variable du 2e bruit, augmentation d'intensité du 2e bruit).

Ces caractéristiques orientent déjà assez facilement le diagnostic :

- un souffle variable dans le temps et avec la position est pratiquement toujours innocent, mais ce caractère variable des souffles anorganiques est inconstant;
- les souffles innocents irradient peu. Un souffle bruyant, irradiant largement, est *a priori* organique;
- un souffle diastolique ou un double souffle est toujours organique; les souffles innocents sont presque toujours systoliques, plus rarement systolodiastoliques (souffle « veineux » du cou);
- un souffle frémissant est toujours organique;
- un souffle innocent est toujours bref dans la systole; un souffle holosystolique, de régurgitation, relève d'une cause organique;
- un souffle entendu et/ou frémissant dans le cou et en sus-sternal est probablement lié à un obstacle aortique; un souffle entendu dans le dos évoque un obstacle pulmonaire; un souffle irradiant dans toutes les directions ou « panradiant » à partir de la région mésocardiaque évoque une communication interventriculaire.

C. Signes associés

- La *cyanose* discrète ($SatO_2$ transcutanée >80 à 85 %) peut être de diagnostic difficile, même pour un œil averti. Il s'agit d'une coloration bleutée de la peau et des téguments qui peut traduire une hypoxie. Il faut la confirmer par la mesure de la saturation transcutanée en O_2 au saturomètre de pouls. La cyanose clinique apparaît quand la saturation en O_2 est <85 %. Elle doit être recherchée au niveau des extrémités (ongles), des lèvres, de la muqueuse buccale. L'hypoxie d'origine cardiaque est réfractaire à l'oxygène (non modifiée par l'administration d'O_2 à 100 %), à la différence de l'hypoxie d'origine bronchopulmonaire qui est sensible à l'oxygénothérapie.
- L'*insuffisance cardiaque* est souvent moins typique chez l'enfant que chez l'adulte. Il est important de savoir reconnaître les signes d'insuffisance cardiaque chez le nourrisson qui incluent des symptômes respiratoires (polypnée, tirage, toux) et/ou digestifs (difficultés alimentaires, vomissements postprandiaux, stagnation pondérale ou perte de poids), et pouvant égarer le diagnostic vers une pathologie bronchopulmonaire ou gastro-intestinale. À l'examen clinique, on retrouve une polypnée de repos, une tachycardie et une hépatomégalie.
- Un *retard staturo-pondéral* plus ou moins important, lié à des difficultés alimentaires, une mauvaise prise des biberons, avec dyspnée et sueurs, est fréquent dans les larges shunts du nourrisson. La croissance pondérale est souvent altérée par les cardiopathies significatives et est un paramètre important de l'examen clinique.
- On peut noter des *anomalies de l'examen physique* :
  - anomalie de la pression artérielle : une HTA avec absence des pouls fémoraux oriente d'emblée vers une coarctation aortique. La pression artérielle doit être prise avec un brassard pédiatrique adapté à la taille et l'âge de l'enfant, et au membre inférieur autant qu'au membre supérieur ;
  - la palpation des pouls recherche leur présence et leur amplitude comparativement entre les membres supérieurs (pouls huméraux) et inférieurs (pouls fémoraux) ;
  - la palpation d'un frémissement précordial ou sus-sternal (*thrill*) est toujours un signe pathologique ;
  - la fréquence cardiaque diminue avec l'âge : un rythme cardiaque rapide au repos peut être témoin d'une insuffisance cardiaque.
- D'autres *anomalies de l'auscultation* peuvent être associées au souffle :
  - DB2 : anormal s'il est fixe et invariable ;
  - éclat de B2 : témoin d'une élévation anormale de la pression pulmonaire ;
  - clic protosystolique : bruit anormal d'ouverture valvulaire ;
  - galop avec B3.

La présence de l'un quelconque de ces signes suffit à envoyer l'enfant au spécialiste, qui réalisera un ECG, souvent un cliché de thorax et une échocardiographie dans tous les cas.

D. Examens complémentaires

1. Radiographie de thorax

- Une cardiomégalie oriente vers une cardiopathie, sans qu'il soit possible d'en préciser la nature, malformative ou plus rarement cardiomyopathie ou myocardite aiguë. Il faut se méfier des « fausses cardiomégalies » par superposition de l'image du thymus sur la silhouette cardiaque.
- Une saillie de l'arc moyen gauche évoque une dilatation du tronc de l'artère pulmonaire et oriente vers un shunt gauche-droite, alors qu'un arc moyen gauche concave évoque une hypoplasie de la voie pulmonaire proximale, comme dans la tétralogie de Fallot.
- Un pédicule vasculaire étroit évoque une anomalie de position des gros vaisseaux.

- Une hypervascularisation pulmonaire est en faveur d'un hyperdébit pulmonaire, donc d'une cardiopathie avec shunt gauche-droite.
- Une hypovascularisation pulmonaire évoque un obstacle sur la voie pulmonaire.

2. Électrocardiogramme

- L'ECG de l'enfant est différent de celui de l'adulte ; il varie avec l'âge, et *un ECG doit toujours être interprété en fonction de l'âge de l'enfant.*
- La fréquence cardiaque est d'autant plus rapide que l'enfant est jeune.
- L'axe de QRS est plus droit que chez l'adulte, le délai PR est plus court. Les ondes T sont positives en précordiales droites à la naissance et se négativent vers la fin de la 1re semaine ; elles demeurent négatives de V1 à V4 pendant l'enfance.
- L'arythmie sinusale respiratoire est banale chez l'enfant.
- Il est parfois nécessaire d'enregistrer l'ECG de manière différente de l'habitude, en cas de dextrocardie ou de situs inversus.

3. Échocardiogramme doppler

- *C'est l'examen clé du diagnostic*, qui permet en règle de porter un diagnostic précis. Sa qualité est constamment bonne chez l'enfant, mais sa réalisation est parfois rendue difficile par l'agitation ou l'opposition du patient, etc.
- L'usage d'un appareillage performant, de capteurs pédiatriques spécifiques, la réalisation de l'examen par un opérateur expérimenté, formé au diagnostic des cardiopathies congénitales, qui sont différentes des maladies cardiaques de l'adulte, sont des conditions indispensables à l'obtention d'un diagnostic fiable chez l'enfant.

4. Autres examens paracliniques

Ce sont :

- l'*épreuve d'effort,* sur tapis roulant chez le petit, ou sur bicyclette ergométrique ;
- le *Holter ECG*, en cas de troubles du rythme idiopathiques ou postopératoires ;
- l'*IRM cardiaque,* très performante notamment pour les gros vaisseaux intrathoraciques ;
- le *scanner multibarrette* qui, à l'inverse de l'IRM, a l'inconvénient d'être un examen irradiant ;
- le *cathétérisme cardiaque*, dont les indications sont limitées chez l'enfant pour le diagnostic. L'examen est généralement réalisé sous anesthésie générale avant 10 ans. Il est réservé au bilan préopératoire des cardiopathies congénitales complexes, ou alors à visée thérapeutique en cathétérisme interventionnel.

V. Principales cardiopathies rencontrées en fonction de l'âge

A. Chez le nouveau-né (de la naissance à la fin du 2e mois)

1. Souffle isolé chez un nouveau-né

Un souffle noté en période néonatale, même si l'enfant est asymptomatique, est toujours potentiellement pathologique.

Il est donc nécessaire d'effectuer une échographie cardiaque avant la sortie de la maternité en cas de souffle chez un nouveau-né.

Il faut réaliser :

- un examen clinique complet ;
- un ECG ;
- une radiographie pulmonaire de face ;
- une **échographie cardiaque** systématique.

2. Cardiopathies avec insuffisance cardiaque

- *La coarctation préductale* (c'est-à-dire située en amont de l'émergence du canal artériel, ou *ductus arteriosus*) ou *sténose de l'isthme de l'aorte* est la forme grave de la coarctation aortique, symptomatique dès les premiers jours de vie, mais les symptômes n'apparaissent qu'au moment de la fermeture du canal artériel. Les pouls fémoraux sont abolis. La chirurgie est urgente (fig. 12.1 et 12.2).
- Les *autres causes* sont plus rares ou dépistées en anténatal.

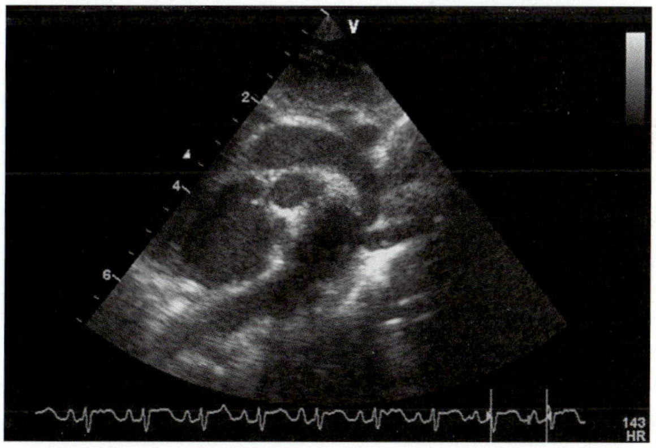

Fig. 12.1 Coarctation aortique préductale du nouveau-né : échocardiographie transthoracique.

Toute l'aorte thoracique est habituellement visible chez le petit nourrisson par voie sous-claviculaire droite ou sus-sternale. La partie transverse et l'isthme de l'aorte sont très hypoplasiques. L'aorte descendante retrouve un calibre normal en aval de l'implantation du canal artériel. L'artère sous-clavière gauche s'implante immédiatement en aval de la zone rétrécie.

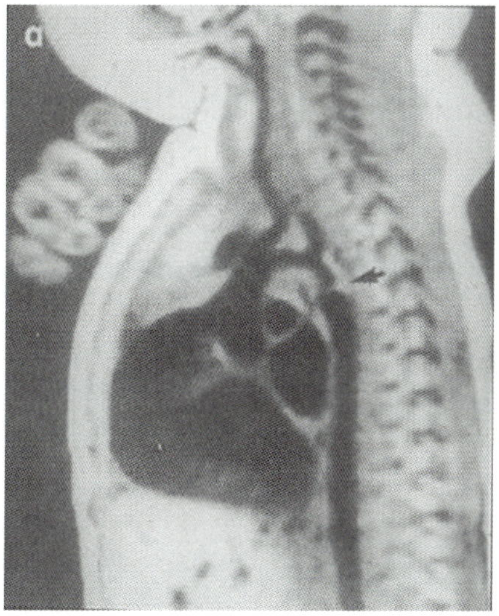

Fig. 12.2 Coarctation aortique du nouveau-né.

Coarctation préductale typique bien visualisée en IRM (flèche).

3. Cardiopathies avec cyanose

- La *transposition des gros vaisseaux* est la cause la plus classique de cyanose néonatale. Elle représente le type même de l'urgence cardiologique néonatale. La chirurgie de correction anatomique doit être réalisée dans les 15 premiers jours de vie.
- Il peut aussi s'agir des *cardiopathies avec un obstacle significatif sur la voie pulmonaire*, pour lesquelles le débit pulmonaire dépend de la persistance du canal artériel (tétralogie de Fallot, rétrécissement pulmonaire critique, atrésie pulmonaire).
- Enfin, les *cardiopathies complexes* sont fréquentes, très polymorphes (ventricule unique, atrésie tricuspide, truncus arteriosus ou tronc artériel commun, etc.). Elles associent, à des degrés divers, cyanose et défaillance cardiaque suivant les cas (fig. 12.3).

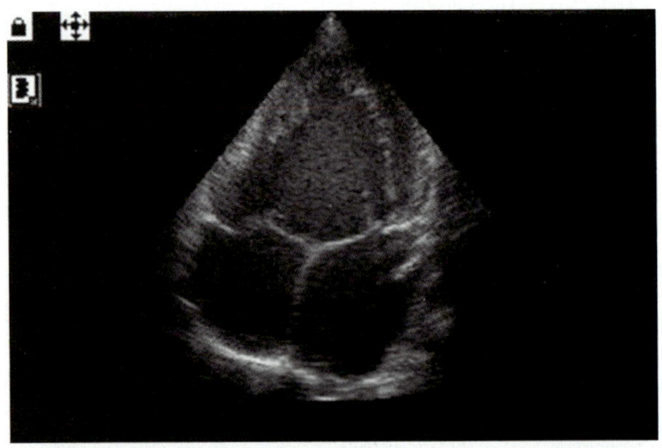

Fig. 12.3 Ventricule unique : échocardiographie transthoracique, incidence apicale des 4 cavités.
Les deux cavités atriales s'abouchent par des valves atrioventriculaires normales et distinctes, dans une seule et même cavité ventriculaire de laquelle naissent l'aorte et l'artère pulmonaire (non visibles sur cette coupe).

B. Chez le nourrisson (de 2 mois à l'âge de la marche)

1. Cardiopathies avec insuffisance cardiaque

Les *shunts gauche-droite* dominent la scène, ce sont essentiellement :

- la communication interventriculaire (CIV) large (fig. 12.4) ;
- la persistance du canal artériel ;
- le canal atrioventriculaire (chez le trisomique 21).

Il existe un risque d'HTAP irréversible si le shunt est opéré trop tard. Il est donc impératif d'opérer tôt les nourrissons porteurs de larges shunts, surtout de CIV, en général dans la 1re année de vie (fig. 12.5).

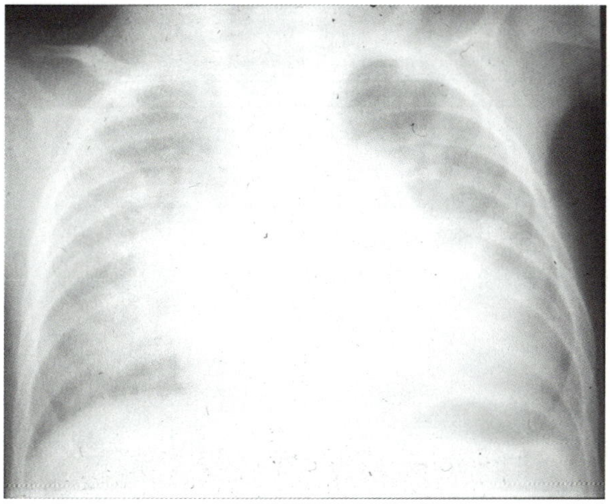

Fig. 12.4 Radiographie du thorax de face d'un nourrisson porteur d'une très large communication interventriculaire.
Noter l'importance de la cardiomégalie et de l'hypervascularisation pulmonaire.

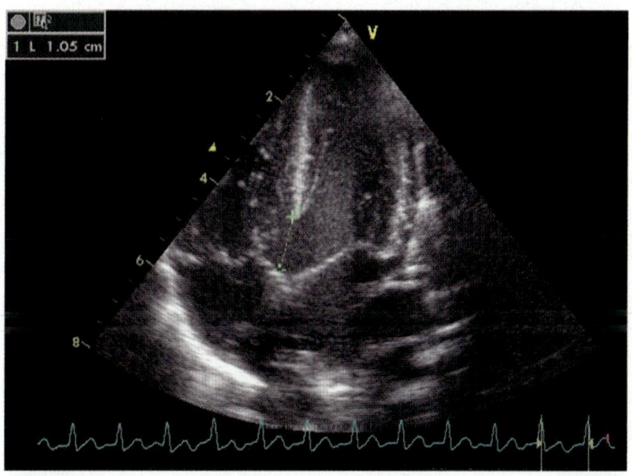

Fig. 12.5 Large CIV : échocardiographie transthoracique, incidence apicale des 4 cavités.
CIV haute, du septum membraneux, de 10,5 mm de diamètre.

2. Cardiopathies avec cyanose

- La *tétralogie de Fallot* est la cardiopathie cyanogène la plus fréquente (fig. 12.6). La cyanose est en général retardée dans sa forme régulière, n'apparaissant qu'après quelques semaines ou mois. La correction chirurgicale se fait entre les âges de 6 mois et 1 an.
- Les cardiopathies complexes sont en général déjà diagnostiquées dès la période néonatale, voire en anténatal.

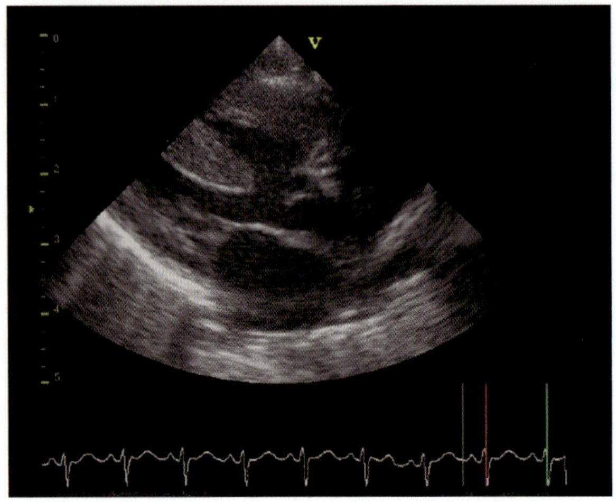

Fig. 12.6 Tétralogie de Fallot : échocardiographie transthoracique en grand axe parasternal gauche.
Noter la large CIV de la partie haute du septum interventriculaire et l'aorte « à cheval » sur le septum, au-dessus de la CIV.

C. Dans la deuxième enfance (de 2 à 16 ans) : cardiopathies malformatives

Elles sont rarement dépistées à cet âge, sauf cas particuliers (immigrés récents, problèmes sociaux, etc.).

Il s'agit en général de cardiopathies bien tolérées, telles que communication interatriale (fig. 12.7 et 12.8) ou cardiomyopathie hypertrophique et/ou obstructive, etc.

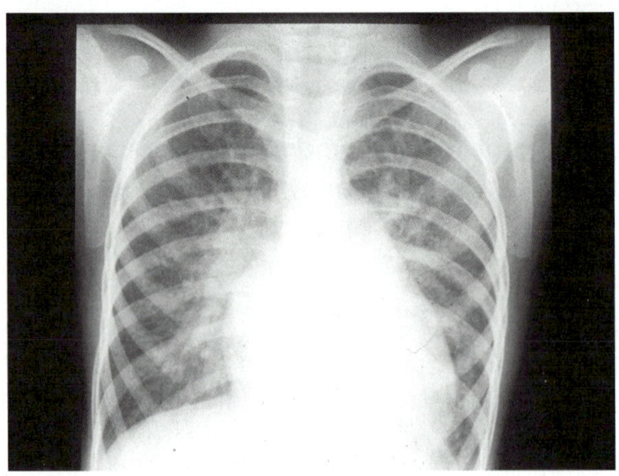

Fig. 12.7 Aspect typique de communication interatriale (CIA) de l'adulte au cliché de thorax de face.
Le cœur est peu augmenté de volume, avec une saillie de l'arc moyen gauche qui traduit la dilatation de l'artère pulmonaire due au shunt. Les poumons sont très hypervascularisés.

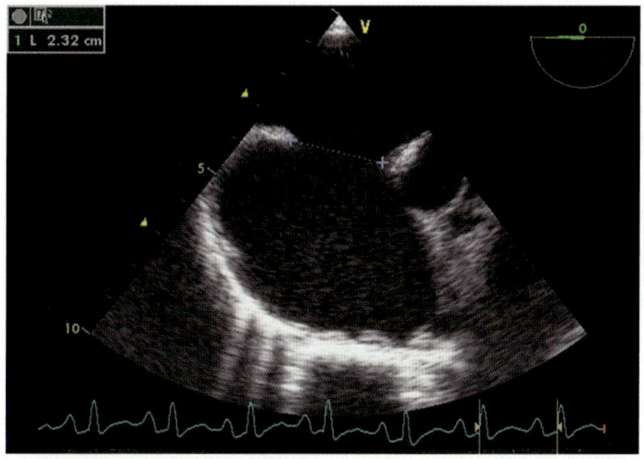

Fig. 12.8 Large communication interatriale : échocardiographie transœsophagienne.

Les CIA de l'adulte, mêmes larges comme celle-ci qui mesure 23 mm de diamètre, sont souvent mal visibles en ETT et nécessitent souvent pour leur visualisation le recours à l'ETO. De surcroît, l'ETO est indispensable pour préciser la topographie et le diamètre exacts de la CIA, afin de déterminer si une fermeture par ombrelle percutanée est possible, ou s'il faudra recourir à la chirurgie.

VI. Les souffles anorganiques (ou fonctionnels ou « innocents »)

- Ils sont fréquents, puisque l'on estime qu'à un moment donné de l'enfance, ils concernent un tiers à la moitié des enfants. Ils sont présents surtout chez l'enfant d'âge scolaire, mais rarement chez le nourrisson et le nouveau-né.
- Ces souffles n'ont aucun substrat organique. Le cœur est parfaitement sain. Ils disparaîtront avec l'âge, mais peuvent parfois être encore entendus chez de jeunes adultes.
- Les souffles innocents ont pour caractéristiques d'être :
  - asymptomatiques ;
    systoliques (jamais diastoliques) ou parfois continus ;
  - proto- ou mésosystoliques (jamais télésystoliques) ;
  - éjectionnels, généralement brefs (1er tiers de la systole) ;
  - de faible intensité, < 3/6 ;
  - souvent d'intensité variable avec la position ;
  - doux, parfois musicaux ;
  - sans irradiation ni frémissement.
- Ils ne s'accompagnent pas de modification de B1 et B2 (dédoublement variable de B2 possible), ni de modifications du reste de l'examen clinique (pouls fémoraux perçus, PA normale, etc.).
- Ils sont parfois continus, systolodiastoliques, en cas de souffle veineux du cou.
- On peut décrire six types de souffle anorganique :
  - souffle musical ou vibratoire : bref et piaulant ;
  - souffle pulmonaire : maximal au foyer pulmonaire, avec dédoublement variable de B2 ;
  - souffle carotidien : disparaissant à la compression carotidienne ;
  - souffle veineux (« hum veineux ») : continu, disparaissant à la compression veineuse jugulaire ;
  - souffle de branche pulmonaire ;
  - souffle cardiorespiratoire (varie avec la respiration).

- Le cœur est normal à la radiographie et à l'ECG.
- Certaines circonstances favorisent le souffle innocent :
  - toutes les causes d'augmentation du débit cardiaque (fièvre, effort, émotion, anémie, hyperthyroïdie) ;
  - certaines anomalies morphologiques : syndrome du « dos droit » ou du « dos plat », thorax en entonnoir, scolioses, etc.
- L'échocardiographie peut être pratiquée en cas de doute ++.
- Aucune thérapeutique, ou surveillance, ou restriction d'activité, ne sont justifiées, et ces enfants peuvent mener une vie strictement normale, puisqu'ils ne sont pas malades. Tous les sports sont autorisés, y compris en compétition. Il est inutile de revoir l'enfant périodiquement en consultation.
- Il est important de formuler une conclusion ferme et précise dès le premier examen, afin de rassurer la famille et l'enfant, inquiets du « souffle au cœur ».

Points clés

- Les souffles cardiaques sont très fréquents chez l'enfant, plus que chez l'adulte. Les souffles systoliques asymptomatiques découverts dans la 2e enfance correspondent le plus souvent à des souffles anorganiques, ou souffles « innocents », ou « fonctionnels », ou « normaux », qui sont l'apanage de l'enfant et de l'adolescent.
- Dans les pays occidentaux, les cardiopathies organiques de l'enfant sont pratiquement toujours liées à des *malformations congénitales*, les valvulopathies rhumatismales ayant disparu. Il existe également quelques cas, rares, de cardiomyopathie hypertrophique ou dilatée.
- Les signes d'appel sont les suivants : cyanose ou défaillance cardiaque chez le nouveau-né, plus rarement chez le nourrisson, dyspnée, insuffisance cardiaque, difficultés de croissance dans la 2e enfance, malaises, etc. Souvent, c'est la découverte d'un souffle asymptomatique qui motive la consultation.
- Les syndromes polymalformatifs, à caryotype normal ou anormal, s'accompagnent fréquemment de malformations cardiovasculaires, qui doivent être recherchées systématiquement dans ces contextes.
- Il existe des particularités de l'auscultation de l'enfant : tachycardie sinusale, arythmie sinusale respiratoire, dédoublement variable du B2, B3 fréquent.
- Il n'y a pas toujours de parallélisme entre l'intensité d'un souffle et la gravité de la cardiopathie. Une cardiopathie grave, engageant le pronostic vital, peut ne pas s'accompagner de souffle. À l'inverse, certaines cardiopathies mineures, comme les petites communications interventriculaires, peuvent générer des souffles intenses.
- L'ECG et le cliché de thorax n'ont qu'une valeur d'orientation. Il faut toujours interpréter un ECG en fonction de l'âge de l'enfant.
- L'échocardiographie transthoracique est l'examen clé du diagnostic. Elle est très performante chez l'enfant mais nécessite un matériel adapté et un opérateur formé à la cardiologie pédiatrique. Elle permet de limiter les indications du cathétérisme, qui est surtout fait à visée interventionnelle de nos jours.
- D'autres examens peuvent être indiqués : Holter ECG, épreuve d'effort dans la 2e enfance, imagerie en coupes par IRM ou scanner.
- En période néonatale, la coarctation aortique préductale, la transposition des gros vaisseaux et les malformations complexes sont les cardiopathies chirurgicales les plus fréquentes, mais les petites CIV du nouveau-né sont les cardiopathies bénignes les plus répandues.
- Chez le nourrisson, les shunts gauche-droite sont les malformations les plus communes, surtout les CIV. La cardiopathie cyanogène la plus courante est la tétralogie de Fallot, en général diagnostiquée à la naissance du fait du souffle, ou en anténatal, mais la cyanose n'apparaît en général qu'après plusieurs semaines ou mois de vie.
- Dans la 2e enfance, les souffles fonctionnels dominent la scène : il faut en connaître les caractéristiques.

III

Rythmologie

CHAPITRE

13

Item 337 – UE 11 – Malaises, perte de connaissance, crise comitiale chez l'adulte

Objectifs pédagogiques

Nationaux

- Diagnostiquer un malaise, une perte de connaissance, une crise comitiale chez l'adulte.
- Identifier les situations d'urgence et planifier leur prise en charge pré-hospitalière et hospitalière (posologies).

CNEC

- Connaître les principales causes de perte de connaissance brève et les caractéristiques permettant d'en différencier les principales variétés dont les syncopes et lipothymies.
- Savoir interroger et examiner un patient admis pour une perte de connaissance brève, savoir faire la différence avec les autres états de conscience altérée, connaître les éléments d'orientation en faveur ou en défaveur d'une syncope ou lipothymie et savoir corriger une erreur d'orientation le cas échéant.
- Connaître les arguments cliniques qui opposent une syncope à une crise d'épilepsie.
- Connaître les principales étiologies cardiovasculaires des syncopes et lipothymies.
- Savoir identifier une hypotension orthostatique.
- Connaître les éléments valant diagnostic et ceux à simple valeur d'orientation tirés de l'électrocardiogramme en cas de perte de connaissance brève.
- Connaître les examens complémentaires et leurs apports dans la prise en charge des syncopes et lipothymies.
- Savoir la différence en termes de pronostic et de prise en charge entre une syncope sur cœur sain et une syncope chez un patient souffrant de cardiopathie.
- Connaître la gravité d'une syncope chez un cardiaque, le lien avec le risque de mort subite, le rôle de l'étude électrophysiologique endocavitaire et l'apport des moniteurs électrocardiographiques implantables.
- Connaître les caractéristiques cliniques et la bénignité des syncopes réflexes.

I. Définitions et sémantique, notion de perte de connaissance brève

A. Définitions

- Un **malaise** est une indisposition, une gêne, un trouble ou un « mal-être » ou une « sensation pénible vague d'un trouble des fonctions physiologiques ». Ce n'est pas un terme médical mais une plainte ou un motif de recours aux soins.
- Après le premier contact médical, il faut établir qu'il y a eu **perte de connaissance brève (PDCB)**. Une PDCB est un *état réel ou apparent* de perte de la conscience, avec amnésie de cette période, perte du contrôle de la motricité, perte de la réactivité, le tout de courte durée. On oppose d'abord les PDCB traumatiques aux PDCB non traumatiques. Les PDCB non traumatiques comportent **3 catégories principales** : les syncopes et lipothymies, les crises d'épilepsie et, enfin, les PDCB psychogènes. Ces 3 catégories se distinguent essentiellement par leur physiopathologie car leur présentation séméiologique peut être voisine et trompeuse.
- Les **syncopes** sont des PDCB dues à une hypoperfusion cérébrale de déclenchement rapide, de durée courte et de récupération complète et spontanée. Après l'événement, l'état neurologique (notamment le comportement et l'orientation) est normal. Le patient n'a pas de souvenir enregistré pendant la période de PDCB.
- Les signes et symptômes qui précèdent la syncope sont nommés **prodromes**. Lorsque la symptomatologie se limite à ces prodromes et que la PDCB ne survient pas, on retient le terme de **lipothymie** (présyncope en anglais). La lipothymie peut se résumer à une sensation imminente de syncope.
- Lorsque la syncope ne s'accompagne pas de prodromes, on dit qu'elle est « à l'emporte-pièce ». *On utilisait parfois, dans les anciens ouvrages, le terme de syncope de Stokes-Adams qui décrivait une syncope sans prodrome avec pâleur, de durée inférieure à 30 secondes avec retour abrupt à la conscience dont la cause était cardiaque et rythmique.*

B. Autres états de conscience altérée

1. Causes très rares de PDCB

Il s'agit des accidents ischémiques transitoires (AIT) dans le territoire vertébrobasilaire possiblement associés au syndrome de sous-clavière voleuse et de certaines formes d'hémorragies sous-arachnoïdiennes (HSA). Il s'agit plutôt de perte progressive de conscience dans l'HSA et de perte prolongée dans l'AIT. Dans l'HSA, on note des céphalées sévères et des signes neurologiques. Dans l'AIT, on note aussi un déficit neurologique focal (vertiges, ataxie, nystagmus, faiblesse des membres inférieurs, diplopie, dysarthrie etc.). L'AIT dans le territoire carotidien ne donne quasiment jamais de PDCB et l'on note un déficit focal. Le syndrome de la sous-clavière voleuse donne aussi des signes déficitaires avec un AIT déclenché par les mouvements intenses et répétés du membre supérieur gauche. On note également une différence de pression artérielle entre les deux bras.

2. Comas

La durée de perte de connaissance est très prolongée, le patient en sort progressivement ou après des manœuvres thérapeutiques. Il peut s'agir d'une cause toxique (monoxyde carbone, médicaments, alcool, etc.).

3. Confusion mentale

Il n'y a pas de perte de connaissance mais un déficit d'attention et de concentration, une désorientation, des hallucinations, des propos incohérents, un état d'agitation. Ces états peuvent se rencontrer en cas de désordre métabolique (hypoglycémie, hypoxie, hypocapnie, etc.).

4. Cataplexie

Il s'agit d'une perte brusque du tonus musculaire parfois avec chute mais sans PDCB. Le déclencheur est une émotion, il n'y a pas d'amnésie. La narcolepsie associe une cataplexie à des accès irrépressibles de sommeil pluriquotidiens et de durée brève, à des paralysies de début de sommeil et à des hypnagogies.

5. Drop-attacks

C'est un terme à éviter qui prête à confusion car regroupant des formes rares d'épilepsie, la maladie de Ménière et les chutes inexpliquées ! On décrit souvent des femmes d'âge mûr qui rapportent des chutes brèves dont elles se souviennent parfaitement et dont elles se relèvent immédiatement.

6. Arrêt cardiaque

Le retour à une conscience normale fait suite à une réanimation

II. Physiopathologie des PDCB

A. Différences entre syncope, épilepsie et PDCB psychogène

- Au cours d'une syncope, il y a hypoperfusion cérébrale.
- Dans l'épilepsie, il y a hyperactivité cérébrale.
- Le PDCB psychogène est un phénomène de conversion.

B. Syncopes

- Une baisse de la pression artérielle est responsable d'une diminution globale du flux sanguin cérébral. Un arrêt brutal de ce flux aussi court que 6–8 secondes va causer une syncope. Une baisse de la pression artérielle systolique à 50–60 mm Hg au niveau du cœur donne en position verticale une pression artérielle cérébrale de 30–45 mm Hg et déclenche une syncope. La PDCB est provoquée par la substance réticulée activatrice du tronc cérébral lorsqu'elle ne reçoit pas ses besoins en oxygène.

Attention

La baisse globale du flux sanguin cérébral ne doit pas être confondue avec les accidents vasculaires cérébraux dont le mécanisme et la présentation clinique n'ont rien à voir avec les syncopes.

- par dysautonomie primaire : maladie de Parkinson ou maladie à corps de Lewy;
- par dysautonomie secondaire : diabète, amylose, neuropathies paranéoplasiques, etc.

D. Syncopes réflexes

On distingue :

- la syncope vasovagale. C'est une syncope réflexe qui va s'accompagner de bradycardie ou de vasodilatation (vasoplégique) ou les deux. Il y a activation du parasympathique responsable de la bradycardie et baisse du tonus sympathique responsable de la vasodilatation et, donc, de l'hypotension. La composante cardio-inhibitrice peut être très spectaculaire avec asystolie de plusieurs secondes ou dizaines de secondes;
- les syncopes situationnelles : à la miction, aux vomissements, à la défécation, à la toux (ictus laryngé), aux éternuements, après un effort intense, à la manœuvre de Valsalva (trompettistes), etc.;
- le syndrome du sinus carotidien (ou hyperréflectivité sinocarotidienne). Il s'agit de la mise en jeu du baroréflexe à la striction cervicale par compression du glomus carotidien.

Attention

Il ne s'agit pas du nœud sinusal mais du sinus (glomus) de l'artère carotide.

IV. Diagnostic différentiel des syncopes

A. Avec les autres états d'altération de la conscience

- Comas et arrêt cardiaque sont des états au cours desquels la perte de connaissance n'est ni brève ni de résolution spontanée.
- Au cours de la cataplexie, de la confusion mentale et des drop-attacks, il n'y a pas de perte de connaissance.
- Lors des chutes sans perte de connaissance (notamment chez la personne âgée) ou, au contraire, lors des pertes de connaissance traumatiques, l'interrogatoire et l'examen clinique redressent le diagnostic.

B. Avec les autres causes de PDCB

- Le contexte d'un AIT, d'un AVC est différent, et ces accidents ne sont que de façon rarissime responsables de PDCB (*cf. supra*).
- Les PDCB psychogènes sont plus difficiles à écarter. Rythme cardiaque et pression artérielle sont normaux au moment des faits, de même que l'électroencéphalogramme. Les éléments en faveur du diagnostic sont la résistance à l'ouverture des yeux, la durée > 15 minutes de la perte de connaissance, et la répétition fréquente dans la même semaine.
- Le plus fréquemment rencontré aux urgences est le diagnostic différentiel avec l'épilepsie (tableau 13.1), à noter que la perte des urines ainsi que la fatigue avec envie de dormir après la PDCB ne sont pas dans ce tableau car considérés désormais comme peu discriminants.

Tableau 13.1 Diagnostic différentiel entre syncope et crise comitiale : arguments cliniques.

Diagnostic	Syncope	Épilepsie
Facteur déclenchant	Très fréquent : verticalisation pour l'hypotension orthostatique, effort, etc.	Rare : stimulation lumineuse intermittente Privation de sommeil, alcool
Prodromes	Sensation cotonneuse, tête vide, nausées, vomissements, sensation de froid, sueurs, (syncope vasovagale) palpitations (arythmies)	Aura : impression de déjà-vu, ou d'étrangeté, sensation épigastrique, hallucinations visuelles, olfactives, auditives sensitives
Mouvements anormaux	Myoclonies inconstantes, peu abondantes (< 10), tardives après la PDCB, asymétriques et asynchrones	Mouvements tonicocloniques nombreux (> 20) synchrones, symétriques ou de l'hémicorps, débutant avec la PDCB, automatismes prolongés de mâchonnement
Morsure de langue	Bout de la langue	Bord latéral de la langue
Tégument	Normal ou pâle	Cyanosé
Récupération de la conscience	En 10 à 30 secondes	En plusieurs minutes
État confusionnel	Très bref, < 10 secondes, puis vigilance normale	Amnésie de fixation pendant plusieurs minutes Douleurs musculaires

V. Prise en charge clinique et paraclinique

La figure 13.1 résume la conduite à tenir en cas de « malaise ».

A. Interrogatoire

L'interrogatoire du patient ou surtout des témoins est crucial pour :

- confirmer la PDCB et écarter si possible épilepsie et PDCB psychogène ;
- faire préciser les éléments clés que sont :
  - l'âge,
  - les antécédents familiaux de mort subite qui orienteraient vers une cause génétique,
  - les antécédents personnels de cardiopathie en faveur d'une cause cardiaque,
  - les prises médicamenteuses avec une mention particulière des médicaments hypotenseurs et la recherche d'une **modification récente d'un traitement**,
  - les causes de dysautonomie (diabète, maladie de Parkinson, etc.) ;
- faire préciser les prodromes (parfois absents), faire la distinction avec une aura de crise comitiale, rechercher une douleur thoracique ou une dyspnée qui orienteraient vers des diagnostics prioritaires, rechercher des nausées ou des sueurs froides classiques dans les syncopes vasovagales ;
- faire préciser la posture au moment de la syncope (debout – assis – couché) et l'activité : effort ou repos, faire préciser un éventuel facteur déclenchant : douleur, émotion, alimentation, situation propice à une syncope réflexe ;
- demander aux témoins de préciser d'éventuels mouvements anormaux (crise tonicoclonique ou simple myoclonies) et s'ils ont été contemporains (crise comitiale) ou retardés (myoclonies) par rapport à la perte de connaissance ;
- faire préciser la durée, en sachant qu'une amnésie passagère peut égarer le patient sur la durée exacte, le mode de réveil, brutal ou progressif avec ou sans phase post-critique, etc., rechercher la présence de nausées, vomissements, de sueurs abondantes, d'une sensation de froid ;

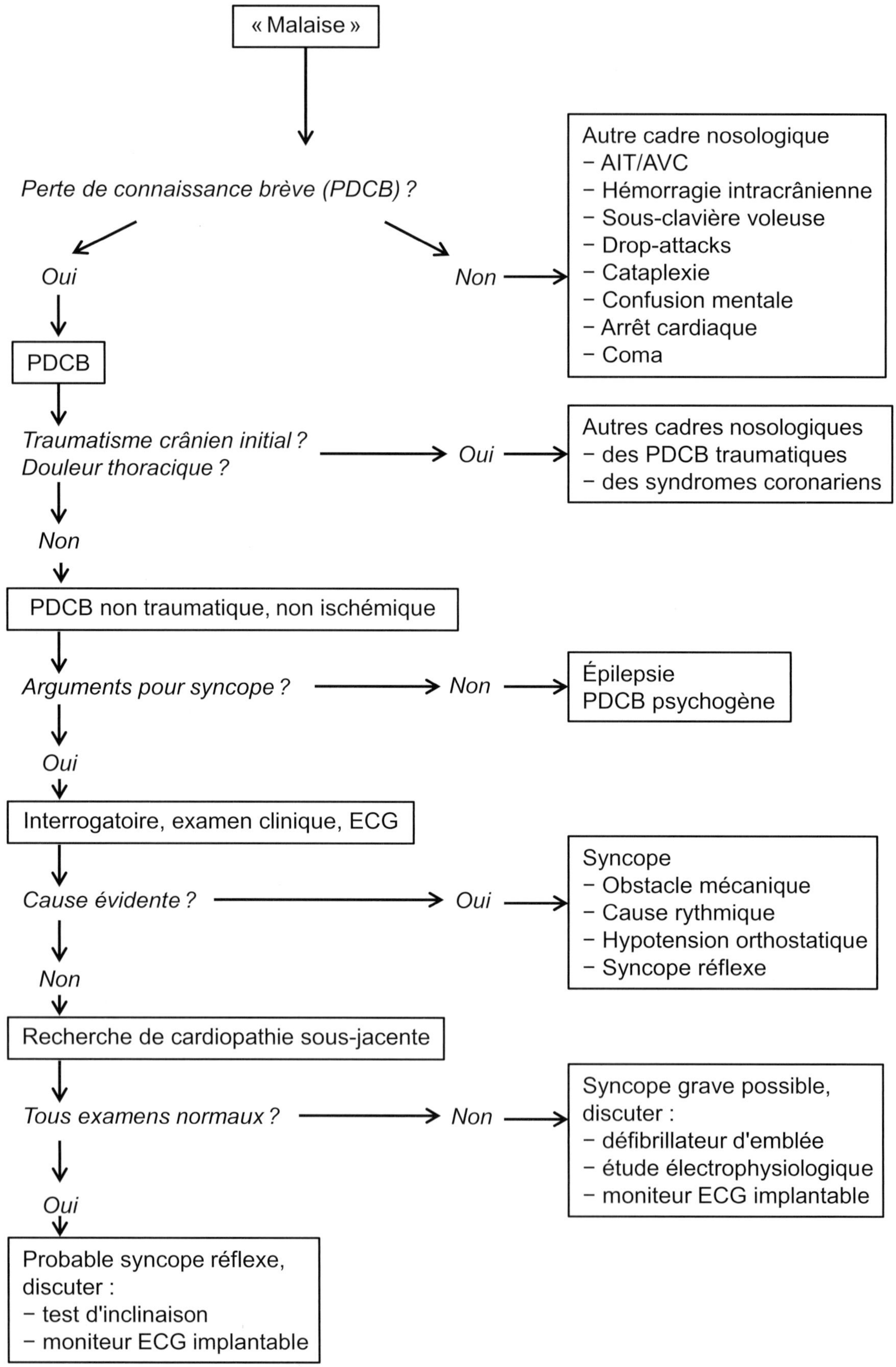

Fig. 13.1 Arbre décisionnel en cas de « malaise ».

- demander au patient s'il est courbaturé (crise comitiale);
- prendre avec prudence de la part d'un témoin la notion d'abolition du pouls, le pouls radial peut être imperceptible en cas d'hypotension surtout en climat de « panique ».

Il est parfois impossible de savoir si la perte de connaissance a été réellement complète ou non, notamment quand elle a été très brève, il faut parfois savoir renoncer à recueillir cette information, notamment chez le sujet âgé. De toute façon, cet indice séméiologique peut s'effacer derrière les données objectives caractérisant le terrain et l'ECG initial.

B. Examen clinique

- L'examen neurologique recherche des signes déficitaires. On quitte le domaine cardiovasculaire en cas de constatation de telles anomalies ou en cas d'une altération prolongée de l'état de conscience (confusion ou coma). La morsure profonde du bord latéral de langue évoque une crise comitiale, l'interrogatoire peut y avoir fait penser en cas d'insomnie, de stimulation lumineuse intermittente, de sevrage médicamenteux ou éthylique. L'entourage précisera les mouvements anormaux, on notera des déficits transitoires ou un syndrome confusionnel post-critique (*cf.* tableau 13.1).
- L'examen cardiovasculaire permet souvent d'identifier les syncopes dues à des causes « mécaniques » à ce stade, par exemple en cas de souffle systolique de rétrécissement aortique, de signes de cœur pulmonaire aigu, d'assourdissement des bruits d'une prothèse mécanique, etc.
- La pression artérielle, surtout au décours immédiat de la syncope, et la constatation d'une hypotension prolongée ont une grande valeur d'orientation en faveur d'une hypotension iatrogène ou réflexe, il faut aussi rechercher l'hypotension artérielle orthostatique (*cf. supra*) après mesure de la pression artérielle allongé, puis toutes les minutes pendant 3 minutes de passage à l'orthostatisme. La survenue de symptômes en cas de constatation d'une hypotension artérielle orthostatique en renforce la signification diagnostique.

C. Électrocardiogramme

Il faut séparer les anomalies qui ont une valeur diagnostique immédiate et incontestable (et donc qui donnent le diagnostic) des anomalies qui orientent simplement le diagnostic

1. Anomalies permettant de faire le diagnostic

Ce sont :

- une dysfonction sinusale avec bradycardie <40 bpm ou pauses >3 secondes chez un patient éveillé;
- une tachycardie ventriculaire;
- des torsades de pointes;
- un bloc atrioventriculaire complet (3e degré) ou du 2e degré type Möbitz II;
- un bloc de branche alternant (bloc trifasciculaire);
- une tachycardie supraventriculaire rapide (en pratique > 150 bpm);
- des signes de défaillance d'un stimulateur cardiaque ou d'un défibrillateur avec pauses cardiaques.

2. Anomalies qui orientent le diagnostic

- Une bradycardie entre 40 et 50 bpm ou des pauses <3 secondes orientent vers une dysfonction sinusale causale.
- Un bloc atrioventriculaire du 2e degré de type Möbitz I, un bloc de branche gauche, un bloc bifasciculaire orientent vers un bloc atrioventriculaire paroxystique.

- Un syndrome de Wolff-Parkinson-White oriente vers une cause rythmique.
- Des extrasystoles ventriculaires nombreuses ou en salves orientent vers une tachycardie ventriculaire.
- Un allongement de l'intervalle QT oriente vers une torsade de pointes.
- Un syndrome de Brugada (sus-décalage convexe du segment ST en V1, V2, V3 sans image en miroir) est une anomalie génétique qui oriente vers une cause arythmique.
- Des signes d'hypertrophie ventriculaire gauche, des anomalies de la repolarisation, une onde Q de nécrose évoquent un syndrome coronarien aigu ou une séquelle d'infarctus ou d'autres cardiopathies structurelles et incitent à poursuivre l'enquête étiologique vers une cause cardiaque.

D. Première synthèse à l'issue de l'évaluation clinique et électrocardiographique

- Dans plus de 50 % des cas à ce stade, la cause de la syncope/lipothymie est identifiée.
- À l'inverse, on peut à ce stade être sorti du domaine des syncopes/lipothymies pour l'une des raisons suivantes :
  - le « malaise » était en fait une douleur thoracique, une dyspnée, un vertige, etc. ;
  - l'altération de conscience n'est pas une PDCB mais un coma, une confusion mentale etc. ;
  - il s'agit bien d'une PDCB mais pas d'une syncope (par exemple épilepsie) ;
  - un déficit neurologique est constaté : c'est une urgence neurovasculaire.
- Le diagnostic n'est toujours pas établi mais il y a des anomalies électrocardiographiques d'orientation (*cf. supra*) ou des arguments pour la présence d'une cardiopathie sous-jacente et dans ce cas, c'est l'hypothèse d'un **trouble du rythme ventriculaire annonciateur de mort subite qui domine +++**. Si l'ECG est normal et si les données cliniques ne mettent pas en évidence de pathologie cardiaque sous-jacente, il faut dans ce cas savoir poursuivre les examens paracliniques pour s'en assurer.
- Parfois, le diagnostic de syncope n'est pas remis en question mais il s'agit d'un syndrome coronarien aigu ou d'un infarctus qui vont conditionner la prise en charge.

E. Examens supplémentaires

- L'échocardiographie est d'utilisation très large, quasi systématique, elle peut amener au diagnostic, par exemple devant une thrombose de valve mécanique ou une cardiomyopathie hypertrophique obstructive, ou confirmer une hypothèse clinique (rétrécissement aortique, embolie pulmonaire, etc.). Elle peut parfois montrer une séquelle d'infarctus ou tout autre type de cardiopathie comme étiologie d'un trouble du rythme ou de conduction. Elle permet aussi d'identifier les situations à risque vital. Si elle met en évidence une cardiopathie structurelle du ventricule gauche (cardiomyopathie dilatée, cardiopathie ischémique) avec une altération de la fraction d'éjection du ventricule gauche, **un défibrillateur implantable peut être proposé au patient en prévention du risque de mort subite sans autre examen supplémentaire** (*cf.* chapitre 18).
- L'épreuve d'effort suggère, en cas de syncope survenue pendant ou juste après un effort, une cause cardiaque (bloc atrioventriculaire à l'effort par exemple) et, en cas de survenue après l'effort, une syncope réflexe.
- Les biomarqueurs comme le BNP (ou NT-proBNP) et la troponine sont utiles pour identifier une cause cardiaque.
- Le monitorage ECG externe est obligatoire aux urgences en cas de situation à risque vital avéré ou suspecté (causes cardiaques). Il se fait selon la méthode d'Holter en ambulatoire pour des durées de 24 heures à 3 semaines à l'aide d'appareils portatifs si le patient n'est pas à haut risque vital et si les syncopes/lipothymies sont fréquentes. C'est un examen sen-

sible pour la dysfonction sinusale et les troubles de conduction atrioventriculaire nodaux. **Normal, cet examen n'écarte pas un trouble du rythme ventriculaire ni un bloc atrioventriculaire hissien ou infrahissien paroxystique**. Son rendement reste cependant faible, mais c'est un examen peu onéreux et non invasif.

- **L'étude électrophysiologique endocavitaire (EEP)** (encadré 13.1) est proposée en cas de syncope non élucidée et **en cas de cardiopathie** sous-jacente ou **d'anomalies ECG** (comme un bloc bifasciculaire ou un bloc de branche gauche) lorsque l'ECG ne donne pas le diagnostic. Elle comporte une analyse de la conduction atrioventriculaire infranodale et une tentative de déclenchement de tachycardie ventriculaire par la méthode de la stimulation ventriculaire programmée (SVP) +++. Parfois, cet examen peut mettre en évidence un trouble du rythme supraventriculaire (tachycardie jonctionnelle) ou confirmer un syndrome de Wolff-Parkinson-White. Elle n'est pas proposée aux patients dont le cœur est morphologiquement normal (à l'échographie) et dont l'ECG est également normal car dans ce cas, la probabilité de mettre en évidence une anomalie est très faible sauf si la syncope a été précédée de palpitations.

Attention

Les TV sont la première cause de mort subite des patients cardiaques et la syncope peut en être l'élément annonciateur. La sanction thérapeutique en cas de déclenchement de TV est la pose d'un défibrillateur automatique intracorporel.

- Le massage du sinus carotidien est réalisé en position couchée puis debout. C'est le massage ferme et unilatéral d'une artère carotide puis de l'autre, au bord antérieur du muscle sterno-cléido-mastoïdien, au niveau du cartilage cricoïde, pendant au moins 5 secondes et au plus 10 secondes. La manœuvre est positive si l'on observe une pause ventriculaire > 3 secondes ou une baisse de la pression artérielle systolique > 50 mm Hg qui reproduit les symptômes. Elle est indiquée en cas de **présomption de syncope réflexe chez les patients âgés de plus de 40 ans en l'absence de cause identifiée**. Elle est contre-indiquée après un AIT, un AVC ou en présence d'une sténose artérielle carotidienne.
- **Le monitorage électrocardiographique implantable (MEI) prend une part grandissante dans la prise en charge**. L'autonomie de la prothèse dépasse les 2 ans de suivi, d'où son intérêt lorsque les syncopes sont espacées pour **corréler** les symptômes à une anomalie électrocardiographique. Cette technique n'est pas indiquée chez les patients à haut risque de mort subite qui relèvent de la pose d'un défibrillateur ou d'un stimulateur cardiaque. On la propose **en cas de négativité de l'EEP** lorsque l'on soupçonne un « faux négatif », par exemple en cas de bloc de branche gauche ou de bloc bifasciculaire lorsque la conduction infrahissienne semble normale, ou en présence d'une séquelle d'infarctus quand la SVP ne déclenche pas de trouble du rythme. On peut aussi proposer le MEI en cas de syncopes cliniquement sévères, fréquentes et totalement inexpliquées.

Encadré 13.1

Étude électrophysiologique endocavitaire (EEP)

- Examen réalisé avec asepsie après recueil du consentement.
- Dans une salle de cathétérisme, par voie veineuse fémorale.
- Sous anesthésie locale et sédation légère.
- Montée de 2 ou 3 sondes pour recueil de l'activité électrique du faisceau de His et mesure de l'intervalle HV (conduction infrahissienne).
- Stimulation atriale à fréquence croissante pour évaluer les capacités de la conduction atrioventriculaire.
- Stimulation ventriculaire programmée pour tentative de déclenchement de TV.
- Tests pharmacologiques éventuels.
- Surveillance du point de ponction, mobilisation du patient 4 heures plus tard.

- Le monitoring ambulatoire de la pression artérielle (MAPA) peut suggérer une hypotension artérielle orthostatique. Chez ces patients, il est fréquent de mettre en évidence une hypertension nocturne paradoxale.
- Le test d'inclinaison est un test qui recherche une susceptibilité hypotensive (encadré 13.2). Il permet de reproduire les syncopes réflexes qui surviennent en position debout prolongée, c'est-à-dire les syncopes vasovagales. Il peut être utile pour reproduire une PDCB psychogène avec ECG et pression artérielle normaux au moment de la perte de connaissance. Son utilisation doit être prudente car il peut être positif chez des patients dont la cause de la syncope est cardiaque et égarer le diagnostic. Son rôle est actuellement contesté dans les syncopes totalement inexpliquées.

Encadré 13.2

Test d'inclinaison

- Examen réalisé dans un environnement calme, patient à jeun.
- Surveillance continue de la pression artérielle et de l'ECG.
- Période de décubitus initial d'au moins 5 minutes.
- Patient incliné sur table basculante, angle de 60 à 70° tête en haut.
- Période d'inclinaison entre 20 et 45 minutes au plus.
- Sensibilisation par l'isoprénaline ou la trinitrine sublinguale.
- Résultat positif en cas de survenue d'une syncope vasovagale associant hypotension et/ou bradycardie.

VI. Critères de gravité

A. Critères cliniques et paracliniques justifiant le maintien aux urgences ou en unité de syncope ou en hospitalisation conventionnelle

Ce sont les critères suivants :

- antécédents familiaux de mort subite à un jeune âge ;
- antécédents personnels : cardiopathie, insuffisance cardiaque, infarctus du myocarde, altération connue de la fraction d'éjection du ventricule gauche, etc. ;
- caractéristiques de la syncope : **à l'effort ou précédée de palpitations ou survenue en position couchée** ;
- symptôme grave associé : douleur thoracique, douleur abdominale, céphalées, dyspnée brutale ou syncope avec chute elle-même responsable d'un traumatisme grave ;
- souffle systolique éjectionnel ;
- anomalie électrocardiographique ayant valeur diagnostique ou valeur d'orientation (*cf. supra*).

B. Situations à risque faible autorisant le retour à domicile et/ou consultation ultérieure

Ce sont les situations suivantes :

- en cas de diagnostic évident de syncope réflexe, notamment en cas d'épisodes répétés identiques évoluant depuis plusieurs années ou en cas d'hypotension artérielle orthostatique et que les mesures appropriées ont été prises ;
- avec examen clinique normal et ECG normal ;
- en l'absence d'antécédent ou de signe en faveur d'une cardiopathie sous-jacente.

VII. Formes cliniques typiques

A. Syncopes réflexes

- Le contexte est celui :
  - des syncopes vasovagales : station debout prolongée, confinement, lieux publics ou transports en commun, chaleur, douleur, émotion, vue du sang, stimulus olfactif désagréable, rarement en position assise ;
  - du syndrome du sinus carotidien : rasage, mouvements du cou, col trop serré, appui sur le cou ;
  - de miction, défécation, après un effort intense, toux ou stimulation douloureuse pharyngée, etc. pour les syncopes situationnelles.
- Pour tous les types, la nuit, la chaleur et la période postprandiale sont favorisantes.
- L'interrogatoire retrouve souvent un passé ancien de syncopes répétées survenues avant l'âge de 40 ans.
- Le terrain est celui :
  - d'un sujet jeune souvent anxieux, émotif ou dépressif pour les syncopes vasovagales, avec fréquentes récidives rapprochées et phases de rémission ;
  - d'un homme âgé pour le syndrome du sinus carotidien.
- La description typique d'une syncope vasovagale est une syncope progressive ou brutale (traumatisante) après des prodromes à type de nausées, vue trouble, faiblesse des jambes, qui s'accompagne de sueurs et de nausées. Le tégument est souvent pâle. Il peut y avoir des myoclonies, la bradycardie peut être parfois sévère avec asystolie. Il faut allonger le patient et surélever ses jambes. On note une fatigue et une intolérance à la station debout lors de la phase de récupération.
- Ce sont les syncopes les plus fréquentes sur cœur sain et ECG normal.

B. Hypotension artérielle orthostatique

Elles surviennent :

- le plus souvent en présence de facteurs iatrogènes (médicaments psychotropes, antiparkinsoniens, antihypertenseurs) ;
- après l'introduction ou le changement de dose d'un traitement hypotenseur (vasodilatateur ou diurétique) ;
- à la station debout prolongée, notamment dans un endroit chaud avec syncope lors du passage du décubitus ou de la position assise à la position debout ;
- en postprandial ;
- en présence d'une dysautonomie (diabète, maladie de Parkinson, etc.).

C. Trouble du rythme ou de conduction chez un patient cardiaque

- Le plus souvent, le diagnostic final est une tachycardie ventriculaire ou un bloc atrioventriculaire.
- Souvent, il s'agit d'un patient avec antécédent (parfois très lointain) d'infarctus du myocarde ou de cardiomyopathie dilatée, généralement avec fraction d'éjection abaissée, il peut s'agir d'une famille avec des antécédents de mort subite (cause génétique).
- Il faut suspecter cette étiologie en cas de survenue à l'effort ou en position couchée ou en cas de palpitations avant la syncope.

- L'ECG peut donner le diagnostic ou orienter vers une cause cardiaque, les examens supplémentaires montrent ou suggèrent une cardiopathie sous-jacente (à l'échocardiographie par exemple).
- Le diagnostic repose sur l'EEP ou sur le MEI en cas de négativité de l'EEP.
- La sanction thérapeutique ultérieure est la pose d'un défibrillateur en cas de tachycardie ventriculaire ou d'un stimulateur cardiaque en cas d'atteinte des voies de conduction.

Points clés

- L'interrogatoire, l'examen clinique et l'ECG résolvent plus de 50 % des cas de syncope et lipothymie.
- Les prises en charge des syncopes et des lipothymies sont superposables.
- L'âge est un bon élément d'orientation mais trompeur pour affirmer qu'une syncope est nécessairement vasovagale chez un jeune et ne peut pas l'être chez un sujet âgé.
- Les PDCB regroupent syncopes, crises comitiales et PDCB psychogènes.
- L'interrogatoire retrouve les éléments pour une crise comitiale et permet de changer de champ diagnostique vers l'épilepsie : aura, survenue pendant le sommeil, durée longue de la perte de connaissance, mouvements tonicocloniques prolongés ou automatismes, morsure du bord de langue, cyanose du visage, confusion prolongée, céphalées, douleurs musculaires et somnolence après la crise.
- Les syncopes sont classées en :
  - obstacle mécanique : prépondérance du rétrécissement aortique et de l'embolie pulmonaire, des cardiomyopathies obstructives, des tamponnades et des thromboses de valve mécanique, etc. ;
  - causes rythmiques : tachycardies ventriculaires, bradycardies par bloc atrioventriculaire ou dysfonction sinusale, torsades de pointes, etc. ;
  - hypotension artérielle orthostatique souvent iatrogène, souvent du sujet âgé, parfois avec dysautonomie ;
  - syncopes réflexes : vasovagales ou situationnelles, syndrome du sinus carotidien.
- Il faut rechercher une hypotension artérielle orthostatique, par 5 à 10 minutes de repos puis mesure de la pression artérielle à 1, 2 et 3 minutes d'orthostatisme ; la positivité correspond à une chute > 20 mm Hg de la PA systolique ou > 10 mm Hg de la PA diastolique, ou à une PA diastolique < 90 mm Hg.
- L'objectif principal est de déterminer la présence ou non d'une cardiopathie sous-jacente et, dans l'affirmative, de connaître le risque de mort subite (par trouble du rythme ventriculaire) qui peut amener rapidement à proposer un défibrillateur implantable.
- Les principales anomalies ECG permettant d'expliquer immédiatement la cause électrique d'une syncope sont les suivantes :
  - tachycardie ventriculaire ;
  - bradycardie sinusale < 40 bpm ;
  - pauses > 3 secondes ;
  - bloc atrioventriculaire complet ou du second degré de type Möbitz II ;
  - bloc de branche alternant ;
  - tachycardie supraventriculaire rapide (> 150 bpm).
- Les examens complémentaires sont ainsi hiérarchisés : Holter et échocardiographie avant l'EEP notamment, MEI en cas d'EEP négative. Il faut différencier la recherche d'une cardiopathie sous-jacente et l'élucidation du mécanisme de la syncope.
- Attention au diagnostic de syncope vasovagale chez un cardiaque, ce diagnostic reste possible mais en diagnostic d'élimination après une prise en charge complète et réalisation des examens spécialisés (EEP et MEI principalement).

Notions indispensables PCZ

- Bien connaître les critères cliniques et paracliniques qui, devant une syncope, imposent une surveillance et un bilan en hospitalisation.
- Une syncope n'est jamais banale chez un patient porteur d'une cardiopathie : un bilan complet s'impose avant de porter un diagnostic de syncope vaso-vagale, qui doit être un diagnostic d'élimination.

Réflexes transversalité

- Item 103 – Épilepsie de l'enfant et de l'adulte
- Item 106 – Confusion, démences
- Item 229 – Électrocardiogramme
- Item 230 – Fibrillation atriale
- Item 232 – Insuffisance cardiaque de l'adulte
- Item 234 – Troubles de la conduction intracardiaque
- Item 235 – Palpitations
- Item 338 – État confusionnel et trouble de conscience chez l'adulte et l'enfant

II. Épidémiologie

- La FA est le plus fréquent des troubles du rythme : elle concerne entre 500 000 et 750 000 patients en France.
- Sa prévalence croît avec l'âge : rare avant 50 ans, elle touche 10 % de la population après 80 ans.
- Il existe un lien fort avec l'obésité avec 30 % d'augmentation de la fréquence par 5 kg/m^2 d'indice de masse corporelle supplémentaire.
- La FA est responsable de 20–25 % de tous les AVC, par embolie cérébrale.
- Elle peut faire suite ou s'associer à un flutter atrial commun ou atypique.

III. Physiopathologie et mécanismes

A. Aspects électriques

Le nœud AV filtre à environ 130–180 bpm une activité atriale anarchique et rapide supérieure à 400 bpm, on note donc une tachycardie irrégulière au repos qui s'accélère à l'effort.

B. Conséquences hémodynamiques

Ce sont :
- une perte de la systole atriale ;
- une perte de l'adaptation physiologique de la fréquence cardiaque à l'effort ;
- un risque d'insuffisance cardiaque ;
- un risque thromboembolique par stase au niveau de l'auricule gauche (appendice atrial) et embolie dans la circulation systémique.

C. Évolution

Elle se fait vers :
- la fibrose des oreillettes et, plus tardivement, du tissu de conduction (nœud sinusal et nœud AV) ;
- la dilatation atriale (remodelage atrial) qui, à son tour, pérennise la fibrillation (cercle vicieux d'autoaggravation).

IV. Classification et terminologie

A. Classification en « P »

Elle s'organise ainsi :
- **paroxystique** avec retour spontané en rythme sinusal en moins de 7 jours ;
- **persistante** en cas de retour spontané au-delà de 7 jours et/ou suite à une action de cardioversion (par médicament ou par choc électrique). On appelle cardioversion ou réduction de la FA les actions médicales qui restaurent le rythme sinusal ;
- **permanente** en cas d'échec de cardioversion ou si la cardioversion n'est pas tentée. Ce terme décrit surtout l'échec ou l'omission d'une stratégie de cardioversion plutôt que l'évolution naturelle ;
- **premier épisode** : la FA n'est pas encore classable.

B. Formes particulières

- La FA dite valvulaire (la définition a changé) correspond à une FA chez un patient avec prothèse valvulaire mécanique ou avec rétrécissement mitral rhumatismal.
- La FA est dite isolée en l'absence de cardiopathie sous-jacente et sans aucune comorbidité (pas d'HTA, de diabète etc.).
- La FA est dite silencieuse quand elle est découverte fortuitement chez un patient asymptomatique.
- La maladie de l'oreillette ou syndrome de tachy-bradycardie correspond à la coexistence de FA paroxystique et de dysfonction sinusale.
- On oppose les FA récidivantes aux FA de cause aiguë (postopératoire, infarctus, infection pulmonaire, péricardite, etc.).

V. Diagnostic

A. Circonstances de découverte : très variables

La FA peut être :

- découverte lors d'un examen clinique ou d'un ECG chez un patient asymptomatique ;
- découverte au cours d'un bilan de palpitations permanentes ou intermittentes ou d'un essoufflement récent ;
- révélée par une complication (AVC, poussée d'insuffisance cardiaque, etc.).

B. Signes fonctionnels

- Les signes peuvent être absents ou intermittents, le **diagnostic ECG est indispensable** car la corrélation est mauvaise entre la réalité de la FA et la prise du pouls ou la description de palpitations. Il est souvent nécessaire de recourir au Holter ou à d'autres méthodes de monitorage ECG pour faire le diagnostic en cas de FA paroxystique.
- Les symptômes usuels sont les palpitations, la dyspnée d'effort, l'angor fonctionnel, l'asthénie inexpliquée, etc.
- D'autres symptômes sont plus trompeurs comme les lipothymies, les chutes inexpliquées chez la personne âgée, l'incapacité à faire un effort, l'impression que le cœur « bat trop lentement », les accès de « faiblesse » les bouffées de chaleur ou les œdèmes des membres inférieurs.

C. Examen clinique

- L'auscultation cardiaque retrouve des bruits du cœur irréguliers et un rythme plus ou moins rapide.
- La prise en charge initiale doit :
  - apprécier la tolérance : fréquence cardiaque, pression artérielle, diurèse, fréquence respiratoire, état de conscience ;
  - rechercher d'emblée une complication : OAP ou signes d'insuffisance cardiaque, embolie artérielle systémique (examen artériel et neurologique) ;
  - chercher des signes en faveur d'une cardiopathie sous-jacente ;
  - chercher des facteurs déclenchants ou favorisants (prise d'alcool, fièvre, hyperthyroïdie, etc.).

D. ECG

Le diagnostic de FA ne peut être confirmé que sur un tracé ECG la documentant (ECG, Holter ou monitoring) :

- absence d'onde P visible et QRS le plus souvent irréguliers (exceptionnellement réguliers en cas de BAV complet concomitant) ;
- aspect usuel à petites mailles (trémulations de la ligne de base, fig. 14.1) et QRS fins, les QRS peuvent être larges en cas de bloc de branche associé ;
- cas particulier de la FA à grosses mailles (fig. 14.2) à ne pas confondre avec le flutter atrial ;
- QRS lents et réguliers indiquant une association entre la FA et un bloc atrioventriculaire complet ;
- pauses ou dysfonction sinusale de régularisation (syndrome tachy-bradycardie).

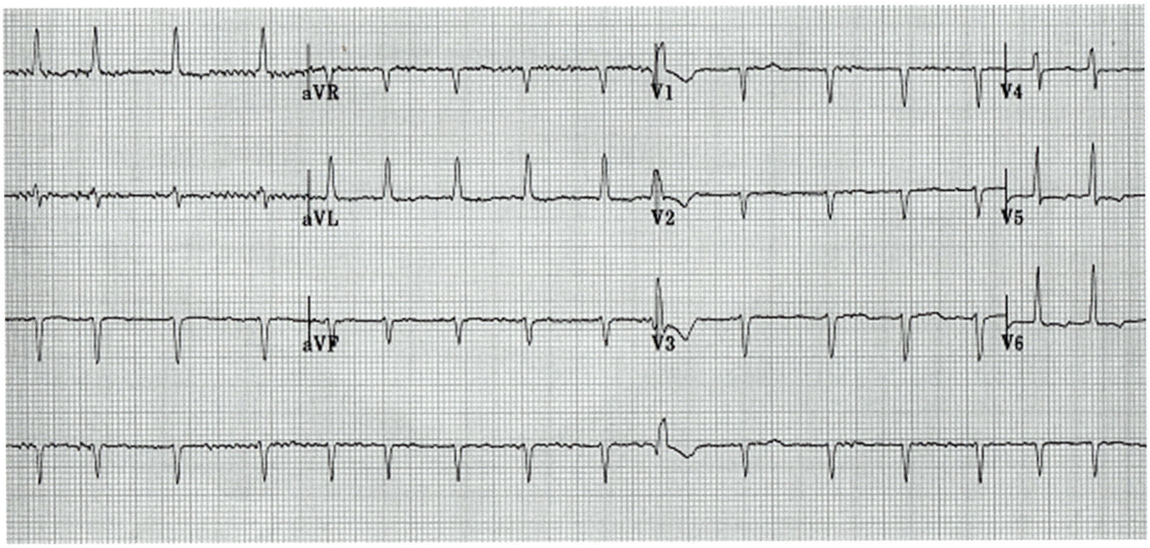

Fig. 14.1 Fibrillation atriale à petites mailles.

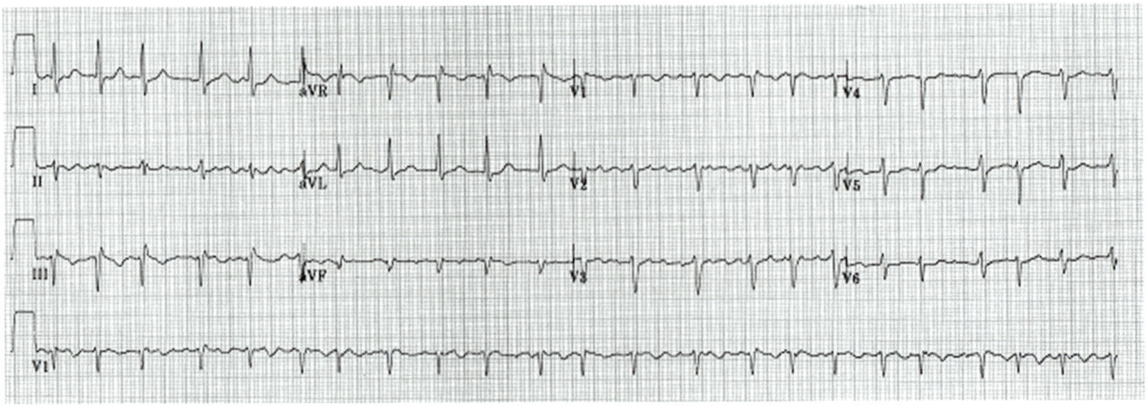

Fig. 14.2 Fibrillation atriale à grosses mailles.

E. Autres examens complémentaires (*cf.* aussi 3. Bilan étiologique)

Devant la découverte d'une FA, on demande :

- un bilan biologique : ionogramme sanguin, créatinine, TSHus, numération globulaire,
- une échocardiographie à la recherche d'une cardiopathie sous-jacente;

En cas de suspicion de FA non encore documentée (bilan d'AVC par exemple), on demande:

- un Holter prolongé 72 heures;
- une interrogation du pacemaker ou du DAI, si le patient en est porteur.

F. Diagnostic étiologique

1. Facteurs déclenchants

Il peut s'agir :

- d'hypokaliémie;
- de fièvre;
- de privation de sommeil;
- de réaction vagale;
- d'alcool, ivresse ou prise de substances illicites;
- d'électrocution.

2. Facteurs de prédisposition et/ou causes

Il est difficile de faire la part entre des facteurs de prédisposition et de réelles « causes ».

De tous les facteurs prédisposants, le plus puissant est incontestablement l'**âge**.

Parmi les facteurs de prédisposition modifiables, on note :

- l'obésité;
- le syndrome d'apnée du sommeil obstructive (SAS);
- l'hyperthyroïdie;
- le diabète;
- le tabagisme et la consommation excessive d'alcool;
- les sports de grande endurance (marathon).

Parmi les causes, on recense par ordre de fréquence décroissante :

- l'HTA (souvent avec hypertrophie ventriculaire gauche), en particulier chez le sujet âgé;
- les valvulopathies surtout mitrales;
- les autres causes :
  - maladies respiratoires (SAS, pneumopathies infectieuses, embolie pulmonaire, cœur pulmonaire chronique),
  - cardiomyopathies dilatées, hypertrophiques ou restrictives,
  - syndromes coronariens aigus et séquelles d'infarctus,
  - hyperthyroïdie (cardiothyréose),
  - péricardites,
  - chirurgie cardiaque récente,
  - cardiopathies congénitales (communication interatriale),
  - phéochromocytome.
  - insuffisance rénale sévère.

Les formes idiopathiques sont un diagnostic d'élimination : elles ont souvent un substratum génétique. En effet, un antécédent de FA chez un apparenté du 1er degré augmente de 40 % la probabilité d'atteinte.

3. Bilan étiologique

Il doit comporter interrogatoire et examen complet, ECG, radiographie de thorax, surtout échocardiographie transthoracique, TSHus, ionogramme sanguin, fonction rénale, bilan hépatique, les autres examens sur signe d'appel.

Le diagnostic d'HTA est parfois difficile, il faut recourir facilement à l'automesure tensionnelle ou au monitoring ambulatoire (MAPA). De même, le SAS est souvent méconnu, l'asthénie chronique liée au SAS est imputée à tort à la FA ou aux médicaments. Le recours à la polygraphie doit être encouragé, surtout chez le sujet obèse.

VI. Évaluation et prévention du risque thromboembolique

A. En aigu, autour de la cardioversion

- En cas de cardioversion, **tout** patient est considéré à risque (que la cardioversion soit médicamenteuse ou par choc électrique) pendant les 4 semaines suivantes au minimum.
- Ce risque doit conduire à encadrer la cardioversion par une anticoagulation efficace par une héparine ou par un anticoagulant oral.
- La cardioversion doit être précédée d'au moins 3 semaines d'anticoagulation efficace documentée et suivie de 4 semaines d'anticoagulation efficace, ensuite le risque chronique doit être évalué pour décider ou non de la poursuite de l'anticoagulation orale.
- L'anticoagulation précardioversion peut être évitée si une échocardiographie transœsophagienne (ETO) préalable montre l'absence de thrombus intra-OG ou si le début de la FA est parfaitement datable et <24 ou 48 heures (ce qui est rarement possible).
- Enfin, lorsque le risque est considéré comme très élevé (valve mécanique mitrale, RM) ou si l'anticoagulation précardioversion est incertaine ou mal documentée, il est aussi parfois décidé de vérifier au préalable l'absence de thrombus atrial gauche avant de procéder à la cardioversion par ETO.

B. En chronique

- La première situation à part est celle des FA valvulaires (RM rhumatismal et prothèses valvulaires mécaniques). Dans ce cas, le risque est très élevé. Il faut anticoaguler par antivitamines K qui sont indiquées de toute façon en cas de prothèse mécanique.
- La deuxième situation à part est celle des FA isolées survenant avant l'âge de 65 ans. Dans ce cas, le risque est négligeable et il n'est pas nécessaire d'anticoaguler.
- Dans les autres cas, on doit utiliser le score d'évaluation du risque thromboembolique fondé sur les facteurs de risque principaux, à savoir le **score CHA_2DS_2-VASc**. Il faut savoir que **ce score ne s'applique pas à la FA valvulaire**. Son résultat varie de 0 à 9 points au total. Les éléments du CHA_2DS_2-VASc sont :
  - « C » pour Congestion (insuffisance cardiaque clinique avec ou sans fraction d'éjection altérée) : 1 point ;
  - « H » pour Hypertension artérielle traitée ou non, équilibrée ou non : 1 point ;

- « A2 » pour Âge ≥ 75 ans : 2 points;
- « D » pour Diabète traité ou non, équilibré ou non : 1 point;
- « S2 » pour *Stroke* (AVC) ou embolie artérielle : 2 points;
- « V » pour atteinte Vasculaire coronarienne ou AOMI ou athérome des troncs cérébraux : 1 point;
- « A » pour Âge 65-74 ans : 1 point;
- « Sc » pour *Sex category* : 1 point pour le genre féminin (par conséquent le score est de 1 à la naissance chez la femme).

- Le risque annuel thromboembolique varie de façon exponentielle de 1 à 18 % pour les scores de 0 à 9 (chaque palier du score augmente globalement le risque annuel de 2 %)
- D'autres facteurs existent qui sont non pris en compte dans ce score, tels le SAS et l'insuffisance rénale sévère.
- L'évaluation de ce risque détermine la prescription au long cours d'anticoagulants oraux (tableau 14.1) :
  - si le score est nul chez l'homme ou égal à 1 chez la femme : on ne prescrit pas d'anticoagulant;
  - si le score est > 1 chez l'homme ou > 2 chez la femme : les anticoagulants oraux sont indiqués de façon indiscutable;
  - en cas de risque intermédiaire (score à 1 chez l'homme ou à 2 chez la femme) : les anticoagulants sont conseillés mais la discussion doit avoir lieu au cas par cas avec le patient en pesant le rapport bénéfice/risque. On peut s'aider dans ce cas d'autres scores pour évaluer le risque hémorragique lié à la prescription d'anticoagulant, comme le score HASBLED ou le score ABC qui sortent du cadre de cet ouvrage et ne sont pas détaillés ici.

Tableau 14.1 Indications de traitement au long cours selon l'estimation du risque thromboembolique.

	CHA_2DS_2-VASc		FA valvulaire
Homme	0 : pas d'antithrombotique	≥ 1 : AOD (ou AVK)	AVK
Femme	1 : pas d'antithrombotique	≥ 2 : AOD (ou AVK)	AVK

AOD : anticoagulants oraux directs; AVK : antivitamines K.

C. Fermeture de l'auricule gauche

Très rarement utilisée, il s'agit d'une procédure consistant à fermer l'auricule à l'aide d'un dispositif inséré par voie percutanée par cathétérisme trans-septal (à travers la cloison atriale). Le rationnel de cette technique est que les thrombus se forment préférentiellement au niveau de l'auricule. Cette procédure est indiquée chez des patients en FA non valvulaire ayant un haut risque thromboembolique (CHA_2DS_2-VASc ≥ 4) et une contre-indication formelle et permanente aux anticoagulants (validée par un comité pluridisciplinaire).

VII. Traitement

A. Correction des facteurs de risque

La prise en charge des facteurs associés à la FA (ou comorbidités) est obligatoire chez tous les patients et consiste à :

- corriger l'obésité et le surpoids, encourager une perte de poids de 10 % et/ou viser un IMC < 27 kg/m^2 chez le sujet obèse;
- limiter la consommation d'alcool, sevrer du tabagisme;
- traiter l'hypertension artérielle et viser une PA systolique < 130 mm Hg;
- dépister et traiter le SAS.

B. Traitement de l'accès de FA persistante

- La prévention du risque thromboembolique est faite obligatoirement quel que soit le contexte si l'on envisage une cardioversion (*cf.* A. En aigu, autour de la cardioversion).
- Si le patient ne reçoit pas déjà un anticoagulant oral efficace, on peut utiliser d'emblée les AOD (anticoagulant oral direct), ou l'héparine non fractionnée (HNF) en IV pour un TCA à 2–3 fois le témoin en attente d'efficacité des AVK (si le patient est hospitalisé). L'HNF par voie SC est rarement utilisée et attention, il n'y a pas d'AMM pour les HBPM (héparines de bas poids moléculaire) qui sont cependant souvent employées.
- La cardioversion doit être immédiate par choc électrique en cas d'urgence vitale (état de choc). C'est une situation très rare qui s'observe si la FA est très rapide et ne répond pas au traitement freinateur par digoxine IV et/ou amiodarone IV.
- En général la cardioversion est différée après 3 semaines d'anticoagulation orale efficace. Elle s'effectue par choc électrique sous anesthésie générale ou par des médicaments antiarythmiques (amiodarone, sotalol, flécaïnide) ou les deux actions combinées.
- Il est possible d'éviter ce délai de 3 semaines sous réserve d'une ETO normale (pas de thrombus atrial gauche) ou si la FA est datée précisément à moins de 24–48 heures (rare).
- En attente de cardioversion ou en cas d'échec de celle-ci, la fréquence cardiaque est contrôlée par des freinateurs nodaux (bêtabloquant, vérapamil ou diltiazem, digoxine).
- En urgence, chez l'insuffisant cardiaque, la cadence ventriculaire est contrôlée par la digoxine IV (en cas de kaliémie normale).

- Les anticoagulants oraux sont poursuivis 4 semaines minimum après cardioversion médicamenteuse ou électrique.
- S'il s'agit d'un premier épisode, on n'entreprend pas de traitement antiarythmique chronique pour prévenir une éventuelle récidive.

C. Traitement d'entretien

- La prévention du risque thromboembolique est examinée obligatoirement, la prescription d'anticoagulants doit faire l'objet d'une évaluation du rapport bénéfice/risque (*cf.* B. En chronique).
- Les anticoagulants oraux sont les antivitamines K (AVK), les inhibiteurs de la thrombine : dabigatran, les inhibiteurs du facteur X activé : rivaroxaban, apixaban.
- L'efficacité des AVK est surveillée par l'INR, leur mode d'action passe par les facteurs vitamine K-dépendants (II, VII, IX et X) et donc la vitamine K. L'efficacité des anticoagulants oraux directs (dabigatran, rivaroxaban, apixaban) est surveillée cliniquement. L'idarucizumab est l'antidote spécifique du dabigatran (*cf.* chapitre 26).
- Les AVK courants sont la fluindione, la warfarine et l'acénocoumarol. À noter que **l'HAS recommande de ne plus instaurer de traitement par fluindione en première intention en raison d'un risque d'atteinte rénale immunoallergique**.
- Dans la FA valvulaire, seuls les AVK sont recommandés avec un INR cible à 2,5 (entre 2 et 3) sauf en cas de valve mécanique mitrale ou de valve à disque, dans ce cas l'INR cible est de 3–4,5.
- Dans la FA non valvulaire, les AVK ou les anticoagulants oraux directs sont recommandés en fonction du score CHA_2DS_2-VASc (*cf.* tableau 14.1).

- Il faut ensuite choisir entre deux stratégies éventuellement combinées (tableau 14.2) :
  - soit contrôle de fréquence par freinateurs nodaux (bêtabloquants, inhibiteurs calciques bradycardisants ou digitaliques) dont les objectifs sont une FC <80 bpm au repos, et <110 bpm pour un effort modeste de marche normale avec vérification de ces objectifs par Holter;
  - soit contrôle du rythme (prévention des rechutes) par antiarythmique : amiodarone, sotalol, flécaïnide, propafénone, etc. Chez les coronariens, seuls l'amiodarone et le sotalol sont utilisables. Chez l'insuffisant cardiaque, seule l'amiodarone est utilisable.
- Les contraintes du traitement sont très nombreuses chez les sujets âgés (utilisation difficile des AVK, des freinateurs nodaux et des antiarythmiques). De même, les anticoagulants oraux directs doivent souvent être employés à doses réduites après 80 ans. Les précautions ou contre-indications sont fréquentes pour ces nouvelles molécules en cas d'insuffisance rénale. Dans bien des cas, après l'âge de 80 ans, on abandonne le contrôle de rythme, on parle alors de « FA permanente acceptée ». Mais, à l'inverse, les patients les plus âgés sont aussi ceux les plus exposés au risque thromboembolique de la FA. La prise de décision du traitement anticoagulant oral est donc souvent difficile.
- Il faut connaître les précautions d'emploi, effets indésirables et contre-indications des différents freinateurs nodaux et des différents antiarythmiques, notamment chez l'insuffisant cardiaque chez qui par exemple les inhibiteurs calciques bradycardisants, de même que le flécaïnide, sont interdits.
- Les indications de stimulation cardiaque définitive de la maladie de l'oreillette sont cliniques et dépendent de la mise en évidence de pauses sinusales symptomatiques (en règle >3 secondes) ou de bradycardie sinusale symptomatique et non iatrogène (en pratique <50 bpm).
- Certaines formes de FA peuvent relever, après avis spécialisé, d'un traitement percutané par cathétérisme transseptal d'ablation par courant de radiofréquence (cautérisation des veines pulmonaires) : ce traitement fait aussi partie de la stratégie de contrôle du rythme.

Tableau 14.2 Prise en charge selon le type de FA d'après la classification P-P-P-P.

Objectif	Premier épisode	FA paroxystique	FA persistante	FA permanente
Anticoagulation	Initialement puis selon évolution et terrain	Selon terrain	Avant et après cardioversion, puis selon terrain	Selon terrain
Cardioversion	Selon évolution	Non, par définition	Oui, si pas de régularisation spontanée	Non, par définition
Contrôle de la fréquence	Initialement puis selon évolution	Oui, le plus souvent	En attendant la cardioversion	Obligatoirement
Contrôle du rythme	Non, le plus souvent	Oui, le plus souvent	Oui, après cardioversion	Non, par définition

D. Éducation du patient

Elle est réalisée :

- vis-à-vis des anticoagulants oraux : précautions alimentaires (AVK), fréquence du suivi de l'INR et valeur des cibles d'INR (AVK), interactions médicamenteuses (AVK et AOD), prévention et signes d'alarme des hémorragies (AVK et AOD), suivi de la fonction rénale au moins 1 fois/an (AOD), carnet, contraception en raison des effets tératogènes;
- vis-à-vis de la cause : HTA le plus souvent (avec surpoids et/ou syndrome métabolique);
- par une information sur la bénignité du pronostic (pas de risque de mort subite) mais sur le risque cérébral (embolique);
- par une information sur les effets indésirables de l'amiodarone (thyroïde, photosensibilisation, dépôts cornéens, etc.).

VIII. Différents tableaux cliniques

A. FA isolée avec cœur normal

Le plus souvent, il s'agit d'un quinquagénaire qui se plaint de palpitations pouvant s'associer à un angor fonctionnel ou une dyspnée d'effort. La documentation de la FA peut parfois errer en dépit du recours à la méthode de Holter. L'échographie cardiaque est normale, il faut exclure une HTA ou un SAS. Le risque embolique est très faible, ne justifiant pas les anticoagulants au long cours si le score CHA_2DS_2-VASc est nul. Le traitement antiarythmique vise à maintenir le rythme sinusal, on utilise le flécaïnide en 1re intention. Il s'agit le plus souvent d'une FA paroxystique qui évolue en quelques mois ou années vers une FA persistante, la FA peut cependant être persistante d'emblée.

B. FA avec insuffisance cardiaque soit révélée, soit aggravée par la FA

Le plus souvent, il s'agit d'un un patient avec cardiopathie ischémique ou cardiomyopathie dilatée à coronaire saines. Il peut aussi s'agir d'une cardiopathie hypertensive ou valvulaire. La présentation clinique est un OAP ou une décompensation cardiaque et il est difficile de décider si la FA est cause ou conséquence de cette décompensation. La FA est souvent persistante. La cardioversion est généralement différée le temps d'une anticoagulation efficace. Le recours à la digoxine est souvent nécessaire pour contrôler la fréquence ventriculaire en attente de la cardioversion. Ultérieurement, le maintien du rythme sinusal est assuré par l'amiodarone. En cas d'échec, la FA est respectée avec contrôle de fréquence par les bêtabloquants Le risque embolique est élevé, justifiant les anticoagulants oraux avant la cardioversion en relais de l'HNF, puis au long cours dans tous les cas.

C. FA valvulaire post-rhumatismale (RM post-rhumatismal ou prothèse mécanique)

Dans le cas typique, il s'agit d'une FA sur prothèse mécanique valvulaire (mitrale le plus souvent). Il faut s'assurer de l'absence de thrombose de valve. Souvent, cette forme clinique nécessite une stratégie thérapeutique de contrôle de fréquence, le maintien en rythme sinusal étant difficile en raison de la dilatation atriale. Le risque embolique est élevé, justifiant les AVK au long cours dans tous les cas.

D. Embolie artérielle systémique (cérébrale le plus souvent) parfois révélatrice de la FA

Dans le cas typique, il s'agit d'une FA méconnue chez une femme âgée, avec d'autres facteurs de risque embolique de type HTA mal équilibrée ou diabète. L'embolie est brutale, souvent sylvienne superficielle gauche avec infarctus cérébral révélateur de la FA. L'imagerie cérébrale doit être effectuée.

- En aigu, les AVK et les héparines ne sont pas utilisables en raison du risque de transformation hémorragique mais l'indication d'anticoagulation au long cours est impérative à la sortie de l'hôpital.
- En aigu, les patients sont pris en charge en unité d'urgence neurovasculaire avec discussion thérapeutique de thrombolyse ou de thromboaspiration.

II. Dysfonction sinusale (DS)

A. Physiopathologie et mécanismes

- Le NS est dans l'atrium droit, proche de la veine cave supérieure.
- Dans la DS, il y a soit un arrêt du nœud sinusal, soit une non-transmission de son activité à l'atrium droit par bloc sinoatrial.
- La DS est fréquente chez le sujet âgé.
- Elle est souvent associée à une FA, réalisant la *maladie de l'oreillette* ou *syndrome bradycardie-tachycardie.*
- Le NS est sous étroite dépendance du système nerveux autonome et donc la DS peut être parfois uniquement de mécanisme *vagal*.
- Le NS est vascularisé par une branche de l'artère coronaire droite ou de l'artère circonflexe.
- La DS peut faire suite à la prise d'un médicament bradycardisant.
- En cas de DS, un rythme d'échappement peut éclore du NAV (rythme de secours).

B. Aspects cliniques

1. Présentation clinique

La dysfonction sinusale peut :

- être totalement asymptomatique ;
- s'accompagner de lipothymies ou de syncopes ou de symptômes plus trompeurs comme des faux vertiges, une dyspnée d'effort, une asthénie chronique ou une angine de poitrine ;
- être révélée par des palpitations ou par une embolie artérielle si elle est associée à une fibrillation atriale ;
- aggraver une insuffisance cardiaque ;
- être parfois révélée chez l'octogénaire par une détérioration des fonctions cognitives.

2. Étiologies

Il peut s'agir :

- de causes extrinsèques liées à :
  - une *prise médicamenteuse* (bêtabloquant, inhibiteur calcique bradycardisant, amiodarone ou autre antiarythmique, ivabradine, digitalique, clonidine),
  - une *hypertonie vagale* (athlète) ou un réflexe vagal (malaise vasovagal) ;
- de causes cardiaques : *atteinte dégénérative idiopathique liée à l'âge*, maladie coronarienne et cardiomyopathies, hypertension artérielle, myocardites et péricardites, tumeurs cardiaques ou malformations complexes ;
- de maladies systémiques ou cardiopathies de surcharge ;
- de maladies neuromusculaires ;
- de causes post-chirurgicales : chirurgie valvulaire, transplantation ;
- d'hypertension intracrânienne, de syndromes méningés ;
- d'hypothermie ;
- de certaines septicémies ;
- d'ictères rétentionnels sévères ;
- d'hypoxie, d'hypercapnie ou d'acidose sévères ;
- d'hypothyroïdie.

3. Diagnostic

Les éléments de diagnostic sont les suivants :

- constatation d'une bradycardie en situation d'éveil (< 60 bpm chez l'adulte) ou d'une absence d'accélération de la fréquence cardiaque à l'effort (on parle d'incompétence chronotrope) ;
- mise en évidence de pauses sans onde P visible, *considérées comme pathologiques au-delà de 3 secondes* ;
- mise en évidence d'un bloc sinoatrial (BSA) du 2e degré ;
- bradycardie avec rythme d'échappement atrial ou jonctionnel ;
- syndrome bradycardie-tachycardie.

Le diagnostic est toujours ECG soit sur un enregistrement classique, soit au cours d'un monitorage ou d'un enregistrement selon la méthode de Holter.

4. Formes cliniques usuelles

Tableau de DS dégénérative liée à l'âge

Souvent, il s'agit d'un patient qui reçoit de multiples médicaments. Il faut identifier la prise d'éventuels bradycardisants (bêtabloquants surtout, attention aux collyres), et se méfier chez le sujet âgé de signes trompeurs (chutes à répétition, déclin cognitif, etc.). La DS s'accompagne souvent dans ce cas de FA (maladie de l'oreillette) et/ou de troubles conductifs touchant le NAV car la fibrose du NS s'étend au NAV avec l'âge. Il faut souvent traiter.

Tableau de DS par hypervagotonie

Il concerne souvent un sportif ou un jeune athlète (sport d'endurance, marathon, vélo, etc.) asymptomatique. Il ne faut pas traiter.

C. Diagnostic ECG

Il repose sur :

- l'aspect usuel de pauses avec tracé plat de longueur variable sans onde P bloquée (+++ à la différence du BAV) ;
- une pause qui peut être parfois prolongée *avec asystolie (tracé plat)* ;

Il s'agit d'un BSA du 2e degré si la pause d'une onde P à la suivante est égale à un multiple (double ou triple) du cycle sinusal normal.

Un arrêt sinusal ou un BSA complet prolongés sont à l'origine d'une asystolie ou d'une simple bradycardie grâce à un échappement par exemple jonctionnel avec une onde P négative en DII, DIII et aVF (fig. 15.2) ou sans onde P visible.

Il peut s'agir d'une simple bradycardie sinusale chez un patient éveillé.

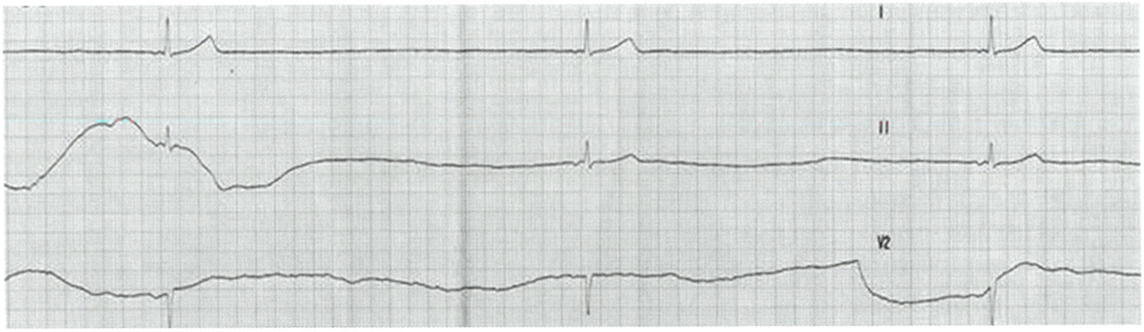

Fig. 15.2 Dysfonction sinusale avec échappement atrial bas situé.

D. Évaluation et prise en charge

- Il est nécessaire de confirmer que les anomalies ECG sont bien responsables des symptômes, cette corrélation est obtenue par *l'enregistrement Holter* avec tenue d'un journal des symptômes, il faut savoir répéter ou prolonger cet enregistrement.
- En cas de symptômes peu fréquents, un enregistreur externe de longue durée peut être proposé au patient.
- Le diagnostic d'incompétence chronotrope repose sur l'absence d'accélération sinusale à l'effort.
- Si un mécanisme vagal est suspecté, chez le sujet jeune on proposera un test d'inclinaison pour reproduire la symptomatologie. Chez le sujet âgé, on peut rechercher une hyperréflectivité sinocarotidienne par la compression prudente d'une carotide puis de l'autre (pression ferme pendant 5 secondes après vérification de l'absence de souffle), on obtiendra une pause >3 secondes ou une chute de pression artérielle >50 mm Hg contrairement à la réponse normale qui n'est qu'une modeste bradycardie.
- L'étude électrophysiologique endocavitaire n'est pas recommandée en général.
- L'enquête étiologique doit comporter au minimum une échocardiographie, les autres examens sont réalisés sur signe d'appel.

III. Blocs atrioventriculaires

A. Physiopathologie et mécanismes

- Le NAV est dans l'atrium droit en avant et en haut de l'ostium du sinus coronaire.
- Le faisceau de His est la seule communication entre atrium et ventricules et chemine dans le septum membraneux sous la racine de l'aorte.
- Les cellules nodales ont une conduction décrémentielle dépendante du courant entrant de calcium.
- Les BAV sont fréquents chez le sujet âgé.
- Le NAV est aussi sous étroite dépendance du système nerveux autonome.
- Le NAV est vascularisé le plus souvent par une branche de l'artère coronaire droite qui naît de la croix des sillons (artère du NAV).
- Le faisceau de His et ses branches sont vascularisés par la première branche septale de l'interventriculaire antérieure et par l'artère du NAV.
- En cas de BAV nodal complet, un rythme d'échappement peut éclore dans le faisceau de His à une fréquence entre 35 et 50 bpm.

En cas de BAV dans le faisceau de His ou infra-hissien, le rythme d'échappement est instable et plus lent (15 à 30 bpm), ce qui fait la gravité de cette localisation.

B. Aspects cliniques

1. Présentation clinique

Un BAV peut :

- être totalement asymptomatique, c'est le cas bien sûr du BAV du 1er degré et de la plupart des BAV du 2e degré ;
- s'accompagner de lipothymies ou de syncopes *à l'emporte-pièce* (Adams-Stokes) ou de symptômes plus trompeurs comme des faux vertiges, une dyspnée d'effort, une asthénie chronique ou une angine de poitrine ;

- aggraver une insuffisance cardiaque ;
- être révélé chez l'octogénaire par une détérioration des fonctions cognitives ;
- être révélé ou s'accompagner *de fibrillation ventriculaire consécutive à une torsade de pointes (allongement de l'intervalle QT).*

2. Étiologies

Il peut s'agir :

- de causes dégénératives : fibrose avec ou sans calcifications ou maladies de Lev et de Lenègre ;
- de rétrécissement aortique dégénératif ;
- de causes ischémiques :
  - de siège nodal dans l'infarctus du myocarde inférieur, de bon pronostic car le plus souvent régressif,
  - de siège hissien ou infra-hissien dans l'infarctus antérieur, de très mauvais pronostic car témoin d'infarctus très étendu avec insuffisance cardiaque ou choc cardiogénique ;
- de causes infectieuses :
  - endocardites bactériennes,
  - myocardite de la maladie de Lyme,
  - rhumatisme articulaire aigu, pathologie disparue en France,
  - myocardites virales ;
- de causes extrinsèques liées à :
  - une *prise médicamenteuse* (bêtabloquant, inhibiteur calcique bradycardisant, amiodarone ou autre antiarythmique, digitalique),
  - une *hypertonie vagale* (athlète) ou un réflexe vagal (malaise vasovagal) ;
- de maladies systémiques ou cardiopathies de surcharge ;
- de maladies neuromusculaires ;
- de causes chirurgicales : chirurgie valvulaire aortique ou TAVI ;
- de traumatisme mécanique des voies de conduction après cathétérisme ou comme complication d'une ablation par radiofréquence ;
- de complications post-radiothérapiques ;
- de causes néoplasiques ;
- *d'hyperkaliémie* +++ ;
- de cause congénitale.

3. Diagnostic

- Il faut préciser le type de bloc : 1er, 2e ou 3e degré (tableau 15.1), son caractère paroxystique ou permanent, son caractère congénital ou acquis, et surtout son siège.
- Les blocs nodaux sont souvent responsables de BAV du 1er degré ou de BAV du 2e degré type Möbitz I, ou de BAV complet à échappement à QRS fins à 35–50 bpm.
- Les blocs dans le faisceau de His ou infra-hissiens surviennent au préalable sur des blocs de branche ou des BAV du 2e degré de type Möbitz II. Lorsqu'ils sont complets, il y a un risque de décès par asystolie et torsades de pointes, le rythme d'échappement est inconstant, instable et lent < 30 bpm.
- La morphologie du complexe ne permet pas toujours à elle seule d'évaluer le siège du bloc mais une durée de QRS < 120 ms est très en faveur d'un bloc nodal (*cf. infra*).
- Le contexte clinique est celui d'une bradycardie en situation d'éveil mais surtout de l'évaluation d'une lipothymie ou d'une syncope.

Tableau 15.1 Classification des blocs atrioventriculaires.

	Suprahissien ou nodal	Hissien ou infra-hissien	Symptômes
BAV 1er degré	Oui	±	Non
BAV 2e degré Möbitz I	Oui	Non	±
BAV 2e degré Möbitz II	Non	Oui	±
BAV haut degré	Oui	Oui	Oui
BAV complet QRS fins	Oui	Non	Oui
BAV complet QRS larges	±	Oui	Oui ++

- Le diagnostic est toujours ECG, soit sur un enregistrement classique, soit au cours d'un monitorage ou d'un enregistrement selon la méthode de Holter, soit au cours d'une étude électrophysiologique endocavitaire.
- La méthode de référence est l'enregistrement selon la méthode de Holter pour les blocs nodaux et l'étude endocavitaire pour les blocs infra-hissiens ou hissiens.

4. Quelques formes cliniques typiques

Tableau de BAV complet sur infarctus inférieur

Observé dans 13 % des cas, il est souvent précédé de BAV du 1er puis du 2e degré à QRS fins, parfois asymptomatiques, très exceptionnellement à QRS larges ou de type Möbitz II. Au stade de BAV du 3e degré, l'échappement est à QRS larges (40 %) ou fins (60 %). Le bloc est parfois favorisé par les bêtabloquants ou la reperfusion; dans ce dernier cas, le BAV fait contre-indiquer les bêtabloquants. Il est en règle régressif, vers le BAV du 2e puis 1er degré, et sensible à l'atropine. Il peut nécessiter une stimulation temporaire en raison du risque d'asystolie. S'il est non régressif à J15, il fait discuter exceptionnellement la pose d'un stimulateur (5 %). Il est le témoin d'une atteinte de *l'artère du NAV*, plutôt de bon pronostic en soi, bien qu'associée à une surmortalité car liée à des dégâts myocardiques étendus et à un âge plus avancé.

Tableau de BAV dégénératif du sujet âgé

Chez l'octogénaire, les symptômes peuvent être *atypiques* (activité réduite, bas débit cérébral). Il faut toujours évoquer une cause iatrogène possible (médicaments). La largeur du QRS donne souvent le siège du bloc. L'enregistrement Holter est très utile.

Tableau de BAV congénital

Il représente 3 à 5 % des BAV et touche plutôt les filles (60 %). Dans plus d'un tiers des cas, la mère est atteinte de lupus érythémateux ou d'un syndrome de Goujerot-Sjögren, avec un anticorps chez la mère anti-SSA et chez l'enfant anti-ribonucléoprotéine soluble. C'est parfois un diagnostic de bradycardie fœtale ou néonatale.

C. Diagnostic ECG (*cf.* tableau 15.1)

Cf. chapitre 16 pour des illustrations plus détaillées.

Les caractéristiques ECG sont les suivantes :

- BAV du 1er degré : allongement fixe et constant de PR > 200 ms;
- BAV du 2e degré de type Möbitz I ou Luciani-Wenckebach :
  - allongement progressif de PR jusqu'à l'observation d'une seule onde P bloquée suivie d'une onde P conduite avec un intervalle PR plus court,

- souvent associé à un BAV 2:1,
- en règle, de siège nodal et le plus souvent à QRS de durée <120 ms (QRS fins);

- BAV du 2e degré de type Möbitz II :
  - pas d'allongement ni de raccourcissement de l'intervalle PR,
  - survenue inopinée d'une seule onde P bloquée,
  - évolution fréquente vers le BAV complet,
  - en règle, de siège infra-hissien et le plus souvent à QRS larges;
- BAV de haut degré (parfois assimilé au type Möbitz II) :
  - plusieurs ondes P bloquées consécutives,
  - ou conduction rythmée, par exemple 2 ondes P bloquées et une conduite (on parle de 3:1),
  - évolution fréquente vers le BAV complet,
  - en règle, de siège infra-hissien et le plus souvent à QRS larges;
- BAV du 2e degré de type 2:1 :
  - inclassable en Möbitz I ou II,
  - 2 ondes P pour un QRS,
  - largeur de QRS = élément d'orientation pour le siège du bloc (fig. 15.3);
- BAV du 3e degré ou complet :
  - aucune onde P conduite,
  - activités atriale et ventriculaire dissociées,
  - battements des ventricules plus lents que ceux de l'atrium, par échappement de hauteur variable en fonction du siège du bloc,
  - siège du bloc orienté par la durée de QRS et la fréquence de l'échappement,
  - intervalle QT susceptible de s'allonger et risque de décès par torsades de pointes;
- BAV complet et fibrillation atriale :
  - bradycardie au lieu de la tachycardie usuelle de la FA,
  - rythme régulier au lieu des irrégularités liées à la FA,
  - QRS de durée variable en fonction du siège du bloc.

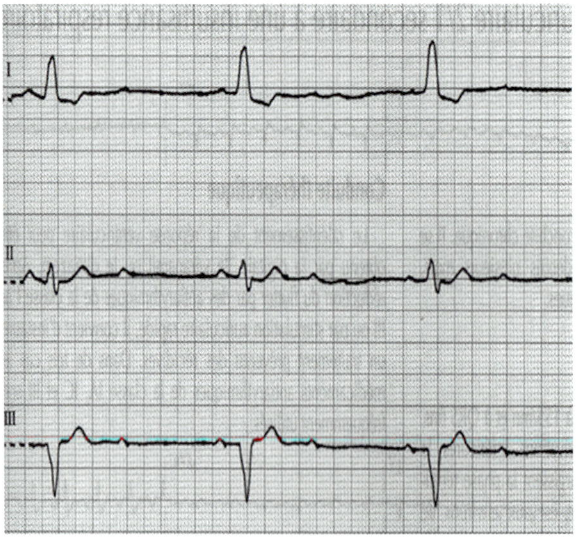

Fig. 15.3 Exemple de BAV du 2e degré avec bloc de branche gauche à conduction 2 pour 1 (2:1).

Observer la succession d'une onde P conduite au QRS et d'une onde P bloquée bien distincte de l'onde T qui la précède. Le siège du bloc est suspect d'être infra-hissien et peut être confirmé ultérieurement par une étude endocavitaire.

D. Évaluation et prise en charge

- L'enquête étiologique commence par rechercher une cause aiguë curable ou spontanément réversible : SCA dans le territoire inférieur surtout, prise de médicament bradycardisant, ou myocardite, hyperkaliémie.
- Si le bloc est permanent, l'ECG suffit au diagnostic.
- Si le bloc est paroxystique, et si le siège suspecté du bloc est *infra-hissien* en raison d'un QRS élargi par exemple, il faudra envisager une *étude électrophysiologique endocavitaire (EEP).*

L'intervalle HV est normalement compris entre 35 et 55 ms; au-delà de 70 ms, il signe une atteinte infra-hissienne.

- L'EEP est surtout utile en cas de syncope survenant en présence d'un bloc de branche ou d'un bloc bifasciculaire.
- L'enquête étiologique doit comporter au minimum : un ionogramme, une échocardiographie et un dosage des troponines; les autres examens sont réalisés selon le contexte.

IV. Blocs de branche

A. Physiopathologie et mécanismes

- Le faisceau de His se divise en une branche droite et une gauche, qui se subdivise en fascicules ou hémibranches : antérieure fine et postérieure épaisse.
- Les branches sont peu sensibles aux effets du système nerveux autonome.
- Elles se ramifient en réseau de Purkinje et ont la même nature histologique que lui. Les cellules sont peu sensibles à l'ischémie et sont quasiment dépourvues d'activité mécanique.
- Dans le bloc de branche, il y a ralentissement ou interruption de la conduction dans une branche.

B. Aspects cliniques

1. Présentation clinique

- Un bloc de branche est toujours asymptomatique s'il est isolé.
- Un bloc de branche est de découverte :
  - soit fortuite, par ECG pratiqué en pré-anesthésie ou pour une visite d'aptitude;
  - soit au cours du suivi d'une maladie cardiovasculaire.
- Accompagné de lipothymies ou de syncopes, il prend une valeur de gravité immédiate pour deux raisons : il signe la présence d'une cardiopathie (c'est surtout vrai pour le bloc de branche gauche) ou suggère un BAV paroxystique comme cause des symptômes.

2. Étiologies

- Le bloc de branche droite isolé peut être bénin et considéré comme une variante de la normale, qu'il soit complet ou incomplet.
- Le bloc de branche droite est quasi systématiquement observé dans la plupart des cardiopathies congénitales touchant le ventricule droit et surtout dans la pathologie pulmonaire (hypertension pulmonaire, séquelle d'embolie pulmonaire, etc.).
- Le bloc de branche gauche n'est jamais considéré comme bénin mais soit dégénératif, soit associé à une cardiopathie (hypertension artérielle surtout) : c'est donc un *marqueur.*

- Au cours du SCA, on peut observer l'apparition d'un bloc de branche droite ou gauche. Au cours de l'infarctus antérieur, elle est le témoin d'une atteinte infra-hissienne de très mauvais pronostic car associée à des lésions très étendues avec insuffisance cardiaque ou choc cardiogénique.
- Les autres causes sont identiques à celles des BAV : les causes électrolytiques sont dominées par l'hyperkaliémie +++, les médicaments qui bloquent le courant de sodium comme les antiarythmiques de classe I (flécaïnide par exemple) ou les antidépresseurs tricycliques (autolyse).

3. Diagnostic

Il faut :

- préciser le type de bloc :
  - incomplet pour une durée de QRS < 120 ms ; dans ce cas, il a peu de valeur séméiologique ou clinique,
  - complet si la durée de QRS dépasse 120 ms ;
- préciser ensuite s'il est de branche droite ou de branche gauche ou bifasciculaire ou trifasciculaire (*cf. infra*) ;
- rechercher une cardiopathie sous-jacente en cas de bloc de branche gauche ou une pathologie pulmonaire en cas de bloc de branche droite.

En cas de constatation d'une bradycardie ou surtout en évaluation d'une lipothymie ou d'une syncope, il peut conduire à la réalisation d'une *étude électrophysiologique endocavitaire.*

4. Quelques formes cliniques typiques

Tableau de bloc bifasciculaire du sujet âgé avec perte de connaissance

Le plus souvent, il s'agit d'une association de bloc de branche droite et d'hémibloc antérieur gauche. Il peut y avoir un BAV du 1er degré associé. Il faut rechercher une cardiopathie sous-jacente et réaliser une étude endocavitaire pour mesurer la conduction infra-hissienne qui peut conduire, si elle est pathologique, à la mise en place d'un stimulateur cardiaque.

Blocs de branche de l'infarctus antérieur

Un bloc de branche est observé dans 10 % des cas, à type de bloc uni, bi ou trifasciculaire, soit préexistant, soit acquis pendant l'infarctus. Ce dernier cas évoque de gros dégâts septaux, avec risque de survenue brutale d'un BAV complet et asystolie ou d'un trouble du rythme ventriculaire associé.

Tableau de bloc alternant

C'est une association successive de bloc de branche droite complet et de bloc de branche gauche complet ou une alternance d'hémibloc antérieur gauche et d'hémibloc postérieur gauche sur fond de bloc de branche droite complet. C'est un bloc trifasciculaire et un équivalent de BAV complet paroxystique de siège infra-hissien, donc grave.

C. Diagnostic ECG

Cf. chapitre 16 pour des illustrations plus détaillées.

Il faut d'abord vérifier que le rythme est sinusal à fréquence normale, en veillant à ne pas le confondre avec la problématique des tachycardies à QRS larges, cependant un bloc de branche peut être associé à une tachycardie supraventriculaire (fibrillation atriale par exemple).

Les caractéristiques ECG sont les suivantes :

- bloc de branche droite complet (fig. 15.4) :
  - durée de QRS > 120 ms,
  - aspect RsR' en V1, qR en aVR et qRs en V6 avec onde S le plus souvent arrondie,
  - ondes T en général négatives en V1-V2, parfois V3 ne devant pas faire évoquer à tort une ischémie myocardique ;
- bloc de branche gauche complet (*cf.* fig. 15.4) :
  - durée de QRS > 120 ms,
  - aspect rS ou QS en V1, QS en aVR et R exclusif en V6,
  - ondes T en général négatives en DI, aVL, V5-V6 ne devant pas faire évoquer à tort une ischémie myocardique, il peut y avoir un léger sus-décalage de ST en V1-V2-V3 ne devant pas faire évoquer à tort un SCA avec sus-ST mais qui ne dépasse pas 1 mm le plus souvent. Le diagnostic d'infarctus est gêné par le bloc de branche gauche ; dans ce cas, la prise en charge devient celle d'un SCA avec sus-décalage de ST ;
- hémibloc ou bloc fasciculaire antérieur gauche :
  - déviation axiale du QRS gauche de –45 à –75° (en pratique –30° ou aVL),
  - durée de QRS < 120 ms,
  - aspect qR en DI-aVL, rS en DII, DIII, aVF (on retient le moyen mnémotechnique S3 > S2) et onde S en V6,
- hémibloc ou bloc fasciculaire postérieur gauche :
  - déviation axiale du QRS droite > 100° (en pratique +90° ou aVF) en l'absence de pathologie du ventricule droit ou de morphologie longiligne,
  - durée de QRS < 120 ms,
  - aspect RS ou Rs en DI-aVL, qR en DII, DIII, aVF (on retient le moyen mnémotechnique S1Q3) ;
- blocs bifasciculaires : la sémiologie s'additionne.

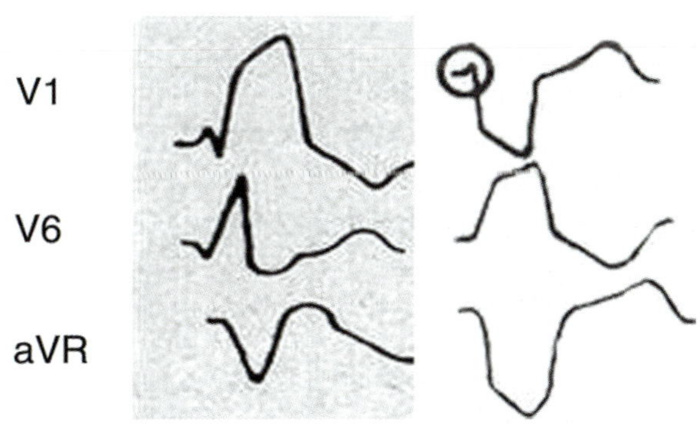

Fig. 15.4 Morphologies schématiques du QRS dans le bloc de branche droite (à gauche) et gauche (à droite).
L'onde r peut être absente (cercle) en V1 dans le bloc de branche gauche.

D. Évaluation et prise en charge

- La constatation d'un bloc de branche gauche doit faire rechercher une hypertension artérielle méconnue ou une cardiopathie sous-jacente, à défaut c'est un bloc dégénératif.
- La constatation isolée d'un bloc de branche droite chez un sujet jeune, asymptomatique dont l'examen clinique est normal, peut être considérée comme une variante de la normale.
- En cas de syncope sur cardiopathie, un bloc de branche isolé ne peut à lui seul être tenu comme une indication fiable que la perte de connaissance est due à un BAV paroxystique. Il faut surtout évoquer la possibilité d'une tachycardie ventriculaire.

- En l'absence de documentation de BAV du 2e ou du 3e degré, la prise en charge d'un patient avec bloc de branche et perte de connaissance nécessite le plus souvent une *étude électrophysiologique endocavitaire.*

V. Thérapeutique et suivi du patient

A. Situations d'urgence et signes de gravité

- La prise en charge immédiate d'une bradycardie mal tolérée impose une thérapeutique visant à restaurer une fréquence ventriculaire adaptée. La mauvaise tolérance peut se traduire par une angine de poitrine, une insuffisance cardiaque, une hypotension artérielle, une oligurie ou des signes neurologiques.
- Une bradycardie par BAV complet est toujours plus grave qu'une bradycardie par DS en raison d'un risque plus élevé de *torsades de pointes.*
- Une bradycardie grave est une *urgence vitale* imposant le transfert en USIC ou en réanimation, patient sous scope, et surveillance des paramètres vitaux (pouls, PA, fréquence respiratoire, saturation, diurèse).
- On doit toujours traiter la cause si elle existe : infarctus par exemple ou arrêt de prescription d'un médicament responsable, correction d'une hyperkaliémie.
- Il faut se tenir prêt à devoir engager une réanimation cardiorespiratoire et à poser une sonde d'entraînement percutanée en cas d'échec des médicaments ou de la stimulation transthoracique, ou en cas de survenue de trouble du rythme ventriculaire.

B. Moyens thérapeutiques

- Les moyens médicamenteux disponibles sont les substances tachycardisantes (effets chronotrope et dromotrope positifs) comme l'atropine ou l'isoprénaline.
- La stimulation cardiaque temporaire peut être percutanée (sonde d'entraînement électrosystolique) ou transthoracique.
- Les stimulateurs (pacemakers) sont classés en fonction du mode stimulation utilisé. La nomenclature utilise un code à 3 lettres : la 1re lettre indique la cavité stimulée, la 2e la cavité où l'activité est détectée, et la 3e le mode de fonctionnement. On utilise A pour atrium, V pour ventricule, D pour double, I pour inhibé, T pour déclenché. Une 4e lettre R peut indiquer une accélération de la stimulation avec l'activité.
- On distingue par exemple les stimulateurs monochambres qui stimulent les ventricules *via* une électrode vissée à la pointe du ventricule droit et fonctionnent en mode « sentinelle » de type VVI. Les stimulateurs séquentiels doubles chambres (fig. 15.5) stimulent successivement l'atrium *via* une sonde vissée dans l'atrium droit puis les ventricules en mode DDD. Il existe aussi des stimulateurs biventriculaires qui stimulent simultanément le ventricule droit et le ventricule gauche *via* une sonde supplémentaire introduite dans une branche veineuse latérale gauche du sinus coronaire.
- La pose d'un stimulateur est un geste effectué sous anesthésie locale ou générale au bloc opératoire après consentement éclairé du patient et avec une asepsie rigoureuse en raison des risques infectieux.
- La surveillance d'un stimulateur cardiaque s'effectue par la radiographie de thorax pour vérifier la fixité de position des sondes et par le test à l'aimant qui force le stimulateur à fonctionner. Annuellement, les patients appareillés retournent au centre d'implantation pour une vérification télémétrique des paramètres du système (usure de la pile, intégrité des sondes).

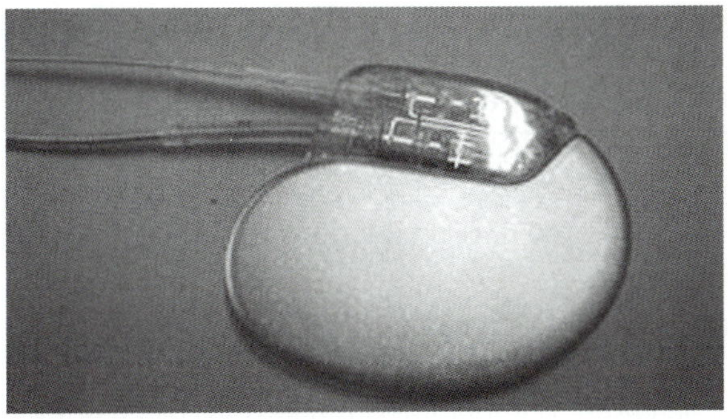

Fig. 15.5 **Stimulateur double chambre.**

- Des dispositifs de télésurveillance peuvent être installés à domicile pour transmettre automatiquement les éléments pertinents relatifs au fonctionnement du dispositif à l'équipe médicale dont relève le patient. Cette technologie évite des déplacements inutiles et permet de réagir plus rapidement en cas de dysfonctionnement

C. Traitement de la DS

- La DS relève de l'implantation d'un stimulateur uniquement lorsqu'elle est *symptomatique* avec preuve du lien de causalité entre bradycardie et symptômes et uniquement *en l'absence de cause réversible*. Une exception à cette règle peut être l'impossibilité de stopper des bradycardisants requis pour contrôler une fibrillation atriale ou une angine de poitrine (par exemple).
- L'indication de stimulateur peut être parfois élargie aux bradycardies sévères diurnes <40 bpm à symptômes modestes ou absents ou non corrélés à la bradycardie.

D. Traitement des BAV

- Les BAV du 3e degré nécessitent la mise en place d'un stimulateur *en l'absence de cause curable ou réversible.*
- Les BAV du 2e degré nécessitent la mise en place d'un stimulateur *lorsqu'ils sont évocateurs d'un siège infra-hissien ou bien lorsqu'ils sont symptomatiques quel que soit leur siège.*
- Les BAV du 2e degré de type Möbitz I asymptomatiques et l'immense majorité des BAV du 1er degré *ne nécessitent pas* la pose de stimulateur.

E. Traitement des blocs de branche

- La cause est traitée : hyperkaliémie ou médicament à stopper.
- On met en place un stimulateur cardiaque en cas de syncope (ou lipothymie) et de preuve d'un BAV paroxystique associé au bloc de branche, cette preuve est en général la mesure du HV >70 ms lors d'une EEP.
- La constatation d'un bloc de branche gauche chez l'insuffisant cardiaque aux stades III à IV (parfois II) de la NYHA doit faire discuter une resynchronisation par stimulation biventriculaire si la FEVG est <35 % (*cf.* chapitre 18).
- En l'absence d'indication de stimulateur, on doit faire une surveillance clinique et ECG car l'atteinte du tissu de conduction est évolutive sauf dans le bloc de branche droite sur cœur sain.

F. Éducation du patient appareillé d'un stimulateur

Elle comporte les éléments suivants :

- remise d'un carnet au patient ;
- information d'une interférence possible avec les champs électromagnétiques de forte puissance comme les plaques de cuisson à induction ou bien en milieu industriel ;
- surveillance de l'état cutané ;
- consultation en cas de signes locaux, de fièvre inexpliquée ou d'infections respiratoires à répétition ;
- contrôle annuel au centre d'implantation, télésurveillance entre ces visites annuelles.

La contre-indication à l'IRM est en cours de disparition car la plupart des nouveaux dispositifs sont compatibles avec l'IRM cérébrale sous réserve d'un réglage particulier à effectuer avant l'examen.

Points clés

- Les troubles de la conduction appartiennent à trois cadres nosologiques : la dysfonction sinusale (DS), les blocs atrioventriculaires (BAV) et les blocs de branche.
- Les troubles de conduction peuvent être des *marqueurs* de la présence d'une cardiopathie, c'est surtout le cas du bloc de branche gauche
- Une bradycardie prolongée va s'accompagner d'un rythme d'échappement situé en aval de la zone lésée : NAV en cas de DS, faisceau de His en cas de BAV nodal etc.
- *Plus la lésion est distale dans le tissu de conduction, plus le rythme d'échappement est instable et lent, et donc plus le tableau est grave.*
- Le diagnostic ECG est obligatoire :
  - DS : attention, pas d'onde P bloquée ;
  - BAV : classification en trois degrés, et le 2e degré en plusieurs types, attention le bloc 2:1 est inclassable en Möbitz I ou II. La largeur du QRS et la fréquence donnent le siège du bloc en cas de BAV complet.
- L'hémibloc antérieur gauche est fréquent, l'hémibloc postérieur gauche est plus rare et beaucoup plus grave.
- Parmi les causes aiguës, on retient la gravité de l'infarctus du myocarde, des effets indésirables des médicaments et de l'hyperkaliémie. En revanche, les causes neurovégétatives sont bénignes.
- Parmi les causes chroniques, la plus fréquente est la dégénérescence fibreuse du tissu de conduction liée à l'âge.
- L'examen complémentaire de référence est :
  - l'enregistrement selon la méthode de Holter pour la DS ;
  - l'étude électrophysiologique endocavitaire pour le diagnostic de certitude des blocs infra-hissiens ou hissiens ou en cas de syncope en présence de bloc de branche.
- Une bradycardie est grave en cas d'angine de poitrine, d'insuffisance cardiaque, d'hypotension artérielle ou des signes neurologiques ou aux décours d'une torsade de pointes, elle est toujours plus grave en cas de BAV complet plutôt que de DS. C'est une urgence vitale +++.
- On doit toujours traiter la cause si elle existe : infarctus par exemple ou arrêt de prescription d'un *médicament responsable*, correction d'une hyperkaliémie.
- En urgence, on peut traiter par l'atropine ou l'isoprénaline ou par la stimulation cardiaque temporaire.
- La DS ne relève de l'implantation d'un stimulateur que lorsqu'elle est symptomatique et en l'absence de cause réversible.
- Les BAV du 3e degré nécessitent la mise en place d'un stimulateur en l'absence de cause curable ou réversible.

Notions indispensables PCZ

- Ne pas oublier l'ECG.
- Pour les blocs de branche : ne pas s'attarder sur les blocs incomplets de faible valeur clinique, considérer les blocs complets.
- Association fréquente de la DS à la FA pour former la maladie de l'oreillette.

Réflexes transversalité

- Item 229 – Électrocardiogramme
- Item 232 – Insuffisance cardiaque de l'adulte
- Item 337 – Malaises, perte de connaissance, crise comitiale de l'adulte

Pour en savoir plus

Hermida J-S. Dysfonctionnements du nœud sinusal, troubles de la conduction auriculo-ventriculaire et intraventriculaire. In : Saoudi N, Deharo J-C, editors. Précis de rythmologie de la Société française de cardiologie. Montpellier : Sauramps Médical; 2005. p. 193–220.

Victor J. Troubles de la conduction intra-auriculaire, auriculo-ventriculaire et intraventriculaire. In : Société française de cardiologie, editors. Cardiologie et maladies vasculaires. Paris : Masson; 2007. p. 1033–40.

CHAPITRE

16

Item 229 – UE 8 – Électrocardiogramme

Objectifs pédagogiques

Nationaux

- Argumenter les principales indications de l'ECG et discuter l'interprétation des résultats.

CNEC

- Connaître les dérivations, les paramètres de quantification de l'ECG normal, la définition du rythme sinusal, savoir calculer succinctement l'axe de QRS.
- Connaître les différents territoires explorés par les différentes dérivations.
- Savoir diagnostiquer une hypertrophie atriale ou ventriculaire, droite ou gauche.
- Savoir diagnostiquer un bloc atrioventriculaire du 1er, 2e ou 3e degré et leurs différents types, savoir identifier une dysfonction sinusale.
- Savoir diagnostiquer un bloc de branche complet droit ou gauche, un hémibloc, un bloc bifasciculaire ou trifasciculaire.
- Savoir reconnaître les principaux troubles du rythme supraventriculaires, fibrillation et flutter atriaux, tachycardies jonctionnelles.
- Connaître l'apport des manœuvres vagales ou de l'injection d'adénosine ou d'ATP au diagnostic de ces arythmies.
- Savoir reconnaître une tachycardie ventriculaire et une fibrillation ventriculaire, en connaître l'urgence et la gravité.
- Connaître les anomalies induites par les dyskaliémies.
- Connaître les anomalies de la repolarisation observées au cours de l'ischémie myocardique, des syndromes coronariens, de l'infarctus du myocarde.
- Connaître le diagnostic différentiel entre les anomalies ischémiques et celles des péricardites.
- Connaître les indications de l'ECG conventionnel, soit :
  - systématique au moment d'un bilan de santé ou pour déterminer une aptitude ;
  - en cas de symptôme ;
  - dans le bilan initial ou la surveillance ultérieure des pathologies cardiaques.
- Connaître la méthode d'Holter ou ECG de longue durée ambulatoire et ses applications principales.
- Connaître l'existence de méthodes ECG de très longue durée, externe ou implantable.

I. Interprétation

A. ECG normal

1. Notions succinctes d'électrophysiologie cardiaque

Les cellules cardiaques génèrent un potentiel d'action caractérisé par une dépolarisation, un plateau qui est le messager de la contraction, puis un retour au potentiel de repos par repolarisation.

Les structures spécialisées – nœud sinusal, nœud atrioventriculaire, faisceau de His et ses branches, réseau de Purkinje – ne génèrent pas d'ondes qui leur soient propres sur l'ECG.

La branche gauche du faisceau de His se subdivise en deux hémibranches qui se terminent aux muscles papillaires antérieur et postérieur reliés par les cordages à la valve mitrale.

2. Électrogenèse du signal

L'activité enregistrée par l'ECG provient de courants extracellulaires liés à la propagation d'un front de dépolarisation (onde P atriale, puis complexe QRS ventriculaire).

Ces courants présents à la surface du cœur sont enregistrés à distance (surface du thorax).

L'onde de repolarisation (onde T ventriculaire) est due de la même façon à une repolarisation graduelle des différentes cellules cardiaques à des instants différents.

Contre toute attente, les ondes T ont la même polarité que les QRS sur une dérivation donnée de l'ECG normal (T positive si QRS positif, T négative si QRS négatif). Ce phénomène est dû au fait que la dépolarisation ventriculaire progresse de l'endocarde à l'épicarde et la repolarisation, en sens inverse, c'est-à-dire de l'épicarde à l'endocarde.

Quand une onde fuit l'électrode de recueil, elle est négative ; lorsqu'elle se dirige vers l'électrode, elle est positive.

3. Dérivations, calcul de l'axe de QRS

Les dérivations frontales explorent le plan frontal (vertical), elles sont obtenues à partir des membres D1, D2 et D3 ou I, II et III, et associées aux dérivations dites unipolaires des membres aVR, aVL et aVF.

Les dérivations précordiales explorent le plan horizontal (transversal) ; elles sont numérotées de V1 à V9, complétées parfois chez l'enfant ou dans l'IDM par V3R et V4R (fig. 16.1A).

L'axe de QRS est mesuré dans le plan frontal, en utilisant le double tri-axe de Bailey (fig. 16.1B).

Ce double tri-axe donne des dérivations graduées de 30 en 30° dans le sens des aiguilles d'une montre en partant de D1 figurée à l'horizontale (0°).

La méthode rapide de calcul de l'axe de QRS consiste à repérer la dérivation où le QRS est le plus positif et à vérifier l'exactitude sur la dérivation perpendiculaire. Sur cette dernière, le QRS est plat ou isodiphasique.

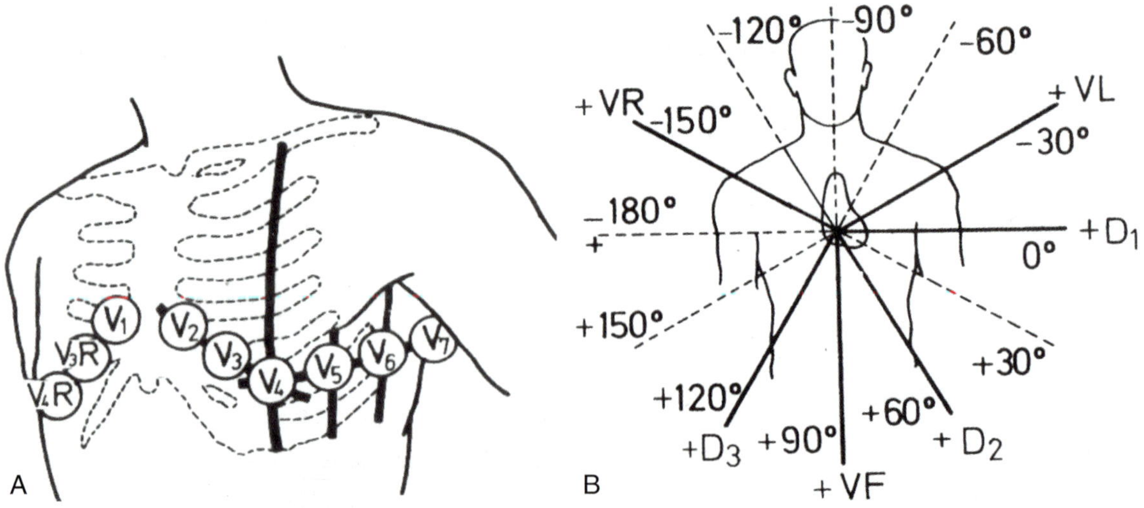

Fig. 16.1 **Localisation des dérivations précordiales (A), double tri-axe de Bailey (B).**

On parle d'onde isodiphasique lorsque les composantes successives de l'onde (P, QRS ou T) sont d'égale importance pour le positif et le négatif (exemple : une sinusoïde).

Certaines dérivations explorent certains territoires. La logique en est simple, liée aux positions des électrodes par rapport à l'anatomie du cœur. Ce principe concerne essentiellement les ventricules et est très utile à la localisation des infarctus.

On distingue les dérivations :

- antéroseptales : V1, V2 et V3 explorant la paroi antérieure du ventricule gauche et le septum interventriculaire ;
- apicale : V4 ;
- latérales : D1, aVL (hautes) et V5, V6 (basses) ;
- inférieures ou diaphragmatiques : D2, D3 et aVF pour la face inférieure du ventricule gauche ;
- postérieures : V7, V8 et V9 pour la face basale et inférieure du ventricule gauche. Le ventricule droit est exploré par V1, V2, V3R et V4R.

4. ECG normal, principales valeurs numériques (tableau 16.1)

- La vitesse normale est de 25 mm/s, soit 40 ms/mm, un grand carreau de 5 mm vaut 200 ms. En amplitude normale, 1 mm vaut 0,1 mV.
- L'onde P normale a un axe en D2, sa durée normale est inférieure à 110 ms (en pratique *120 ms*).
- Le QRS normal a un axe compris entre –45 et + 110°, en pratique on utilise des valeurs arrondies de *–30 à + 90°* (c'est-à-dire de aVL à aVF).
- Sa durée est de l'ordre de 80 ms, en pratique on ne réagit que pour des valeurs pathologiques de plus de *120 ms*.
- Le QRS comporte grossièrement trois phases :
  - une 1re phase de dépolarisation septale est orientée vers l'avant, la gauche et le haut et génère une onde négative (onde Q fine et peu profonde) sur les dérivations latérales et une petite onde positive en V1 ;
  - une 2e phase est orientée vers la jambe gauche et l'avant et donne une grande onde R en V3 et V4 ainsi que D2 ;
  - une 3e phase est orientée vers le haut et l'arrière, souvent vers la droite, elle donne une petite onde S dans les dérivations inférieures et latérales.
- La fréquence cardiaque normale de repos de l'adulte (attention au nouveau-né) est entre 60 et 100 bpm. Une bradycardie correspond à une FC < 60 bpm, une tachycardie à une FC > 100 bpm.
- La période est mesurée par l'intervalle RR (entre 2 QRS) en secondes, et la fréquence calculée par FC = 60/(période). En pratique : si l'intervalle RR est égal à un grand carreau,

Tableau 16.1 Résumé des valeurs normales.

Onde, intervalle	Valeurs normales
Fréquence cardiaque (FC)	60–100 bpm
Durée de P	< 120 ms
Axe de P	60° (D2)
Amplitude de P	< 2,5 mm (en D2)
PR	120–200 ms
Durée de QRS	80–100, en pratique 80–120 ms
Axe de QRS	–45 à +110°, en pratique –30 à +90°
Onde Q physiologique	< 1/3 amplitude QRS et < 40 ms de durée
QT (variable avec FC)	< 440 ms à 60 bpm

la fréquence est de 300 bpm, pour une valeur de deux grands carreaux, elle est de 150 bpm, etc. La formule est FC = 300/nombre de grands carreaux séparant deux QRS.

- L'intervalle PR de début de P à début de QRS est entre 120 et 200 ms. Il explore la totalité de la conduction depuis la sortie de l'onde du nœud sinusal jusqu'aux extrémités du réseau de Purkinje et pas seulement la traversée du nœud atrioventriculaire.
- L'intervalle QT du début de Q à la fin de T explore la durée de la repolarisation.

B. Hypertrophies

Ce terme est historique et remonte aux débuts du XXe siècle, il est utilisé ici dans un sens assez simplifié de dilatation ou d'épaississement de la paroi de la cavité cardiaque considérée ou les deux ensemble. Il peut parfois correspondre (atrium gauche) à une fibrose.

1. Hypertrophies atriales (fig. 16.2)

- L'hypertrophie atriale droite survient le plus souvent par dilatation. On observe une onde P > 2,5 mm en amplitude (souvent pointue) en D2 ou > 2 mm en V1 ou V2.
- L'hypertrophie atriale gauche est un trouble de conduction interatrial sous la forme d'une onde P de durée > 110 ms (en pratique 120 ms). Une composante négative > 40 ms apparaît en V1.

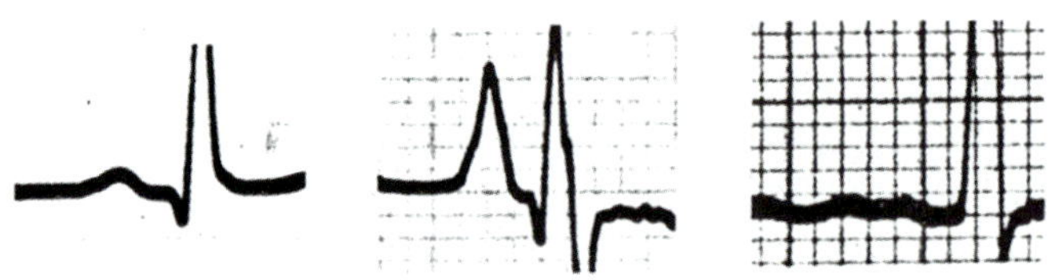

Fig. 16.2 De gauche à droite : onde P normale, hypertrophie atriale droite, hypertrophie atriale gauche.

2. Hypertrophie ventriculaire gauche

On oppose une forme sévère dite aussi « surcharge systolique » (terme historique) à une forme modérée dite « diastolique » sans que ces formes aient une signification sur le mécanisme.

Le signe le plus fiable est l'indice de Sokolow SV1 + RV5 (amplitude de l'onde S en V1 + amplitude de l'onde R en V5), de valeur normale < 35 mm, modifié par Murphy SV1 ou V2 + RV5 ou V6.

Dans la forme sévère, il y a une onde T négative dans les dérivations latérales par anomalie secondaire de la repolarisation (D1, aVL, V5, V6) et disparition de l'onde Q de dépolarisation septale dans les mêmes dérivations.

La déviation axiale est modeste vers la gauche, la durée de QRS est < 120 ms.

Il faut faire attention aux aspects trompeurs en V1 et V2 avec un possible aspect QS qui mime une séquelle d'infarctus, et/ou sus-décalage du segment ST (fig. 16.3).

L'étiologie la plus fréquente est l'HTA.

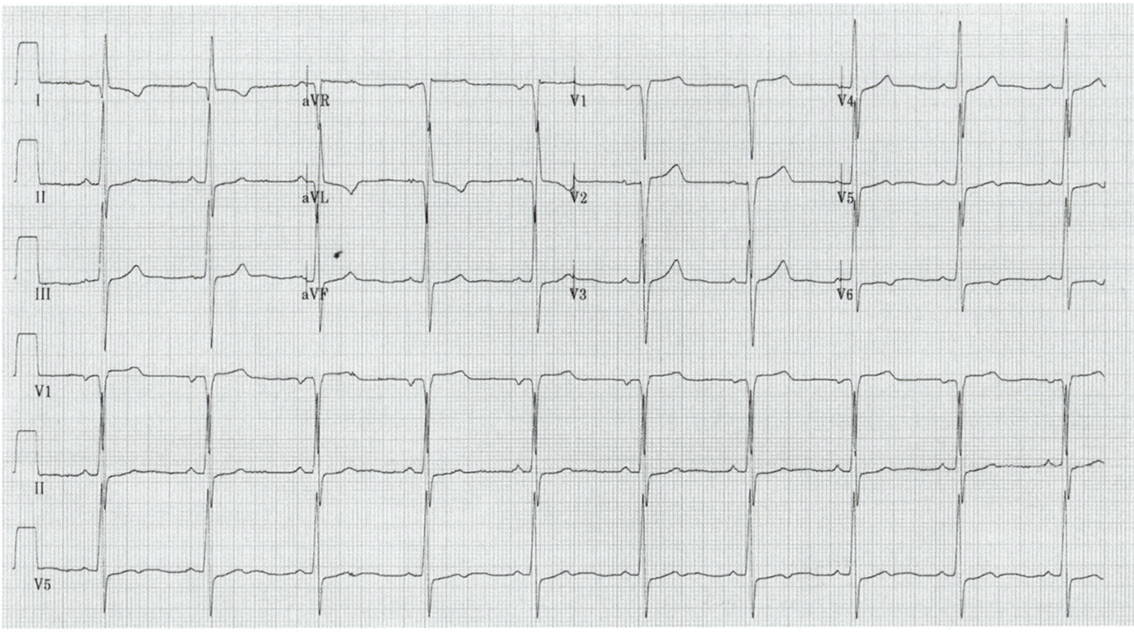

Fig. 16.3 Hypertrophie ventriculaire gauche, Sokolow à 37 mm, « pseudo » sus-décalage du segment ST en V1 et V2, onde T négative en D1, aVL, V6.

3. Hypertrophie ventriculaire droite

La même séméiologie est observée en cas d'hémibloc postérieur gauche ou comme variante de la normale chez les sujets longilignes.

L'intérêt est modeste à l'ère de l'échocardiographie.

Il existe un intérêt clinique chez les patients avec BPCO et au cours de l'embolie pulmonaire.

Le signe le plus fiable est une déviation axiale de QRS > 110° (en pratique 90°). Les autres signes sont :

- rapport R/S < 1 en V6 ;
- onde R exclusive ou Rs en V1 ;
- onde S > 7 mm en V5 ou V6 ;
- aspect S1S2S3, c'est-à-dire onde S en D1, D2 et D3 ;
- association fréquente à une hypertrophie atriale droite et à un microvoltage chez les patients BPCO.

L'onde T peut être négative et asymétrique en V1 parfois V2, V3 dans les formes sévères, *attention à ne pas confondre avec une ischémie myocardique (aspects trompeurs).*

Il y a souvent un bloc de branche droite associé.

Dans l'embolie pulmonaire, une hypertrophie aiguë peut engendrer un aspect S1Q3T3 correspondant à l'apparition d'une onde S en D1, Q en D3 (et aussi T négative en D3) (fig. 16.4).

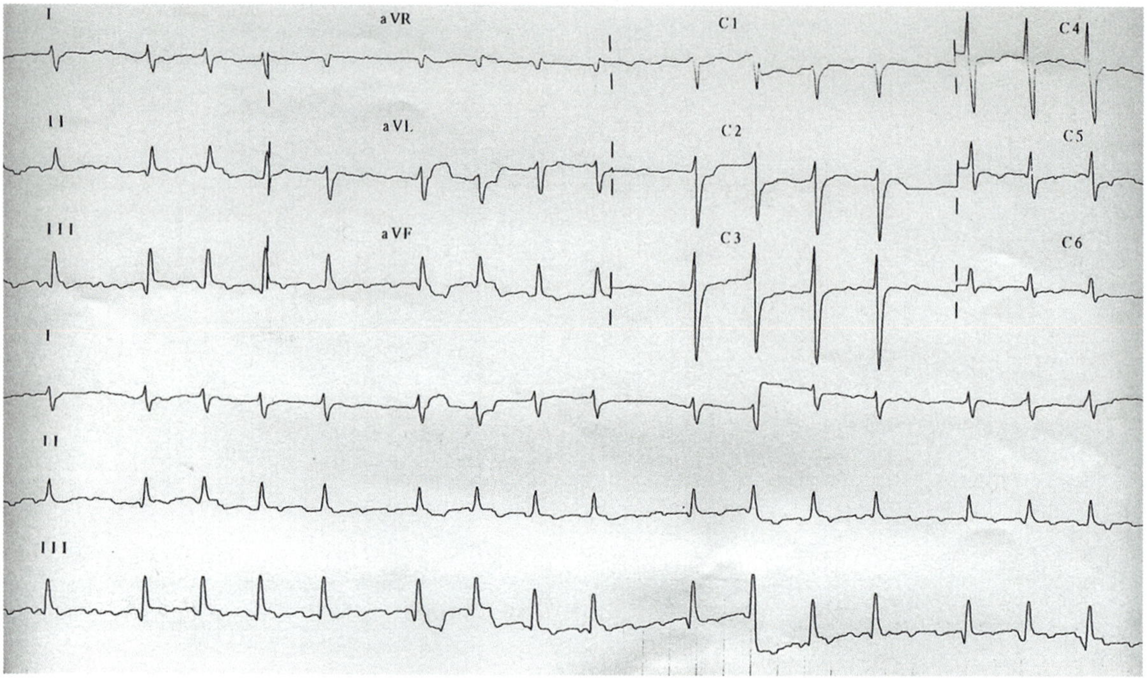

Fig. 16.4 ECG pendant une embolie pulmonaire, déviation axiale droite, S1Q3, fibrillation atriale.

C. Troubles de conduction

Cf. chapitre 15.

1. Blocs de branche

> **Attention**
>
> Toujours vérifier au préalable que le rythme est sinusal à fréquence normale et ne pas confondre avec la problématique des tachycardies à QRS larges ; cependant, un bloc de branche peut être associé à une tachycardie supraventriculaire (fibrillation atriale, par exemple).

- Le bloc complet de branche droite a les caractéristiques suivantes (fig. 16.5) :
  - durée de QRS > 120 ms ;
  - aspect RsR' en V1, qR en aVR et qRs en V6 avec onde S le plus souvent arrondie ;
  - ondes T en général négatives en V1-V2, parfois V3.
- Le bloc complet de branche gauche a les caractéristiques suivantes (fig. 16.6) :
  - durée de QRS > 120 ms ;
  - aspect rS ou QS en V1, QS en aVR et R exclusif en V6 ;
  - ondes T en général négatives en DI, aVL, V5-V6 ; il peut y avoir un léger sus-décalage de ST en V1-V2-V3 mais qui ne dépasse pas 1 mm le plus souvent.
- Les blocs incomplets présentent un faible intérêt séméiologique, les anomalies sont les mêmes avec durée de QRS entre 100 et 120 ms.

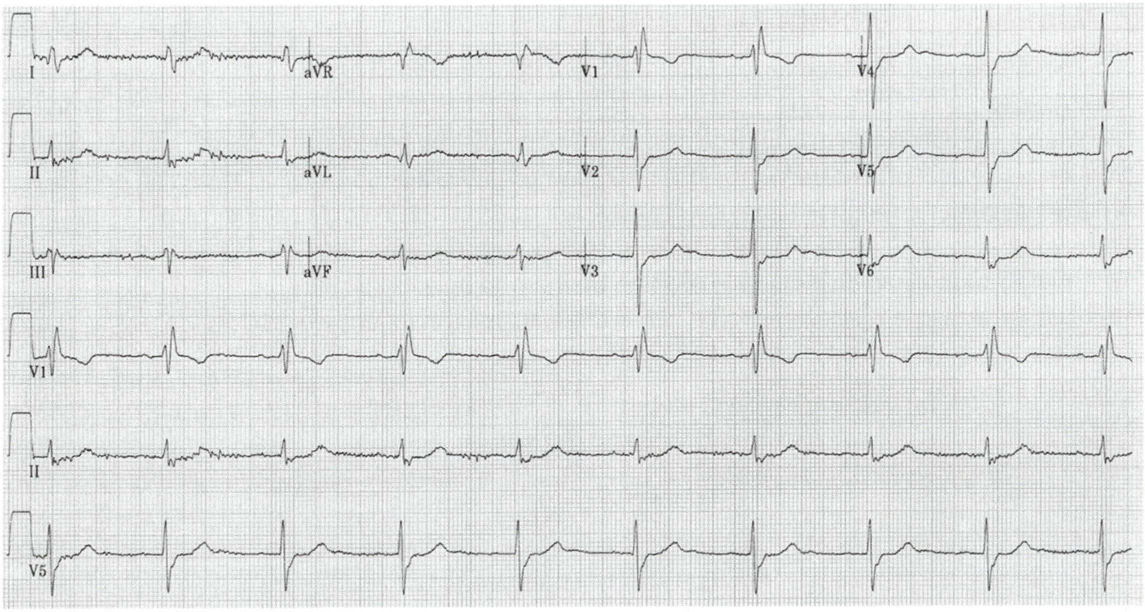

Fig. 16.5 Aspect de bloc complet de branche droite.

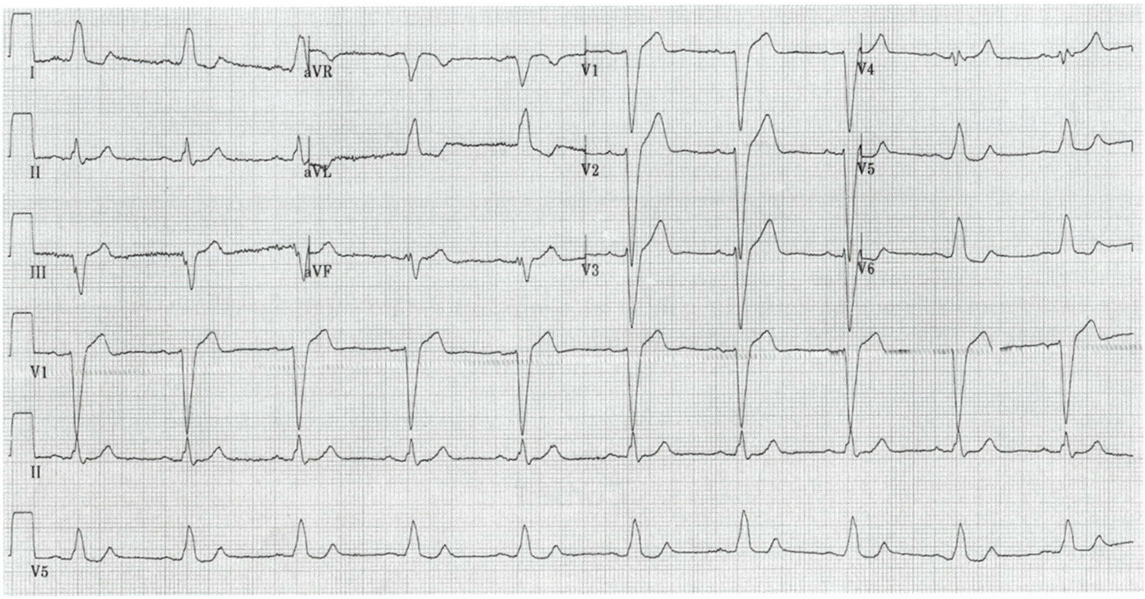

Fig. 16.6 Aspect de bloc complet de branche gauche.

Conseils d'interprétation

Vérifier dans l'ordre les points suivants : rythme sinusal durée de QRS > 120 ms, aspect en V1. Si en V1 le positif prédomine, c'est un bloc de branche droite ; si le négatif l'emporte, c'est un bloc de branche gauche.

2. Hémiblocs (ou blocs fasciculaires)

- L'hémibloc (ou bloc fasciculaire) antérieur gauche (HBAG) a les caractéristiques suivantes (fig. 16.7) :
  - déviation axiale du QRS gauche au-delà de −45° (en pratique au-delà de −30° ou de aVL) ;
  - aspect qR en DI-aVL, rS en DII, DIII, aVF (on retient le « S3 > S2 ») et onde S en V6.
- L'hémibloc (ou bloc fasciculaire) postérieur gauche (HBPG) a les caractéristiques suivantes :
  - déviation axiale du QRS droite > 100° (en pratique > + 90° ou à aVF) en l'absence de pathologie du ventricule droit ou de morphologie longiligne ;
  - aspect RS ou Rs en DI-aVL, qR en DII, DIII, aVF (on retient le « S1Q3 »).

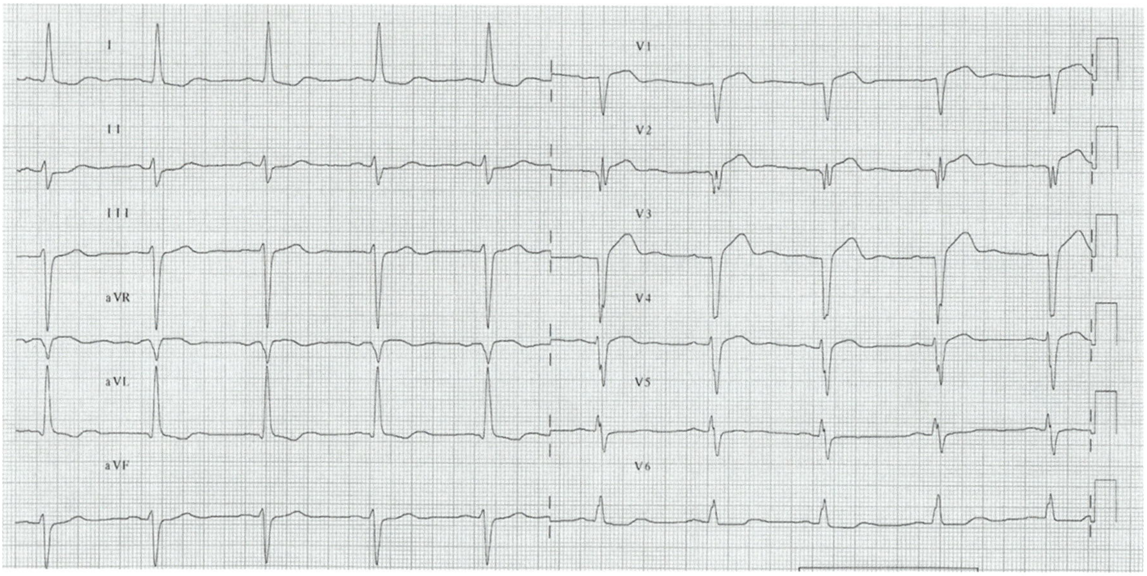

Fig. 16.7 Aspect d'hémibloc antérieur gauche et d'infarctus antéro-septo-apical semi-récent. Noter que la durée de QRS frôle 120 ms à cause de l'infarctus.

> **Conseil**
>
> Retenir les moyens mnémotechniques S3 > S2 et S1Q3.

3. Blocs bifasciculaires

La séméiologie s'additionne : HBAG + BBD (fig. 16.8) ou HBPG + BBD.

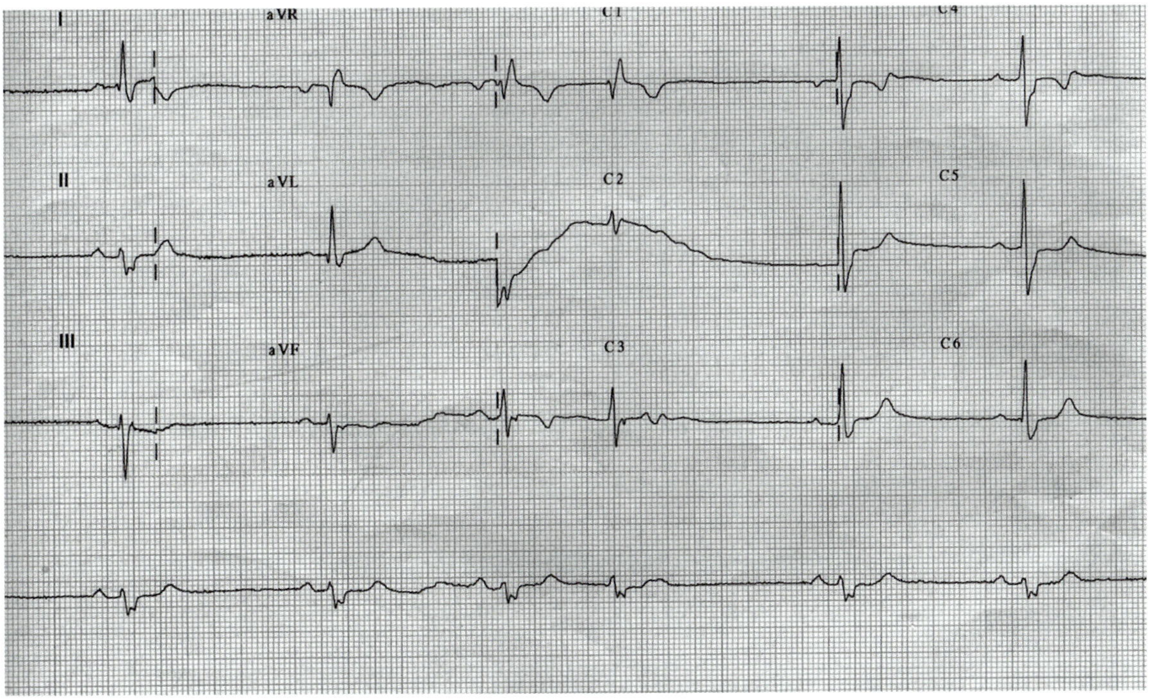

Fig. 16.8 Aspect d'hémibloc antérieur gauche associé à un bloc de branche droite réalisant un bloc bifasciculaire.

Noter aussi une extrasystole.

4. Blocs trifasciculaires

Attention

Terme souvent utilisé de façon inappropriée.

C'est une forme grave qui annonce le bloc infra-hissien complet.

Dans sa forme incontestable, c'est un bloc alternant, par exemple :

- alternance de bloc de branche droite et de bloc de branche gauche (fig. 16.9) ;
- alternance d'hémibloc antérieur et postérieur gauche sur fond de bloc de branche droite.

Souvent, un bloc bifasciculaire avec intervalle PR allongé est abusivement nommé bloc trifasciculaire.

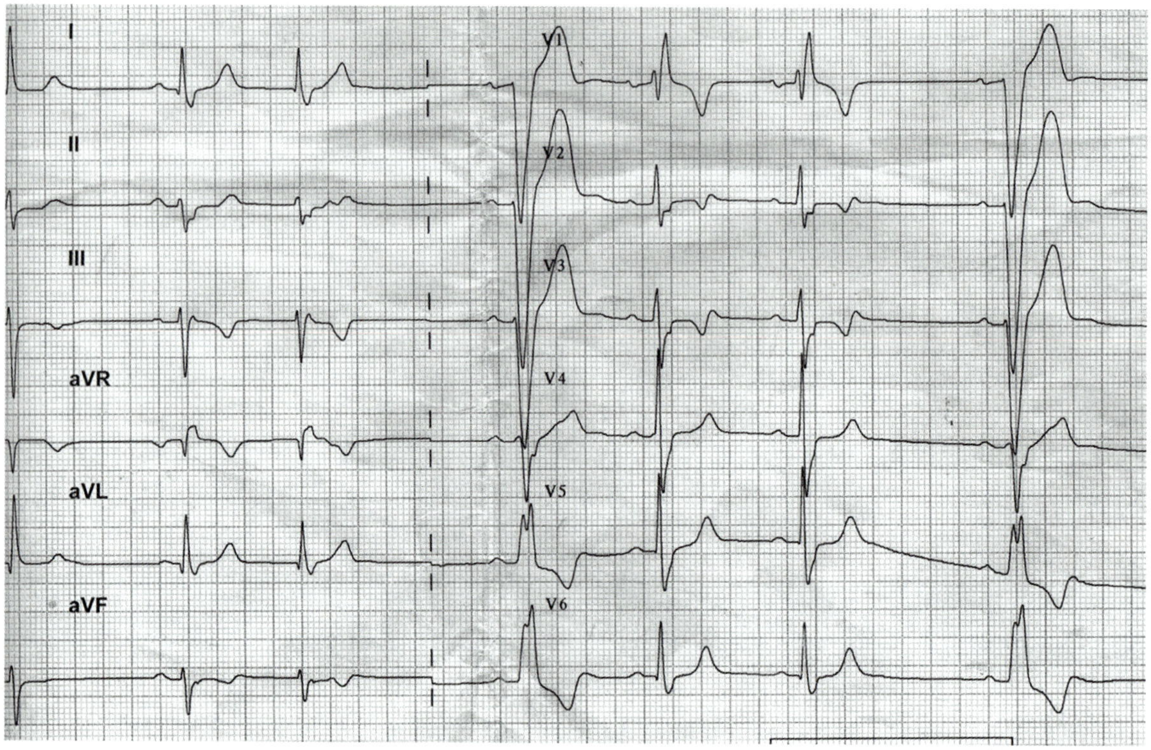

Fig. 16.9 Aspect de bloc de branche droite interrompu par deux battements (le 4e et le 7e) avec aspect de bloc de branche gauche.
Le tout (bloc alternant) annonce un bloc trifasciculaire.

5. Blocs atrioventriculaires

La séméiologie est détaillée au chapitre 15 et résumée par les trois exemples des figures 16.10 à 16.12 et le tableau 16.2.

Attention pour les blocs 2:1 ou 3:1, etc.

Cette nomenclature indique le nombre de P au numérateur pour le nombre de QRS au dénominateur. Ces blocs sont tous des variantes de bloc du 2e degré. Abusivement, on les range dans la catégorie des blocs de type Möbitz II. En réalité, le bloc 2:1 est inclassable en Möbitz I ou II, les autres sont de haut degré s'il y a au moins 2 ondes P bloquées consécutives (c'est le cas des blocs 3:1 ou 4:1).

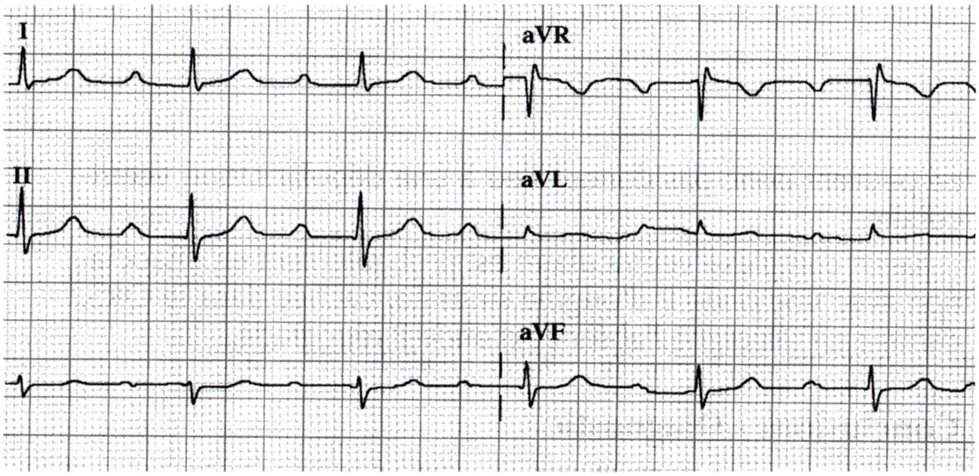

Fig. 16.10 Aspect de bloc atrioventriculaire du 1er degré, allongement fixe et constant de PR > 200 ms sans onde P bloquée.

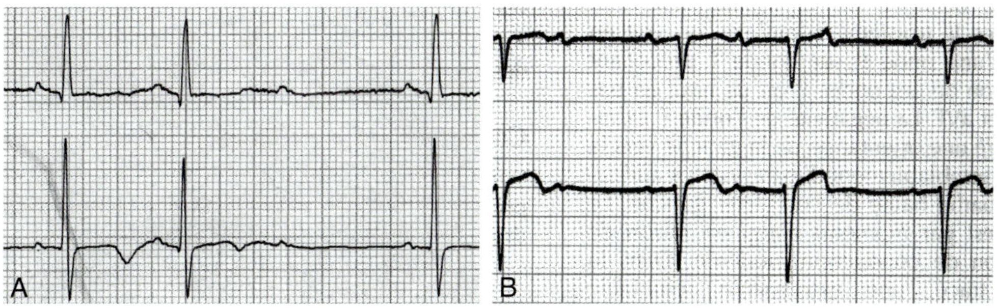

Fig. 16.11 Aspect de bloc atrioventriculaire du 2e degré, de type Möbitz II (A) et Möbitz I (ou Luciani-Wenckebach) (B).

Identifier les ondes P bloquées. Attention, à gauche, il y en a 4 et la 3e est bloquée ; à droite, il y en a 5 et la 1re et la 4e sont bloquées. Noter les variations de PR à droite et l'absence de variation à gauche.

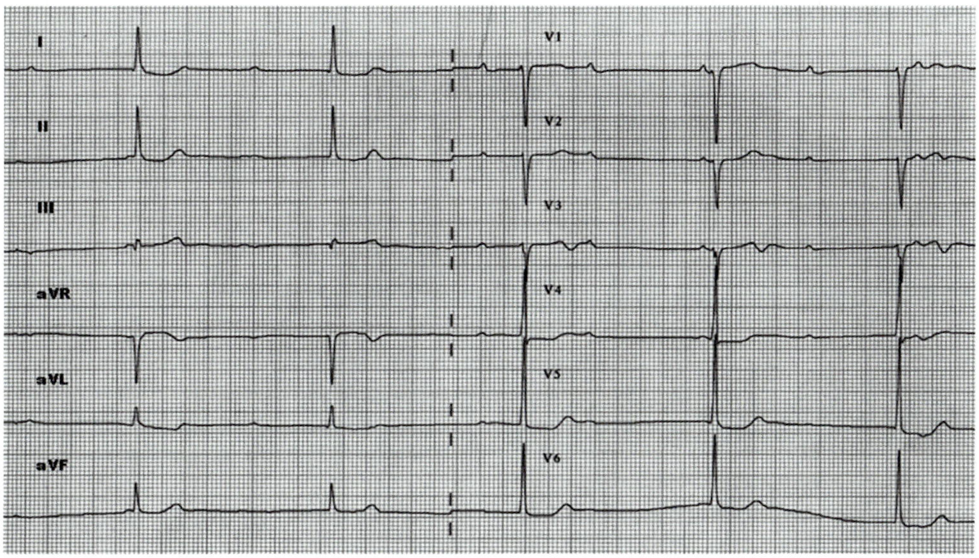

Fig. 16.12 Aspect de bloc atrioventriculaire complet ou du 3e degré.

Noter les ondes P dissociées, bien visibles en V1, l'échappement jonctionnel à QRS fins, régulier et lent. L'échappement à QRS fins traduit un bloc nodal (ou suprahissien).

Tableau 16.2 Résumé de la séméiologie des BAV.

BAV	Intervalle PR	Intervalles RR	Ondes P bloquées
1er degré	Fixe > 200 ms	Réguliers	Aucune
2e degré type Möbitz I	Variable avant et après l'onde P bloquée	Irréguliers	Une à la fois
2e degré type Möbitz II	Fixe avant et après l'onde P bloquée	Irréguliers	Une à la fois
2e degré type 2:1	Fixe	Réguliers	Une sur deux
Haut degré et variantes 3:1, 4:1, etc.	Variable	Irréguliers	Plusieurs consécutives
	Fixe pour ondes P conduites	Réguliers	Rythmées, 2 sur 3 ou 3 sur 4, etc.
Complet QRS fins	Dissociation complète	Réguliers **lents**	Toutes bloquées
Complet QRS larges	Dissociation complète	Réguliers **très lents**	Toutes bloquées
Et FA	Non visible	Réguliers **lents**	Non visibles (FA)

6. Dysfonction sinusale

- *Cf.* chapitre 15.

L'analyse du tracé est simple dans les cas suivants :

- asystole (tracé plat sans aucune activité cardiaque visible) ;
- pauses traduisant un bloc sinoatrial intermittent du 2e degré (fig. 16.13).

Les tracés sont plus difficiles lorsque la dysfonction sinusale se pérennise et qu'apparaît alors un rythme d'échappement jonctionnel (onde P négative en D2 ou pas d'onde P visible) (fig. 16.14).

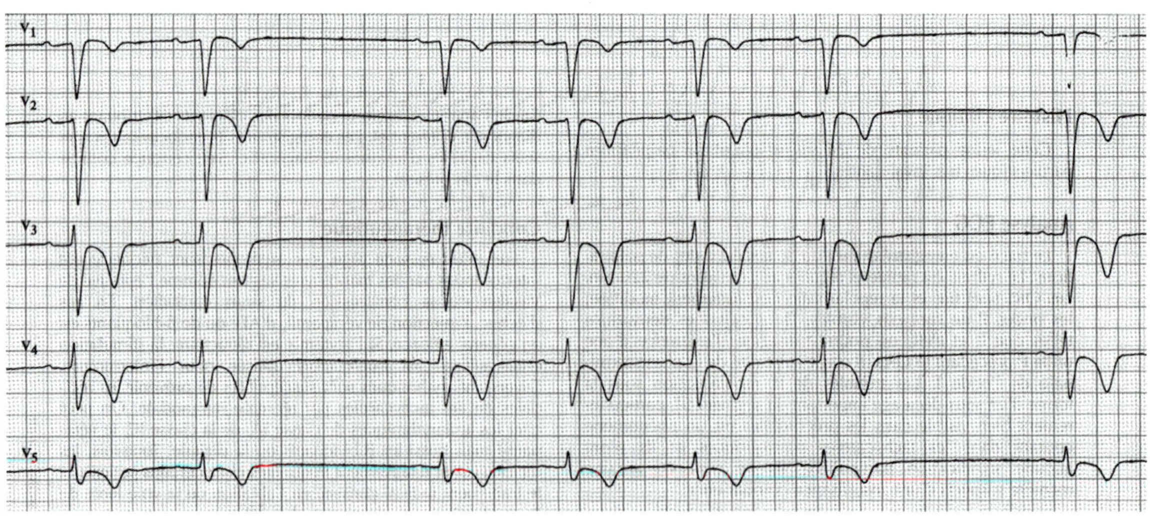

Fig. 16.13 Aspect de bloc sinoatrial du 2e degré.

Une pause est observée avec un manque complet de complexe P-QRS-T correspondant au double de l'intervalle PP ou RR normal.

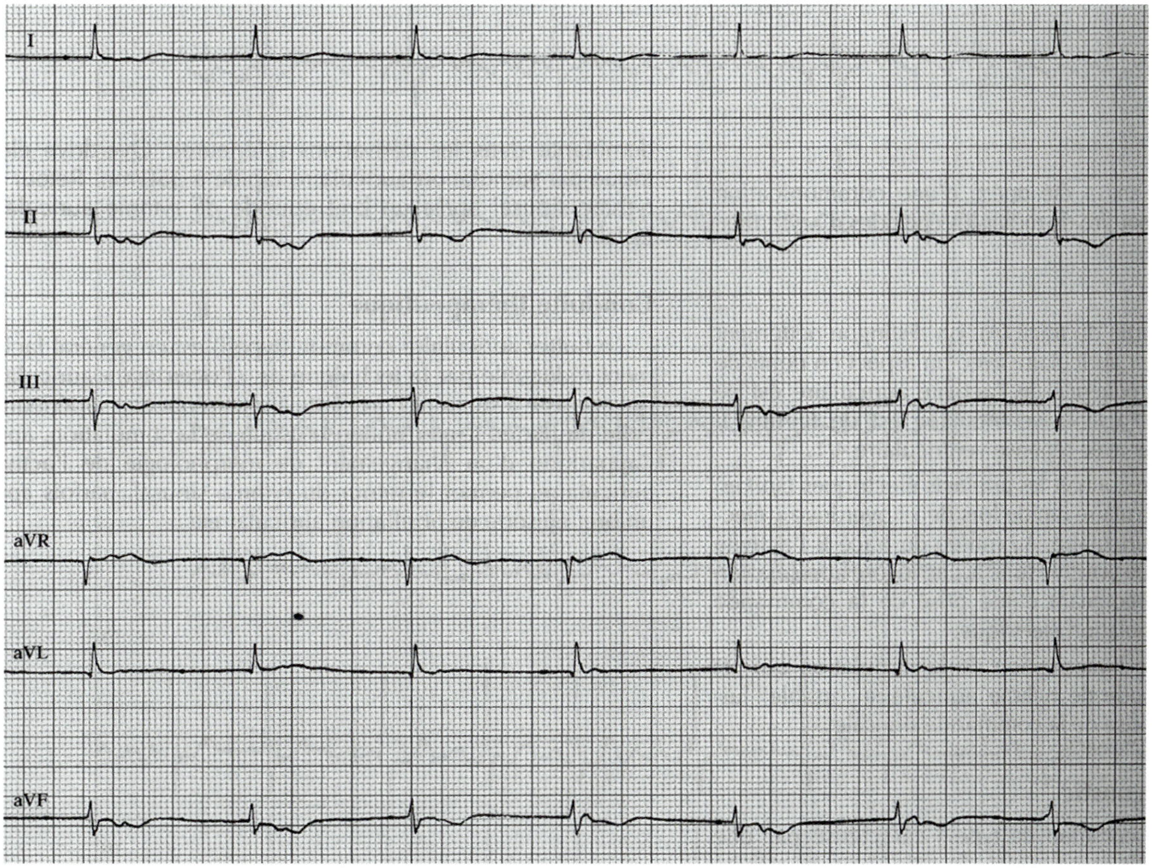

Fig. 16.14 Aspect d'échappement jonctionnel traduisant une dysfonction sinusale.
Noter l'absence d'onde P devant les QRS, on n'observe pas non plus d'ondes P bloquées. En fait, l'activité atriale est visible derrière le QRS dans le segment ST.

D. Troubles du rythme supraventriculaires

On les définit comme naissant des massifs atriaux ou du nœud atrioventriculaire. Au-delà de la bifurcation hissienne, on parle de troubles du rythme ventriculaires.

Attention

Dans la pratique française, trouble du rythme est quasi synonyme de tachycardie et n'est pas employé pour désigner les bradycardies. Pour les bradycardies, on utilise le terme de trouble de la conduction.

Les troubles du rythme supraventriculaires sont à QRS fins (< 120 ms) mais pas toujours…

Les manœuvres vagales sont intéressantes pour élucider ces ECG *en créant un bloc atrioventriculaire transitoire* :

- manœuvre de Valsalva (expiration forcée à glotte fermée) ;
- compression carotidienne unilatérale (attention à l'athérome carotidien) ;
- jamais de compression oculaire (risque de décollement de rétine si myopie) ;
- en cas d'inefficacité, utilisation de l'adénosine ou d'adénosine triphosphate qui sont des vagomimétiques, agonistes purinergiques. Ces molécules sont contre-indiquées en cas de

bronchospasme (asthme) ou d'hypotension artérielle, elles ne sont pas recommandées si les QRS sont larges (> 120 ms), elles s'utilisent en intraveineux flash, l'effet dure une dizaine de secondes.

1. Fibrillation atriale : FA (fig. 16.15)

Cf. chapitre 14.

Il s'agit d'une forme usuelle de tachycardie entre 100 et 200 bpm à QRS « irrégulièrement irréguliers », c'est-à-dire que les intervalles RR ne sont pas multiples d'une valeur commune.

Habituellement, les QRS sont fins et l'activité atriale est remplacée par des mailles amples ou, au contraire, par une fine trémulation de la ligne de base (*cf.* exemples chapitre 14).

En cas de difficultés pour analyser l'activité atriale, on peut recourir aux manœuvres vagales.

Des aspects plus difficiles peuvent survenir :

- association à un *bloc atrioventriculaire complet*, l'évoquer lorsque l'activité ventriculaire devient lente et régulière ;
- association à une *dysfonction sinusale* avec alternance de bradycardie et de tachycardie. On parle alors de la maladie de l'oreillette ou maladie rythmique atriale. Des pauses de régularisation sont observées à l'arrêt de la FA, traduisant la non-reprise du rythme sinusal ;
- association à un *bloc de branche* préexistant. Plus problématique encore est le cas des blocs de branche fonctionnels observés en FA et non en rythme sinusal chez le même patient.

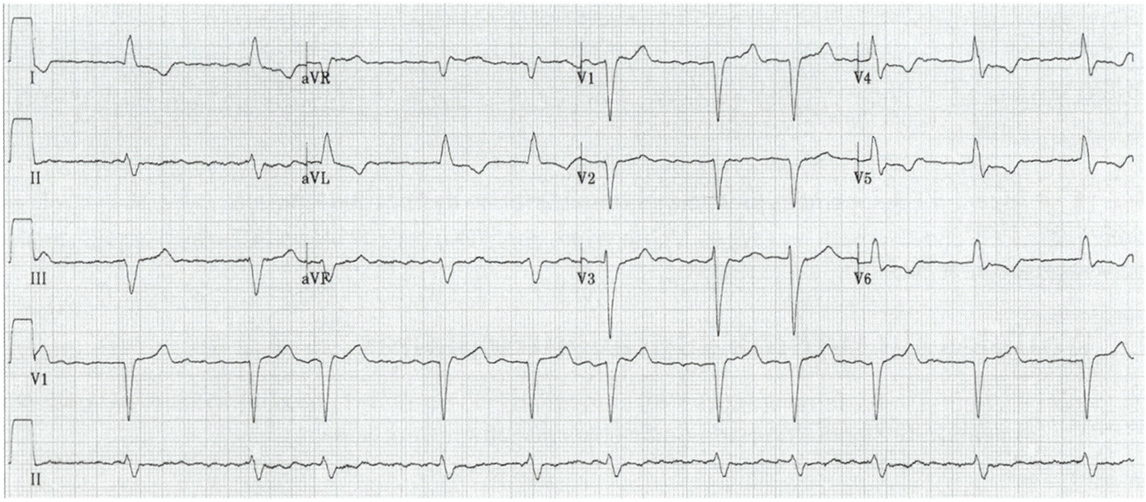

Fig. 16.15 Fibrillation atriale à petites mailles, bien visibles sur le long tracé D2, et possible bloc de branche gauche ou alternativement hypertrophie ventriculaire gauche avec HBAG (durée de QRS = 120 ms, aspect QS en V1).

2. Flutters atriaux

Ce sont des troubles du rythme fréquents et organisés, liés à une boucle d'activation circulaire dans l'atrium droit plus souvent que gauche.

Ils sont souvent observés en association à la FA avec possibilité de passage d'une forme à l'autre.

On observe une activité atriale monomorphe (même aspect sur une dérivation donnée) rapide, avec le plus souvent activité à 300 bpm (entre 240 et 340 bpm), sans retour net à la ligne de base. L'enchaînement des ondes P (dénommées F) donne un aspect sinusoïdal ou en dents de scie, parfois uniquement visible après manœuvre vagale (fig. 16.16).

On en distingue plusieurs variétés :

- le flutter commun (ou typique), qui tourne dans l'atrium droit. Il a une cadence à 300 bpm (le plus souvent) et les ondes F sont bien visibles en D2, D3 et aVF sous la forme de dents de scie négatives ;
- d'autres variétés dites atypiques, soit atriales droites soit atriales gauches, à des cadences propres allant de 150 à 320 bpm et des ondes F de morphologies diverses.

L'activité ventriculaire est particulière et doit être bien analysée :

- elle est rapide le plus souvent mais pas toujours (si le patient reçoit des médicaments freinateurs – premier piège) ;
- elle est régulière le plus souvent mais pas toujours (car l'effet de filtrage du nœud peut lui-même être variable – second piège) ;
- elle correspond à un filtrage physiologique de la part du nœud atrioventriculaire ;
- dans sa forme usuelle, la cadence ventriculaire est à 150 bpm, correspondant à une division par deux de la fréquence des ondes F (transmission 2:1) ou à 100 bpm, correspondant à une transmission 3:1, etc. ;
- elle est ralentie temporairement par la manœuvre vagale qui démasque de ce fait l'activité atriale sous-jacente.

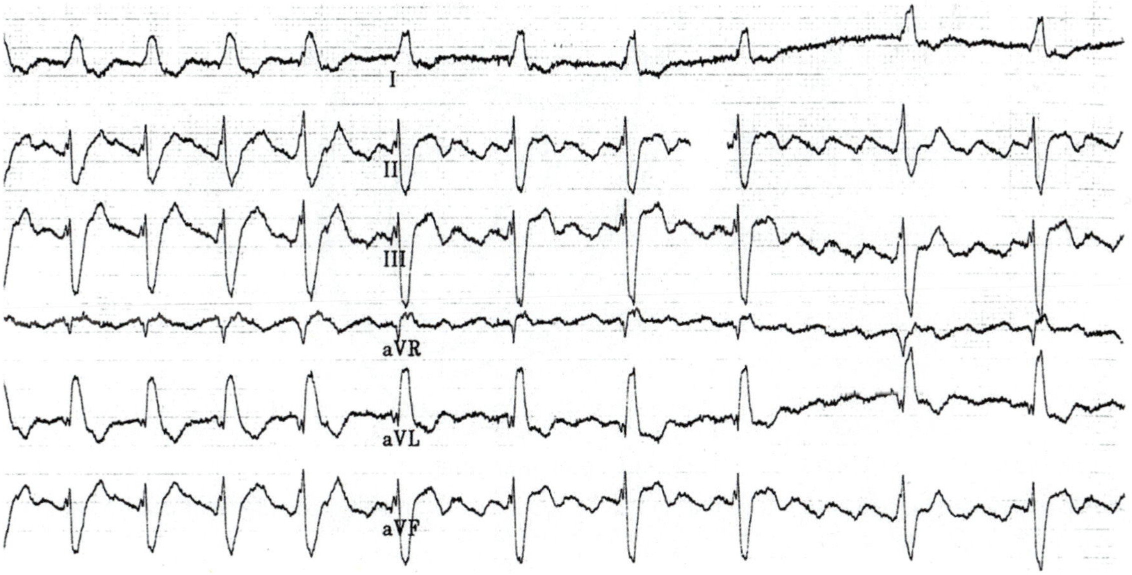

Fig. 16.16 Flutter atrial commun avec ondes F en dents de scie négatives en D2, D3 et possible aVF à 300 bpm démasquées par une manœuvre vagale en raison d'un bloc de branche associé.

3. Tachycardies jonctionnelles

Elles sont fréquentes, couramment synonymes en France de la maladie de Bouveret.

Il s'agit d'une tachycardie très régulière, rapide de 130 à 260 bpm, sans activité atriale visible ou parfois simplement devinée dans le segment ST et surtout qui s'accompagne d'un retour en rythme sinusal lors de la manœuvre vagale au moins temporairement (fig. 16.17).

Il en existe deux mécanismes : l'un confiné au nœud atrioventriculaire (réentrée nodale) et l'autre utilisant une voie accessoire (fig. 16.18). Dans le second mécanisme, si la voie accessoire s'exprime au retour en rythme sinusal, on peut observer un syndrome de Wolff-Parkinson-White.

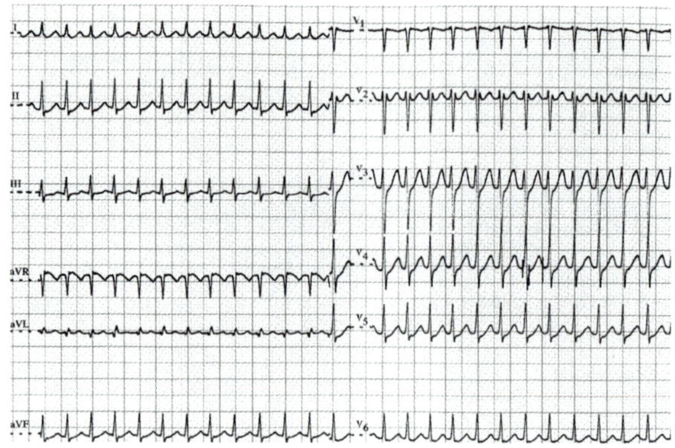

Fig. 16.17 Tachycardie jonctionnelle, régulière à QRS fins, pas d'activité atriale.

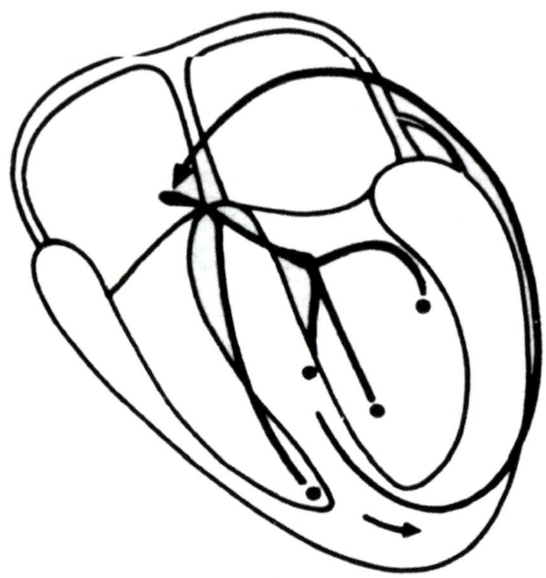

Fig. 16.18 Mécanisme alternatif des tachycardies jonctionnelles.
Une voie accessoire connecte atrium et ventricule, elle est activée de façon rétrograde (des ventricules à l'atrium) et ramène l'onde d'activation au tissu de conduction en circuit fermé.

4. Extrasystoles

Elles sont fréquentes et observées de façon physiologique.

Elles peuvent déclencher une enquête étiologique surtout en cas de palpitations (*cf.* chapitre 17).

Ce sont des battements prématurés soit atriaux, soit jonctionnels avec un QRS identique à celui observé en rythme sinusal.

L'onde P prématurée (ectopique) est de morphologie différente de l'onde P sinusale (fig. 16.19).

Elles peuvent être :

- répétitives : doublets, triplets ou salves ;
- rythmées :
  - un battement sur deux : bigéminisme,
  - un battement sur trois : trigéminisme, etc.

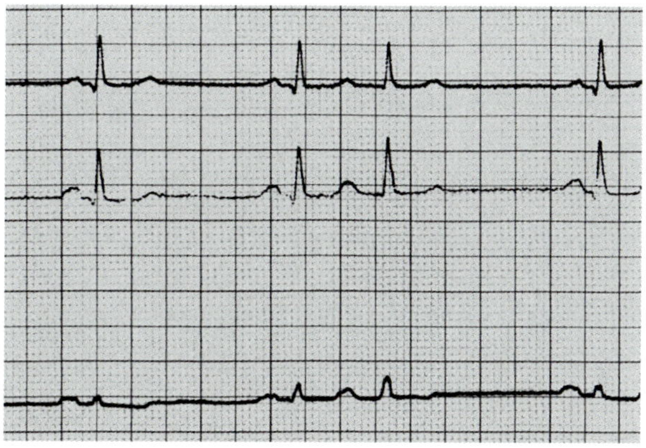

Fig. 16.19 Extrasystole atriale.
L'onde P est juxtaposée à l'onde T qui précède, elle en renverse la polarité (de négative en positive sur la dérivation du bas).

E. Troubles du rythme ventriculaires

Attention

Objectif pédagogique prioritaire, dominé par la problématique de la mort subite et des syncopes (*cf.* chapitre 13).

Ces tachycardies naissent en dessous de la bifurcation hissienne.

1. Tachycardies ventriculaires

Toute tachycardie régulière à QRS larges est une tachycardie ventriculaire (TV) jusqu'à preuve du contraire.

C'est un état électrique instable, prémonitoire de l'arrêt cardiaque observé dans plus de la moitié de toutes les morts subites, on dit qu'une TV « dégénère » en FV.

On suspecte le diagnostic sur des bases simples : tachycardie supérieure à 100 bpm et à durée de QRS dépassant 120 ms pour au moins 3 battements consécutifs, imposant de donner l'alerte (faire le 15, se préparer à une réanimation).

Entre trois battements et 30 secondes, on parle de TV non soutenue, elle est soutenue si la durée est supérieure à 30 secondes.

Au-delà de ces règles simples, le diagnostic peut être affiné (*a posteriori*) par certains éléments :

- cardiopathie sous-jacente ;
- concordance positive ou négative, c'est-à-dire QRS entièrement positif (R) ou entièrement négatif (QS) de V1 à V6 ;
- déviation axiale extrême (en aVR) ;
- complexes de capture ou de fusion, ce sont des QRS fins précédés d'une onde P, intercalés dans le tracé sans variation évidente des intervalles RR (fig. 16.20) ;
- dissociation ventriculo-atriale, c'est-à-dire ondes P plus lentes dissociées des QRS. À ne pas confondre avec la dissociation atrioventriculaire du bloc complet (fig. 16.21) !

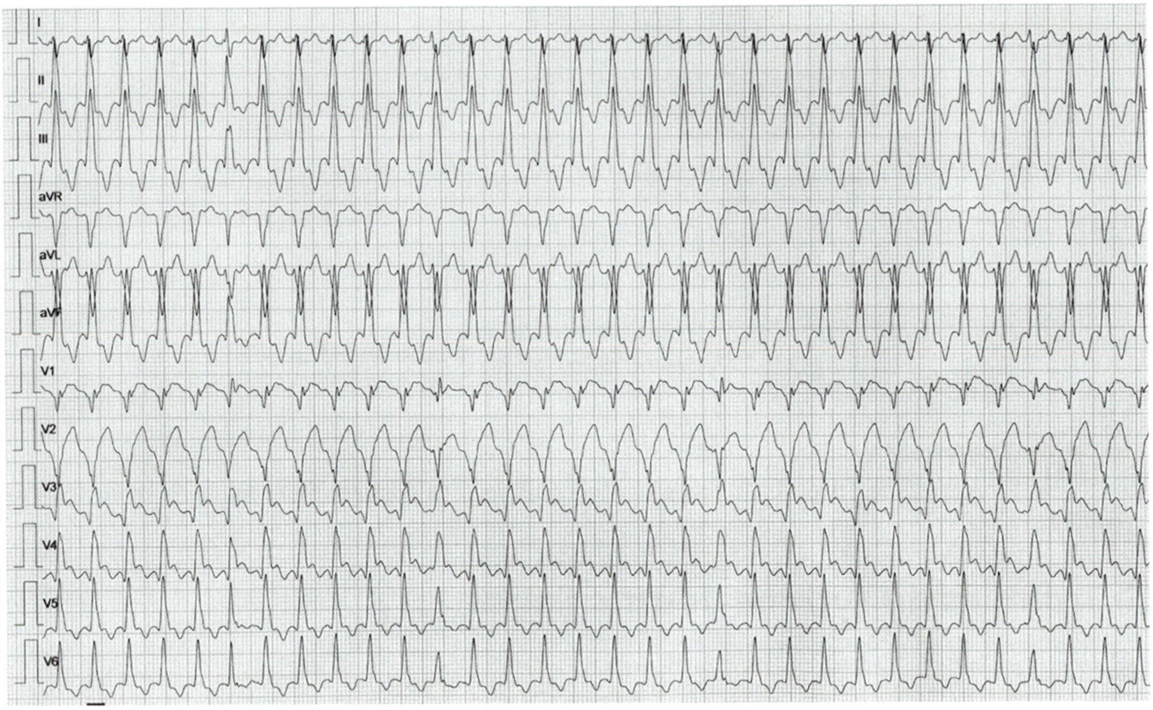

Fig. 16.20 **TV car tachycardie régulière à QRS larges, battements de fusion, QRS n° 6, 12, 20, etc., surtout visibles en V1.**

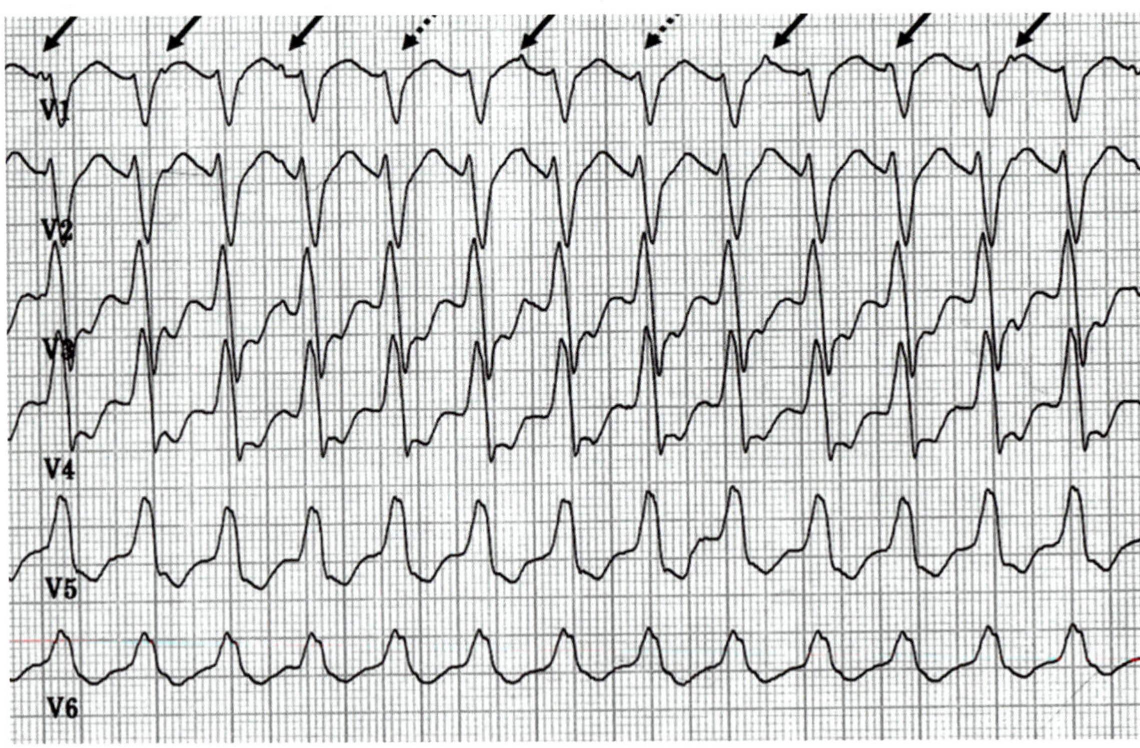

Fig. 16.21 **TV car tachycardie à QRS larges, régulière avec dissociation ventriculo-atriale.**
Compter 13 QRS pour 9 ondes P.

2. Fibrillation ventriculaire

C'est une urgence absolue qui nécessite une cardioversion électrique immédiate avant tout autre geste, mais on pratique un massage cardiaque en attendant le choc électrique.

Il ne faut pas confondre des FV à grandes mailles avec une tachycardie ventriculaire qui ferait retarder la prise en charge (fig. 16.22).

Après quelques secondes, le patient perd connaissance, le pouls carotidien est aboli. C'est un arrêt cardiaque (*cf.* chapitre 24).

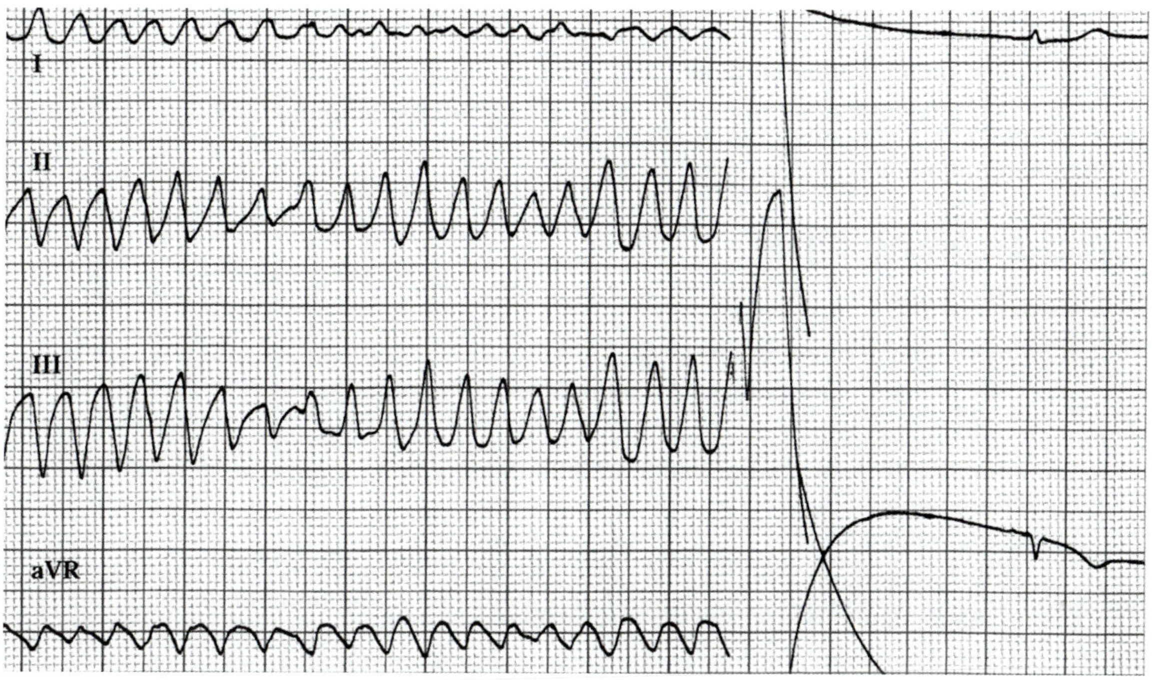

Fig. 16.22 Fibrillation ventriculaire en larges fuseaux puis retour en rythme sinusal par choc électrique.

3. Torsades de pointes

C'est une forme particulière de fibrillation ventriculaire qui peut s'arrêter spontanément (ou non) (fig. 16.23).

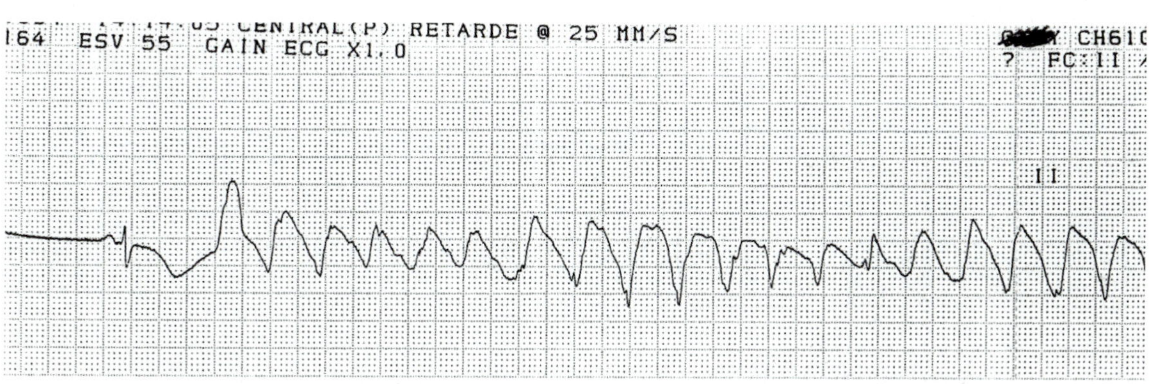

Fig. 16.23 Torsades de pointes sur QT long.

L'arythmie stoppe d'elle-même quelques secondes plus tard ; une fois installée, elle est indiscernable d'une FV.

Elle s'observe en cas d'allongement de l'intervalle QT et de bradycardie lors :

- des échappements à QRS larges des blocs atrioventriculaires bas situés ;
- d'une hypokaliémie ou d'une hypocalcémie ;
- de prises de médicaments allongeant l'intervalle QT (*cf.* Dictionnaire *Vidal*) ;
- des syndromes du QT long congénital (causes génétiques).

4. Extrasystoles ventriculaires

Elles sont définies par des battements prématurés à QRS larges non précédés d'onde P, différents du QRS en rythme sinusal.

Elles sont banales et observées sur cœur sain.

Elles peuvent être répétitives ou rythmées (*idem* extrasystoles atriales).

Elles font engager un diagnostic étiologique.

F. Autres pathologies

1. Dyskaliémies

- L'hypokaliémie est caractérisée par :
  - une onde T plate ou négative, diffuse avec ST sous-décalé ;
  - un QRS normal ;
  - un allongement de QT, l'apparition d'une onde U (onde supplémentaire derrière T) ;
  - une extrasystole ou une tachycardie ventriculaire, une torsade de pointes, une fibrillation ventriculaire.

- L'hyperkaliémie est caractérisée par (fig. 16.24) :
  - une onde T ample, pointue et symétrique ;

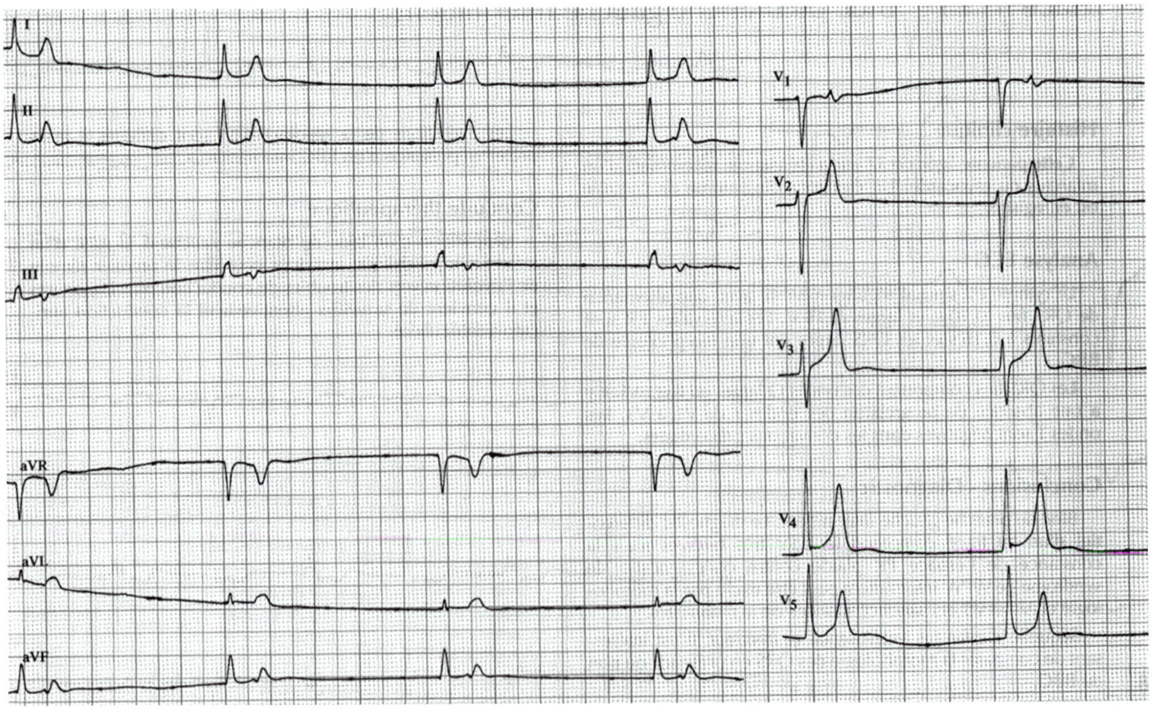

Fig. 16.24 Hyperkaliémie avec dysfonction sinusale et échappement jonctionnel.
Les QRS ne sont pas encore larges, mais les ondes T sont géantes.

- un allongement de PR ;
- un élargissement de QRS ;
- un BAV, une tachycardie ventriculaire, une dysfonction sinusale.

2. Péricardites

L'évolution est classique en quatre phases en cas de péricardite aiguë :

- phase 1, brève (fig. 16.25) :
  - microvoltage (d'autant plus important que la péricardite est liquidienne),
  - sus-décalage de ST typiquement concave vers le haut, diffus, concordant, sans image en miroir,
  - sous-décalage de PQ (PR) ;
- phase 2 : onde T plate dans toutes les dérivations, ST isoélectrique ;
- phase 3 : onde T négative persistante ;
- phase 4 : retour progressif à la normale.

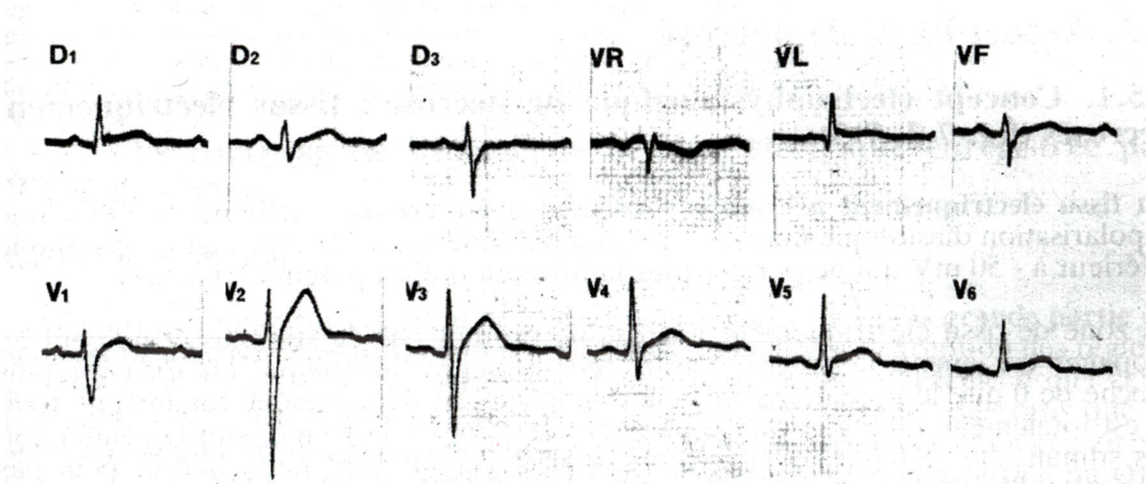

Fig. 16.25 Péricardite au stade initial.
Noter ici l'anomalie diffuse du segment ST d'aspect plutôt convexe que concave, sans image en miroir.

Attention

Ne pas conclure à tort à une péricardite aiguë devant un syndrome coronarien aigu avec sus-décalage de ST car l'image en miroir peut être absente.

3. Préexcitation

Le syndrome de Wolff-Parkinson-White traduit la présence d'une fibre ectopique connectant l'atrium au ventricule (faisceau de Kent). Il associe un PR court (< 120 ms) et un élargissement de QRS, par empâtement du pied de QRS ou onde δ, à des anomalies de repolarisation (fig. 16.26).

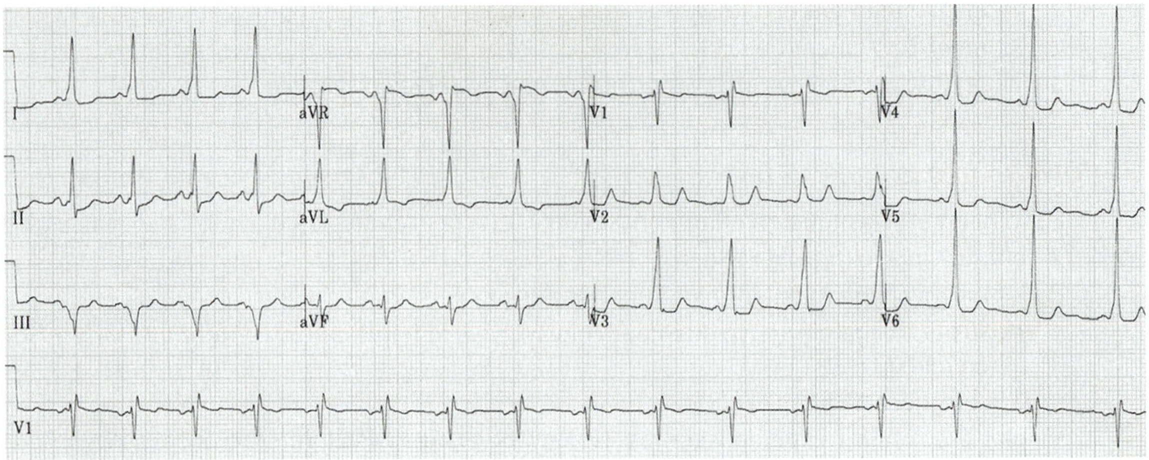

Fig. 16.26 Syndrome de Wolff-Parkinson-White réalisant une préexcitation.

4. Maladie coronarienne

Cf. chapitre 4.

Syndromes avec sus-décalage de ST (SCA avec ST)

- Il faut faire attention à rechercher les dérivations du sus-décalage qui indiquent le territoire lésé, puis chercher le miroir sous la forme d'un sous-décalage et non l'inverse.
- On exige 2 mm dans les précordiales et 1 mm dans les frontales.
- Ce signe est requis sur au moins deux dérivations adjacentes.
- Le sus-décalage de ST englobe l'onde T ou onde de Pardee.
- La constatation d'*un bloc de branche gauche complet amène au même diagnostic de SCA avec ST* sauf en cas de certitude sur le fait que le BBG préexistait de longue date.
- Il faut veiller à ne pas oublier les dérivations postérieures V7, V8 et V9, ni les dérivations droites V3R et V4R.
- Le sus-décalage régresse rapidement avec la reperfusion et dure plusieurs jours en l'absence de reperfusion ; il peut persister indéfiniment en cas d'évolution anévrismale.
- Les signes sont à ne pas confondre avec les anomalies de repolarisation de l'hypertrophie ventriculaire gauche ou de l'embolie pulmonaire.
- La présence d'un QRS entraîné électroniquement par un stimulateur cardiaque (pacemaker) empêche toute interprétation de la repolarisation.
- L'évolution normale après 48 heures se fait vers une onde T négative dite « ischémique », parfois pendant très longtemps.

Ondes Q de nécrose

- Elles sont parfois précoces au cours du SCA avec ST sus-décalé.
- Elles ne doivent pas faire considérer à tort qu'une reperfusion serait inutile car trop tardive.
- Elles apparaissent en principe vers la 6e heure et font au moins 1/3 (ou 1/4) du QRS en amplitude et > 40 ms de durée.
- Elles peuvent être remplacées par un écrêtement ou rabotage de l'onde R, surtout décrit en V2-V3-V4.

Syndromes coronaires aigus sans sus-décalage de ST (SCA sans ST)

On peut observer :

- un sous-décalage de ST (courant de lésion sous-endocardique) ;
- ou une inversion des ondes T (ondes T « ischémiques ») ;

- ou une pseudo-normalisation d'ondes T antérieurement négatives;
- ou un aplatissement des ondes T.

Mais l'ECG peut rester normal et les anomalies peuvent être masquées par un pacemaker.

II. Indications

A. Monitorage ECG

Il est indiqué :

- pour toutes situations d'urgence ou de réanimation et transferts médicalisés;
- en surveillance aux soins intensifs cardiologiques pour pathologie aiguë (syndrome coronarien, par exemple);
- en peropératoire et en salle de réveil postanesthésique;
- pendant certains exercices de réadaptation des cardiaques.

B. ECG conventionnel 12 dérivations ou plus

Il est indiqué :

- systématiquement dans les centres de santé, au moment des bilans de santé;
- pour aptitude professionnelle (conducteurs, pilotes) ou sportive (sports à risque ou compétition ou sportifs professionnels);
- en bilan préopératoire chez les patients de plus de 65 ans et pour les patients à risque et interventions à risque;
- dans les enquêtes familiales pour certaines cardiopathies héréditaires;
- en cas de symptôme : palpitations, douleurs thoraciques, dyspnée aiguë ou chronique, malaise, perte de connaissance ou syncope;
- obligatoirement dans le cadre du bilan OMS de l'hypertension artérielle;
- dans le bilan initial ou la surveillance ultérieure des pathologies cardiaques ou de pathologies non cardiaques pouvant donner lieu à des complications cardiovasculaires (surveillance du diabétique, accident vasculaire cérébral, par exemple).

C. Méthode de Holter

Elle consiste à réaliser un ECG de longue durée, 2 à 12 dérivations simultanées pour 24 à 96 heures maximum sur support numérique avec analyse en différé (centre de lecture).

Elle est indiquée dans l'évaluation des malaises, syncopes et pertes de connaissance ou des palpitations épisodiques lorsque l'ECG standard n'a pas apporté de diagnostic et *lorsqu'il y a une probabilité que les symptômes se répètent pendant la durée de l'enregistrement.*

En cas de symptômes rares, on utilise les méthodes de très longue durée d'ECG ambulatoire jusqu'à 21 jours, permettant de faire les enregistrements à heures fixes ou en cas de symptômes.

Les moniteurs électrocardiographiques implantables (MEI) permettent un suivi jusqu'à 3 ans, ils sont employés pour les diagnostics étiologiques de syncopes inexpliquées (*cf.* chapitre 13).

L'enregistrement Holter de 24 heures est aussi utilisé pour :

- évaluer l'efficacité thérapeutique des médicaments bradycardisants ;
- la surveillance ou le réglage des pacemakers ;
- évaluer le risque rythmique par détection de salves de tachycardies ventriculaires asymptomatiques après infarctus ou dans les cardiomyopathies.

Points clés

- On regarde *en premier la fréquence cardiaque* et décide si elle est normale ou lente (bradycardie < 60 bpm) ou trop rapide (tachycardie > 100 bpm), on détermine si le rythme est sinusal ou non.
- En cas de bradycardie, on examine l'activité atriale et l'intervalle PR, recherche des ondes P bloquées, elles donnent le diagnostic de BAV dont il faut ensuite préciser le degré et le type.
- En cas de tachycardie, on examine la largeur des QRS.
- On ne doit pas évoquer le diagnostic de BAV lorsque l'activité atriale n'est pas visible ; s'il s'agit d'une bradycardie, il est probable que le bon diagnostic soit une dysfonction sinusale.
- L'indice de Sokolow est à retenir comme bon marqueur d'hypertrophie ventriculaire gauche, en se souvenant que ce diagnostic peut s'associer à des anomalies de repolarisation.
- Les signes d'hypertrophie ventriculaire droite sont proches de ceux de l'hémibloc postérieur gauche, il faut veiller à ne pas confondre les anomalies de la repolarisation en V1 et V2 avec la maladie coronarienne.
- Le diagnostic d'hypertrophie ventriculaire gauche repose sur des critères d'amplitude de QRS, celui de bloc de branche sur la durée et celui d'hémibloc sur l'axe de QRS (savoir évaluer rapidement ce dernier paramètre).
- La fibrillation atriale est le seul diagnostic en cas de tachycardie complètement irrégulière à QRS fins.
- Les manœuvres vagales participent au diagnostic des tachycardies à QRS fins.
- On ne doit pas évoquer un flutter atrial dès que les mailles de fibrillation atriale sont amples.
- Un bloc de branche ne change pas la fréquence cardiaque, le diagnostic nécessite un rythme sinusal et un élargissement de QRS à plus de 120 ms.
- Devant un QRS large, on ne doit pas confondre le diagnostic de bloc de branche (bénin) avec celui de TV (mortel).
- Toute tachycardie régulière à QRS larges est une TV jusqu'à preuve du contraire.
- Au cours des SCA avec ST, il ne faut pas confondre la lésion et son miroir, une onde de Pardee avec un élargissement de QRS, ou évoquer à tort une péricardite aiguë.

Réflexes transversalité

- Item 230 – Fibrillation atriale
- Item 234 – Troubles de la conduction intracardiaque
- Item 235 – Palpitations
- Item 334 – Syndromes coronariens aigus
- Item 337 – Malaises, perte de connaissance, crise comitiale de l'adulte

CHAPITRE

17

Item 235 – UE 8 – Palpitations

Objectifs pédagogiques

Nationaux

- Chez un sujet se plaignant de palpitations, argumenter les principales hypothèses diagnostiques et justifier les examens complémentaires pertinents.

CNEC

- Connaître la définition des palpitations.
- Savoir identifier les signes de gravité liés au terrain ou à des signes d'accompagnement.
- Connaître la gravité immédiate liée au diagnostic de tachycardie ventriculaire.
- Comprendre la notion de corrélation électroclinique, connaître les différents moyens d'enregistrement ECG disponibles pour l'obtenir.
- Connaître les principaux types de troubles du rythme générant des palpitations.
- Connaître les étiologies extra-cardiaques des extrasystoles et de la tachycardie sinusale et les causes psychologiques des palpitations.
- Savoir que dans la majorité des cas la tachycardie sinusale est un mécanisme adaptatif.

I. Définition et diagnostic

A. Définition

Les palpitations correspondent à :

- une perception anormale de battements cardiaques normaux ou anormaux, « cœur se débattant » dans la poitrine ;
- la sensation que le cœur bat trop fort ou trop vite ou irrégulièrement.

Les battements peuvent être ressentis en latérocervical le long des axes carotidiens.

C'est un trouble subjectif témoignant ou non d'une anomalie cardiaque souvent anxiogène.

B. Diagnostic

Il faut faire préciser :

- la durée : secondes, minutes, heures ?
- le caractère permanent ou paroxystique ;

- la survenue à l'effort ou au repos;
- la fréquence ou la rareté;
- la régularité ou l'irrégularité des sensations anormales.

On recherche d'emblée d'autres symptômes qui changeraient immédiatement la prise en charge :

- douleur thoracique;
- perte de connaissance ou syncope;
- dyspnée.

Cette distinction est cruciale pour dégager le degré d'urgence mais en pratique n'est pas simple si le patient décrit une oppression thoracique indéfinissable.

Il est souvent utile de faire mimer la perception en demandant au patient de tapoter avec son doigt sur le bord d'une table.

II. Diagnostic de gravité

A. Anamnèse alarmante

C'est le cas si elle révèle :

- des antécédents personnels :
  - d'infarctus ou d'autre cardiopathie,
  - connus de trouble du rythme,
  - d'appareillage par un stimulateur ou un défibrillateur;
- des antécédents familiaux de mort subite, surtout chez l'enfant ou l'adolescent. Un antécédent familial de mort subite du nourrisson ou avant 35 ans oriente vers des arythmies de cause génétique (faire l'arbre généalogique).

B. Signes cliniques de gravité

Ce sont :

- un pouls > 150 bpm;
- une hypotension artérielle, des signes d'hypoperfusion périphérique;
- un angor (parfois fonctionnel);
- des signes d'insuffisance cardiaque;
- des signes neurologiques évocateurs d'un infarctus cérébral (embolie sur fibrillation atriale);
- un trouble de conscience.

C. Électrocardiogramme

Il évoque une urgence absolue s'il met en évidence :

- une tachycardie régulière à QRS large, c'est-à-dire TV jusqu'à preuve du contraire +++, imposant de se préparer à réanimer;
- une autre anomalie ECG grave :

- anomalie de repolarisation faisant craindre un SCA, surtout en cas de « gêne » thoracique, mais le tableau peut correspondre à un angor fonctionnel (surtout en cas de FC > 200 bpm),
- tachycardie à QRS fins > 150 bpm mais avec signes cliniques de gravité.

Mais bien souvent, l'ECG initial est normal.

III. Diagnostic étiologique

A. Principes

- On identifie une cardiopathie sous-jacente ou aboutit au diagnostic de palpitations sur cœur sain.
- On recherche une cause extracardiaque si l'état cardiovasculaire est normal.
- On effectue une corrélation électroclinique, c'est-à-dire l'obtention d'un ECG concomitant des palpitations.

B. Moyens

- On procède à l'interrogatoire et à l'examen cardiovasculaire mais on recherche aussi une cause extracardiaque :
  - excitants : alcool, tabac, cocaïne, amphétamines, etc. ;
  - prise de sympathomimétiques, d'hormones thyroïdiennes, etc. ;
  - signes de grossesse ;
  - hyperthyroïdie ;
  - fièvre ;
  - déshydratation ;
  - signes en faveur d'un syndrome d'apnée du sommeil.
- Les éléments suivants aident à l'orientation :
  - une crise polyurique finale évoque un trouble du rythme ;
  - début brutal et fin brutale, démarrage au changement brusque de position évoquent une tachycardie jonctionnelle.
- On recherche des signes ECG de cardiopathie sous-jacente : hypertrophie ventriculaire gauche, bloc de branche gauche par exemple.
- On réalise des tests biologiques de routine : ionogramme, NFS, alcoolémie, β-hCG, TSH notamment, etc., ou selon le contexte.
- L'échocardiographie est de bonne pratique.
- Le test d'effort (ECG d'effort) présente un intérêt double en cas de doute sur un angor et pour documenter les palpitations si elles surviennent à l'effort.
- Les autres examens sont fonction du contexte ou sur point d'appel.

C. ECG percritique

- Il est rarement obtenu aux urgences ou à la consultation.
- La méthode de Holter est intéressante si les palpitations surviennent fréquemment, cet enregistrement peut varier de 24 à 96 heures.
- On effectue un ECG ambulatoire de longue durée (jusqu'à 21 jours) en cas de palpitations peu fréquentes (< 1 fois/semaine).

- Sur avis spécialisé, on peut discuter :
  - de la réalisation d'une étude électrophysiologique endocavitaire qui peut s'avérer à la fois diagnostique et thérapeutique si une arythmie accessible à une ablation par radiofréquence est identifiée ;
  - de l'installation d'un moniteur ECG implantable (MEI) en sous-cutané (jusqu'à 3 ans de monitorage).

IV. Étiologies les plus fréquentes

Cf. chapitre 16.

A. Extrasystoles

Elles peuvent être supraventriculaires ou ventriculaires.

Elles ne constituent pas un élément pathologique en elles-mêmes, mais doivent faire rechercher une cardiopathie sous-jacente ou une pathologie extracardiaque.

Parmi les causes extracardiaques, on trouve :

- alcoolisation ;
- électrocution ;
- pathologies respiratoires ;
- hyperthyroïdie ;
- anomalie électrolytique ;
- anxiété, dépression ;
- grossesse ;
- syndrome d'apnée du sommeil.

Chez l'obèse ou le diabétique ou le patient hypertendu, il existe une association entre extrasystoles et fibrillation atriales, il faut savoir répéter les enregistrements Holter chez ces patients pour rechercher une FA à risque thromboembolique.

B. Tachycardie sinusale

Elle peut survenir au cours de l'insuffisance cardiaque, d'une embolie pulmonaire, d'un épanchement péricardique, etc. ; dans tous ces cas, elle est adaptative.

Elle peut être adaptative sur une pathologie extracardiaque :

- fièvre, sepsis ;
- anémie, hypovolémie ;
- hypoxie ;
- hyperthyroïdie ;
- grossesse ;
- alcoolisme ;
- hypotension artérielle ;
- syndrome d'apnée du sommeil ;
- sevrage brutal en β-bloquants ;
- pathologie psychiatrique, sevrage alcoolique ;
- médicaments (sympathomimétiques, vasodilatateurs, atropiniques, etc.).

Exceptionnellement, elle est isolée : on parle de tachycardie sinusale inappropriée.

C. Troubles du rythme supraventriculaires

Les étiologies retrouvées sont les suivantes :

- fibrillation atriale (*cf.* chapitre 14);
- flutters atriaux;
- tachycardie jonctionnelle (ou maladie de Bouveret) :
  - chez un sujet jeune (adolescent, adulte jeune),
  - avec cœur normal,
  - dont les palpitations surviennent parfois avec des battements cervicaux,
  - de début brutal, de fin brutale, pendant plusieurs minutes ou davantage,
  - avec polyurie en fin d'accès,
  - arrêtée par manœuvre vagale ou injection d'adénosine ou d'adénosine-5' triphosphorique,
  - avec un ECG de base soit normal, soit montrant une préexcitation ventriculaire (syndrome de Wolff-Parkinson-White),
  - de diagnostic parfois porté grâce à une étude électrophysiologique endocavitaire.

D. Troubles du rythme ventriculaires

Ils sont rarement rencontrés dans la problématique des palpitations mais plutôt dans celle des syncopes (*cf.* chapitre 13).

Ils concernent les TV non soutenues (< 30 secondes) ou soutenues.

Ils surviennent en général sur cardiopathie (post-infarctus dans 80 % des cas) et sont souvent accompagnés de signes de gravité (angor, collapsus, état de choc ou arrêt cardiaque).

Lorsque des palpitations sont révélatrices, il peut s'agir de TV sur cœur sain, dite TV idiopathique.

E. Névrose cardiaque

C'est un diagnostic d'élimination, parfois auto-entretenu par la prise en charge ou les consultations itératives, mais assez fréquent, lié à une crainte irraisonnée de mourir subitement.

Le diagnostic repose sur un ECG strictement normal au moment des palpitations, souvent obtenu grâce au monitorage de longue durée.

Il faut savoir évoquer le diagnostic quand :

- les examens clinique et paracliniques sont tous normaux;
- il n'y a pas de pathologie extracardiaque identifiée;
- le patient présente des signes de dépression ou d'anxiété.

Il faut savoir stopper les investigations à visée cardiologique et rassurer le patient, ne pas tenir un langage inadapté, ne pas parler de spasmophilie etc.

Un avis psychiatrique est souhaitable.

Points clés

- Les palpitations sont une perception anormale des battements cardiaques.
- C'est un symptôme banal qui s'efface derrière un éventuel symptôme plus grave de type syncope, douleur thoracique ou dyspnée.
- Les signes de gravité sont liés au terrain, à une mauvaise tolérance hémodynamique ou à l'enregistrement immédiat d'une tachycardie ventriculaire.

- Les palpitations font rechercher une cardiopathie ou une maladie extra-cardiaque.
- L'enregistrement de l'ECG au moment exact des palpitations correspond à la notion de corrélation électroclinique.
- La corrélation électroclinique peut requérir dans l'ordre : ECG standard, Holter de 24–96 heures, monitorage ambulatoire de 21 jours, étude électrophysiologique endocavitaire et moniteur ECG implantable.
- Le diagnostic final peut être une tachycardie sinusale ou des extrasystoles dont il faut connaître les causes extra-cardiaques. Parmi les causes de tachycardie sinusale, on retient la grossesse, l'hyperthyroïdie, le syndrome d'apnée du sommeil et l'alcoolisme.
- Parmi les troubles du rythme responsables de palpitations, fibrillation et flutters atriaux sont les plus fréquents, puis les tachycardies jonctionnelles.
- Les causes psychologiques parfois involontairement entretenues par les professionnels de santé sont un diagnostic d'élimination.

Réflexes transversalité

- Item 108 – Troubles du sommeil de l'enfant et de l'adulte
- Item 221 – Hypertension artérielle de l'adulte
- Item 228 – Électrocardiogramme

Pour en savoir plus

Tachyarythmies. In : Harrison TR, Kasper DL, Fauci AS, Longo DL, Braunwald E, Hauser SL, et al., editors. Harrison Principes de Médecine Interne. 16e édition. Paris : Médecine Sciences Flammarion ; 2006. p. 1342–58. Chapitre 214.

IV

Insuffisance cardiaque

CHAPITRE
18

Item 232 – UE 8 – Insuffisance cardiaque de l'adulte

Connaissances

Objectifs pédagogiques

Nationaux

- Diagnostiquer une insuffisance cardiaque de l'adulte.
- Identifier les situations d'urgence et planifier leur prise en charge.
- Argumenter l'attitude thérapeutique et planifier le suivi du patient.

CNEC

- Connaître les définitions de l'insuffisance cardiaque et de ses variantes, notamment la forme à fonction systolique préservée.
- Connaître les bases de la mécanique cardiaque et de ses dysfonctions, ainsi que la physiopathologie succincte de l'activation neurohormonale au cours de l'insuffisance cardiaque.
- Savoir classer les symptômes d'un patient selon la NYHA.
- Connaître la notion de décompensation cardiaque et savoir identifier les principaux facteurs déclenchants.
- Connaître les principales étiologies et savoir mener le diagnostic étiologique en utilisant les examens paracliniques appropriés devant une insuffisance cardiaque.
- Connaître les principaux apports de l'échocardiographie au diagnostic, à l'enquête étiologique et au pronostic de l'insuffisance cardiaque, savoir interpréter une mesure de la fraction d'éjection du ventricule gauche.
- Savoir interpréter un dosage de BNP ou NT-proBNP.
- Savoir faire le diagnostic d'un OAP, connaître les signes de bas débit cardiaque.
- Connaître le traitement en urgence de l'OAP (sans les posologies).
- Connaître le détail (sans les posologies) des règles hygiénodiététiques et du traitement pharmacologique de l'insuffisance cardiaque stabilisée, les différentes classes thérapeutiques et leurs effets sur les symptômes et sur la mortalité.
- Connaître les possibilités non médicamenteuses : dispositifs implantables, assistance circulatoire et transplantation.

I. Généralités

A. Définition

La plupart des pathologies cardiaques, si elles ne sont pas dépistées ou traitées à temps, peuvent conduire à l'insuffisance cardiaque (IC), qui est en quelque sorte la conséquence ultime de ces maladies.

D'un point de vue physiopathologique, l'IC peut être définie comme l'incapacité du cœur à délivrer un débit suffisant aux besoins de l'organisme et/ou à fonctionner avec des pressions de remplissages normales.

D'un point de vue clinique (encadré 18.1), l'IC est un syndrome qui peut être défini comme l'association de symptômes et de signes (dyspnée ou fatigue à l'effort ou au repos, œdèmes des membres inférieurs, etc.) à un dysfonctionnement cardiaque objectivé généralement par une échocardiographie ou par une augmentation du BNP, qui entraîne un débit cardiaque insuffisant et/ou des pressions intracardiaques élevées à l'effort ou au repos ; ce dysfonctionnement peut être d'origine myocardique, valvulaire, péricardique, ou lié à une anomalie du rythme ou de la conduction.

Le diagnostic peut être difficile car les symptômes ne sont pas spécifiques et les signes ne sont pas sensibles (dans la mesure où la rétention hydrosodée peut disparaître rapidement sous traitement).

De plus, l'apparition des symptômes peut être précédée par une période plus ou moins longue de dysfonctionnement cardiaque systolique ou diastolique (phase asymptomatique), dont le dépistage permet l'instauration de traitement et l'amélioration du pronostic en cas de dysfonctionnement systolique.

Encadré 18.1

Définition de l'insuffisance cardiaque proposée par la Société européenne de cardiologie (2016)

Syndrome caractérisé par :
- des symptômes (dyspnée, œdème des chevilles, fatigue, etc.) ;
- parfois associés à des signes cliniques (tachycardie, crépitants, turgescence jugulaire, etc.) ;
- causés par une anomalie de structure ou de fonction du cœur entraînant un débit cardiaque insuffisant et/ou des pressions intracardiaques augmentées à l'effort ou au repos.

B. Épidémiologie

On estime que la **prévalence de l'insuffisance cardiaque dans la population générale est entre 1 et 2 %**. Toutes les études sont concordantes pour retrouver une **augmentation de la prévalence avec l'âge**, l'âge moyen du diagnostic en Europe se situant entre **75 et 80 ans**. Le vieillissement de la population avec la meilleure prise en charge des facteurs de risque cardiovasculaire et des événements coronariens, et le fait que cette pathologie soit actuellement mieux dépistée et mieux prise en charge, expliquent que la prévalence de l'IC ait tendance à augmenter, alors même que l'incidence standardisée sur l'âge a tendance à diminuer.

C. Physiopathologie

1. Quelques rappels simples

- Le débit cardiaque (DC) dépend du volume d'éjection systolique ventriculaire (VES) et de la fréquence cardiaque (FC) : DC = VES × FC.

- Le VES dépend de la précharge (degré de remplissage du VG et d'étirement des fibres en fin de diastole), de la postcharge (ensemble des forces s'opposant à l'éjection) et de la contractilité du cœur (inotropie). Le VES est la différence entre le volume ventriculaire maximal en fin de diastole (ou volume télédiastolique, VTD) et le volume ventriculaire minimal en fin de systole (ou volume télésystolique, VTS).
- La fraction d'éjection (FE) est la fraction de sang éjectée à chaque systole en pourcentage du VTD : FE = VES/VTD = (VTD–VTS)/VTD. La fraction d'éjection est le paramètre le plus utilisé pour caractériser la fonction systolique.

2. En cas de dysfonctionnement cardiaque

L'organisme va réagir en mettant en jeu des mécanismes compensateurs :

- **bénéfiques à court terme** car maintenant le débit cardiaque et les pressions de perfusion des différents organes ;
- **mais délétères à long terme** car contribuant à augmenter le travail et la consommation en oxygène du cœur et à favoriser les processus d'hypertrophie et de fibrose.

Mécanismes cardiaques

- Le remodelage cardiaque est défini comme les changements de la géométrie des cavités cardiaques :
  - la dilatation ventriculaire. En cas d'altération de la fraction d'éjection (exemple : infarctus du myocarde, cardiomyopathie dilatée), le volume télésystolique (volume résiduel après l'éjection ventriculaire) est augmenté. Lors de la diastole suivante, la pression télédiastolique va avoir tendance à augmenter, d'où une majoration de la contrainte sur les parois, qui va progressivement contribuer à accroître le volume télédiastolique (remodelage ou hypertrophie excentrique). Cette dilatation ventriculaire est un processus très important dans la compensation. Par exemple, si un volume télédiastolique passe de 100 à 200 mL lorsque la fraction d'éjection ventriculaire gauche chute de 60 à 30 %, on s'aperçoit que le volume d'éjection ventriculaire reste conservé à 60 mL ;

> L'effet délétère est une augmentation de la contrainte pariétale (qui est proportionnelle au rayon de la cavité).

  - l'hypertrophie des parois pour faire face à une augmentation de pression systolique (exemple : HTA, sténose aortique). L'augmentation de l'épaisseur des parois permet de normaliser la contrainte de la paroi ventriculaire selon la loi de Laplace (hypertrophie concentrique) : Contrainte = P développée × Rayon de la cavité/Épaisseur.

> L'effet délétère est une augmentation du travail cardiaque et de la rigidité des parois.

- D'après la loi de Starling, l'étirement des fibres lié à l'augmentation de la pression au moment du remplissage cardiaque (précharge) s'accompagne d'une augmentation de l'inotropie du ventricule jusqu'à une certaine limite de dilatation.
- La tachycardie, sous la dépendance de l'activation du système sympathique, contribue également à maintenir le débit cardiaque (DC = VES × FC).

> L'effet délétère est une augmentation du travail cardiaque et de la consommation en oxygène du cœur.

Mécanismes extra-cardiaques

- La vasoconstriction, en réponse à l'activation du système sympathique et du système rénine–angiotensine, contribue à maintenir une pression de perfusion. Elle est inhomogène car elle épargne certains territoires (circulation cérébrale et coronarienne) aux dépens d'autres territoires (cutanés, muscles, rate, rein, etc.).

L'effet délétère est une augmentation du travail cardiaque.

- La rétention hydrosodée, liée à la baisse de la perfusion rénale et à la diminution de l'excrétion sodée (liée à l'activation du système rénine – angiotensine), contribue à augmenter le volume circulant et à augmenter la précharge (Starling).

L'effet délétère est la survenue de signes congestifs cliniques (œdèmes, épanchements, etc.).

- L'activation neurohormonale met en jeu de nombreux systèmes neurohormonaux mais les plus importants sont le système sympathique et le système rénine – angiotensine aldostérone avec les conséquences que nous avons déjà vues.

Les effets délétères sont une augmentation du travail cardiaque, des effets proarythmiques, des effets toxiques directs des catécholamines sur les myocytes, etc.

3. Désynchronisation

La désynchronisation cardiaque peut aggraver une insuffisance cardiaque. On parle de désynchronisation quand tous les segments myocardiques ne se contractent pas de manière synchrone du fait d'un trouble de conduction : dans le bloc de branche gauche qui est l'exemple le plus démonstratif, la dépolarisation va se faire de proche en proche en commençant par le septum interventriculaire pour finir par la paroi latérale, d'où une contraction retardée de la paroi latérale. Ce phénomène contribue à aggraver une insuffisance cardiaque.

4. Insuffisance cardiaque systolique ou diastolique

Une fois éliminée une cause réversible ou curable (exemple : valvulopathie), on distingue deux mécanismes principaux d'IC :

- IC à fonction systolique diminuée (ou IC à FE diminuée ou IC systolique) : le mécanisme principal est un défaut de contraction et donc d'éjection du VG. Le volume de sang éjecté à chaque systole est diminué et le VG a tendance à se dilater. Elle est définie par une fraction d'éjection < 50 % (ou parfois < 40 ou 45 % suivant les définitions);
- IC à fonction systolique préservée (ou IC à FE préservée ou IC diastolique) : le mécanisme principal est un problème de remplissage; le cœur se vide bien mais ne se remplit pas bien. En général, la cavité VG n'est pas dilatée et les parois sont souvent épaissies : le VG est donc plus rigide et toute augmentation de volume va entraîner une augmentation importante de pression diastolique. Cette IC est définie par une FE > 50 %. Ce mécanisme d'IC est plus fréquent chez le sujet âgé et chez la femme, et plus souvent associé à l'HTA.

La différence entre ces deux mécanismes a surtout des implications thérapeutiques.

Remarque
La distinction d'une 3e forme (IC à FE modérément réduite : FEVG entre 40 et 50 %), proposée par la Société européenne de cardiologie en 2016, n'est pas à prendre en compte pour la préparation de l'ECN.

5. Arythmies

Les troubles du rythme sont fréquents dans l'IC.

- La fibrillation atriale est favorisée par la dilatation de l'atrium secondaire à l'augmentation des pressions intracavitaires. La perte de la systole atriale s'accompagne souvent d'une aggravation de l'IC et d'une augmentation du risque d'AVC.

- Les troubles du rythme ventriculaires sont également fréquents. Ils sont favorisés par les plages de fibrose intramyocardiques qui favorisent les phénomènes de réentrées, les anomalies du couplage du calcium, la stimulation du système sympathique. Les troubles du rythme ventriculaires graves (TV, FV) sont à l'origine de la plupart des morts subites et expliquent l'intérêt du défibrillateur automatique implantable.

II. Diagnostic

A. Signes fonctionnels

1. Symptômes respiratoires

- La **dyspnée d'effort**, fréquente mais peu spécifique, est souvent révélatrice de la maladie. Le degré d'effort pour lequel elle apparaît permet de quantifier la tolérance fonctionnelle de la maladie et représente un bon reflet de sa sévérité. La classification de loin la plus utilisée est celle de la *New York Heart Association* (NYHA) (tableau 18.1).
- L'**orthopnée** est plus spécifique. Il s'agit d'une dyspnée de décubitus, obligeant à dormir la tête surélevée par des oreillers, ou en position assise. Elle est liée à la redistribution en décubitus des volumes sanguins vers le thorax qui s'associe à une augmentation de pression dans la circulation pulmonaire et surtout dans le capillaire pulmonaire.
- La **dyspnée paroxystique nocturne**, également plus spécifique, réveille le patient au cours de la nuit et l'oblige à se lever pour reprendre son souffle (début d'œdème pulmonaire).

Certains signes respiratoires peuvent être trompeurs et orienter vers une origine pulmonaire :

- l'asthme cardiaque est une bradypnée expiratoire avec respiration sifflante pouvant faussement orienter vers une cause pulmonaire ;
- la toux, lorsqu'elle survient électivement à l'effort ou au décubitus, doit faire évoquer le diagnostic d'insuffisance cardiaque ;
- les hémoptysies, rarement isolées, traduisent l'hypertension veineuse pulmonaire.

L'insuffisance cardiaque peut aussi se manifester par une dyspnée aiguë de repos, au cours de l'œdème aigu pulmonaire (*cf. infra* A. Insuffisance cardiaque aiguë) : cette crise d'étouffement oblige le patient à rester en position assise, s'accompagne d'anxiété, de sueurs, d'un grésillement laryngé, avec toux ramenant une expectoration mousseuse. Lorsque la crise est spontanément résolutive, on parle de subœdème pulmonaire.

Tableau 18.1 Classification NYHA.

Stade I	Absence de dyspnée, palpitations ou fatigue pour les efforts habituels : aucune gêne n'est ressentie dans la vie courante
Stade II	Dyspnée, palpitations ou fatigue pour des efforts importants habituels, tels que la marche rapide ou en côte ou la montée des escaliers (≥ 2 étages)
Stade III	Dyspnée, palpitations ou fatigue pour des efforts peu intenses de la vie courante, tels que la marche en terrain plat ou la montée des escaliers (< 2 étages)
Stade IV	Dyspnée, palpitations ou fatigue permanente de repos ou pour des efforts minimes (s'habiller, se laver par exemple)

2. Autres symptômes

L'insuffisance cardiaque peut aussi s'accompagner :

- d'une fatigue de repos liée à l'hypotension artérielle ou à l'effort ;
- d'une prise de poids associée à des œdèmes ;

- d'une faiblesse musculaire, qui doit parfois faire rechercher une myopathie associée, surtout dans le cas d'une cardiomyopathie dilatée ;
- de palpitations.

En cas d'insuffisance cardiaque sévère ou terminale, on peut observer :

- des troubles respiratoires (syndrome d'apnée du sommeil avec respiration de Cheyne-Stokes). La prévalence du syndrome d'apnée du sommeil est augmentée dans l'IC ;
- des troubles neurologiques (confusion liée à un bas débit cérébral) ;
- des troubles digestifs (douleurs abdominales, nausées, vomissements).

3. Symptômes d'insuffisance cardiaque droite

L'hépatalgie d'effort ou de repos est une pesanteur douloureuse de l'hypocondre droit survenant d'abord à l'effort puis au repos, secondaire à la distension de la capsule hépatique. Ces signes peuvent s'associer aux signes précédents dans l'insuffisance cardiaque globale ou à une dyspnée liée à la maladie pulmonaire sous-jacente.

B. Signes physiques

En dehors d'une poussée aiguë de la maladie, l'examen physique de l'insuffisant cardiaque est souvent assez pauvre, notamment lorsqu'il est traité. La présence de signes physiques d'insuffisance cardiaque est donc un élément de gravité, traduisant une rétention hydrosodée ou un bas débit périphérique.

Au niveau cardiaque, la palpation permet parfois de noter un choc de pointe dévié vers l'aisselle, liée à une dilatation ventriculaire gauche. L'auscultation peut retrouver :

- une tachycardie plutôt modérée, et souvent absente chez les patients sous bêtabloquants, parfois un rythme irrégulier en cas de fibrillation ou flutter atrial ou d'extrasystoles atriales ou ventriculaires ;
- un bruit de galop protodiastolique (B3), difficile à rechercher par le non-spécialiste ;
- un éclat du B2 au foyer pulmonaire en cas d'hypertension artérielle pulmonaire ;
- un souffle d'insuffisance mitrale ou d'insuffisance tricuspidienne fonctionnelles ;
- enfin, un souffle anormal en faveur d'une valvulopathie organique (insuffisance mitrale, insuffisance aortique, rétrécissement aortique, rétrécissement mitral).

Au niveau pulmonaire, l'auscultation recherche :

- des râles crépitants ou sous-crépitants, qui sont le plus souvent bilatéraux ;
- un éventuel épanchement pleural. S'il est confirmé par la radiographie thoracique et suffisamment abondant, la ponction pleurale permettra de confirmer le caractère transsudatif de l'épanchement (concentration en protides <30 g/L).

Au niveau artériel, le pouls peut être rapide (signe souvent absent chez les patients sous bêtabloquants). La pression artérielle systolique peut être normale, basse ou élevée ; lorsqu'elle est basse (PAS <100 mm Hg), c'est un facteur de gravité traduisant la baisse du volume d'éjection systolique ou les effets hypotenseurs des médicaments. Néanmoins, en cas d'insuffisance cardiaque d'origine hypertensive, une pression artérielle élevée peut être contemporaine d'une insuffisance cardiaque, y compris au cours d'un OAP (OAP hypertensif).

Les **signes périphériques d'insuffisance cardiaque droite** traduisent la rétention hydrosodée et l'augmentation de la pression dans la circulation veineuse systémique liée à la diminution du retour veineux, elle-même secondaire à l'augmentation de pression dans les cavités droites. Il s'agit de :

- la turgescence jugulaire : dilatation anormale de la veine jugulaire, chez un patient en position demi-assise. Signe très spécifique, il est parfois difficile à rechercher chez les sujets obèses ;

- le reflux hépatojugulaire : dilatation anormale de la veine jugulaire après compression manuelle du foie, due à la congestion hépatique et à l'incapacité du cœur droit à assimiler le volume sanguin supplémentaire ainsi déplacé par la compression ; ce signe se recherche dans la même position que précédemment ;
- l'hépatomégalie régulière, ferme et douloureuse à la compression. L'existence d'une fuite tricuspidienne volumineuse peut être à l'origine d'une expansion systolique palpable du foie ;
- les œdèmes périphériques : mous, blancs, indolores, prenant le godet et prédominant dans les parties déclives du corps (membres inférieurs, région lombaire chez le patient alité) ;
- l'ascite : souvent tardive, sauf dans les atteintes organiques de la valve tricuspide ou la péricardite chronique constrictive. Elle peut être trompeuse et orienter vers une cause hépatique. D'autres séreuses peuvent être touchées par cette accumulation de liquide, comme le péricarde, ce qui réalise parfois de véritables états d'anasarque.

À un stade très avancé, l'insuffisance cardiaque peut s'accompagner d'un pouls alternant, d'une oligurie, d'une fonte musculaire, réalisant parfois un véritable état cachectique. Cette cachexie peut être due à une perte d'appétit, au déconditionnement physique ou aux troubles digestifs (malabsorption, hypoperfusion mésentérique et hépatique). Une dyspnée de Cheyne-Stokes est parfois notée chez le patient insuffisant cardiaque au cours du sommeil, secondaire à une diminution de la sensibilité des centres respiratoires au CO_2.

C. Électrocardiogramme

L'ECG est peu contributif pour le diagnostic d'insuffisance cardiaque. Il permet parfois d'orienter vers une étiologie (onde Q de nécrose en faveur d'un infarctus ancien ou troubles du rythme par exemple) (fig. 18.1). Des signes d'hypertrophie atriale ou ventriculaire gauche ou droite sont parfois notés en fonction de l'étiologie. L'existence d'un bloc de branche, en particulier gauche (durée du QRS > 120 ms), est un élément important à prendre en compte vu les implications thérapeutiques actuelles.

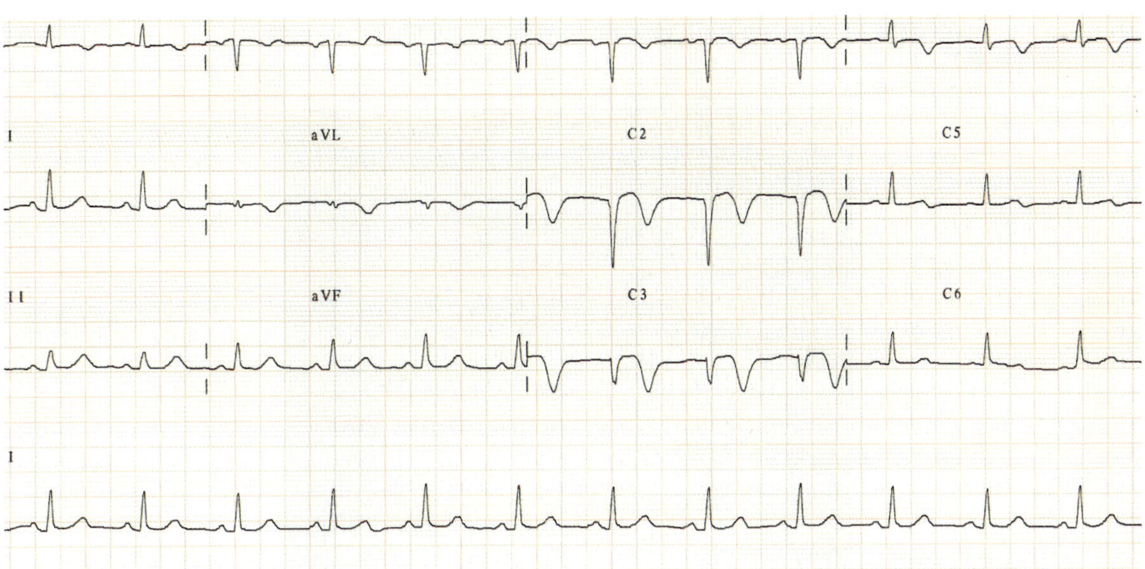

Fig. 18.1 Ondes Q en antéroseptal évoquant une séquelle d'IDM.

D. Radiographie thoracique

Même si elle a perdu de l'intérêt depuis l'essor de l'échocardiographie pour apprécier la taille du cœur, elle est toujours réalisée en cas de dyspnée aiguë et reste primordiale pour apprécier le retentissement pleuropulmonaire.

En cas de dilatation cardiaque, la silhouette cardiaque est augmentée de volume, et le rapport cardiothoracique (RCT) est augmenté (> 0,5) (fig. 18.2). L'absence de cardiomégalie ne doit pas faire remettre en cause le diagnostic d'insuffisance cardiaque (dans l'insuffisance cardiaque à fraction d'éjection préservée, l'absence de dilatation ventriculaire est fréquente).

Les signes radiologiques traduisant la stase pulmonaire sont, selon une gravité croissante :

- la redistribution vasculaire de la base vers les sommets ;
- l'œdème interstitiel avec lignes B de Kerley, aspect flou des gros vaisseaux hilaires et images réticulonodulaires prédominant aux bases ;
- l'œdème alvéolaire, qui se traduit par des opacités floconneuses à contours flous partant des hiles vers la périphérie (aspect dit « en ailes de papillon ») (fig. 18.3). Ces opacités sont le plus souvent bilatérales mais des formes unilatérales trompeuses peuvent se voir.

Enfin, la radiographie thoracique mettra en évidence des épanchements pleuraux uni- ou bilatéraux.

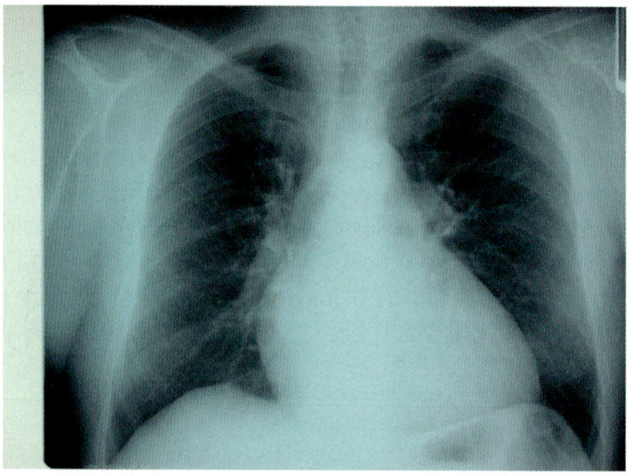

Fig. 18.2 Cardiomégalie et redistribution vasculaire vers les sommets.

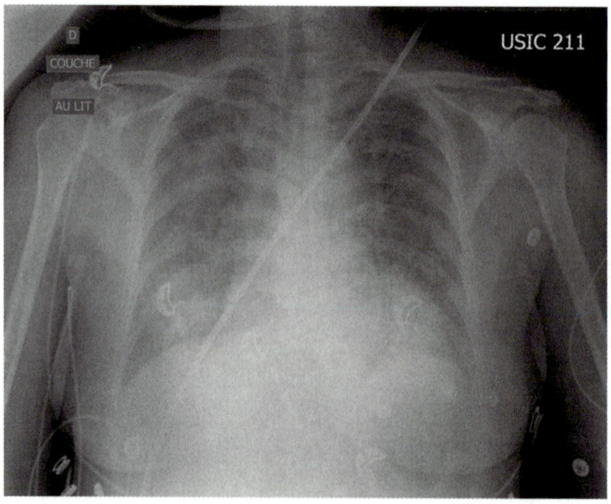

Fig. 18.3 Œdème pulmonaire radiologique.

E. Dosage des peptides natriurétiques (BNP ou NT-proBNP)

Le BNP ou le NT-proBNP sont aujourd'hui recommandés pour le diagnostic de l'insuffisance cardiaque, avec une bonne valeur prédictive négative.

- Ces peptides natriurétiques sont synthétisés et libérés dans la circulation par les myocytes cardiaques lorsqu'ils sont étirés (c'est-à-dire en présence d'une augmentation de pression à l'intérieur des cavités droites ou gauches).
- Des valeurs de BNP < 100 pg/mL ou de NT-proBNP < 300 pg/mL rendent le diagnostic d'IC très improbable en présence d'une dyspnée aiguë avec une bonne valeur prédictive négative (exemple : patient vu aux urgences pour une dyspnée aiguë).
- Des seuils plus bas sont proposés (BNP < 35 pg/mL, NT-proBNP < 125 pg/mL) pour éliminer une IC en cas de présentations cliniques non aiguës (exemple : patient vu en consultation pour une dyspnée chronique ou l'apparition d'œdème des membres inférieurs).
- À l'opposé, ces marqueurs permettent d'orienter le diagnostic vers l'IC lorsque les concentrations sont très élevées (les valeurs seuils suivantes ont été proposées en faveur d'une origine cardiaque à une dyspnée : BNP > 300 pg/mL ou NT-proBNP > 450 pg/mL chez le sujet de moins de 50 ans, > 900 pg/mL de 50 à 75 ans, > 1 800 pg/mL au-delà de 75 ans).
- Il existe donc des valeurs de BNP/NT-proBNP pour lesquelles le diagnostic est incertain et comme avec tout marqueur biologique, l'interprétation doit impérativement tenir compte des données cliniques.
- Certains facteurs tendent à augmenter (âge, insuffisance rénale) ou diminuer (obésité) les concentrations de BNP/NT-proBNP.

F. Échocardiographie transthoracique (ETT)

Couplée au doppler, l'ETT est l'examen clé indispensable en cas d'insuffisance cardiaque ou de suspicion d'insuffisance cardiaque.

L'ETT renseigne sur (vidéos 18.1 et 18.2) :

- la taille du ventricule gauche qui peut être mesurée par les diamètres (diamètre diastolique (DDVG) et systolique (DSVG) du VG) ou les volumes (VTD ou VTS) du VG (fig. 18.4) ;
- la fonction systolique du ventricule gauche mesurée par la fraction d'éjection ((VTD–VTS)/VTD, valeurs normales > 50–60 %) ;
- la taille et la fonction du ventricule droit, la taille de la veine cave inférieure ;
- la taille des atriums ;
- l'aspect des valves cardiaques ;
- le niveau des pressions de remplissage évaluées de manière qualitative par les flux doppler ;
- des indices hémodynamiques tels que le débit cardiaque et les pressions dans la circulation pulmonaire ;
- les diamètres de l'aorte thoracique.

Elle peut en plus orienter vers une étiologie :

- anomalie de la cinétique segmentaire pouvant évoquer une pathologie ischémique ;
- valvulopathie organique (exemple : insuffisance mitrale ou aortique, rétrécissement mitral ou aortique) ;
- hypertrophie en faveur d'une cardiopathie hypertensive, hypertrophie asymétrique (c'est-à-dire prédominant sur le SIV) en faveur d'une cardiomyopathie hypertrophique.

Au terme de ce bilan, le diagnostic d'insuffisance cardiaque est le plus souvent posé et une orientation étiologique peut être évoquée (fig. 18.5). D'autres examens peuvent être nécessaires, d'une part pour affiner le diagnostic étiologique, d'autre part pour évaluer la sévérité de l'insuffisance cardiaque.

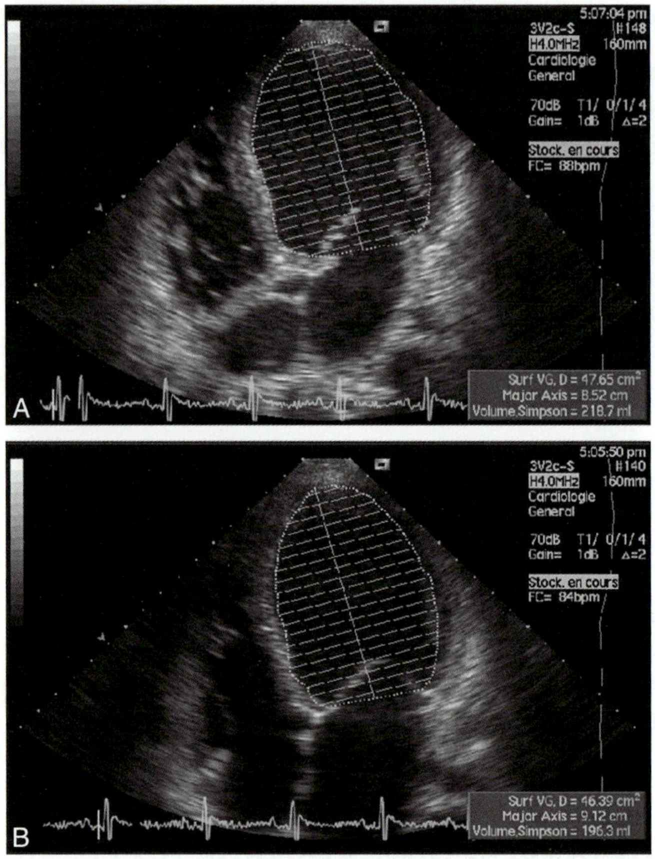

Fig. 18.4 Mesure échocardiographique du volume télédiastolique (A) et télésystolique (B) du ventricule gauche chez un patient ayant une cardiomyopathie dilatée permettant de calculer la fraction d'éjection ventriculaire gauche.

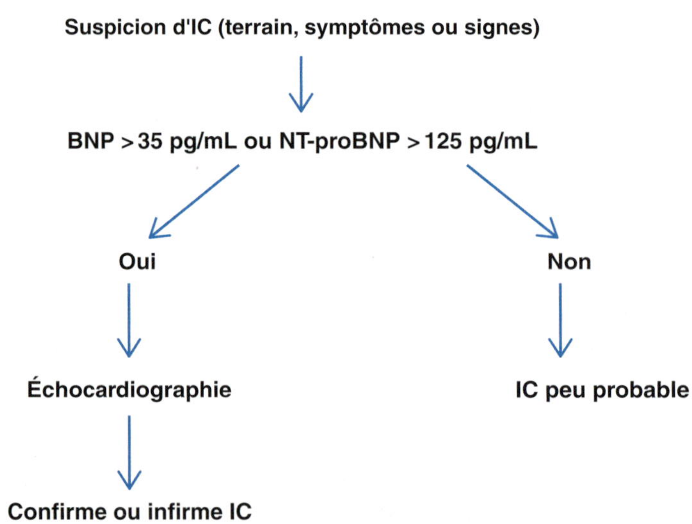

Fig. 18.5 Algorithme pour le diagnostic d'insuffisance cardiaque en dehors du cadre de l'urgence.

G. Examens biologiques standards

Devant une insuffisance cardiaque ou une suspicion d'insuffisance cardiaque, les examens biologiques simples suivants sont demandés :

- natrémie ;
- kaliémie ;
- créatininémie ;
- bilan hépatique ;
- TSHus ;
- numération globulaire ;
- fer sérique, ferritine, capacité de transfert de la transferrine.

H. Autres examens complémentaires

- La **coronarographie** est en général proposée en cas d'altération de la fonction systolique (FE diminuée) pour éliminer une maladie coronarienne. Ce point est très important car les cardiopathies ischémiques représentent la première cause d'insuffisance cardiaque et si une ou des sténoses coronariennes s'accompagnent d'une ischémie ou d'une viabilité myocardique (dysfonction contractile d'origine ischémique potentiellement réversible en cas de revascularisation) documentées, une revascularisation devra être discutée. À l'opposé, en cas de FE basse, la normalité du réseau coronarien et l'absence d'autres causes orienteront vers une cardiomyopathie dilatée (maladie du muscle cardiaque).
- Chez le sujet jeune avec une faible probabilité de maladie coronarienne, la coronarographie est de plus en plus remplacée par un **coroscanner**.
- L'**IRM cardiaque** peut :
  - compléter l'échocardiographie, notamment dans les rares cas où le patient n'est pas suffisamment échogène, pour mesurer la fraction d'éjection ;
  - orienter le bilan étiologique en recherchant des signes en faveur d'une myocardite, d'une dysplasie arythmogène du VD, d'une sarcoïdose cardiaque, d'une amylose cardiaque ;
  - aider au diagnostic de cardiopathie ischémique (rehaussement tardif sous-endocardique en faveur d'une séquelle d'infarctus du myocarde) et à l'évaluation de la viabilité afin d'orienter un geste de revascularisation ;
  - dans la cardiomyopathie dilatée, par la présence et l'importance du rehaussement tardif (qui est un marqueur de fibrose), témoigner d'un facteur pronostique péjoratif.
- La **scintigraphie isotopique** peut d'une part aider à la mesure de la fraction d'éjection chez les patients non échogènes (FE isotopique exceptionnellement pratiquée), et d'autre part évaluer la présence d'une ischémie myocardique ou d'une viabilité.
- L'**enregistrement Holter sur 24 heures** (ou sur une durée plus longue) permet de dépister des troubles du rythme ventriculaires (ESV, TV non soutenue) ou supraventriculaire (fibrillation atriale).
- Une **épreuve d'effort avec mesure de la consommation d'oxygène (VO_2)** permet une évaluation plus précise de la tolérance fonctionnelle à l'effort des patients que les données de l'interrogatoire qui sont plus subjectives.
- Le **cathétérisme droit** permet de mesurer directement les pressions pulmonaires et le débit cardiaque par la technique de thermodilution. Il consiste à introduire un cathéter par voie veineuse qui est monté dans l'artère pulmonaire *via* les cavités droites, puis dans une branche artérielle pulmonaire. Il permet de mesurer la pression dans l'atrium droit (normale < 5 mm Hg), dans le ventricule droit (normale 25/0 mm Hg), dans l'artère pulmonaire, puis dans le capillaire pulmonaire (PCAP ou PAPO [pression

artérielle pulmonaire d'occlusion] < 15 mm Hg). L'hypertension artérielle pulmonaire est définie comme une PAP moyenne > 25 mm Hg. Enfin, le débit cardiaque normal est de 5 L/min, l'index cardiaque de 3 L/min/m². La mesure simultanée de la pression et du débit permet d'estimer les résistances pulmonaires qui sont un paramètre important à prendre en compte avant une éventuelle greffe cardiaque (lorsque les résistances artérielles pulmonaires sont > 5 unités Wood, la greffe cardiaque est contre-indiquée). On peut le compléter par un cathétérisme gauche qui permet de mesurer la pression télédiastolique du ventricule gauche.

III. Diagnostic étiologique

Toutes les pathologies cardiaques peuvent aboutir à l'insuffisance cardiaque.

A. Cardiopathies ischémiques

Elles représentent aujourd'hui la première cause d'insuffisance cardiaque.

Il s'agit le plus souvent de la conséquence d'un ou de plusieurs infarctus du myocarde qui vont diminuer le nombre de myocytes fonctionnels, les remplacer par de la fibrose et entraîner une perte de la contractilité d'un ou plusieurs segments du ventricule gauche, d'où une baisse de la fraction d'éjection (vidéo 18.3).

Parfois, il n'y a pas eu d'infarctus du myocarde, mais l'ischémie chronique provoquée par la maladie coronarienne est responsable d'une altération de la fraction d'éjection, qui peut être éventuellement réversible lorsque le patient est revascularisé (viabilité myocardique).

B. HTA

L'HTA est également un facteur ou un cofacteur important d'insuffisance cardiaque. Elle agit :

- soit par le développement d'une hypertrophie cardiaque souvent associée à de la fibrose qui, en premier lieu, vont provoquer une altération de la fonction diastolique et du remplissage ventriculaire. Ce mécanisme est fréquemment en cause dans l'IC à fraction d'éjection préservée (*cf.* 4. Insuffisance cardiaque systolique ou diastolique) et se rencontre chez le sujet âgé (plus de 50 % des formes d'insuffisance cardiaque);
- soit en favorisant le développement d'une maladie coronarienne classique (HTA = principal facteur de risque d'athérosclérose) à l'origine d'infarctus du myocarde ou d'atteinte des petites artères coronaires;
- soit par l'intrication des deux mécanismes précédents;
- soit enfin en entraînant une altération de fraction d'éjection d'un fait de l'augmentation chronique de la postcharge. Dans ce cas, la baisse de la FEVG s'accompagne souvent d'une hypertrophie des parois.

C. Cardiomyopathies

Ce sont des maladies du muscle cardiaque, leur diagnostic suppose donc que l'on ait éliminé une cause ischémique, valvulaire, congénitale ou une HTA.

1. Cardiomyopathies dilatées (CMD)

Elles sont définies par une atteinte du muscle cardiaque qui aboutit à une dilatation et une baisse de la FEVG. Cette pathologie peut parfois toucher des sujets jeunes (chez qui elle représente la 1re cause d'insuffisance cardiaque et de transplantation). Il existe de nombreuses causes de CMD (*cf.* vidéo 18.2). Il peut s'agir :

- dans environ 25 % des cas, d'une maladie familiale (au moins deux apparentés du 1er degré atteints dans la même famille) en rapport avec une maladie monogénique (mutation sur un gène). La transmission est le plus souvent (mais non exclusivement) autosomique dominante, et la pénétrance est variable, augmentant habituellement avec l'âge. De nombreux gènes peuvent être impliqués (gènes codant pour les protéines du sarcomère, du cytosquelette ou de la membrane nucléaire comme la lamine, etc.) et pour chaque gène, de nombreuses mutations différentes sont en cause ;
- d'une origine toxique (alcool, amphétamines, drogues comme la cocaïne) ;
- de myocardites virales (*coxsackie*, CMV, HHV-6, VIH, etc.) ou bactériennes (brucellose, borréliose, etc.), de maladie de Chagas ;
- d'une cause auto-immune (sarcoïdose, Churg et Strauss, sclérodermie, lupus) ;
- d'une origine endocrine (dysthyroïdie, phéochromocytome, hypocalcémie d'une hypoparathyroïdie, etc.) ;
- d'une cause nutritionnelle (carence en carnitine, thiamine, sélénium) ;
- d'une cardiomyopathie liée à la grossesse (cardiomyopathie du péripartum) ;
- d'une origine médicamenteuse, d'une chimiothérapie (anthracycline, trastuzumab, chloroquine, clozapine) ;
- d'une cardiomyopathie de stress (ou tako-tsubo).

Il n'est cependant pas rare qu'aucune cause ne soit retrouvée.

2. Cardiomyopathies hypertrophiques (CMH)

Elles sont caractérisées par une hypertrophie anormale des parois le plus souvent asymétriques et prédominant sur le SIV avec une cavité de taille normale ou petite, une fraction d'éjection conservée et un trouble du remplissage cardiaque (vidéo 18.4). Dans environ 25 % des cas, elles s'accompagnent d'une obstruction au niveau sous-aortique lors de l'éjection du fait de l'hypertrophie qui fait saillie dans la chambre de chasse du VG et d'un gradient de pression en systole entre le VG et l'aorte : on parle alors de CMH obstructive. Il s'agit en général d'une maladie familiale monogénique dont la transmission est le plus souvent autosomique dominante, en rapport avec des mutations sur les gènes codant les protéines du sarcomère (les plus fréquemment en cause sont le gène codant la chaîne lourde bêta de la myosine et celui codant la protéine C cardiaque). Il existe une grande variabilité clinique avec des patients pouvant rester totalement asymptomatiques, mais la CMH peut se compliquer de mort subite (1re cause de mort subite chez le jeune athlète), d'insuffisance cardiaque ou de fibrillation atriale. D'autres causes plus rares existent (exemple : glycogénoses comme la maladie de Fabry, maladie génétique liée à un déficit de l'enzyme alphagalactosidase).

3. Cardiomyopathies restrictives

Elles sont plus rares : la plus fréquente est représentée par l'amylose cardiaque (que l'on classe parfois également dans les cardiomyopathies hypertrophiques) dont les dépôts amyloïdes vont progressivement entraîner une infiltration extracellulaire à l'origine d'une augmentation d'épaisseur diffuse des parois, qui deviennent rigides et moins compliantes, d'où une difficulté majeure du remplissage cardiaque, la fonction systolique étant généralement atteinte dans un deuxième temps. Le pronostic de l'amylose cardiaque est en général sévère lorsque des manifestations d'insuffisance cardiaque apparaissent.

D. Valvulopathies gauches

Elles peuvent toutes se compliquer d'insuffisance cardiaque (insuffisance mitrale ou aortique, rétrécissement mitral ou aortique). Il s'agit toujours d'un tournant évolutif grave qui justifie une prise en charge radicale de la valvulopathie (remplacement valvulaire, plastie ou traitement percutané). La particularité du rétrécissement mitral est qu'il peut être à l'origine de manifestations d'insuffisance cardiaque gauche (OAP), voire droite (liée au retentissement sur le ventricule droit de l'élévation des pressions pulmonaires), alors même que le ventricule gauche n'est pas atteint.

E. Troubles du rythme ventriculaires ou supraventriculaires ou de conduction

Ils peuvent être à l'origine d'insuffisance cardiaque. Ils peuvent agir comme des facteurs déclenchants. Ils peuvent également entraîner une altération de la fraction d'éjection : par exemple, une fibrillation atriale rapide permanente et prolongée peut entraîner une cardiomyopathie (tachycardiomyopathie).

F. Causes péricardiques

Elles regroupent l'épanchement péricardique abondant, la tamponnade, la péricardite chronique constrictive.

G. Étiologies de l'insuffisance cardiaque droite

- **L'insuffisance cardiaque gauche représente la cause la plus fréquente d'insuffisance cardiaque droite** par l'augmentation induite des pressions dans la circulation pulmonaire. On parle dans ce cas d'insuffisance cardiaque globale.
- Il existe cependant des causes d'insuffisance cardiaque droite isolée, comme :
  - toutes les pathologies pulmonaires qui, par le biais de l'hypoxémie, vont entraîner une vasoconstriction artérielle et une augmentation de la pression pulmonaire pouvant conduire à l'insuffisance cardiaque droite (on parle de cœur pulmonaire). L'embolie pulmonaire aiguë peut entraîner une insuffisance cardiaque droite aiguë brutale (cœur pulmonaire aigu), et les séquelles d'embolie pulmonaire grave conduire à un cœur pulmonaire chronique ;
  - l'hypertension artérielle pulmonaire primitive ou secondaire à certaines connectivites (sclérodermie) (*cf.* chapitre 19) ;
  - la cardiomyopathie ventriculaire droite arythmogène (atteinte spécifique du ventricule droit) ;
  - les pathologies tricuspidiennes isolées : insuffisance tricuspide (IT) volumineuse post-traumatique après accident de la circulation, IT post-endocarditique chez un toxicomane, IT des syndromes carcinoïdes ;
  - l'infarctus du ventricule droit ;
  - la péricardite chronique constrictive.

H. Insuffisance cardiaque à débit augmenté

Une augmentation permanente du débit peut entraîner une surcharge en volume du cœur et une insuffisance cardiaque. Cette situation se rencontre dans les anémies chroniques, les fistules artérioveineuses (FAV acquises chez les patients insuffisants rénaux en hémodialyse, FAV dans le cadre d'une maladie de Rendu-Osler), l'hyperthyroïdie, la carence en thiamine (béribéri).

IV. Formes cliniques

A. Insuffisance cardiaque aiguë

Elle peut être définie comme l'apparition généralement rapide de symptômes et de signes en rapport avec une altération de la fonction de la pompe cardiaque. Il peut s'agir parfois d'une symptomatologie *de novo* chez un patient sans cardiopathie connue ; d'autres fois, c'est l'aggravation des symptômes chez un patient qui est porteur d'une cardiopathie connue. Elle nécessite le plus souvent une hospitalisation pour mettre en place un traitement intraveineux.

1. Œdème aigu pulmonaire

C'est la forme la plus typique ; elle représente une des grandes urgences cardiovasculaires.

Il s'agit d'une détresse respiratoire aiguë liée à une inondation alvéolaire du fait d'une augmentation très importante de la pression capillaire pulmonaire (transsudat qui passe du capillaire dans les alvéoles).

Le tableau associe :

- une polypnée et une orthopnée obligeant le patient à garder la position assise ;
- des sueurs ;
- une cyanose ;
- un grésillement laryngé ;
- une toux ramenant classiquement une expectoration « mousseuse saumonée ».

L'examen clinique retrouve à l'auscultation pulmonaire des râles crépitants remontant d'autant plus haut dans les champs pulmonaires que le tableau est sévère (« marée montante des râles crépitants »).

L'OAP nécessite une prise en charge immédiate.

Une poussée hypertensive peut s'accompagner d'un œdème pulmonaire.

Savoir y penser

Un œdème pulmonaire chez un sujet jeune migrant, en particulier s'il s'associe à une fibrillation atriale, doit faire évoquer le diagnostic de valvulopathie rhumatismale en particulier mitrale (dont l'auscultation est parfois difficile dans ces conditions).

2. Autres formes cliniques

- Parfois, le tableau est moins aigu : il s'agit d'une aggravation progressive de la dyspnée qui devient invalidante et qui est associée à l'apparition ou l'aggravation de signes congestifs (œdèmes).
- Dans d'autres cas, il peut s'agir d'un tableau d'insuffisance cardiaque droite isolée.
- Il peut s'agir d'une insuffisance cardiaque aiguë survenant au cours d'un syndrome coronarien aigu, qui pose des problèmes particuliers dans la mesure où il faudra à la fois prendre en charge le syndrome coronarien et traiter la poussée d'insuffisance cardiaque.

- Enfin, il peut s'agir également d'un état de choc cardiogénique, qui se caractérise par une hypotension artérielle (PAS <85 mm Hg), une froideur des extrémités, des marbrures, une oligurie, en rapport avec un bas débit cardiaque (index cardiaque <2,2 L/min/m^2).

Devant tout épisode d'insuffisance cardiaque aiguë, il faut rechercher des facteurs favorisants (encadré 18.2), en particulier si le patient présente une cardiopathie connue ou est insuffisant cardiaque chronique, le premier facteur étant une rupture de traitement ou de régime sans sel.

Encadré 18.2

Principaux facteurs déclenchants d'insuffisance cardiaque

- Rupture ou observance imparfaite au traitement
- Écarts de régime
- Surinfection bronchique
- Troubles du rythme (fibrillation atriale)
- Anémie
- Embolie pulmonaire
- Dysthyroïdie (amiodarone)
- Causes iatrogènes : antiarythmique déprimant la fonction cardiaque, bêtabloquants, anti-inflammatoires non stéroïdiens, inhibiteurs calciques (diltiazem, vérapamil), diminution trop importante de la précharge (diurétiques, vasodilatateurs)
- Poussée hypertensive.

B. Insuffisance cardiaque chronique

Elle définit l'état du patient en dehors d'une décompensation aiguë. Le patient est ambulatoire, il garde une gêne fonctionnelle plus ou moins importante en fonction de la gravité de sa maladie, et suit le traitement prescrit par voie orale.

C. Insuffisance cardiaque à fonction systolique conservée (ou IC à FE préservée)

Elle représente au moins 50 % des causes d'insuffisance cardiaque, en particulier chez la femme ou le sujet âgé.

Le diagnostic repose sur :

- la présence de symptômes ou de signes d'insuffisance cardiaque ;
- la présence d'une fonction systolique normale à l'échocardiographie (FEVG >50 %) (en l'absence de valvulopathie significative, d'anomalie du rythme ou de la conduction et de pathologie péricardique) ;
- une augmentation du BNP ou du NT-proBNP ;
- des arguments pour une augmentation des pressions de remplissage à l'ETT ou une hypertrophie ventriculaire gauche (HVG, définie par une masse VG indexée >115 g/m^2 chez l'homme, >95 g/m^2 chez la femme) ou une dilatation de l'atrium gauche en échocardiographie (volume AG indexé >34 mL/m^2).

V. Évolution, complication, pronostic

A. Histoire naturelle, évolution

Le délai entre l'apparition d'une dysfonction cardiaque et les premiers signes d'insuffisance cardiaque est très variable et peut aller de quelques minutes (infarctus étendu, insuffisance valvulaire aiguë, etc.) à plusieurs années (fig. 18.6) ; il est lié d'une part à l'importance et au

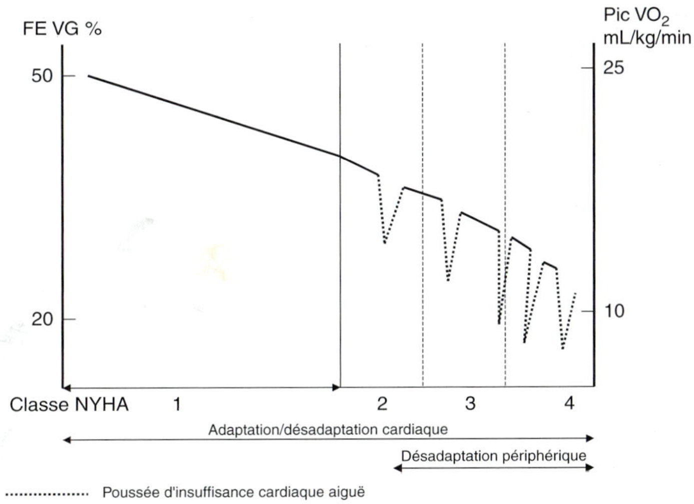

Fig. 18.6 Évolution de l'insuffisance cardiaque.

caractère progressif (hypertension artérielle) ou soudain (infarctus du myocarde, insuffisance valvulaire aiguë) de l'agression initiale, et d'autre part à la capacité de la pompe cardiaque à mettre en jeu des processus efficaces d'adaptation. Lorsque des mécanismes de compensation ont le temps de se mettre en place, l'évolution est progressive, avec d'abord une période de dysfonction cardiaque asymptomatique au cours de laquelle le processus de remodelage cardiaque s'installe, puis une période où la dysfonction cardiaque devient telle que des manifestations d'insuffisance cardiaque apparaissent. L'état clinique du patient oscille alors entre des périodes de stabilité où la gêne fonctionnelle est plus ou moins importante et des épisodes d'insuffisance cardiaque aiguë souvent déclenchée par des facteurs favorisants. Il n'est cependant pas rare que sous l'effet du traitement de l'insuffisance cardiaque ou de son étiologie (arrêt d'un toxique, guérison d'une myocardite, traitement d'une HTA ou d'une arythmie), la fonction cardiaque s'améliore, voire se normalise (remodelage inverse).

B. Principales complications

Il peut s'agir :

- de décès : la mortalité reste élevée dans l'insuffisance cardiaque, elle est en moyenne de 50 % à 5 ans mais peut atteindre jusqu'à 40 à 50 % par an dans l'insuffisance cardiaque grave (NYHA IV). La mortalité est le plus souvent secondaire soit à une mort subite (décès brutal), généralement liée à des troubles du rythme ventriculaires, soit à une insuffisance cardiaque réfractaire au traitement ;
- d'épisodes d'insuffisance cardiaque aiguë nécessitant une hospitalisation pour une administration de diurétiques intraveineux ou d'inotropes en cas de bas débit. Ces hospitalisations sont très fréquentes, on considère que l'IC est une des premières causes d'hospitalisation après 65 ans. Une hospitalisation pour décompensation cardiaque représente toujours un facteur de gravité ;
- de troubles du rythme ventriculaires (ESV, TV non soutenues ou soutenues) ou supraventriculaires (fibrillation atriale) ;
- de complications thromboemboliques : embolies systémiques (AVC, etc.) par formation de thrombus dans les cavités gauches dilatées favorisée par le bas débit ou la fibrillation atriale, embolie pulmonaire notamment lors des épisodes l'alitement ou des hospitalisations (patients à risque) ;
- d'hypotension artérielle parfois aggravée par les médicaments ;

- de troubles hydroélectrolytiques (hypo ou hyperkaliémie, hyponatrémie), insuffisance rénale favorisés par le bas débit rénal et les traitements;
- d'une anémie, d'une carence martiale, d'un syndrome d'apnée du sommeil.

C. Principaux facteurs pronostiques

Ce sont :

- des facteurs cliniques : classe NYHA III ou IV *versus* I ou II, réhospitalisations répétées, étiologie ischémique, hypotension, tachycardie;
- des facteurs hémodynamiques : fraction d'éjection basse, débit cardiaque diminué, pressions pulmonaires augmentées;
- des caractéristiques ECG : augmentation de la durée des QRS > 120 ms (bloc de branche gauche);
- des facteurs biologiques : hyponatrémie, augmentation du BNP;
- une diminution du pic de consommation d'oxygène lors de l'épreuve d'effort métabolique.

VI. Traitement de l'insuffisance cardiaque chronique

A. Traitement étiologique et préventif

La prévention de l'insuffisance cardiaque passe par la prise en charge de tous les facteurs pouvant la causer. Elle commence par la prise en charge des facteurs de risque cardiovasculaires. Il peut s'agir aussi :

- de diminuer le travail imposé au ventricule gauche dans les surcharges de pression (HTA, RA) ou de volume (IM, IA) par le contrôle de l'HTA ou la correction chirurgicale ou percutanée de la valvulopathie;
- de la reperfusion précoce à la phase aiguë de l'infarctus de myocarde pour limiter la taille de la nécrose et à préserver le muscle cardiaque, ou de la revascularisation d'un muscle cardiaque ischémique;
- de l'éviction des toxiques (alcool, cocaïne, etc.);
- de la surveillance des chimiothérapies cardiotoxiques;
- du contrôle d'un trouble du rythme.

Toutes ces actions préventives sont destinées à préserver la structure et la fonction du myocarde et représentent les meilleurs traitements à long terme.

B. Mesures hygiénodiététiques

Ces mesures générales s'adressent à presque tous les patients et restent fondamentales, bien qu'aucun essai ne les ait validées. Comme dans toutes les maladies chroniques, le succès du traitement dépend étroitement de l'éducation du patient et de la compréhension qu'il aura de sa maladie.

1. Régime hyposodé

Toujours de mise, il consiste à bannir la salière de la table, à ne plus saler l'eau de cuisson des aliments, et à remettre au patient la liste détaillée des aliments contenant le plus de sel à éviter. On vise à ne pas dépasser 5 à 6 g de sel par jour. Chez certains malades, le régime sans sel peut être nuisible en conduisant à un certain degré de dénutrition ; l'aide d'une diététicienne peut dans ce cas s'avérer utile pour indiquer au patient d'autres agents de sapidité en remplacement (utiliser des épices, éviter les sels de régime qui contiennent du potassium). Si un écart de régime est fait, on peut alors conseiller au patient d'augmenter sa dose de diurétiques le jour même, voire le lendemain.

2. Surveillance du poids et des symptômes

La pesée régulière permet au patient de consulter rapidement si une prise de poids de 2 à 3 kg est constatée, *a fortiori* si elle est soudaine, en 2 à 3 jours. *A contrario*, une perte de poids progressive en l'absence d'œdème signe un certain degré de dénutrition, qui témoigne souvent de la gravité de l'insuffisance cardiaque et indique un mauvais pronostic. L'aggravation de la dyspnée, l'apparition d'une orthopnée ou l'apparition d'œdèmes des membres inférieurs ou d'un météorisme abdominal doit aussi alerter et inciter le patient à consulter sans attendre.

3. Alcool et tabac

En cas de cardiomyopathie dilatée, lorsqu'une consommation excessive a été repérée, l'arrêt total de l'alcool peut dans certains cas s'accompagner d'une régression partielle voire totale de la cardiopathie. Ce conseil vaut également pour les autres causes, compte tenu du caractère potentiellement aggravant de l'alcool ; dans ce cas, il est licite de conseiller une réduction de la consommation, même si aucune donnée n'existe pour attester de l'efficacité de ces mesures. L'arrêt du tabac est impératif chez tous les patients, *a fortiori* s'ils sont atteints d'une cardiopathie ischémique.

4. Activité physique

L'exercice doit être encouragé en dehors des épisodes de décompensation. Contrairement à ce qui était préconisé il y a quelques années, le repos strict n'est pas souhaitable, car le déconditionnement physique progressif ne fait qu'aggraver les symptômes à l'effort. On conseillera une activité physique régulière et prolongée (marche par exemple) à un rythme n'essoufflant pas le malade.

5. Travail et réinsertion professionnelle

Dans l'insuffisance cardiaque avérée, la poursuite d'une activité professionnelle nécessitant des efforts physiques importants (manutention, port de charge, bâtiment et travaux publics) est proscrite, de même que certains emplois à risque (chauffeur de poids lourds ou de transport en commun par exemple) ainsi que les horaires décalés. Dans les cas les plus graves, une demande d'invalidité doit être envisagée. La reprise d'une activité physique peut se faire dans un centre de réadaptation cardiaque, dans lequel le patient pourra aussi bénéficier de séances d'éducation thérapeutique.

6. Vaccinations

Les patients insuffisants cardiaques sont plus fragiles et une surinfection bronchopulmonaire peut parfois être à l'origine d'un épisode de décompensation. C'est la raison pour laquelle la vaccination antigrippale est à conseiller, surtout chez les sujets âgés, ainsi que la vaccination antipneumococcique.

7. Contraception

La grossesse expose à des risques : c'est le cas pour l'insuffisance cardiaque sévère où le pronostic vital de la mère peut être engagé, mais aussi pour l'insuffisance cardiaque plus modérée, en raison de l'effet délétère possible d'une grossesse sur la cardiopathie. Le choix peut se porter sur des contraceptifs minidosés en œstrogènes ou sur des dispositifs intra-utérins.

C. Traitements médicamenteux de l'insuffisance cardiaque associée à une fraction d'éjection basse (FE < 40 %) (insuffisance cardiaque systolique) (fig. 18.7)

1. Inhibiteurs de l'enzyme de conversion (IEC) (encadré 18.3)

Les IEC diminuent la transformation de l'angiotensine 1 en angiotensine 2 en bloquant l'enzyme de conversion. Ils doivent être prescrits chez tous les patients ayant une FE diminuée quelle que soit la classe fonctionnelle NYHA. Ils permettent d'améliorer les symptômes et de diminuer la mortalité et la fréquence des hospitalisations pour décompensations cardiaque.

Les principaux effets indésirables possibles sont l'hypotension artérielle et l'insuffisance rénale. Il est actuellement conseillé d'utiliser des doses le plus proches possibles de celles utilisées dans les essais thérapeutiques (exemple : énalapril 20 mg, captopril 150 mg, ramipril 10 mg) à condition qu'elles soient tolérées par le patient.

Étape 1

Diurétiques pour diminuer les signes de congestion
+
IEC (ARA2 si intolérance)
+
Bêtabloquants
+
Si encore en stade NYHA II–IV : ARM (spironolactone, éplérénone)

+ DAI (si FE < 35 % malgré traitement optimal ou TV symptomatique ou FV)

Étape 2

Encore en Stade NYHA II-IV, FEVG ≤ 35 %

- Sacubitril/valsartan* (remplacement des IEC)
- Ivabradine* (FC > 70/min et rythme sinusal)
- Resynchronisation* (QRS > 130 ms)

(* pouvant être combinés)

Étape 3

Persistance de symptômes : digoxine, dérivés nitrés

IC avancée : assistance, transplantation

Fig. 18.7 Algorithme du traitement de l'insuffisance cardiaque à fraction d'éjection VG diminuée.
D'après les recommandations de la Société européenne de cardiologie, 2016.

Encadré 18.3

Procédures d'introduction et de surveillance d'un traitement par IEC

- Commencer à faibles doses.
- Surveiller la pression artérielle, la créatininémie et la kaliémie une semaine après introduction et après chaque augmentation de doses; diminuer la posologie ou arrêter en cas d'hypotension artérielle symptomatique ou d'augmentation de la créatinine > 20–30 %.
- Être particulièrement vigilant en cas d'introduction chez un patient âgé, déshydraté ou ayant reçu de fortes doses de diurétiques, diabétique, insuffisant rénal ou ayant déjà une hypotension artérielle (PAS < 100 mm Hg).
- Éviter d'introduire simultanément IEC et antialdostérones; les anti-inflammatoires non stéroïdiens sont à proscrire.
- Respecter les contre-indications : sténose bilatérale des artères rénales, antécédent d'angio-œdème, grossesse, hyperkaliémie.

2. Bêtabloquants

Les bêtabloquants doivent être prescrits dans le traitement de l'insuffisance cardiaque symptomatique avec FE diminuée (et aussi en post-IDM si la FE est basse même en l'absence de symptômes d'IC). Leur efficacité a été démontrée pour 4 molécules : carvédilol, métoprolol, bisoprolol et nébivolol. Les bêtabloquants permettent d'améliorer les symptômes et de diminuer la mortalité et la fréquence des hospitalisations pour IC aiguë. Ils diminuent aussi le risque de mort subite par arythmie.

Les conditions d'administration restent assez strictes chez des patients stabilisés en commençant par des doses très faibles et en augmentant la posologie très progressivement (encadré 18.4). Au cours d'une poussée d'insuffisance cardiaque aiguë, le traitement ne doit être introduit que lorsque le patient est stabilisé au bout de quelques jours. La prescription immédiate serait une faute. Par contre, en cas d'hospitalisation pour décompensation cardiaque chez un patient déjà traité par bêtabloquant, il n'est pas recommandé d'arrêter le bêtabloquant sauf en cas de difficulté de réponse au traitement ou de choc cardiogénique.

Encadré 18.4

Procédures d'introduction et de surveillance d'un traitement bêtabloquant

- Introduire le traitement chez un patient stabilisé sans signe de décompensation (instauration possible au décours d'une poussée d'insuffisance cardiaque avant la sortie).
- Commencer par de très faibles doses (en règle : 1/8e de la dose maximale, exemple : 3,125 mg de carvédilol 2 fois/j ou 1,25 mg/j de bisoprolol).
- Augmenter les doses par paliers hebdomadaires jusqu'à un maximum de 25 mg × 2/j de carvédilol ou de 10 mg/j de bisoprolol, en fonction de la tolérance.
- Surveiller la fréquence cardiaque et de la pression artérielle.
- Respecter les contre-indications : asthme ou BPCO sévère, bradycardie ou hypotension symptomatique, BAV 2 ou 3.

3. Diurétiques

Ils doivent être prescrits pour traiter la rétention hydrosodée même si leur efficacité en chronique n'a pas été validée par des essais thérapeutiques. Les plus utilisés sont les diurétiques de l'anse de Henle (furosémide ou Lasilix®, bumétamide ou Burinex®). Le furosémide est donné par voie orale à dose variable en fonction des apports sodés (on essaie de trouver la dose minimale permettant de contrôler les œdèmes) pouvant aller de 20 mg/j dans les formes légères à 500 mg/j, voire 1 g/j dans les formes les plus sévères. Lorsque le patient est éduqué, il peut adapter la posologie à ses apports sodés.

Les diurétiques thiazidiques (exemple : hydrochlorothiazide) sont réservés aux formes graves d'insuffisance cardiaque, en cas de résistance aux diurétiques (persistance de signes de rétention hydrosodée malgré de fortes doses de furosémide). Dans ce cas, on les donne en association au furosémide.

4. Antialdostérones ou antagonistes des récepteurs aux minéralocorticoïdes (ARM) (spironolactone et éplérénone)

Ce sont aussi des diurétiques – épargneurs potassiques – mais on les classe à part car ils ont fait l'objet d'études spécifiques. Ils sont indiqués chez tous les patients insuffisants cardiaques avec FE basse (classes II à IV de la NYHA). Leur prescription s'accompagne d'une réduction de la mortalité et des épisodes de décompensation. De même, l'adjonction d'éplérénone au traitement conventionnel (BASIC) après un infarctus étendu, avec fraction d'éjection inférieure à 40 % et/ou signes d'insuffisance cardiaque, permet de diminuer encore la mortalité, le risque de mort subite et les récidives d'insuffisance cardiaque. Les risques de ces traitements sont l'hyperkaliémie et l'insuffisance rénale, notamment lorsqu'ils sont prescrits avec un IEC. Ils sont donc contre-indiqués en cas d'hyperkaliémie et d'insuffisance rénale. Outre l'hyperkaliémie, les effets indésirables les plus fréquents de la spironolactone (Aldactone®) sont la gynécomastie et l'impuissance.

5. Antagonistes des récepteurs de l'angiotensine 2 (ARA2)

Ces médicaments agissent comme les IEC en bloquant le système rénine – angiotensine mais de manière plus spécifique en bloquant le récepteur AT1 de l'angiotensine 2. Ils ont l'avantage d'être mieux tolérés, en particulier d'induire moins de phénomènes de toux. On considère que leur efficacité est à peu près comparable à celle des IEC, mais en raison de leur coût plus élevé, on les réserve aux patients intolérants aux IEC. Les règles de prescription sont les mêmes que celle des IEC. On peut également, dans de rares cas, les associer aux IEC chez les patients restant symptomatiques sous IEC et bêtabloquant à condition toutefois que le patient ne reçoive pas d'antialdostérone ; en effet, **la triple association IEC – ARA2 – spironolactone est contre-indiquée en raison du risque d'hyperkaliémie**.

6. Inhibiteurs des récepteurs de l'angiotensine 2 et de la néprilysine (association valsartan/sacubitril)

- C'est une nouvelle classe thérapeutique qui inhibe à la fois :
  - le système rénine – angiotensine *via* le récepteur AT1 de l'angiotensine 2 ;
  - et la néprilysine, enzyme impliquée dans la dégradation des peptides natriurétiques, ce qui entraîne une augmentation de la disponibilité de ces peptides et donc une potentialisation de leurs effets vasodilatateurs et natriurétiques.
- Une étude a montré une plus grande efficacité du valsartan/sacubitril par rapport à un IEC (énalapril) pour diminuer la mortalité et l'insuffisance cardiaque chez des patients ayant une FE basse.
- Ce nouveau médicament est donc indiqué en remplacement des IEC chez les patients restant symptomatiques et gardant une FE basse en 2e intention malgré un traitement conventionnel optimal.

7. Ivabradine

Ce nouveau médicament, dont le seul effet est de diminuer la fréquence cardiaque en bloquant le canal If (courant de dépolarisation à l'origine du potentiel d'action), est réservé aux patients symptomatiques (classes NYHA II à IV), en rythme sinusal, gardant une fréquence cardiaque élevée (> 70 ou 75/min), malgré le traitement bêtabloquant ou en cas d'intolérance ou de contre-indication aux bêtabloquants. Dans cette indication, l'ivabradine a montré qu'en réduisant la fréquence cardiaque, elle diminuait le risque d'hospitalisation pour insuffisance cardiaque.

8. Digoxine

Molécule la plus ancienne utilisée dans le traitement de l'insuffisance cardiaque, elle peut améliorer les symptômes des patients qui restent symptomatiques malgré un traitement optimal. En revanche, elle a un effet neutre sur la survie. Sa faible marge thérapeutique et le risque de surdosage, notamment en cas d'insuffisance rénale associée, ses effets potentiellement proarythmogènes en font actuellement un traitement réservé aux IC résistantes au traitement conventionnel (c'est-à-dire en association aux traitements précédents chez les patients ayant une insuffisance cardiaque grave). En revanche, elle garde sa place en cas de fibrillation atriale où elle permet de ralentir la fréquence cardiaque. Sa prescription justifie un dosage régulier de sa concentration plasmatique.

9. Dérivés nitrés

Ce sont des vasodilatateurs principalement veineux considérés comme un **traitement d'appoint** chez les patients symptomatiques qui gardent des pressions de remplissage élevées.

10. Autres traitements

- Les **inhibiteurs calciques** ne sont pas des traitements de l'insuffisance cardiaque. **Le diltiazem et le vérapamil sont contre-indiqués dans l'IC systolique** car ils peuvent avoir un effet dépresseur sur la contractilité. Les dihydropyridines (félodipine et amlodipine) ont un effet neutre sur la mortalité et peuvent donc être prescrites lorsqu'une indication associée est présente (angor, HTA).
- L'**amiodarone** n'a pas fait la preuve de son efficacité dans la réduction de la mortalité ou des morts subites chez l'insuffisant cardiaque. Sa prescription est réservée aux patients présentant des troubles du rythme ventriculaires graves ou une fibrillation atriale réduite, pour prévenir les récidives. Elle peut être associée au traitement bêtabloquant.
- **Les autres antiarythmiques (classe I comme le flécaïnide) sont contre-indiqués.**
- La prescription des **antiagrégants plaquettaires** et des **anticoagulants** est mal codifiée. Il est habituel de traiter par aspirine les patients présentant une cardiopathie ischémique stable. Les patients ayant fait un syndrome coronarien aigu ou ayant eu un stent coronarien doivent recevoir une double antiagrégation plaquettaire. Les antivitamines K sont réservées aux patients en fibrillation atriale, ayant un thrombus intracavitaire ou ayant fait des AVC emboliques. La place des anticoagulants oraux directs (anti-Xa ou anti-IIa) se limite aujourd'hui à la FA. Il est recommandé de calculer pour l'évaluation du risque embolique le score CHA_2DS_2-VASc et, pour le risque hémorragique, le score HAS-BLED.

D. Traitement dit « électrique » de l'insuffisance cardiaque avec altération de la fraction d'éjection

1. Resynchronisation ventriculaire par un stimulateur biventriculaire (ou pacemaker triple chambre)

Ce traitement est réservé aux patients ayant une insuffisance cardiaque symptomatique (classes NYHA II à IV), avec une FEVG inférieure ou égale à 35 % et un allongement de la durée de QRS supérieure ou égale à 130 ms. Il consiste à mettre en place une sonde dans l'AD, une dans le VD et une en regard de la paroi latérale du VG en l'insérant *via* le sinus coronaire. La stimulation simultanée des deux ventricules permet de restaurer une contraction synchrone et harmonieuse. Ce traitement a d'autant plus de chances d'être efficace qu'il s'agit d'un bloc de branche gauche, que la durée du QRS est supérieure ou égale à 150 ms, et qu'il s'agit d'une cardiopathie non ischémique.

2. Défibrillateur automatique implantable (DAI)

Il doit être proposé :

- en prévention secondaire, c'est-à-dire après un arrêt cardiaque par FV récupéré ou après une tachycardie ventriculaire symptomatique ;
- et en prévention primaire chez les patients sans antécédents rythmiques, symptomatiques (classes II-III de la NYHA) ayant une fraction d'éjection ≤ 35 % sur une cardiopathie ischémique à distance d'un geste de revascularisation ou d'un infarctus du myocarde (au moins 6 semaines après) ou sur une cardiopathie non ischémique après au moins 3 mois de traitement médical bien conduit. Ce dispositif est réservé aux patients dont la probabilité de survie est > 1 an : ainsi, les patients en stade IV de la NYHA ne relèvent pas du DAI car leur risque de décéder de l'IC à court terme est très élevé, à moins que l'on envisage une greffe cardiaque ou la mise en place d'une assistance.

Lorsqu'il existe aussi une indication de resynchronisation, on peut choisir un dispositif qui a les deux fonctions (défibrillation et resynchronisation). Les complications du DAI sont les infections de sonde et les chocs inappropriés.

E. Traitement de l'insuffisance cardiaque terminale

1. Transplantation cardiaque

Les indications de la greffe sont l'insuffisance cardiaque sévère définie par des symptômes invalidants, un mauvais pronostic et aucune alternative thérapeutique (ce qui suppose que le traitement médical et non médical soit considéré comme maximal et optimal). Cela implique que le patient soit motivé et capable de suivre le traitement immunosuppresseur en post-greffe. Le principal obstacle de la greffe cardiaque est le nombre limité de greffons disponibles. Les principales contre-indications sont l'âge (il n'y a pas de vraie limite car cela dépend de l'âge physiologique, mais il est rare que l'on greffe un patient de plus de 65–70 ans), l'existence d'une pathologie qui limiterait l'espérance de vie (cancer par exemple), une infection active, une insuffisance rénale, une HTAP fixée (résistances pulmonaires > 5 unités Wood), une atteinte artérielle périphérique diffuse, etc. Le suivi nécessitera la prise chronique d'un traitement immunosuppresseur pour diminuer les risques de rejet. Les complications de la greffe sont liées aux épisodes de rejet, aux effets indésirables des immunosuppresseurs (infection, cancers, HTA, insuffisance rénale) et à la maladie coronarienne du greffon (sorte d'athérome coronarien précoce et diffus) pouvant entraîner à terme un dysfonctionnement du greffon.

2. Systèmes d'assistance ventriculaire

Des progrès importants ont été faits dans ce domaine avec apparition de dispositifs de plus en plus petits et de plus en plus fiables. On distingue les systèmes qui permettent une assistance de courte durée (type ECMO : *Extracorporeal Membrane Oxygenation*), et les systèmes permettant une assistance de plus longue durée (mono ou biventriculaire). Ces systèmes sont mis en place en attente d'une greffe cardiaque, lorsque l'état du patient ne permet pas l'attente d'un greffon compatible disponible. Ils peuvent également être envisagés comme traitement définitif chez un patient ne relevant pas de la greffe cardiaque.

F. Traitement médicamenteux de l'insuffisance cardiaque à fraction d'éjection conservée

Contrairement au traitement de l'IC à fonction systolique altérée, le traitement de l'IC à fonction systolique préservée est encore très mal codifié car il a fait l'objet de peu d'études et aucun médicament n'a pour le moment démontré d'efficacité. Le traitement consiste donc à éviter les facteurs déclenchants qui sont rapidement source de décompensations dans ce type de cardiopathie, en particulier :

- les poussées hypertensives par un meilleur contrôle de la pression artérielle ;
- les épisodes de fibrillation atriale ou les autres troubles de rythme ;
- les surcharges volumiques (apports de solutés, examens radiologiques iodés).

Le traitement de fond pourra faire appel :

- aux médicaments bloqueurs du système rénine – angiotensine (IEC ou ARA2), qui peuvent en théorie améliorer la relaxation et faire régresser l'hypertrophie VG chez l'hypertendu ;
- au traitement bêtabloquant ou à l'inhibiteur calcique ralentisseur qui peuvent ralentir la fréquence cardiaque, allonger la diastole et assurer un meilleur remplissage du cœur ;
- au traitement diurétique de fond par thiazidiques ou inhibiteurs de l'anse de Henle, en particulier lorsque des manifestations congestives sont présentes.

On voit donc que ce traitement est finalement semblable à celui de l'IC à fonction systolique altérée.

G. Prise en charge globale

Après une première hospitalisation pour insuffisance cardiaque, le risque de réhospitalisations est important et il est essentiel de contrôler au mieux les signes congestifs et de poursuivre l'optimisation ambulatoire du traitement avec le cardiologue et le médecin généraliste. Le patient et son entourage devront bénéficier d'une approche éducative, si possible avec une équipe pluridisciplinaire, lui permettant de développer des compétences d'autoprise en charge de sa maladie et connaître en particulier les signes d'alerte d'une décompensation afin de prévenir au plus tôt son médecin. Cet accompagnement peut bénéficier d'un séjour en réadaptation.

Au stade d'insuffisance cardiaque avancée et si la greffe ou l'assistance circulatoire n'est pas envisageable, il sera nécessaire d'accompagner le patient avec l'intervention des soins de support ou de soins palliatifs.

H. Traitement de l'insuffisance cardiaque aiguë

1. Traitement de l'OAP

- Au domicile du patient, la prise en charge repose sur la position assise, l'injection de furosémide en intraveineux (1 mg/kg, à répéter si nécessaire), les dérivés nitrés en sublingual si PAS > 100 mm Hg, l'appel du SAMU en fonction de la gravité clinique et l'hospitalisation.
- À l'hôpital (soins intensifs) ou à l'arrivée de SAMU, le traitement est le suivant :
  - position assise, mise en place d'une voie d'apport veineuse avec du G5 %, monitorage (fréquence cardiaque, pression artérielle, saturation, scope), oxygénothérapie à la sonde nasale, au masque, objectif : $SaO_2 > 90$ %, précautions chez les patients à risque d'hypercapnie ;
  - injection de furosémide (1 mg/kg) à adapter ensuite en fonction de la diurèse ;
  - injection de dérivés nitrés (trinitrine 1 mg/h à adapter en fonction de la pression artérielle) si la PAS est > 100 mm Hg ;

- proposition de morphine IV en cas d'anxiété importante non contrôlée ou de douleur thoracique ;
- traitement d'un facteur déclenchant : digoxine IV et anticoagulation efficace en cas de fibrillation atriale rapide, traitement d'une poussée hypertensive par perfusion de nicardipine IV (1 à 5 mg/h) ;
- anticoagulation préventive par HBPM systématique.

En cas de non-réponse aux traitements médicamenteux, la ventilation par CPAP (*Continuous Positive Airway Pressure*) peut améliorer les symptômes et la saturation en oxygène.

En l'absence de réponse satisfaisante, de persistance de signes d'insuffisance respiratoire aiguë et d'épuisement respiratoire, on procède à une intubation trachéale et une ventilation invasive.

Le traitement bêtabloquant ne doit pas être introduit au cours d'une poussée, si le patient est déjà sous bêtabloquant il est généralement arrêté ou sa posologie est diminuée.

Les IEC ne sont instaurés que secondairement après la poussée.

2. Poussée d'insuffisance cardiaque globale sans OAP franc

Le traitement comporte :

- hospitalisation fréquente mais non systématique chez un patient IC chronique connu (parfois une simple augmentation de la posologie orale des diurétiques peut être suffisante) ;
- cure de diurétiques IV ;
- rééquilibration du traitement *per os* (posologies d'IEC, associations médicamenteuses) ;
- recherche de la cause de la déstabilisation.

3. Choc cardiogénique

En cas de choc cardiogénique (pression artérielle <90 mm Hg, oligurie, marbrures cutanées), on procède à l'administration d'inotropes : perfusion de dobutamine IV ou inhibiteurs des phosphodiestérases (énoximone si le patient est sous bêtabloquant), sonde urinaire systématique, monitorage invasif de la pression artérielle (cathéter radial). Le lévosimendan est un sensibilisateur des protéines contractiles au calcium, avec des propriétés à la fois inotropes et vasodilatatrices, parfois utilisé chez les patients que l'on ne peut sevrer du traitement par les inotropes.

En cas de non-réponse au traitement, on peut être amené à discuter une assistance circulatoire (de courte durée type ECMO, ou de plus longue assistance uni ou biventriculaire), d'un cœur artificiel ou d'une greffe cardiaque en urgence.

Points clés

- L'insuffisance cardiaque est définie par l'association de symptômes (dyspnée) et de signes cliniques à un dysfonctionnement de la pompe cardiaque ; c'est une affection fréquente (1 à 2 % de la population), en particulier chez le sujet âgé (âge moyen du diagnostic : 75 ans). Le pronostic est sévère : environ 50 % de mortalité 5 ans après le diagnostic. La mortalité est le plus souvent due une mort subite par troubles du rythme ou une insuffisance cardiaque réfractaire.
- Le signe fonctionnel le plus fréquent est la dyspnée d'effort qui est quantifiée par la classification de NYHA, mais qui n'est pas spécifique.
- Outre l'ECG et la radiographie de thorax, les examens complémentaires pour confirmer le diagnostic sont l'échocardiographie et le dosage du BNP ou du NT-proBNP.
- Les principales étiologies sont représentées par les cardiopathies ischémiques, l'HTA, les maladies du muscle cardiaque (cardiomyopathies). Néanmoins, toutes les affections cardiovasculaires peuvent aboutir à l'insuffisance cardiaque (pathologie valvulaire, troubles du rythme, maladie du péricarde, etc.).

- Lors du bilan, il est donc important d'éliminer une cardiopathie ischémique si elle n'est pas connue, et cela passe souvent par la réalisation d'une coronarographie.
- L'insuffisance cardiaque aiguë caractérise un patient ayant des signes de congestion (hypervolémie, pressions de remplissage élevées) et/ou un bas débit cardiaque. Il faut rechercher des facteurs déclenchants.
- Le patient doit en général être hospitalisé pour recevoir des traitements intraveineux (diurétique, dérivés nitrés, voire inotropes en cas de choc cardiogénique). Le tableau le plus caractéristique est l'OAP qui est une des grandes urgences cardiovasculaires.
- L'insuffisance cardiaque droite est le plus souvent secondaire à une pathologie du cœur gauche, mais il existe des étiologies d'insuffisance cardiaque droite isolée.
- On oppose aussi les insuffisances cardiaques à fraction d'éjection abaissée aux insuffisances cardiaques à fraction d'éjection préservée, qui est une forme prédominante chez le sujet âgé.
- Le traitement repose toujours sur la correction d'une cause curable éventuelle (revascularisation coronaire si possible, correction d'une anomalie valvulaire).
- Le traitement symptomatique repose d'abord sur l'éducation du patient et les mesures hygiénodiététiques (régime pauvre en sel, maintien d'une activité physique, vaccination, etc.).
- Le traitement médicamenteux est bien codifié dans l'insuffisance cardiaque à FE basse (diurétiques, IEC, bêtabloquants, antialdostérone).
- Le traitement « électrique » du cœur peut faire appel au défibrillateur automatique implantable pour diminuer le risque de mort subite par FV et/ou au pacemaker biventriculaire quand il y a une désynchronisation (BBG large).
- En cas de résistance au traitement médical, le traitement est la greffe cardiaque ou parfois la mise en place de pompe d'assistance ventriculaire, soit en attente de la greffe, soit définitive.
- Le traitement de l'insuffisance cardiaque à FE préservée n'est pas codifié mais repose actuellement sur la prévention de la fibrillation atriale, des poussées hypertensives, et de la surcharge volumique ainsi que sur le traitement de l'ischémie myocardique.

Notions indispensables PCZ

- Devant une IC à FEVG abaissée, il faut toujours penser à éliminer une origine ischémique, ce qui est fait le plus souvent par la réalisation d'une coronarographie ou d'un coroscanner chez le sujet jeune.
- Le traitement médical de l'IC à FEVG abaissée repose sur une quadrithérapie (diurétique de l'anse de Henle, IEC ou ARA2, bêtabloquant, spironolactone ou éplérénone).
- L'OAP est une urgence cardiovasculaire et sa prise en charge doit être parfaitement connue.

Réflexes transversalité

- Item 199 – Dyspnée aiguë et chronique
- Item 221 – Hypertension artérielle de l'adulte
- Item 230 – Fibrillation atriale
- Item 231 – Valvulopathies
- Item 334 – Syndromes coronariens aigus

Compléments en ligne

Des compléments numériques sont associés à ce chapitre. Ils sont indiqués dans la marge par des flashcodes. Pour accéder à ces compléments, connectez-vous sur **http://www.em-consulte.com/e-complement/476332** et suivez les instructions pour activer votre accès.

Vidéo 18.1 **Ventricule gauche normal en incidence apicale 4 cavités.**

Vidéo 18.2 **Ventricule gauche dilaté globalement hypokinétique avec baisse de la fraction d'éjection VG d'un patient porteur d'une cardiomyopathie dilatée.**

Vidéo 18.3 **Échocardiographie d'un patient ayant un infarctus étendu antéroapical et latéral.**

Vidéo 18.4 **Échocardiographie d'un patient porteur d'une cardiomyopathie hypertrophique.**

CHAPITRE

19

Item 222 – UE 8 – Hypertension artérielle pulmonaire de l'enfant et de l'adulte

Objectifs pédagogiques

Nationaux

- Diagnostiquer une hypertension artérielle pulmonaire chez l'enfant et chez l'adulte.

CNEC

- Connaître la définition de l'hypertension pulmonaire.
- Savoir distinguer une hypertension pulmonaire précapillaire et post-capillaire.
- Connaître la classification clinique mondiale des hypertensions pulmonaires.
- Connaître quelques éléments épidémiologiques et de physiopathologie.
- Savoir évoquer et diagnostiquer une HTAP chez l'adulte.

Hypertension artérielle pulmonaire de l'adulte

I. Définitions

- Chez les sujets sains, la circulation pulmonaire (artères, artérioles, capillaires, veinules et veines pulmonaires qui se drainent dans l'atrium gauche) est une circulation à basse pression car à bas niveau de résistance. Contrairement à la circulation systémique, les chiffres de pression ayant une plus grande variabilité autour de chiffres peu élevés, la mesure repose sur la pression artérielle pulmonaire moyenne (PAPm). La PAPm normale au repos est égale à 14 $\pm$ 3,3 mm Hg.
- L'hypertension pulmonaire (HTP) ne correspond pas à « une maladie » mais juste une élévation anormale de la pression artérielle pulmonaire (PAP). Par convention, l'HTP est définie par une PAPm au repos supérieure ou égale à 25 mm Hg lors d'un cathétérisme cardiaque. C'est une situation relativement fréquente car englobant un grand nombre de situations variées.

- Une HTP est dite **précapillaire** quand l'origine de l'hypertension est située anatomiquement au niveau des artères et artérioles, donc en **amont** des capillaires pulmonaires. La pression artérielle pulmonaire d'occlusion (PAPO), qui reflète la pression dans les capillaires pulmonaires et en aval (jusque dans l'atrium gauche), est donc normale.
- L'HTP est dite **post-capillaire** quand la source de l'hypertension est en **aval** des capillaires, avec donc une PAPO élevée. Dans ce cas, c'est la pression élevée dans l'atrium gauche qui se transmet aux veines pulmonaires et aux artères pulmonaires.

- L'hypertension **artérielle** pulmonaire (HTAP) définit une entité physiopathologique plus précise qui correspond à un cas particulier d'HTP. L'HTAP est une maladie rare, secondaire à un processus de dysfonction de l'endothélium et surtout de prolifération des cellules musculaires lisses de la média, de façon diffuse, des artères de petit calibre et des artérioles pulmonaires. Ce processus entraîne une augmentation de la résistance à l'écoulement sanguin et donc de la pression dans l'ensemble de la circulation artérielle pulmonaire.

II. Classifications

A. Classification hémodynamique

Le cathétérisme cardiaque droit est indispensable pour définir l'origine hémodynamique d'une HTP. On peut distinguer :

- l'hypertension pulmonaire : PAPm $\geq$ 25 mm Hg ;
- l'hypertension pulmonaire précapillaire : PAPm $\geq$ 25 mm Hg + PAPO $\leq$ 15 mm Hg ;
- l'hypertension pulmonaire post-capillaire : PAPm $\geq$ 25 mm Hg + PAPO > 15 mm Hg ;
- l'HTAP : HTP précapillaire (PAPm $\geq$ 25 mm Hg + PAPO $\leq$ 15 mm Hg) + résistances vasculaires pulmonaires (RVP) > 3 unités Wood.

B. Classification clinique

Un grand nombre de situations peuvent s'accompagner d'une élévation anormale de la PAP. Une classification internationale existe afin de regrouper les patients en fonction des données histologiques et des mécanismes physiopathologiques responsables de cette élévation de la PAP. Il existe 5 groupes d'HTP :

- groupe 1 : regroupe les différentes formes d'HTAP (au sens « maladie » des artérioles pulmonaires) :
  - HTAP idiopathique (aucun facteur de risque ou maladie associée),
  - HTAP héritable (1 ou plusieurs cas familiaux et/ou présence d'une mutation génétique),
  - HTAP induite par des médicaments (surtout anorexigènes) et autres toxiques,
  - HTAP des maladies associées : connectivites (la sclérodermie cutanée est de loin la première), infection par le VIH, hypertensions portales et cirrhoses, cardiopathies congénitales (qui ont une sous-classification à part) ;
- groupe 2 : HTP des maladies cardiaques gauches (seules à être post-capillaires) :
  - insuffisance cardiaque à fraction d'éjection altérée,
  - insuffisance cardiaque à fraction d'éjection préservée,
  - valvulopathies gauches (aortiques ou mitrales) ;
- groupe 3 : HTP des maladies de l'appareil respiratoires et/ou hypoxémies :
  - bronchopathie chronique obstructive,
  - maladies pulmonaires interstitielles dont fibroses pulmonaires,
  - désordres ventilatoires liés au sommeil,

  - syndromes d'hypoventilation alvéolaire (obésité sévère par exemple),
  - exposition chronique aux hautes altitudes;
- groupe 4 : HTP de la maladie thromboembolique chronique (séquelle d'embolies pulmonaires massives et/ou répétées) et autres obstructions des artères pulmonaires.
- groupe 5 : HTP de mécanismes multiples et/ou complexes (étiologies à ne pas connaître, juste pour exemple : anémies hémolytiques et syndromes myéloprolifératifs, sarcoïdose, histiocytose X, insuffisance rénale chronique).

III. Hypertension artérielle pulmonaire

Nous n'abordons pas ici les HTAP survenant en période néonatale ou dans la petite enfance.

A. Notions de physiopathologie

Que l'HTAP soit idiopathique, héritable ou associée, la physiopathologie et les lésions histologiques sont semblables. La cause initiale est à ce jour encore inconnue. Il est probable que s'associent une prédisposition individuelle (génétique parfois), un facteur déclenchant (peu sont connus) et une réaction inflammatoire anormale diffuse au sein des parois des artérioles pulmonaires. La physiopathologie associe ensuite une dysfonction endothéliale (perte de la vasodilatation et épaississement de l'intima) et une prolifération des cellules endothéliales et des cellules musculaires lisses. L'ensemble aboutit à un épaississement important de la paroi avec réduction, voire obstruction de la lumière artériolaire. Ces phénomènes sont en partie liés à la diminution de synthèse d'agents vasodilatateurs et antiproliférants (en particulier le monoxyde d'azote [NO] et la prostacycline) et l'augmentation de substances vasoconstrictrices et proprolifėrantes (en particulier l'endothéline-1). Les lésions comportent aussi une réaction inflammatoire périvasculaire médiée par de nombreuses chimiokines et cytokines.

La réduction de calibre et l'obstruction distale des artérioles pulmonaires génèrent progressivement un obstacle à l'écoulement sanguin : c'est l'augmentation des RVP. Cela entraîne une élévation de la postcharge (gêne à l'éjection) du ventricule droit. Cette pathologie étant très progressive (contrairement à l'embolie pulmonaire), le ventricule droit va initialement s'adapter, avec une dilatation et un certain degré d'hypertrophie de la paroi. Sans traitement, l'évolution se fait vers l'insuffisance cardiaque droite puis le décès par défaillance du ventricule droit.

B. Données épidémiologiques : prévalence et pronostic

Il s'agit d'une maladie rare (pas assez pour être définie « orpheline »). La prévalence est estimée à 2 à 10/million d'habitants. Cette prévalence est peut-être sous-estimée en raison de la consultation assez tardive des patients (car les symptômes sont discrets au départ, progressifs et non spécifiques [*cf.* C. Diagnostic]) et de la méconnaissance de la maladie par les médecins.

Il s'agit d'une maladie grave. En l'absence de traitement (évolution « naturelle »), il n'y a pas de possibilité de régression spontanée et la maladie est fatale dans 100 % des cas. Il n'existe pas à ce jour de thérapeutique qui permette une guérison (disparition de la maladie permettant l'arrêt de tout traitement). En revanche, depuis 15 ans, des thérapeutiques spécifiques ont permis une amélioration des symptômes et de l'espérance de vie. Ces traitements sont adaptés à chaque malade et sont poursuivis au long cours (comme dans l'hypertension artérielle, l'insuffisance cardiaque, etc.). Le pronostic vital dépend de la gravité de la maladie au moment du diagnostic, de son potentiel évolutif (il existe des patients à progression rapide et des patients à progression lente), de la pathologie associée éventuelle (mutation génétique ou pas, connectivite, VIH, etc.) et surtout de la réponse au traitement. Actuellement, pour l'HTAP idiopathique, héritable ou associée aux anorexigènes, la survie est estimée à 86, 70 et 55 %, respectivement à 1, 2 et 3 ans après le diagnostic. Pour les patients dont les thérapeutiques ont permis une régression franche des symptômes et une quasi-normalisation du débit cardiaque, il est observé une survie prolongée de nombreuses années (> 10 ans).

C. Diagnostic

1. Circonstances de découverte et signes fonctionnels

Il n'y a pas de terrain particulier. L'HTAP peut toucher les hommes comme les femmes, les enfants (*cf. infra* sous-chapitre dédié), les sujets jeunes (18–40 ans) comme les personnes plus âgées (> 70 ans). Cependant, il existe une prédominance féminine (60–70 %) et l'âge moyen au diagnostic se situe entre 40–50 ans.

Il n'existe à ce jour aucun facteur de risque identifié en dehors de l'exposition à certains médicaments (anorexigènes +++ et autres amphétamines) ou toxiques. Ensuite, certaines maladies sont associées à une augmentation de la prévalence (même si le lien précis est méconnu) : connectivites (sclérodermie principalement), infection par le VIH, maladie du foie avec cirrhose et/ou hypertension portale, et cardiopathies congénitales. Il est donc important d'évoquer l'HTAP chez les patients présentant ou suspect de l'une de ces conditions. Il est recommandé un dépistage systématique chez les patients sclérodermiques.

Les signes fonctionnels sont largement dominés par la dyspnée qui est quasi constante. Il s'agit d'une dyspnée progressive, survenant d'abord pour les efforts importants. Il n'est pas rare que dans ces conditions, les patients diminuent leurs activités physiques, ce qui retarde leur plainte et le diagnostic. Cette dyspnée peut évoluer sur plusieurs mois, voire quelques années. Il faut noter que l'examen clinique est totalement normal. Il en résulte souvent une « errance » diagnostique initiale. La dyspnée va progressivement s'aggraver pour survenir ensuite au moindre effort, à la parole puis au repos.

Ainsi, comme pour l'embolie pulmonaire en cas de dyspnée aiguë, l'HTAP est à évoquer devant une dyspnée anormale, persistante (constante) et progressive, et ce d'autant plus que l'examen clinique est normal.

Les autres signes fonctionnels associent asthénie, fatigabilité (intolérance) à l'effort, douleurs thoraciques d'allure angineuse (par ischémie du ventricule droit), palpitations, lipothymies, voire syncopes à l'effort. Enfin, les signes peuvent être ceux d'une insuffisance cardiaque droite : hépatalgie d'effort ou de repos, lourdeur et prise poids avec œdèmes des membres inférieurs. Les signes fonctionnels ne sont donc pas spécifiques.

L'HTAP peut être découverte suite à l'apparition progressive d'un symptôme, mais parfois également à l'occasion d'une aggravation brutale (détresse respiratoire, décompensation cardiaque droite ou état de choc) favorisée par un événement intercurrent : infection bronchopulmonaire, grossesse, traumatisme, etc.

2. Interrogatoire et examen clinique

L'interrogatoire recherche les antécédents familiaux d'HTAP, l'exposition à un médicament en particulier anorexigène, la consommation régulière de toxiques (stupéfiants type amphétamine, cocaïne, etc.), l'existence d'une maladie susceptible de s'associer à une HTAP. L'interrogatoire recherche en particulier un syndrome de Raynaud et/ou une dysphagie, une dyspepsie qui sont évocateurs d'une sclérodermie.

L'interrogatoire recherche également les éléments en faveur de diagnostics différentiels qui sont les autres HTP : antécédent de maladies respiratoires (asthme, tabagisme, BPCO, etc.), de maladies cardiaques (chirurgie valvulaire, rhumatisme articulaire, infarctus, cardiomyopathie, etc.), antécédents personnels ou familiaux d'embolie pulmonaire et/ou de thrombose veineuse profonde, de facteur de risque de maladie thromboembolique chronique (splénectomie, *port-a-cath*, stimulateur cardiaque).

L'examen clinique est très longtemps normal. L'auscultation pulmonaire reste normale, même aux stades les plus évolués et cette discordance avec la sévérité de la dyspnée doit orienter vers l'HTAP. L'auscultation cardiaque attentive perçoit souvent des anomalies évocatrices d'hypertension pulmonaire (non spécifiques à l'HTAP) : un éclat du B2 au foyer pulmonaire, une tachycardie sinusale, un souffle systolique de régurgitation tricuspide majorée en inspiration. À un stade plus évolué, peuvent s'observer des signes d'insuffisance cardiaque droite (œdèmes, turgescence jugulaire, reflux hépatojugulaire avec hépatomégalie douloureuse) et à un stade plus évolué encore, des signes d'hypoxémie et/ou de bas débit (extrémités froides et cyanosées, cyanose labiale et unguéale, marbrures cutanées sur les genoux).

3. Examens complémentaires

Examens complémentaires habituels d'un bilan de dyspnée

Radiographie de thorax

Elle montre un parenchyme pulmonaire normal, ce qui, en présence d'une dyspnée chronique persistante, doit faire évoquer une HTAP. Les signes radiologiques associent une hypertrophie des hiles pulmonaires droit et gauche et de la vascularisation proximale, plus tardivement une cardiomégalie aux dépens des cavités cardiaques droites. Dans le cadre du diagnostic différentiel, la radiographie de thorax recherche les signes d'une maladie pulmonaire interstitielle et/ou hypoxémiante : une fibrose pulmonaire importante, des signes de bronchoemphysème chronique, des signes de sarcoïdose (HTP du groupe 5).

Épreuves fonctionnelles respiratoires

Elles sont sensiblement normales dans la grande majorité des cas d'HTAP (groupe 1). L'existence d'un trouble ventilatoire significatif obstructif et/ou restrictif oriente vers une hypertension pulmonaire du groupe 3. La gazométrie artérielle est également souvent normale ou avec hypoxémie très modérée, une hypocapnie est assez fréquente du fait de l'hyperventilation alvéolaire ; une hypoxémie profonde est possible dans les formes sévères ou surtout compliquées (par exemple : réouverture du foramen ovale avec shunt droit-gauche ou inversion du shunt d'une communication interatriale).

Électrocardiogramme

Il peut être normal. Souvent cependant, il montre les signes de retentissement de l'HTAP sur les cavités droites. Les signes ECG ne sont donc pas spécifiques, identiques à ceux observés dans l'embolie pulmonaire avec cœur pulmonaire aigu :

- hypertrophie électrique de l'atrium droit (grande amplitude de l'onde P) ;
- déviation axiale droite avec éventuellement aspect SI-QIII ;
- bloc incomplet ou complet de la branche droite, parfois de grande amplitude ;
- trouble de repolarisation type onde T négative, asymétrique dans les dérivations antéroseptale (parfois même antérieure étendue) et inférieure.

Échocardiographie

L'échocardiographie par voie transthoracique est **l'examen de dépistage clé** des hypertensions pulmonaires (tous les groupes). Il n'y a pas de signe spécifique de l'HTAP (groupe 1). Assez facilement, l'échocardiographie distingue l'hypertension pulmonaire du groupe 2, post-capillaire, secondaire aux maladies valvulaires et ventriculaires gauches des autres hypertensions précapillaires.

Dans l'HTP, l'échocardiographie montre :

- une dilatation du ventricule droit, de l'atrium droit et du tronc de l'artère pulmonaire ;
- une hypertrophie de la paroi du ventricule droit ;
- une augmentation de la PAP systolique (PAPs) estimée à partir de la mesure de la vitesse (vélocité) maximale de la régurgitation tricuspide (très fréquente) ;
- une augmentation des PAP moyenne et diastolique (qui peuvent aussi être estimées à partir des mesures de vitesses de la régurgitation pulmonaire quand elle existe).

Sont en faveur de l'origine précapillaire :

- la taille normale de l'atrium gauche (dilatée en cas de maladie chronique du ventricule gauche) ;
- la normalité des pressions de remplissage du VG (estimées par l'échocardiographie) ;
- l'inversion de la courbure du septum interventriculaire qui « bombe » du ventricule droit vers le ventricule gauche, dont l'aspect est parfois totalement refoulé ;
- l'absence d'altération de la fraction d'éjection du ventricule gauche, d'une hypertrophie de la paroi ou d'un trouble diastolique du VG, d'une maladie valvulaire mitrale ou aortique, tous ces éléments orientant vers une HTP post-capillaire (HTP groupe 2).

Cathétérisme cardiaque droit : examen indispensable de confirmation de l'HTP

Le cathétérisme cardiaque droit correspond à la mesure invasive des pressions dans les cavités cardiaques droites et la circulation pulmonaire. L'examen est réalisé en plaçant un cathéter souple, introduit par voie veineuse (superficielle du bras ou veine profonde), dont l'extrémité est au contact des pressions sanguines, et l'autre extrémité (à l'extérieur du patient) est reliée à une tête de pression. La sonde est avancée progressivement dans l'atrium droit (POD), dans le ventricule droit, dans le tronc, puis dans une artère pulmonaire (PAP) puis, lorsque le cathéter est occlusif, dans une petite artère pulmonaire, on obtient une mesure de la PAP d'occlusion ou PAPO qui reflète la pression dans l'atrium gauche.

Cet examen est indispensable car c'est le seul permettant, en routine, une mesure précise de la PAP moyenne et de la PAPO. Le cathétérisme cardiaque donne également d'importantes informations pronostiques : pression de l'atrium droit et débit cardiaque. Cet examen est invasif mais lorsqu'il est réalisé par des équipes expérimentées, les complications sont rares et non bénignes.

Points clés

- L'HTAP doit être évoquée devant une dyspnée anormale et persistante, d'aggravation progressive, dont l'examen clinique en particulier pulmonaire est normal.
- L'examen de dépistage pour rechercher une hypertension pulmonaire (HTP) est l'échocardiographie.
- En cas de probabilité forte ou intermédiaire d'HTP à l'échocardiographie, il est nécessaire de rechercher une cause cardiaque gauche (groupe 2) à l'aide de l'histoire et de l'examen clinique, de l'ECG, et surtout de l'échocardiographie (atrium gauche, courbure du septum interventriculaire) ou une cause pulmonaire parenchymateuse (groupe 3) : histoire et examen cliniques, EFR, gazométrie artérielle, radiographie de thorax de face, scanner thoracique en coupes fines.
- En l'absence de cause cardiaque gauche ou pulmonaire parenchymateuse, il est nécessaire d'évoquer la maladie thromboembolique chronique (groupe 4). À ce jour, le meilleur examen de dépistage (en raison d'une sensibilité proche de 100 %) est la scintigraphie pulmonaire de ventilation et de perfusion, qui recherche des anomalies de perfusion, systématisées et sans anomalie de ventilation (*mismatch*).
- Ensuite, il est nécessaire de confirmer le diagnostic d'HTP précapillaire par le cathétérisme cardiaque droit : PAPm $\geq$ 25 mm Hg et PAPO $\leq$ 15 mm Hg avec résistances pulmonaires > 3 unités Wood (ce qui exclut les états d'hyperdébit et/ou d'hypervolémie).
- Le diagnostic d'HTAP est ainsi un diagnostic d'élimination. Enfin, dans un centre expert, la prise en charge comporte une « enquête » soignée à la recherche d'une affection associée : antécédent familial

et recherche de mutation génétique, exposition à un anorexigène, sclérodermie ou autre connectivite, hypertension portale ou cirrhose, infection par le VIH, cardiopathie congénitale corrigée ou non. S'il n'est pas retrouvé d'affection associée, le diagnostic d'HTAP idiopathique est alors retenu.

Hypertension artérielle pulmonaire de l'enfant

I. Introduction

L'hypertension artérielle pulmonaire (HTAP) est une maladie rare dont le pronostic reste sombre malgré le développement récent de traitements spécifiques. Selon la classification révisée au congrès mondial de l'hypertension pulmonaire de Nice en 2018, on distingue les HTAP, liées à une atteinte primitive du lit artériolaire pulmonaire, des hypertensions pulmonaires (HTP) secondaires aux cardiopathies gauches, aux causes thromboemboliques ou aux affections respiratoires chroniques. Chez l'enfant, les cardiopathies congénitales représentent la principale cause des HTAP.

II. Physiopathologie

La pression artérielle dépend du débit et des résistances vasculaires (loi de Poiseuille : DP = Q × R). L'hypertension pulmonaire peut être due à une augmentation du débit pulmonaire (cardiopathie congénitale avec shunt gauche-droite) dans un lit artériolaire pulmonaire « sain » à résistances vasculaires pulmonaires basses, ou à une augmentation des résistances vasculaires pulmonaires par atteinte intrinsèque du lit artériolaire pulmonaire dont la physiopathologie reste mal comprise.

A. Rôle de l'endothélium vasculaire

L'endothélium vasculaire joue un rôle déterminant dans la régulation du tonus vasculaire. Il libère des substances vasodilatatrices et antiprolifératives, au premier rang desquelles figurent le monoxyde d'azote (NO) et la prostacycline, et des substances vasoconstrictrices dont la plus puissante est l'endothéline. Dans les situations physiologiques (effort) ou pathologiques (shunt gauche-droite) d'augmentation de débit, les forces de cisaillement appliquées sur la paroi (ou *shear stress*) provoquent une réaction d'adaptation avec vasodilatation et baisse des résistances vasculaires pulmonaires afin d'éviter une élévation des pressions pulmonaires. En cas de cardiopathie avec shunt gauche-droite, cette vasodilatation majore le débit pulmonaire et aggrave les symptômes respiratoires de ces enfants. Si la cardiopathie n'est pas réparée, le shunt va aboutir à terme à une altération de la fonction endothéliale avec perte de cette vasodilatation et atténuation des signes cliniques de shunt conduisant à une amélioration paradoxale des signes cliniques alors que la maladie vasculaire pulmonaire s'aggrave. Dans d'autres situations pathologiques (HTAP idiopathique, pathologies inflammatoires), ces mécanismes adaptatifs sont altérés du fait d'une dysfonction endothéliale aboutissant à un remodelage vasculaire et à une hypertension artérielle pulmonaire par élévation des résistances. À terme, une insuffisance ventriculaire droite s'installe, pouvant conduire au décès du patient. La progression de la maladie vasculaire pulmonaire dépend de l'étiologie mais aussi de facteurs individuels et génétiques.

B. Facteurs génétiques

La voie de signalisation du TGF-β, impliquée dans de nombreuses affections cardiovasculaires, intervient dans le développement de l'HTAP. Des mutations du gène *BMPR2* (*Bone Morphogenic Protein Receptor 2*) ont été identifiées dans 70 % des HTAP familiales. De nouveaux gènes ont été identifiés (*ACVRL1*, *endogline*, *TBX4*, *EIF2AK4*, *KCNC3*, *SMAD9*) et d'autres sont en cours d'identification.

C. Dysrégulation apoptotique et néoangiogenèse

La protéine BMP joue un rôle régulateur dans l'apoptose. La mutation de son récepteur induit une prolifération des cellules vasculaires. Même en l'absence de mutation BMPR2, une dysrégulation apoptotique a été décrite chez les enfants atteints d'HTAP associée aux cardiopathies congénitales. La prolifération incontrôlée des cellules endothéliales qui deviennent résistantes à l'apoptose aboutit à l'obstruction de la lumière vasculaire et à une élévation des résistances vasculaires pulmonaires.

D. Rôle de l'inflammation

Le rôle de l'inflammation dans l'HTP a initialement été étudié dans l'HTAP associée aux maladies de système. L'augmentation de chimiokines circulantes a été retrouvée chez les patients atteints d'HTAP idiopathiques et l'étude des biopsies pulmonaires révèle l'existence d'infiltrats inflammatoires au contact des artérioles pathologiques dans l'HTAP associées aux cardiopathies congénitales. Ces constatations associées au fait que certaines HTAP ont pu régresser sous traitement immunosuppresseur confortent l'hypothèse du rôle complexe de l'inflammation dans l'HTAP.

III. Étiologies

Chez l'enfant, les cardiopathies congénitales sont la première cause d'hypertension pulmonaire. Les cardiopédiatres et cardiologues avaient coutume de classer les hypertensions pulmonaires en pré et post-capillaires selon l'étiologie :

- HTAP précapillaire :
  - par augmentation du débit (shunt gauche-droit) avec résistances basses dans un premier temps. Le risque évolutif, si le shunt n'est pas supprimé à temps, est l'élévation des résistances d'abord réversibles puis fixées dans des délais variables selon la cardiopathie et le patient,
  - par atteinte du lit artériolaire pulmonaire (HTAP idiopathique, connectivite, anorexigènes, etc.) ;
- HTP post-capillaire, par élévation de la pression dans les veines pulmonaires qui retentit en amont : retour veineux pulmonaire anormal, sténose mitrale, sténose aortique avec élévation des pressions de remplissage ventriculaire gauche.

C'est la classification proposée par le congrès mondial de l'HTP qui est désormais reconnue et utilisée dans toutes les publications. On distingue 5 classes d'hypertension pulmonaires selon l'étiologie (*cf. supra* B. Classification clinique).

Cas particulier de l'HTAP persistante du nouveau-né

In utero, les résistances vasculaires et les pressions pulmonaires sont élevées et vont diminuer en quelques heures. Dans de rares cas (incidence de 6 ‰), les résistances vasculaires pulmonaires restent élevées et l'hypertension pulmonaire se manifeste par une cyanose et une détresse respiratoire dans les premières heures ou premiers jours de vie. Une prise en charge adaptée permet une évolution favorable en quelques jours.

IV. Diagnostic de l'HTP

A. Présentations cliniques

1. Chez le nouveau-né

L'hypertension pulmonaire est révélée par

- une **cyanose réfractaire** à l'oxygène ;
- une détresse respiratoire ou circulatoire.

L'échocardiographie demandée en urgence permettra de déterminer s'il s'agit d'une HTAP associée à une cardiopathie congénitale ou d'une hypertension persistante du nouveau-né par retard à la baisse postnatale des pressions pulmonaires.

2. Chez l'enfant

Le diagnostic est souvent retardé car les signes cliniques sont aspécifiques et ne surviennent qu'à un stade très avancé de la maladie :

- notion de fatigue chez un enfant souvent considéré comme capricieux, exigeant qu'on le porte souvent ;
- dyspnée d'effort ;
- syncope ; les malaises sont souvent attribués à un spasme du sanglot chez le nourrisson ou à un malaise vagal chez le plus grand enfant.

La meilleure connaissance de la maladie dans le milieu pédiatrique conduit à un **dépistage systématique** dans certaines situations permettant un diagnostic et une prise en charge précoces de la maladie :

- cardiopathies congénitales ;
- pathologies respiratoires chroniques ;
- maladies de système ;
- antécédents familiaux.

B. Examens complémentaires

Le diagnostic d'HTP repose sur les examens complémentaires.

1. Radiographie de thorax et ECG

Ils sont aspécifiques mais peuvent orienter le diagnostic :

- artère pulmonaire large avec un arc moyen convexe ;
- trame vasculaire pauvre sauf en cas d'hyperdébit pulmonaire par shunt gauche-droit ;
- surcharge ventriculaire droite.

2. Échocardiographie transthoracique

L'ETT pose le diagnostic d'hypertension pulmonaire par analyse de :

- pression artérielle pulmonaire systolique (vélocité systolique de la fuite tricuspide) ;
- pression diastolique et moyenne (vélocité de la fuite pulmonaire) ;
- ventricule droit qui apparaît hypertrophié avec une courbure septale modifiée puis, à terme, dilaté et hypokinétique.

L'ETT recherche une cardiopathie. La plupart des cardiopathies sont de diagnostic facile lorsque l'échographie est réalisée par un spécialiste, certaines sont en revanche très difficiles à découvrir lorsque l'hypertension pulmonaire est sévère car le shunt disparaît lorsque les pressions s'égalisent. On pourra dans ce cas méconnaître un canal artériel persistant ou une communication interventriculaire.

3. Cathétérisme

Il confirme le diagnostic et teste la réactivité vasculaire pulmonaire en mesurant :

- les pressions, saturations et résistances vasculaires pulmonaires ;
- les débits à l'état basal et après tests pharmacodynamiques au NO et oxygène.

4. Scanner thoracique

Il est demandé à la recherche d'une pathologie parenchymateuse sous-jacente.

5. Échographie hépatique

Elle est réalisée dans le bilan étiologique à la recherche de shunt portocave.

6. Biopsie pulmonaire

Elle est rarement indiquée mais elle permettra d'orienter le traitement dans certains cas litigieux de cardiopathies congénitales avec shunt gauche-droite. En cas de lésions vasculaires pulmonaires mineures sans obstruction vasculaire, la fermeture du shunt est indiquée avec une normalisation postopératoire des pressions pulmonaires. En cas de lésions sévères, la fermeture du shunt est à très haut risque opératoire avec un pronostic aggravé par la chirurgie. En effet, si la lumière des artérioles pulmonaires est réduite par de la fibrose, le ventricule droit ne parviendra pas à éjecter le débit dans un arbre pulmonaire rigide après la fermeture du shunt qui lui servait de soupape.

C. Traitements de l'HTP (pour information, hors programme)

Les hypertensions pulmonaires secondaires aux cardiopathies congénitales ou aux affections respiratoires chroniques régressent après le traitement de la cause.

Dans les autres cas d'HTAP, des traitements spécifiques ont été développés ces dernières années agissant sur les différentes voies physiopathogéniques de l'HTAP, avec des résultats encourageants mais malheureusement sans effet curateur. Le choix de la drogue dépend de la clinique et des tests hémodynamiques selon un algorithme établi par les sociétés savantes.

- Les inhibiteurs calciques ne sont indiqués que chez les patients répondeurs aux tests de réactivité au NO lors de l'exploration hémodynamique diagnostique, soit 5 % des enfants.
- Le monoxyde d'azote ou NO inhalé, gaz à demi-vie très courte, est donc uniquement efficace en situation aiguë.
- Parmi les antagonistes des récepteurs de l'endothéline, le bosentan (Tracleer®), antagoniste non spécifique (anti-ETA et ETB) a été le premier traitement *per os* développé dans l'HTAP. Il améliore le statut fonctionnel des patients. Ce traitement impose un contrôle mensuel des enzymes hépatiques bien que l'hépatotoxicité soit plus rare chez l'enfant que chez l'adulte. Une forme pédiatrique a été développée (Tracleer® 32 mg).
- Les inhibiteurs de la phosphodiestérase de type 5 (sildénafil, tadalafil) améliorent l'état fonctionnel des patients. Ce traitement n'impose aucune surveillance biologique et a peu d'effets indésirables. Le tadalafil ne peut pas être utilisé chez le petit enfant.

- Les prostanoïdes sont un traitement très contraignant mais efficace et améliorant la survie :
  - en perfusion continue intraveineuse (époprosténol) avec les inconvénients majeurs d'un cathéter central à demeure chez l'enfant ;
  - en sous-cutané continu (tréprostinil), douloureux, mais c'est la voie préférée chez l'enfant ;
  - en inhalation (iloprost), utilisation limitée du fait de la fréquence des inhalations (toutes les 3–4 heures) et des bronchoconstrictions induites.

Le traitement initial dépend de la classe fonctionnelle au diagnostic :

- chez les enfants en classe fonctionnelle 1 ou 2, on débute par une monothérapie (sildénafil ou bosentan). En l'absence d'amélioration ou en cas de détérioration, un traitement séquentiel est instauré, bithérapie (sildénafil + bosentan) ou trithérapie (sildénafil + bosentan + prostanoïdes) ;
- chez les enfants en classe fonctionnelle 3 ou 4, une trithérapie d'emblée est indiquée.

La transplantation pulmonaire reste la seule option en cas d'échappement aux traitements mais les greffons sont très rares chez l'enfant.

Intervention de Potts

En cas d'aggravation clinique sous traitement médical maximal, les greffons étant très rares, une intervention de Potts (communication entre l'aorte et l'artère pulmonaire gauche) peut être proposée afin de soulager le ventricule droit qui envoie dans l'aorte descendante ce qui ne peut aller dans le lit artériolaire pulmonaire peu compliant. Cette intervention, dont la mortalité opératoire est de 20 %, permet une nette amélioration fonctionnelle et de la fonction ventriculaire droite au prix d'une cyanose modeste des membres inférieurs. Cette intervention délicate doit être réalisée par un chirurgien congénitaliste et la réanimation postopératoire assurée par une équipe experte en HTAP.

Points clés

- L'hypertension pulmonaire idiopathique de l'enfant est une affection très rare, de pronostic effroyable malgré l'apport de nouvelles drogues qui permettent de différer la transplantation, seule option thérapeutique mais malheureusement très rarement réalisée par manque de greffons.
- L'hypertension artérielle pulmonaire secondaire aux cardiopathies congénitales à débit pulmonaire élevé est toujours curable si la prise en charge est réalisée correctement, d'où l'importance d'un diagnostic précoce par échocardiographie chez tout enfant ayant un souffle ou une stagnation pondérale. Les shunts fermés tardivement vont conduire à une HTAP évolutive de pronostic comparable à celui des HTAP idiopathiques.
- Le pronostic effroyable de cette affection conduit à proposer des séquences thérapeutiques plus agressives dès le diagnostic dans l'espoir de limiter l'évolutivité et maintenir une tolérance fonctionnelle compatible avec une vie d'enfant.

Réflexes transversalité

- Item 199 – Dyspnée aiguë et chronique
- Item 224 – Thrombose veineuse profonde et embolie pulmonaire
- Item 232 – Insuffisance cardiaque de l'adulte

CHAPITRE

20

Item 199 – UE 7 – Dyspnée aiguë et chronique

Objectifs pédagogiques

Nationaux

- Diagnostiquer une dyspnée aiguë chez l'adulte et l'enfant.
- Diagnostiquer une dyspnée chronique.

CNEC (objectifs concernant surtout le domaine de la cardiologie)

- Connaître les classifications des dyspnées en stades, notamment la classification NYHA.
- Savoir identifier les signes de gravité qui incluent les signes :
  - d'épuisement ventilatoire ;
  - de défaillance circulatoire (collapsus, choc) ;
  - d'hypoxémie ;
  - d'hypercapnie.
- Connaître les principales causes des dyspnées aiguës et chroniques.
- Devant une dyspnée aiguë, savoir classer cliniquement les signes en faveur d'une origine : laryngée, bronchique, alvéolaire, cardiaque, pleurale ou pariétale, extrathoracique.
- Ne pas méconnaître la gravité des causes laryngées ou des causes neuromusculaires.
- Connaître l'apport des examens paracliniques simples : ECG, radiographie thoracique, gazométrie artérielle, BNP, D-dimères et savoir les interpréter.
- Savoir diagnostiquer les formes de dyspnée difficiles ou trompeuses, notamment le pseudo-asthme cardiaque, l'embolie pulmonaire des bronchopathies chroniques ou le syndrome d'hypertension artérielle pulmonaire.

I. Généralités

A. Définition de la dyspnée

- La dyspnée est un inconfort, une difficulté respiratoire survenant pour un niveau d'activité usuelle n'entraînant normalement aucune gêne.
- Il s'agit d'une sensation subjective.
- C'est un symptôme très fréquent.
- Ses causes sont multiples : ORL, pneumologiques, cardiologiques, neurologiques.
- Il faut distinguer :
  – dyspnée aiguë (d'apparition récente) et dyspnée chronique ;

- dyspnée et insuffisance respiratoire, les deux termes ne sont pas synonymes :
  - une dyspnée peut s'observer en l'absence d'insuffisance respiratoire, par exemple dans l'anémie aiguë,
  - une insuffisance respiratoire peut survenir sans dyspnée, par exemple au cours d'un coma.

B. Analyse séméiologique

1. Interrogatoire

Il apprécie le terrain : antécédents, comorbidités, traitement en cours.

La dyspnée est caractérisée :

- rapidité d'installation : aiguë (quelques heures ou jours) ou chronique (quelques semaines ou mois);
- circonstances de survenue :
  - repos ou effort,
  - position : décubitus (orthopnée) ou orthostatisme (platypnée),
  - facteurs saisonniers, climatiques, environnementaux ou toxiques déclenchant la dyspnée,
  - horaire.

L'intensité est évaluée par la classification de la *New York Heart Association* (NYHA), la plus utilisée (*cf.* tableau 18.1).

On peut en rapprocher l'échelle MRC (*Medical Research Council*) utilisée en pneumologie :

- stade 0 : exercice intense;
- stade 1 : marche rapide sur terrain plat à plat ou montée d'une pente légère;
- stade 2 : marche à plat plus lente que les gens du même âge, ou obligeant à l'arrêt si marche à son rythme à plat;
- stade 3 : arrêt nécessaire après marche de 100 m environ ou de quelques minutes;
- stade 4 : empêchant de sortir de la maison ou survenant à l'habillement.

L'intensité de la dyspnée aiguë peut aussi être évaluée par :

- une échelle visuelle analogique (EVA) de 10 cm : 0 = absence de dyspnée, 10 = dyspnée maximale;
- l'échelle de Borg (qui s'applique aussi après un exercice prédéterminé) de 0 à 10 (0 = nulle, 10 = maximale);
- le nombre d'oreillers utilisés pendant la nuit en cas d'orthopnée.

L'interrogatoire recherche des signes fonctionnels associés : généraux, respiratoires, cardiologiques, ORL, neurologiques.

2. Examen clinique

Caractériser la dyspnée

Cela consiste à :

- déterminer la phase du cycle respiratoire concerné : dyspnée inspiratoire, expiratoire ou aux deux temps;
- évaluer :
  - la fréquence respiratoire : tachypnée ou polypnée (> 20 cycles/min), bradypnée (< 10 cycles/min),
  - le rythme respiratoire : régulier ou irrégulier :
    - dyspnée de Kussmaul : alternance inspiration, pause, expiration, pause (acidose métabolique),

   – dyspnée de Cheyne-Stokes : succession de périodes de polypnée croissante puis décroissante entrecoupées de périodes d'apnée. Elle se voit dans l'IC grave (dyspnée d'origine centrale, bas débit au niveau des centres respiratoires ou du tronc cérébral),
– l'intensité : hyperpnée (augmentation de l'amplitude du volume courant), hypopnée ou oligopnée (diminution de l'amplitude du volume courant).

Rechercher des éléments d'orientation étiologique

Ce sont :

- des signes généraux : fièvre, frissons, amaigrissement, etc. ;
- des symptômes associés : douleur thoracique, toux, expectorations, bruits respiratoires associés : *wheezing*, cornage ;
- la présence de signes à l'auscultation pulmonaire : normale, crépitants, sibilants, râles bronchiques, abolition du murmure vésiculaire, etc. ;
- une anomalie de percussion : matité ou tympanisme.

Cette recherche est complétée par des examens :

- cardiovasculaire complet à la recherche, en particulier, de signe d'insuffisance cardiaque et de signes de thrombose veineuse profonde ;
- ORL ;
- thyroïdien ;
- neuromusculaire.

Rechercher des signes de gravité devant une dyspnée aiguë

Ce sont :

- des signes de mise en jeu des muscles respiratoires accessoires : tirage sus-sternal ou sus-claviculaire, creusement intercostal, battement des ailes du nez, balancement thoracoabdominal, contracture active expiratoire abdominale ;
- une cyanose, des sueurs, une tachycardie > 120/min, des signes de choc (marbrures), une angoisse, une SpO_2 < 90 % ;
- un retentissement neurologique : encéphalopathie respiratoire (astérixis), agitation, somnolence, sueurs, coma.

C. Examens complémentaires à discuter en 1re intention

- La gazométrie artérielle apprécie la gravité (hypoxémie et hypercapnie témoignant d'une insuffisance respiratoire), et permet parfois une orientation étiologique. Attention, une SpO_2 < 90 % témoigne d'une hypoxémie et indique l'administration d'oxygène.
- L'électrocardiogramme recherche des signes en faveur d'une embolie pulmonaire, d'une coronaropathie, un trouble du rythme, etc.
- La radiographie du thorax recherche une anomalie de la paroi thoracique, une anomalie pleurale, parenchymateuse pulmonaire, médiastinale, une cardiomégalie.
- Le bilan biologique comporte NFS-plaquettes, ionogramme sanguin, glycémie, BNP (*Brain Natriuretic Peptide*), D-dimères (en cas de suspicion d'embolie pulmonaire) :
  – devant une dyspnée aiguë, un BNP < 100 pg/mL (ou un NT-proBNP < 300 pg/mL) rend le diagnostic d'insuffisance cardiaque peu probable ;
  – de même, un dosage de D-dimères < 500 μg/mL permet d'exclure le diagnostic d'embolie pulmonaire.

D. Autres examens complémentaires

En fonction du contexte et de l'orientation étiologique, on discute de la réalisation de divers examens complémentaires, par exemple :

- échographie doppler veineux des membres inférieurs et/ou angioscanner thoracique et/ou scintigraphie pulmonaire de ventilation/perfusion en cas de suspicion d'embolie pulmonaire ;
- échocardiographie avec doppler, épreuves fonctionnelles respiratoires, cathétérisme cardiaque, épreuve d'effort métabolique, etc.

II. Orientation diagnostique devant une dyspnée aiguë (tableau 20.1)

La dyspnée aiguë est un motif extrêmement fréquent de consultation dans les services d'urgence. Les diagnostics le plus rencontrés chez l'adulte sont l'œdème aigu du poumon (ou l'insuffisance cardiaque aiguë), l'embolie pulmonaire et la décompensation aiguë d'une pathologie respiratoire chronique souvent à l'occasion d'une surinfection.

Tableau 20.1 Étiologies principales des dyspnées aiguës et chroniques.

Étiologies des dyspnées aiguës	Étiologies des dyspnées chroniques
1. Étiologies d'origine cardiaque : – œdème aigu du poumon – pseudo-asthme cardiaque – tamponnade – troubles du rythme cardiaque mal tolérés – choc cardiogénique 2. Embolie pulmonaire 3. Étiologies pulmonaires et pleurales : – crise d'asthme – exacerbation d'une BPCO – pneumopathie infectieuse – syndrome de détresse respiratoire aigu de l'adulte (SDRA) – décompensation d'une insuffisance respiratoire chronique – atélectasie pulmonaire bénigne ou maligne – pneumothorax – épanchement pleural – complications d'un traumatisme thoracique 4. Étiologies laryngotrachéales : – œdème de Quincke – inhalation d'un corps étranger – étiologies infectieuses chez l'enfant : épiglottite, laryngite – étiologies trachéales : sténose tumorale endoluminale ou extraluminale, corps étranger, granulome post-intubation 5. Autres étiologies : – états de choc – acidose métabolique – causes neurologiques : atteintes bulbaires, polyradiculonévrite, myasthénie, etc. – intoxication au monoxyde de carbone – anémie aiguë, hyperthermie aiguë – syndrome d'hyperventilation ou dyspnée psychogène	1. Étiologies d'origine cardiaque : – insuffisance cardiaque – constriction péricardique 2. Étiologies pulmonaires et pleurales : – BPCO – asthme à dyspnée continue – pneumopathies infiltrantes diffuses – pneumoconioses – séquelles pleurales post-tuberculeuses – paralysie phrénique – cyphoscoliose 3. Hypertension artérielle pulmonaire : – idiopathique – familiale – associée à une connectivite (le plus souvent sclérodermie) – associée à un shunt intracardiaque – associée à une infection à VIH – d'origine toxique 4. Hypertension pulmonaire post-embolique 5. Autres étiologies : – obstacles sur les voies aériennes supérieures : tumeur ORL, corps étranger méconnu, tumeurs trachéales ou médiastinales – anémie – acidose métabolique – causes d'origine neuromusculaire (myopathie) – syndrome d'hyperventilation ou dyspnée psychogène – pathologies du transport de l'oxygène : sulfhémoglobinémie et méthémoglobinémie – intoxication au monoxyde de carbone

Outre l'interrogatoire et l'examen clinique, les principaux examens complémentaires réalisés seront les suivants :

- bilan sanguin avec en particulier une numération globulaire;
- ECG;
- radiographie de thorax;
- gazométrie artérielle;
- D-dimères, BNP (ou NT-proBNP);
- Puis, en fonction de l'orientation initiale : angioscanner pulmonaire ou scanner pulmonaire, échocardiographie.

A. Étiologies d'origine cardiaque

1. Œdème aigu du poumon

L'étiologie d'origine cardiaque est la plus fréquente.

Ses principales caractéristiques sont les suivantes :

- orthopnée, *wheezing*;
- présence de crépitants bilatéraux à l'auscultation pulmonaire;
- toux avec expectoration rose saumoné;
- terrain : cardiopathie connue, antécédent d'infarctus, facteurs déclenchants;
- à la radiographie de thorax : œdème alvéolaire, cardiomégalie;
- à l'ECG : anomalie (onde Q de nécrose), fibrillation atriale rapide;
- BNP (ou NT-proBNP) augmenté.

La réponse à un traitement adapté (diurétique ou trinitrine IV) peut être un argument rétrospectif en faveur du diagnostic.

2. Pseudo-asthme cardiaque

Il doit être considéré comme un équivalent d'OAP.

Ses caractéristiques cliniques sont :

- orthopnée;
- présence de sibilants ± crépitants à l'auscultation pulmonaire.

3. Tamponnade

C'est une complication des péricardites avec épanchement péricardique.

Ses caractéristiques sont les suivantes :

- orthopnée;
- tachycardie;
- à l'auscultation cardiaque : assourdissement des bruits du cœur;
- auscultation pulmonaire normale;
- turgescence jugulaire;
- pouls paradoxal (diminuant à l'inspiration profonde).

En général, c'est un tableau de collapsus ou d'état de choc avec signes d'insuffisance ventriculaire droite.

4. Troubles du rythme cardiaque mal tolérés

Les troubles du rythme supraventriculaires et la tachycardie ventriculaire peuvent s'accompagner d'une dyspnée.

5. Choc cardiogénique

La dyspnée n'est pas au premier plan, on note un collapsus et des signes d'hypoperfusion.

B. Embolie pulmonaire

- Très fréquente, son diagnostic est souvent difficile.
- Elle fait rechercher un contexte favorisant (alitement, voyage de longue durée, immobilisation sous plâtre, contexte postopératoire, etc.).
- Sa survenue est en règle très brutale mais la dyspnée est d'intensité variable, généralement associée à une douleur thoracique.
- L'auscultation cardiaque et pulmonaire est le plus souvent normale.
- La gazométrie artérielle retrouve un effet shunt (hypoxie hypocapnie).

C. Étiologies d'origines pulmonaires et pleurales

1. Crise d'asthme

Elle est caractérisée par une dyspnée expiratoire avec sibilants à l'auscultation pulmonaire.

Il faut distinguer la crise d'asthme de l'asthme aigu grave; dans ce dernier cas, le thorax est bloqué en inflation, les sibilants ne sont plus retrouvés ni le murmure vésiculaire, un pouls paradoxal est possible, l'élocution est impossible, c'est une urgence vitale.

2. Exacerbation d'une bronchite chronique obstructive

- Elle survient souvent à l'occasion d'une surinfection bronchique.
- Elle concerne des patients ayant des antécédents de tabagisme, de BPCO ou d'emphysème connus.
- Elle est caractérisée par une dyspnée expiratoire avec sibilants, toux, expectoration et un hippocratisme digital.
- Attention à la possibilité d'une embolie pulmonaire associée.

3. Pneumopathie infectieuse

- Il s'agit d'un syndrome infectieux : fièvre + toux majorée ou expectoration purulente ou parfois douleur thoracique.
- L'auscultation pulmonaire retrouve un foyer de crépitants avec éventuellement un syndrome de condensation.
- La radiographie du thorax montre un foyer avec opacité parenchymateuse systématisée.

4. Syndrome de détresse respiratoire aiguë (SDRA)

- Il s'agit d'une forme très sévère de défaillance pulmonaire aiguë, associée à une mortalité élevée.
- Il est caractérisé par :
  - une augmentation de la perméabilité de la membrane alvéolocapillaire;
  - un œdème pulmonaire lésionnel dont le principal diagnostic différentiel est l'œdème pulmonaire hémodynamique.
- Ses causes sont multiples : pneumopathies infectieuses, sepsis, inhalation, embolie pulmonaire, traumatisme, état de choc, origine toxique, etc.
- Son traitement nécessite une hospitalisation en réanimation.

5. Décompensation aiguë d'une insuffisance respiratoire chronique

On parle d'*exacerbation* en cas de majoration de la dyspnée, de la toux, du volume ou de la purulence des expectorations (*cf. supra*).

Il faut rechercher des signes de gravité : dyspnée de repos, cyanose, désaturation, polypnée >25/min, défaillance hémodynamique, signes neurologiques, hypercapnie, etc. faisant évoquer une *décompensation* engageant le pronostic vital.

Elle est traitée par oxygène à bas débit, kinésithérapie et bronchodilatateurs, ventilation non invasive en présence de signes de gravité, antibiothérapie et corticothérapie à discuter en 2e intention.

Remarque

Parfois, une surinfection bronchopulmonaire dans un contexte de BPCO contribue à déclencher une poussée d'insuffisance cardiaque (intrication des deux pathologies).

6. Atélectasies pulmonaires d'origine maligne ou bénigne

Il s'agit d'un diagnostic radiologique.

7. Étiologies pleurales

- Le pneumothorax et l'épanchement pleural sont caractérisés par une asymétrie auscultatoire à l'auscultation pulmonaire.
- Le diagnostic positif est fait à la radiographie du thorax.

8. Traumatismes du thorax

Il peut s'agir d'hémopéricarde, contusion pulmonaire, pneumothorax, pneumomédiastin, hémothorax, volet thoracique.

D. Étiologies laryngotrachéales

- Elles sont souvent caractérisées par une dyspnée inspiratoire avec bradypnée inspiratoire, cornage, tirage.
- Une dysphonie est fréquemment associée en cas d'origine laryngée.
- Il peut s'agir :
  - de l'inhalation d'un corps étranger (le plus souvent chez l'enfant);
  - d'étiologies infectieuses chez l'enfant : épiglottite, laryngite;
  - d'un œdème de Quincke avec œdème de la glotte, souvent dans un contexte de choc anaphylactique;
  - d'étiologies trachéales : sténose tumorale endoluminale ou extraluminale, corps étranger, granulome post-intubation.

E. Autres étiologies

Ce sont :

- les états de choc;
- l'acidose métabolique;

- des causes neurologiques : atteintes bulbaires, polyradiculonévrite, myasthénie, etc. ;
- une intoxication au monoxyde de carbone ;
- une anémie aiguë ;
- une hyperthermie ;
- un syndrome d'hyperventilation ou dyspnée psychogène.

Orientation étiologique (fig. 20.1)

- Une dyspnée inspiratoire oriente vers une cause laryngée et nécessite de laisser le patient assis et d'éviter l'examen de l'oropharynx ; progressive, elle évoque une cause néoplasique.
- Une dyspnée expiratoire avec ronchus ou sibilants oriente vers l'asthme ou la BPCO.
- La présence de crépitants oriente vers l'insuffisance ventriculaire gauche, mais attention au pseudo-asthme cardiaque ou à l'OAP lésionnel (SDRA) ; en présence d'une fièvre et d'un syndrome de condensation ou d'une toux, il faut penser à la pneumopathie.
- Un syndrome pleural évoque un pneumothorax ou un épanchement pleural.
- Une dyspnée isolée doit faire rechercher l'embolie pulmonaire (la douleur est inconstante) ou un sepsis sévère ou une anémie ou une acidose métabolique. Par élimination, il peut s'agir d'un syndrome d'hyperventilation ou dyspnée psychogène.
- Dans la dyspnée avec état de choc, la dyspnée s'efface devant la prise en charge du choc.
- En cas d'atteinte neuromusculaire, la dyspnée est tardive et peut précéder de peu l'arrêt respiratoire.

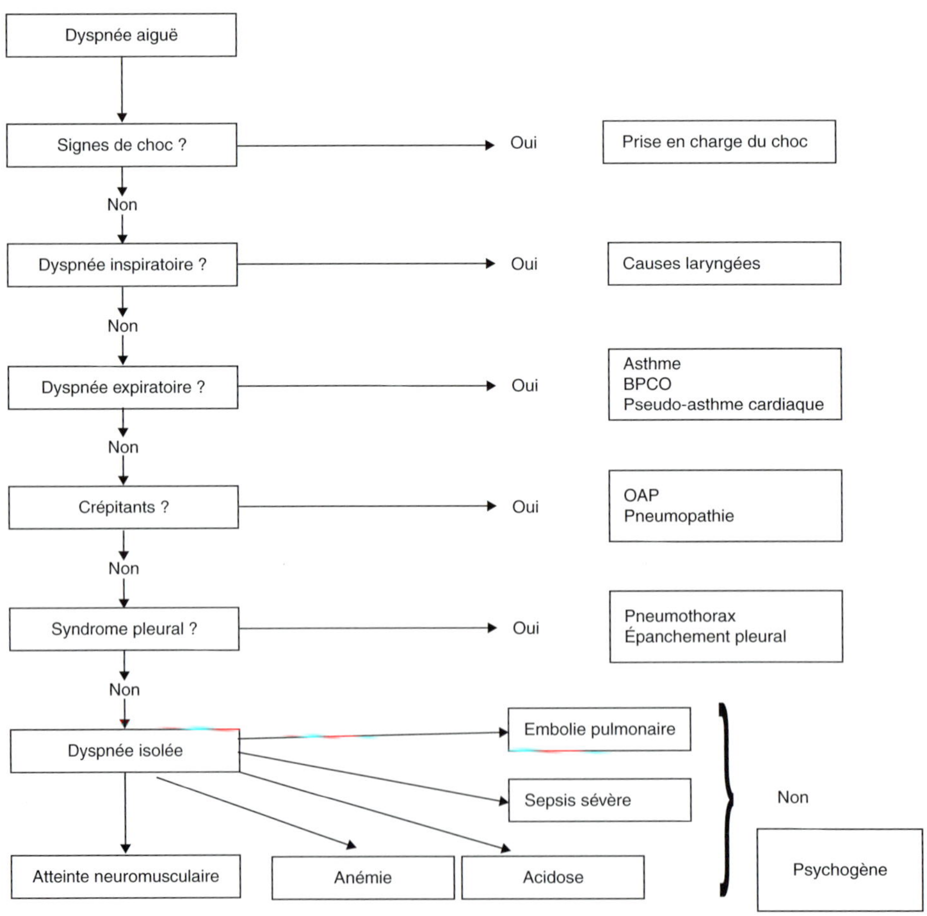

Fig. 20.1 Arbre décisionnel en cas de dyspnée aiguë.

III. Orientation diagnostique devant une dyspnée chronique (*cf.* tableau 20.1)

Toutes les causes de dyspnée aiguë peuvent initialement évoluer de manière chronique ou subaiguë. Comme pour la dyspnée aiguë, les principales causes sont d'origine cardiopulmonaire.

Le bilan peut se faire sans urgence, contrairement à la dyspnée aiguë. Les principaux examens complémentaires devant être discutés sont les suivants :

- numération formule plaquettaire (toujours éliminer une anémie avant de se lancer dans des bilans plus poussés);
- exploration fonctionnelle respiratoire (EFR) avec gazométrie artérielle;
- électrocardiogramme;
- échocardiographie doppler;
- radiographie du thorax;
- épreuve d'effort avec mesure des gaz respiratoires et de la consommation d'oxygène (et éventuellement de la saturation à l'effort). Cet examen est extrêmement intéressant car il permet une évaluation plus objective de la gêne respiratoire et une orientation vers une cause plutôt cardiaque ou pulmonaire;
- scanner thoracique pour l'étude du parenchyme pulmonaire.
- cathétérisme cardiaque.

A. Étiologies d'origine cardiaque

Elles sont nombreuses et regroupent :

- toutes causes d'insuffisance cardiaque (cardiopathies valvulaires, ischémiques; cardiomyopathies dilatées primitive ou toxique; insuffisance cardiaque à fonction systolique préservée, etc.);
- constriction péricardique.

Outre l'examen clinique, l'ECG et la radiographie de thorax permettent d'orienter le diagnostic. Le dosage du BNP (ou du NT-proBNP) peut aider à orienter le diagnostic vers l'insuffisance cardiaque (bien que moins validé que dans une situation aiguë) : un BNP strictement normal rend le diagnostic peu probable. Lorsque le diagnostic est suspecté, une échocardiographie doit être réalisée à la recherche d'une cardiopathie et de signes en faveur d'une augmentation des pressions intracardiaques.

B. Étiologies pulmonaires

Il peut s'agir de pathologies associées :

- à un trouble ventilatoire de type obstructif :
  - BPCO,
  - asthme à dyspnée continue;
- à un trouble ventilatoire de type restrictif :
  - pneumopathies infiltrantes diffuses. Elles regroupent de nombreuses affections ayant pour dénominateur commun une infiltration diffuse de la charpente conjonctive du poumon et souvent des espaces alvéolaires, des bronchioles et des vaisseaux de petit calibre avec atteinte extracellulaire sous forme de fibrose collagène ou dépôt d'autres substances,

- pneumoconioses : maladies pulmonaires non néoplasiques résultant de l'inhalation de particules (exemple : asbestose),
- séquelles pleurales post-tuberculeuses,
- paralysie phrénique,
- cyphoscoliose,
- obésité morbide.

C. Hypertension artérielle pulmonaire (HTAP)

Les étiologies sont nombreuses dont les plus fréquentes sont :

- l'HTAP idiopathique (anciennement appelée HTAP primitive);
- la forme familiale;
- l'HTAP associée à :
  - une connectivite (le plus souvent sclérodermie),
  - un shunt intracardiaque (exemple : communication interatriale),
  - une infection à VIH;
- l'HTAP d'origine toxique avec notamment les antécédents de prise d'anorexigènes (dexfenfluramine [Isoméride®]).

Il s'agit d'une hypertension pulmonaire précapillaire (définie par une PAPm > 25 mm Hg au repos ou > 30 mm Hg à l'effort et une pression capillaire moyenne < 15 mm Hg mesurées lors d'un cathétérisme cardiaque droit).

Il est à noter que le terme d'hypertension artérielle pulmonaire doit être réservé aux hypertensions pulmonaires dans lesquelles il existe une élévation isolée de pression dans les artères pulmonaires. Dans les autres cas, le terme d'hypertension pulmonaire doit être employé (exemple : hypertension pulmonaire post-capillaire associée à une cardiopathie gauche, hypertension pulmonaire associée à une maladie respiratoire ou post-embolique).

Cliniquement, il s'agit d'une dyspnée pouvant survenir chez un patient de tout âge avec un examen cardiologique et pulmonaire pouvant rester normal et sans modification franche de la radiographie du thorax. Le diagnostic est évoqué à l'échocardiographie permettant de mettre en évidence une élévation des pressions pulmonaires et confirmé par le cathétérisme cardiaque droit.

Le pronostic de cette pathologie, bien que restant réservé, a été récemment nettement amélioré avec l'émergence de nouvelles thérapeutiques telle que les antagonistes des récepteurs de l'endothéline (bosentan : Tracleer®).

D. Hypertension pulmonaire post-embolique

Il s'agit d'une complication grave de la maladie thromboembolique faisant suite à un ou plusieurs épisodes d'embolie pulmonaire avec persistance d'une hypertension pulmonaire précapillaire.

E. Autres causes

Il peut enfin s'agir :

- d'obstacles sur les voies aériennes supérieures : tumeur ORL, corps étranger méconnu, tumeurs trachéales ou médiastinales;
- d'anémie +++ (toujours y penser);

- d'acidose métabolique;
- de causes d'origine neuromusculaire (myopathie);
- de syndrome d'hyperventilation ou dyspnée psychogène;
- de pathologies du transport de l'oxygène : sulfhémoglobinémie et méthémoglobinémie ou intoxication au monoxyde de carbone;
- de dyspnée en orthostatisme associée à une désaturation : syndrome de platypnée-orthodéoxie, faisant rechercher un shunt droit-gauche (foramen ovale perméable).

Points clés

- La dyspnée est un symptôme extrêmement fréquent défini comme une sensation d'inconfort, de difficulté respiratoire ne survenant que pour un niveau d'activité usuelle n'entraînant normalement aucune gêne.
- L'interrogatoire permet de distinguer son caractère aigu ou chronique, les circonstances de survenue ainsi que son stade de gravité, il précise le terrain et les antécédents en faveur d'une étiologie cardiaque ou bronchopulmonaire.
- L'examen clinique précise le caractère inspiratoire ou expiratoire de la dyspnée, l'existence d'anomalies auscultatoires (sibilants, ronchus, crépitants) qui ont valeur d'orientation étiologique et recherche des signes de gravité.
- Les signes de gravité sont cliniques : épuisement ventilatoire visible à l'inspection du patient, signes d'hypoxémie et/ou d'hypercapnie, signes de défaillance circulatoire.
- Les examens complémentaires à discuter en 1re intention sont la gazométrie artérielle, la radiographie du thorax, l'ECG et des examens biologiques tels que NFS-plaquettes, D-dimères, BNP, etc.
- D'autres examens complémentaires sont discutés en fonction de l'orientation étiologique : épreuve fonctionnelle respiratoire, échographie cardiaque, scintigraphie pulmonaire de ventilation perfusion, angioscanner thoracique, etc.
- Les étiologies les plus fréquentes de dyspnée aiguë chez l'adulte sont l'œdème aigu pulmonaire, l'embolie pulmonaire et la décompensation d'une pathologie respiratoire.
- Attention au diagnostic d'œdème aigu du poumon souvent porté par excès chez les patients atteints de BPCO et présentant un encombrement trachéobronchique.
- Attention aux tableaux trompeurs notamment le pseudo-asthme cardiaque réalisant un subœdème pulmonaire à forme bronchospastique, ainsi que l'embolie pulmonaire survenant sur un terrain broncho-emphysémateux.
- Les causes extrathoraciques (acidose, anémie, etc.) entraînent davantage une polypnée qu'une dyspnée.
- Chez l'enfant, les étiologies les plus fréquentes de dyspnée aiguë sont l'inhalation de corps étranger, la laryngite et l'épiglottite.
- La gravité des causes laryngées (œdème de Quincke) de même que celle des causes neuromusculaires (polyradiculonévrites) sont fréquemment sous-estimées.
- Le syndrome de détresse respiratoire aigu (SDRA) est une étiologie gravissime de dyspnée aiguë nécessitant un traitement en réanimation.
- Les étiologies de dyspnée chroniques sont nombreuses et le plus souvent d'origine cardiaque ou pulmonaire.

Notions indispensables PCZ

- Devant une dyspnée aiguë aux urgences, toujours évoquer un OAP, une embolie pulmonaire ou une décompensation aiguë d'une BPCO.
- Devant une dyspnée aiguë, les examens complémentaires de 1re intention sont la gazométrie artérielle, la radiographie thoracique, l'ECG, le dosage du BNP (ou du NT-proBNP) et des D-dimères.

Réflexes transversalité

- Item 222 – Hypertension artérielle pulmonaire de l'enfant et de l'adulte
- Item 224 – Thrombose veineuse profonde et embolie pulmonaire
- Item 231 – Valvulopathies
- Item 232 – Insuffisance cardiaque de l'adulte

Pour en savoir plus

Collège national des enseignants de réanimation médicale. Réanimation et urgences. In : Items 193 détresse respiratoire aiguë ; 226 : asthme aigu ; 227 : bronchopneumopathie chronique obstructive. 4e édition Paris : Elsevier Masson ; 2012.

V

Maladies vasculaires

CHAPITRE

21

Item 224 – UE 8 – Thrombose veineuse profonde et embolie pulmonaire

Objectifs pédagogiques

Nationaux

- Diagnostiquer une thrombose veineuse profonde et/ou une embolie pulmonaire.
- Identifier les situations d'urgence et planifier leur prise en charge.
- Argumenter l'attitude thérapeutique et planifier le suivi du patient.
- Connaître les indications et les limites d'un bilan de thrombophilie.

CNEC

- Connaître les facteurs de risque et les situations à risque de thrombose veineuse profonde (TVP), connaître la définition d'une TVP ambulatoire ainsi que la définition d'une thrombophilie.
- Connaître les pronostics bien différents des TVP proximales et des TVP distales ainsi que la bénignité des thromboses veineuses superficielles (TVS).
- Connaître le manque de sensibilité et de spécificité des signes cliniques qui sont utiles pour évoquer le diagnostic mais ne permettent jamais à eux seuls de l'affirmer ou de le réfuter.
- Connaître les particularités des TVP pelviennes et des TVP des membres supérieurs, savoir la gravité des TVP étendues aux veines caves et des phlébites bleues.
- Savoir calculer et utiliser le score de Wells dans le diagnostic des TVP, savoir élaborer un diagnostic différentiel.
- Savoir manier dosage des D-dimères et échographie doppler veineuse dans le diagnostic de certitude des TVP en fonction du score de présomption clinique.
- Savoir quand prescrire un bilan de thrombophilie et connaître le bilan minimal requis de recherche de néoplasie devant une TVP.
- Connaître les anticoagulants utilisés dans le traitement aigu des TVP et dans leur traitement préventif, notamment les posologies des HBPM et du fondaparinux.
- Connaître les durées de prescription du traitement anticoagulant prolongé et la nature des molécules à prescrire avec les posologies selon le siège de la TVP et son contexte, savoir les particularités du traitement en cas de grossesse ou de néoplasie évolutive.
- Connaître l'importance de l'embolie pulmonaire (EP) et son pronostic fréquemment fatal.
- Connaître les éléments de suspicion clinique en faveur du diagnostic d'EP, connaître les limites des apports de la radiographie de thorax de l'ECG et de la gazométrie artérielle.

- Savoir calculer et utiliser le score de Wells dans le diagnostic de l'EP, savoir élaborer un diagnostic différentiel.
- Connaître la signification d'une hypotension artérielle et de signes de choc en faveur d'une EP à haut risque.
- Savoir prescrire les examens de certitude : angioscanner pulmonaire principalement, scintigraphie pulmonaire de ventilation – perfusion accessoirement.
- Connaître l'intérêt de l'échocardiographie dans les formes à haut risque quand le scanner n'est pas disponible.
- Savoir les deux principaux schémas de confirmation diagnostique adaptés aux formes à haut risque et celles à bas risque ou risque intermédiaire.
- Connaître les indications de thrombolyse ou d'embolectomie avec les posologies de rTPA (*recombinant Tissue Plasminogen Activator*) dans les formes à haut risque.
- Connaître les indications et modalités de prescription des anticoagulants utilisés dans le traitement aigu des EP, notamment les posologies des HBPM et du fondaparinux.
- Connaître les durées de prescription du traitement anticoagulant prolongé et la nature des molécules à prescrire avec les posologies selon le contexte de l'EP, savoir les particularités du traitement en cas de grossesse ou de néoplasie évolutive.

I. Définition

La thrombose veineuse profonde (TVP) et l'embolie pulmonaire (EP) sont deux présentations cliniques de la maladie thromboembolique veineuse (MTEV) et ont les mêmes facteurs prédisposants.

La TVP se définit comme l'obstruction thrombotique d'un tronc veineux profond localisé le plus souvent au niveau des membres inférieurs : on distingue les TVP proximales (veine poplitée, fémorale, iliaque ou cave), et les TVP distales (veines jambières : tibiale antérieure ou postérieure et fibulaire, veines surales : veine soléaire et gastrocnémienne). Le risque d'EP est beaucoup plus important en cas de TVP proximale que distale.

L'EP est la conséquence de l'obstruction des artères pulmonaires ou de leurs branches par des thrombus et est le plus souvent secondaire à une TVP (70 %). Environ 50 % des patients ayant une TVP proximale ont aussi une EP sur l'angioscanner pulmonaire mais cliniquement asymptomatique.

L'objectif de la prise en charge de la TVP est de prévenir ses complications dont les plus redoutées sont :

- l'EP (complication précoce);
- et le syndrome post-thrombotique (SPT) (complication tardive).

L'objectif de la prise en charge de l'EP est de diminuer la mortalité et la morbidité, le risque d'évolution vers le cœur pulmonaire post-embolique et le risque de récidives.

II. Épidémiologie

L'incidence réelle de la MTEV est difficile à évaluer étant donné la difficulté diagnostique, mais une étude récente franco-britannique rapportait une incidence de MTEV et d'EP respectivement à 1,83 et 0,60/1 000/an (≈ 100 000 cas/an en France).

L'EP serait la 3e cause de décès après les maladies cardiovasculaires et le cancer (5 000 à 10 000 décès/an en France).

Dans les études d'autopsie, la prévalence de la MTEV est de 20 à 40 % et serait stable dans le temps malgré la réduction des TVP postopératoires, grâce aux mesures prophylactiques. Ceci serait lié à l'augmentation de l'espérance de vie et aux polypathologies.

III. Facteurs prédisposants

Les différents facteurs de risque de TVP sont représentés dans l'encadré 21.1 :

- facteurs de risque transitoire : la TV peut survenir dans un contexte hospitalier postopératoire, obstétrical ou médical. Une TVP est plus fréquente en postopératoire de chirurgie orthopédique que de chirurgie générale. Le risque de MTEV postopératoire est élevé pendant les 2 semaines postopératoires mais reste haut pendant 2 à 3 mois;
- facteurs de risque persistants : ils sont propres au patient (cliniques ou biologiques, et en particulier certaines prédispositions génétiques) et peuvent favoriser le développement de la TV de façon spontanée ou à l'occasion d'une situation thrombogène.

Le niveau de risque thromboembolique doit tenir compte à la fois de l'existence de facteurs de risque liés au patient et du contexte de survenue (tableau 21.1), ce qui conditionne la durée du traitement.

Encadré 21.1

Principaux facteurs prédisposants de MTEV

Facteurs temporaires

Majeurs

- Chirurgie : orthopédie (prothèse hanche, genou, fracture hanche), neurochirurgie, abdominale lourde ou carcinologique
- Traumatisme : fractures des MI < 3 mois, immobilisation prolongée par plâtre ou attelle
- Immobilisation, alitement > 3 jours (AVC, paralysie des MI, insuffisance cardiaque, etc.)

Mineurs

- Voyage (> 5 heures d'avion)
- Compression veineuse (tumeur, hématome)
- Grossesse et *post-partum*
- Contraception orale par œstrogènes ou traitement hormonal substitutif
- Traitement par EPO
- Situations médicales aiguës
- Voie veineuse centrale

Facteurs permanents

- ATCD personnels de MTEV
- Cancer et hémopathie en cours de traitement (hormonal, chimiothérapie, radiothérapie)
- Thrombophilie constitutionnelle : mutations des facteurs II et V, déficit en protéine C/protéine S/antithrombine, élévation du facteur VIII
- Thrombophilie acquise : syndrome des antiphospholipides
- Âge, obésité
- Maladie inflammatoire chronique intestinale
- Syndrome néphrotique
- Hémoglobinurie paroxystique nocturne

Tableau 21.1 Chirurgie et niveaux de risque de MTEV.

Risque faible	Chirurgie mineure non compliquée + âge < 40 ans
Risque modéré	Chirurgie majeure ou mineure + âge 40–60 ans Chirurgie majeure + âge < 40 ans Chirurgie mineure + facteur de risque
Risque élevé	Chirurgie majeure + âge > 60 ans Chirurgie majeure + âge 40–60 ans + facteurs de risque Infarctus du myocarde, contexte médical + facteurs de risque
Risque très élevé	Chirurgie majeure + âge > 40 ans + antécédents de maladie thromboembolique ou cancer ou hypercoagulabilité Chirurgie orthopédique réglée des membres inférieurs, fracture du col du fémur, accident vasculaire cérébral, polytraumatisme, lésions médullaires

IV. Physiopathologie

A. Mécanisme de formation du thrombus

Il s'agit de la triade décrite par Virchow : stase veineuse, lésions pariétales, anomalies de l'hémostase. Le point de départ du thrombus est le plus souvent distal et se situe dans des zones de ralentissement du flux (veines soléaires, valvules, abouchement de collatérales). Il évolue vers une aggravation de l'obstruction et/ou une extension avec une migration embolique possible, ou vers une lyse spontanée qui peut survenir lorsque le thrombus est peu volumineux et que le facteur étiologique disparaît rapidement. Sous l'effet du traitement, une recanalisation progressive est la règle avec séquelles possibles (thrombus résiduel, épaississement pariétal, lésions valvulaires avec reflux veineux profond).

B. Migration embolique dans la circulation artérielle pulmonaire

La première conséquence d'une EP aiguë est hémodynamique avec apparition de symptômes quand 30–50 % du lit artériel pulmonaire est occlus. Une augmentation rapide des résistances artérielles pulmonaires se produit pouvant aboutir à une mort subite, à une hypertension artérielle pulmonaire (HTAP) et à une surcharge brutale en pression des cavités droites qui se dilatent (cœur pulmonaire aigu). Un septum paradoxal avec baisse du débit cardiaque systémique peut entraîner une dysfonction systolique ventriculaire gauche. En l'absence de dysfonction VD, une stimulation du système sympathique permet une augmentation des pressions artérielles pulmonaires pour restaurer un flux pulmonaire. En parallèle, une vasoconstriction systémique permet de stabiliser la PA. Ceci est important car une diminution de la PA systémique peut altérer le débit coronarien et la fonction VG.

Une deuxième phase hémodynamique peut se produire dans les 24–48 heures, par embolies récurrentes et/ou aggravation de la dysfonction VD. En parallèle, une augmentation de la demande en oxygène du myocarde VD et une baisse de la perfusion coronarienne droite peuvent provoquer une ischémie du VD. Ces mécanismes associés entraînent une dysfonction VD pouvant aboutir à une issue fatale. Une pathologie cardiovasculaire préexistante peut diminuer l'efficacité des mécanismes compensateurs et altérer le pronostic.

L'insuffisance respiratoire est la conséquence des anomalies hémodynamiques. Plusieurs éléments induisent une hypoxie : modification du rapport ventilation/perfusion avec effet shunt, baisse du débit cardiaque systémique, plus rarement shunt droit-gauche par un foramen ovale perméable aggravant l'hypoxie.

Les embolies distales et petites peuvent, sans altérer l'hémodynamique, provoquer des hémorragies intra-alvéolaires responsables d'hémoptysies, d'épanchement pleural voire d'infarctus pulmonaire.

V. Histoire naturelle

Elle est liée principalement au contexte étiologique et à la localisation. On distingue les TVP :

- selon leur localisation **distale** (sous-poplitée) ou **proximale** (sus-poplitée) ;
- selon leur expression clinique (asymptomatique, TVP ou EP symptomatique, SPT).

Les TVP distales asymptomatiques, qui surviennent en postopératoire, sont plus fréquentes après chirurgie orthopédique qu'après chirurgie générale ; elles s'étendent dans 20 % des cas aux veines proximales, s'exprimant rarement au plan veineux ou pulmonaire. On ne connaît pas l'évolution des TVP distales asymptomatiques apparemment primaires.

Les TVP distales symptomatiques donneraient une récidive dans 30 % des cas en l'absence de traitement et dans 9 % à 3 mois après 6 semaines d'anticoagulation. Bien que leur traitement et leur détection fassent l'objet de discussion, il est recommandé de faire une anticoagulation dès lors qu'elles sont mises en évidence.

Les TVP proximales symptomatiques ont un risque évolutif extrême nécessitant une anticoagulation précoce et adéquate.

L'incidence du SPT est actuellement en diminution grâce à une meilleure prise en charge thérapeutique avec un délai d'apparition plus précoce, en moyenne dans les 2 premières années. La contention veineuse, instaurée dès la phase initiale de la TVP et pendant au moins 3 mois, réduit de 50 % le risque de SPT.

L'EP arrive dans les 3 à 7 jours suivants le début d'une TVP et peut être mortelle dès la 1re heure de début dans 10 % des cas. Une EP avec choc ou hypotension arrive dans 5–10 % des cas et, dans 50 % des cas, l'EP s'accompagne des signes biologiques ou échographiques de gravité. Après une EP, 2/3 des patients ont une reperfusion pulmonaire complète. La plupart des décès (> 90 %) surviennent car le diagnostic de MTEV n'avait pas été porté. Une hypertension pulmonaire chronique post-embolique survient chez 0,5–5 % des patients traités.

Une récidive se manifeste souvent de la même façon que le premier épisode (TVP ou EP). Elle est plus fréquente dans le cadre de MTEV idiopathique (9 % à un an *versus* 3 % en cas de MTEV provoquée). En l'absence d'anticoagulation, 50 % des patients ayant une MTEV symptomatique récidivent dans les 3 mois.

VI. Thrombose veineuse profonde

A. Diagnostic clinique

La clinique seule (interrogatoire, examen clinique et recherche de contexte thrombogène) n'a qu'une valeur d'orientation et ne permet pas de confirmer le diagnostic.

Les signes évocateurs sont :

- une douleur spontanée ou provoquée du membre inférieur (MI) ;
- un œdème unilatéral de la jambe ou de l'ensemble du MI, d'autant plus étendu que la TV est proximale (avec une différence de circonférence > 3 cm avec le MI controlatéral) ;
- des signes inflammatoires ;
- une dilatation des veines superficielles.

Le tableau clinique le plus évocateur de TVP des membres inférieurs est la classique *phlegmatia alba dolens* avec une atteinte typiquement unilatérale ou asymétrique et plus évocatrice lorsque la survenue est brutale.

Mais la TVP peut être totalement asymptomatique et découverte dans le bilan d'une EP.

B. Diagnostic clinique différentiel

Lorsque les signes sont dissociés, le diagnostic de différentes affections peut être évoqué :

- lésion musculaire ou tendineuse (traumatisme, claquage musculaire) ;
- affection ostéoarticulaire (kyste synovial) ;

- SPT, insuffisance veineuse primaire (superficielle ou profonde) ;
- affection neurologique (sciatique), compression extrinsèque (adénopathies, tumeur, syndrome de Cockett, utérus gravide, etc.) ;
- érysipèle, lymphangite, cellulite ;
- lymphœdème ;
- insuffisance cardiaque droite ou rénale ou hépatique.

C. Scores de probabilité clinique

Le score de Wells est un score clinique établi pour les patients hospitalisés ou ambulatoires, et qui permet de classer l'épisode en probabilité clinique faible (3 %), intermédiaire (17 %) ou forte (75 %) de TVP (ou en faible ou forte probabilité) (tableau 21.2). L'analyse est faite *a priori* avant les tests paracliniques et permet de renforcer la valeur de ces tests lorsqu'elle va dans le même sens.

Tableau 21.2 Score de probabilité clinique de Wells simplifié.

Variable	Points
Facteurs prédisposants	
Parésie, paralysie ou immobilisation plâtrée récente d'un MI	1
Chirurgie récente < 4 semaines ou alitement récent > 3 jours	1
Cancer évolutif connu (traitement en cours ou < 6 mois ou palliatif)	1
Antécédent de TVP (ou d'EP)	1
Signes cliniques	
Sensibilité le long du trajet veineux profond	1
Œdème généralisé du MI	1
Œdème du mollet > 3 cm par rapport au mollet controlatéral (mesuré 10 cm sous la tubérosité tibiale antérieure)	1
Œdème unilatéral prenant le godet	1
Circulation collatérale superficielle non variqueuse	1
Diagnostic différentiel de TVP au moins aussi probable que celui de TVP	–2
Probabilité clinique (2 ou 3 niveaux)	**Total**
Faible (TVP improbable)	< 2
Forte (TVP probable)	≥ 2
(Ou score en 3 niveaux : probabilité faible (0), intermédiaire (1 ou 2), forte (≥ 3)	

D. Diagnostic paraclinique

Il est essentiel. Le diagnostic de TVP doit reposer sur une méthode objective. Parmi les tests utilisés pour le diagnostic, le dosage biologique des D-dimères et l'échodoppler veineux occupent une place privilégiée. La phlébographie n'est plus utilisée. Le phléboscanner associé à l'angioscanner pulmonaire a été étudié pour rechercher une TVP lors d'une suspicion d'EP.

1. D-dimères

Ce sont des produits de dégradation spécifiques de la fibrine, issus de la formation puis de la lyse d'un thrombus évolutif. Ils sont dosés soit par méthode *Enzyme-Linked Immunosorbent Assay* (Elisa), soit par méthode au latex. La méthode Elisa est la plus efficace (sensibilité

> 95 %) ; en cas de test négatif, le risque d'erreur est inférieur à 5 % (valeur prédictive négative > 95 %). De façon générale, la spécificité est faible car les D-dimères sont aussi élevés dans des états autres que la TVP : âge avancé, inflammation, cancer, traumatisme, hématome, période postopératoire, grossesse, *post-partum*, etc.

Au total, le dosage des D-dimères est utile à l'élimination du diagnostic de TVP à la condition d'utiliser un test Elisa rapide (seuil < 500 ng/mL). Si le test est positif, il faut avoir recours à l'échodoppler veineux pour confirmer le diagnostic de TVP et localiser le thrombus.

2. Échodoppler veineux des membres inférieurs

C'est l'**examen de 1re intention** pour confirmer ou infirmer le diagnostic de TVP avec d'**excellentes sensibilité et spécificité** (> 95 %). Il permet à la fois une exploration morphologique et hémodynamique grâce à l'échographie et au doppler.

L'axe veineux est observé en coupe transversale, puis longitudinale, sous compression : veine cave inférieure jusqu'aux veines distales, système profond et superficiel. Le doppler complète l'examen, en particulier aux confluents veineux (fémoro-iliaque, poplité). Le doppler couleur peut être utilisé pour explorer certains territoires veineux de repérage difficile.

Les critères d'une veine normale sont :

- l'absence de matériel endoluminal ;
- la possibilité de la comprimer avec la sonde ;
- la perception d'un signal doppler rythmé par la respiration et augmenté par la chasse veineuse manuelle.

Les critères de TVP sont variables :

- l'image directe du thrombus est un signe très fréquent et spécifique ;
- l'incompressibilité de la veine à la pression sous la sonde, comme seul signe de thrombose, est recherchée par certaines équipes et limitée aux seuls axes fémoral et poplité, afin de rendre l'examen plus rapide et plus facile ;
- les modifications du signal doppler recherchées sont une diminution ou une abolition du signal spontané ou provoqué lors des manœuvres dynamiques ;
- en doppler couleur, il est noté un remplissage partiel ou une absence de remplissage au sein du thrombus.

D'autres signes indirects de la présence du thrombus sont décrits et intéressent le calibre veineux, la cinétique de la paroi veineuse et des valvules, l'existence de circulation collatérale.

Les **limites** de l'examen sont liées à des exigences d'appareillage (haute résolution et sonde adaptée à la profondeur de la zone examinée), d'opérateur (expérimenté) et de conditions techniques optimales (absence de contractions musculaires).

3. Autres examens

- La phlébographie des MI n'est actuellement plus utilisée. Elle est obtenue après injection de 60 mL de produit iodé dans une veine dorsale de chacun des pieds. Un garrot est placé à la cheville et à la cuisse pour opacifier le réseau veineux profond. Les critères de TVP sont la lacune (image radioclaire) et l'arrêt en cupule. L'absence de segment veineux principal et la présence d'une circulation collatérale ne sont pas spécifiques. La nécessité d'une injection de produit de contraste en limite les indications. Il s'agit d'un examen coûteux et peu confortable, dont il faut respecter les contre-indications.
- L'angioscanner peut compléter l'échodoppler, au niveau abdominopelvien, quand celui-ci ne permet pas de conclure.

E. Stratégies diagnostiques

Les stratégies diagnostiques reposent sur le score de probabilité clinique, le dosage des D-dimères et l'échodoppler veineux des membres inférieurs (fig. 21.1).

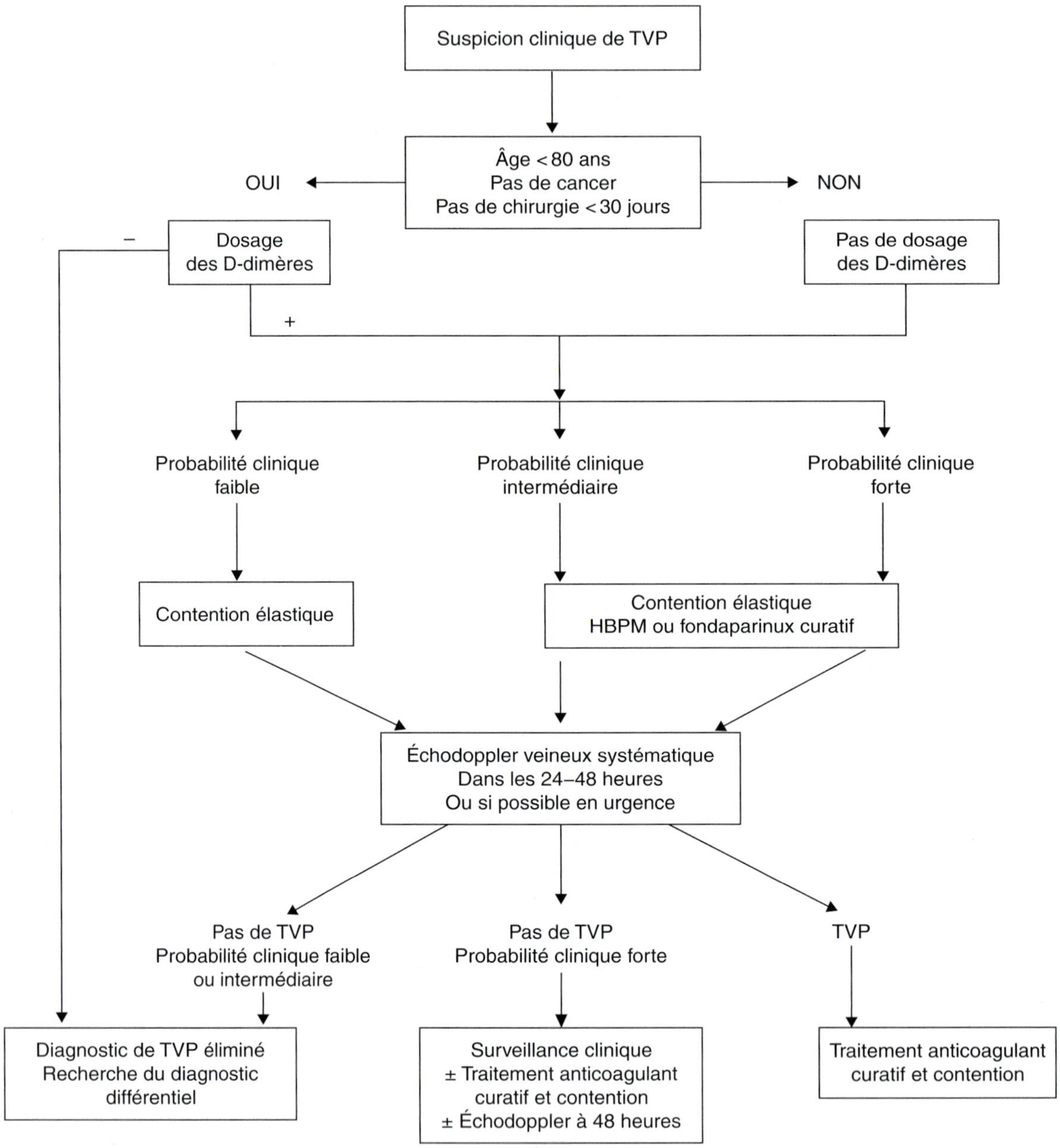

Fig. 21.1 Stratégies diagnostiques devant une suspicion de TVP.

F. Diagnostic étiologique

1. Recherche d'un facteur déclenchant transitoire

Les facteurs reconnus comme transitoires et qui interviennent dans le choix de la durée du traitement sont :

- une chirurgie ou une fracture des membres inférieurs dans les 3 mois ;
- une immobilisation prolongée au-delà de 3 jours.

Dans ces cas, la TVP est dite secondaire ou provoquée.

En l'absence de ces facteurs, la TVP est dite idiopathique ou non provoquée ou spontanée ou ambulatoire, et un bilan à visée étiologique doit être réalisé.

2. Recherche d'une thrombophilie (facteur biologique de risque)

Les indications du bilan de thrombophilie ont été récemment définies :

- 1er épisode non provoqué de MTEV proximale < 60 ans ;
- 1er épisode provoqué ou non de MTEV proximale chez la femme en âge de procréer ;
- récidive provoquée ou non de MTEV proximale < 60 ans ;
- récidive de TVP distale non provoquée < 60 ans.

Au-delà de 60 ans, il n'est pas recommandé de rechercher un facteur biologique de risque de MTEV.

Les facteurs recherchés sont :

- les thrombophilies constitutionnelles (mutation du facteur V ou V Leiden ou résistance à la protéine C activée, mutation du facteur II ou II Leiden, déficit en protéine C ou S ou en antithrombine, élévation du facteur VIII, hyperhomocystéinémie) ;
- les thrombophilies acquises (ACAN, anticoagulants circulants, Ac anticardiolipines, Ac anti-B2GP1).

Il est recommandé de faire le bilan de thrombophilie à distance de la phase initiale de la thrombose, de préférence 2 à 3 semaines après l'arrêt du traitement anticoagulant ou sous traitement préventif par HBPM (héparine de bas poids moléculaire) si l'on considère le risque thrombotique important. Lorsque le patient est sous héparine, le dosage de l'antithrombine est perturbé, de même que la recherche d'anticoagulant lupique. Les dosages de la protéine C et de la protéine S sont modifiés par le traitement AVK. Le facteur VIII est perturbé par l'inflammation. Les œstrogènes et la grossesse modifient l'antithrombine, le facteur VIII, la protéine S et la RPCA (résistance à la protéine C activée).

3. Recherche d'une néoplasie

L'incidence de cancer varie entre 6 et 28 %, mais le risque est réel comparativement à l'incidence de cancer dans la population générale. L'incidence est significativement plus élevée chez les patients ayant une TVP idiopathique ou récidivante et serait plus importante dans les 6 à 12 premiers mois. L'utilité de la découverte d'un cancer occulte, en termes de survie et surtout de qualité de vie, n'est pas connue, de même que l'ampleur du bilan nécessaire à instaurer pour le dépistage.

Une recherche de cancer est réalisée, surtout chez les sujets de plus de 40 ans, ou en cas de bilan de thrombophilie négatif : dosage des PSA (antigène spécifique de prostate) chez l'homme, examen gynécologique avec mammographie et échographie pelvienne chez la femme. Une recherche de sang dans les selles et une radiographie du thorax sont effectuées dans les deux sexes. Les endoscopies digestives, l'échographie abdominopelvienne et le body-scanner ne sont pas systématiques, mais sont utiles s'il existe des signes d'orientation clinique. Une surveillance clinique répétée sur au moins 1 an est indispensable.

G. Formes particulières

1. En fonction de la localisation

TVP distales

Si une TVP distale est diagnostiquée, elle doit être prise en charge comme une TVP proximale.

Thromboses veineuses superficielles

Elles siègent habituellement sur le trajet de la grande veine saphène, et sont caractérisées par une douleur spontanée ou provoquée sur le trajet veineux, une rougeur et une inflammation, une sensation de cordon induré. L'échodoppler permet de confirmer le diagnostic, de préciser la localisation, de vérifier l'extension au réseau veineux profond (TVP associée dans 10 % des cas) et de décrire l'aspect variqueux ou non du réseau superficiel. Une TV superficielle sur veines apparemment saines non variqueuses doit faire rechercher une cause systémique : cancer, maladie de Buerger, maladie de Behçet, maladies hématologiques, pathologie auto-immune, thrombophilie constitutionnelle ou acquise.

TVP pelviennes (utéro-ovariennes, hypogastriques)

Elles donnent des signes urinaires, utérovaginaux, digestifs (douleurs abdominales, masse sensible du flanc, iléus) ou un tableau fébrile, voire septique. Le diagnostic est orienté par le contexte de survenue : intervention sur le petit bassin (prostatectomie, hystérectomie), grossesse ou *post-partum*.

Thrombose de la veine cave inférieure

Typiquement, elle donne des signes bilatéraux d'emblée ou par alternance. Les signes peuvent être unilatéraux et la thrombose cave découverte uniquement aux explorations. Il faut rechercher dans ce contexte une malformation veineuse congénitale. L'atteinte de la veine cave inférieure sus-rénale est rencontrée dans les thromboses néoplasiques par extension à partir de la veine rénale d'un cancer du rein.

2. En fonction des circonstances de survenue

Au cours de la grossesse

Les signes cliniques sont difficiles à interpréter du fait de la stase veineuse induite par la grossesse. Le diagnostic par échodoppler est le test habituellement utilisé et le plus souvent suffisant pour le diagnostic. Il peut être gêné au niveau iliocave. Toutes les anomalies de l'hémostase peuvent être rencontrées et justifient la pratique systématique d'un bilan de thrombophilie chez toute femme en âge de procréer ayant des antécédents personnels ou familiaux de MTEV, pour avis sur une contraception demandée ou un désir de grossesse.

En cas de cancer

Une thrombose veineuse survenant dans un contexte néoplasique témoigne de l'activité de la maladie et doit être traitée par les HBPM au long cours.

3. En fonction de la sévérité

La phlébite bleue ou plegmatia cearulea est très rare mais plus grave car elle associe des signes d'ischémie à la douleur et à l'œdème, une cyanose et parfois un état de choc. L'ischémie est liée à l'importance de l'obstruction et à l'étendue de la TV, mais aussi à l'œdème compressif et au spasme.

H. Évolution et complications

Le pronostic fonctionnel et le pronostic vital sont liés au terrain (cancer) avec ses risques thromboemboliques et hémorragiques, ainsi qu'à la sévérité de la TVP. La TVP peut évoluer :

- favorablement sans séquelle : le plus souvent, si le traitement est bien conduit;
- vers un risque de récidive : toujours présent et d'autant plus important que le facteur favorisant est permanent. Il justifie un traitement préventif lorsque des circonstances favorisantes se représentent;

- vers un syndrome post-thrombotique veineux :
  - en rapport avec des anomalies anatomiques ou hémodynamiques séquellaires,
  - apparaissant quelques mois ou années après une TVP,
  - avec manifestations cliniques de sévérité variable : lourdeur de jambe, dilatations veineuses superficielles, œdème de cheville, troubles trophiques sans ulcère (hypodermite, dermite ocre, atrophie blanche), ulcères sus-malléolaires spontanés ou provoqués, claudication veineuse de cuisse exceptionnelle,
  - de diagnostic paraclinique dont le but est de rattacher les signes cliniques au SPT et d'en noter le degré de sévérité. L'échodoppler veineux est le meilleur examen et permet de détecter l'obstruction et le reflux veineux.
- vers une embolie pulmonaire (*cf.* paragraphe VII).

VII. Embolie pulmonaire

A. Diagnostic clinique et examens standards

1. Signes et symptômes

Ils ne sont pas spécifiques.

- Dans 90 % des cas, l'EP est suspectée devant une dyspnée, une douleur thoracique ou une syncope, signes qui peuvent être plus ou moins associés :
  - la dyspnée peut être brutale ou d'apparition progressive sur plusieurs semaines, ou encore peut aggraver une dyspnée chronique sur une maladie cardiorespiratoire préexistante ;
  - la douleur thoracique est typiquement une douleur pleurale à type de point de côté brutal mais peut revêtir des aspects trompeurs. Une douleur thoracique prolongée peut être secondaire à l'irritation pleurale lors des embolies distales ;
  - la syncope est rare mais témoigne d'une réduction sévère du flux sanguin systémique ;
  - l'EP peut aussi s'accompagner de crachats hémoptoïques rapportés à la constitution d'un infarctus pulmonaire ;
  - enfin, il n'est pas rare qu'elle soit asymptomatique.
- Concernant le contexte, une recherche des facteurs prédisposants, cités ci-dessus, est capitale. Cependant, 20 à 30 % des EP sont spontanées ou idiopathiques.
- L'examen clinique recherche une tachycardie et des signes de retentissement hémodynamique (hypotension artérielle, signes d'insuffisance cardiaque droite). La recherche de signes cliniques en faveur d'une thrombose veineuse associée est importante, bien que souvent négative.

2. Radiographie du thorax

Elle est habituellement anormale mais les signes radiographiques retrouvés sont aspécifiques (atélectasies en bande, épanchement pleural, élévation d'une coupole diaphragmatique, opacité triangulaire à base pleurale correspondant à un infarctus pulmonaire, élargissement des artères pulmonaires). Elle permet aussi d'éliminer une autre cause de dyspnée.

Une radiographie du thorax normale n'élimine pas le diagnostic d'EP.

3. Gazométrie artérielle

Elle retrouve généralement une hypoxémie, avec un effet shunt (hypoxie-hypocapnie). Cet effet shunt correspond aux zones ventilées non perfusées du fait de l'obstruction artérielle. L'hyperventilation réactionnelle à l'hypoxie est responsable de l'hypocapnie. Elle peut être normale dans 20 % des cas.

4. ECG

Il peut être normal ou montrer simplement une tachycardie sinusale. Il peut aussi retrouver des signes de souffrance VD : un aspect S1Q3 (onde S en D1 et onde Q en D3) correspondant à la déviation axiale droite, un BBD complet ou incomplet, une arythmie supraventriculaire voire une inversion des ondes T de V1 à V4 témoin de l'ischémie du VD et pouvant orienter à tort vers un SCA.

En résumé, les signes cliniques et les examens de routine sont insuffisants pour confirmer ou exclure une EP, mais ils précisent nettement le degré de suspicion.

B. Scores de probabilité clinique

Deux scores de probabilité clinique sont utilisés en pratique courante : le score de Wells et le score révisé de Genève (tableau 21.3) : ils permettent d'accéder en urgence à une estimation sur la probabilité du diagnostic d'embolie pulmonaire avant tout examen paraclinique plus complexe. La probabilité d'avoir une EP lorsque la suspicion est faible est de 10, de 30 % pour une suspicion modérée et de 65 % pour une suspicion forte.

Tableau 21.3 Scores de probabilité clinique d'EP : score révisé de Genève et score de Wells simplifié.

Score révisé de Genève	
Variable	**Points**
Facteurs prédisposants	
Âge > 65 ans	1
ATCD TVP ou EP	1
Chirurgie ou fracture dans le mois	1
Néoplasie active	1
Symptômes	
Hémoptysie	1
Douleur unilatérale MI	1
Signes cliniques	
Pouls	
75–94 bpm	1
≥ 95 bpm	2
Douleur à la palpation MI (trajet veineux) et œdème unilatéral	1
Probabilité clinique (3 niveaux)	**Total**
Faible < 10 %	0–1
Intermédiaire 30–40 %	2–4
Forte > 60 %	≥ 5
Probabilité clinique (2 niveaux)	Total
Probable	≥ 3
Peu probable	0–2

Score de Wells	
Variable	**Points**
Facteurs prédisposants	
ATCD TVP ou EP	1
Chirurgie récente ou immobilisation < 4 semaines	1
Cancer actif	1
Symptômes	
Hémoptysie	1
Signes cliniques	
FC > 100 bpm	1
Signes cliniques de TVP	1
Diagnostic différentiel peu probable	1
Probabilité clinique (2 niveaux)	**Total**
Probable	≥ 2
Peu probable	0–1

C. Diagnostic paraclinique

1. D-dimères (cf. VI. Thrombose veineuse profonde)

Les D-dimères sont les produits de dégradation de la fibrine. Le taux sanguin de D-dimères témoigne s'il est élevé de la présence d'un caillot aigu du fait de l'activation simultanée de la coagulation et de la fibrinolyse.

Un taux de D-dimères normal rend très peu probable le diagnostic de MTEV (valeur prédictive négative forte).

En parallèle, les D-dimères sont très spécifiques de la fibrine qui peut être élevée dans plusieurs circonstances cliniques (âge, cancer, inflammation, infection, nécrose, dissection aortique, grossesse = valeur prédictive positive faible). Ainsi, les D-dimères sont intéressants pour exclure une MTEV, mais pas pour confirmer sa présence. Les tests de dosages sont nombreux : le test Elisa a une sensibilité supérieure à 95 % et une spécificité de 40 %. La valeur seuil utilisée est habituellement de 500 µg/L. Un taux normal de D-dimères permet d'exclure une EP chez les patients avec une probabilité clinique faible ou intermédiaire. En cas de probabilité clinique forte, ils sont inutiles et il faut d'emblée demander un angioscanner pulmonaire.

2. Angioscanner pulmonaire

Il est devenu l'examen le plus performant depuis l'avènement des scanners multibarrettes. La sensibilité est de 83 % et la spécificité supérieure à 90 % (4 barrettes). Un angioscanner pulmonaire multicoupes négatif permet d'exclure une EP chez des patients à probabilité faible et intermédiaire clinique. En présence d'une forte probabilité clinique et d'un scanner négatif, un autre examen comme une scintigraphie voire une angiographie doit être réalisé. Il nécessite cependant une injection de produits iodés et il faut donc respecter les contre-indications.

3. Autres examens

Si l'angioscanner ne peut être réalisé (indisponible ou contre-indications), les examens suivants peuvent contribuer au diagnostic.

Échodoppler veineux (EDV) des membres inférieurs (*cf.* VI. Thrombose veineuse profonde)

Dans 90 % des cas, l'origine de la TVP est au niveau des membres inférieurs. L'EDV a largement supplanté la phlébographie : il a une sensibilité supérieure à 90 % et une spécificité proche de 95 %. L'EDV des MI retrouve une TVP dans 30-50 % des EP.

En cas de suspicion d'EP, la présence d'une TVP proximale est suffisante pour confirmer le diagnostic et débuter un traitement anticoagulant sans nécessité d'autres examens. En revanche, en cas de suspicion d'EP, la découverte d'une TVP distale n'est pas suffisante pour le diagnostic et justifie le recours à d'autres examens.

Enfin, un EDV des membres inférieurs normal ne permet pas d'éliminer le diagnostic d'EP. Outre l'intérêt diagnostique, l'EDV fait partie du bilan devant une EP pour évaluer le risque éventuel de récidive.

Le phléboscanner couplé à l'angioscanner pulmonaire a été étudié mais le taux d'irradiation est trop élevé pour le réaliser en routine.

Scintigraphie pulmonaire de ventilation-perfusion

Le principe repose sur une injection de technétium ^{99m}Tc couplé à des macroagrégats de particules d'albumine qui se bloquent dans les capillaires pulmonaires et permettent d'apprécier la perfusion pulmonaire. Lors d'une obstruction artérielle, les particules n'arrivent pas jusqu'aux capillaires et on observe un défect de perfusion. En parallèle, un traceur radiomarqué est inhalé pour apprécier la ventilation pulmonaire. Lors d'une embolie pulmonaire, il y aura un défaut de perfusion avec une ventilation normale (discordance ou *mismatch* ventilation-perfusion). L'existence d'une pathologie cardiorespiratoire limite cet examen car perturbe la ventilation pulmonaire. Le résultat d'une scintigraphie est donné en 3 niveaux de probabilité : probabilité élevée, examen non diagnostique, examen normal. La combinaison d'une scintigraphie normale avec un score de probabilité clinique faible permet d'exclure une EP. Une scintigraphie positive chez un patient à faible probabilité clinique doit motiver la réalisation d'autres examens pour confirmer le diagnostic.

Échocardiographie transthoracique (ETT)

L'ETT peut montrer des signes indirects de surcharge des cavités droites ou signes de « cœur pulmonaire aigu » : dilatation VD, septum paradoxal, hypokinésie VD, élévation des pressions pulmonaires. Beaucoup plus rarement, l'ETT peut révéler l'existence d'un thrombus dans les cavités droites, voire de manière exceptionnelle dans les gros troncs pulmonaires. L'ETT peut être faite au lit du patient.

En cas de suspicion d'EP grave (avec choc ou hypotension artérielle), si l'angioscanner pulmonaire n'est pas disponible ou que le patient est trop instable pour le réaliser, l'ETT permet d'éliminer les autres causes de choc cardiogénique et l'existence de signes de surcharge des cavités droites peut suffire pour poser le diagnostic d'EP et pour entreprendre une fibrinolyse en urgence. À l'inverse, l'absence de signes de surcharges des cavités droites rend le diagnostic d'EP peu probable.

En l'absence de choc, la présence de ces signes permet de classer le patient comme étant à risque intermédiaire.

Angiographie pulmonaire conventionnelle

Cet examen n'est plus pratiqué.

D. Stratégie diagnostique

Les EP doivent être séparées en formes à haut risque et non à haut risque car les stratégies diagnostiques et thérapeutiques diffèrent en fonction de la gravité. Deux algorithmes sont proposés en fonction du caractère à haut risque ou non d'une EP (fig. 21.2 et 21.3). Pour les EP non à haut risque, même si l'angioscanner multicoupes est conseillé en 1re intention, l'EDV a toute sa place en l'absence ou en cas de contre-indication au scanner (insuffisance rénale, allergie à l'iode, grossesse) ou pour apprécier le risque de récidive (une EP avec TVP récidive plus qu'une EP sans TVP). De même pour les EP à haut risque, l'EDV peut permettre d'aider au diagnostic.

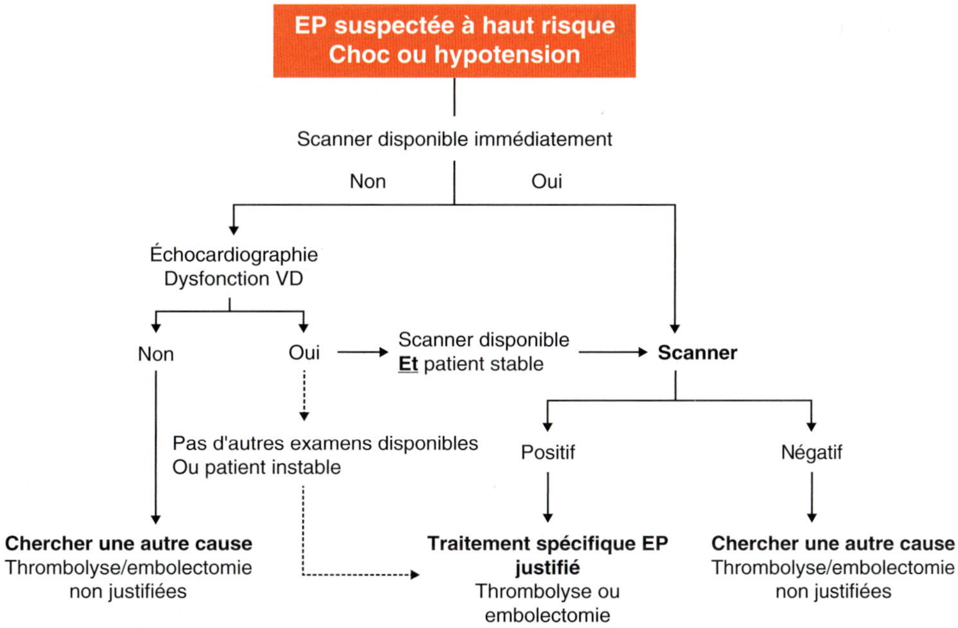

Fig. 21.2 Algorithme décisionnel pour les patients suspectés d'EP à haut risque.

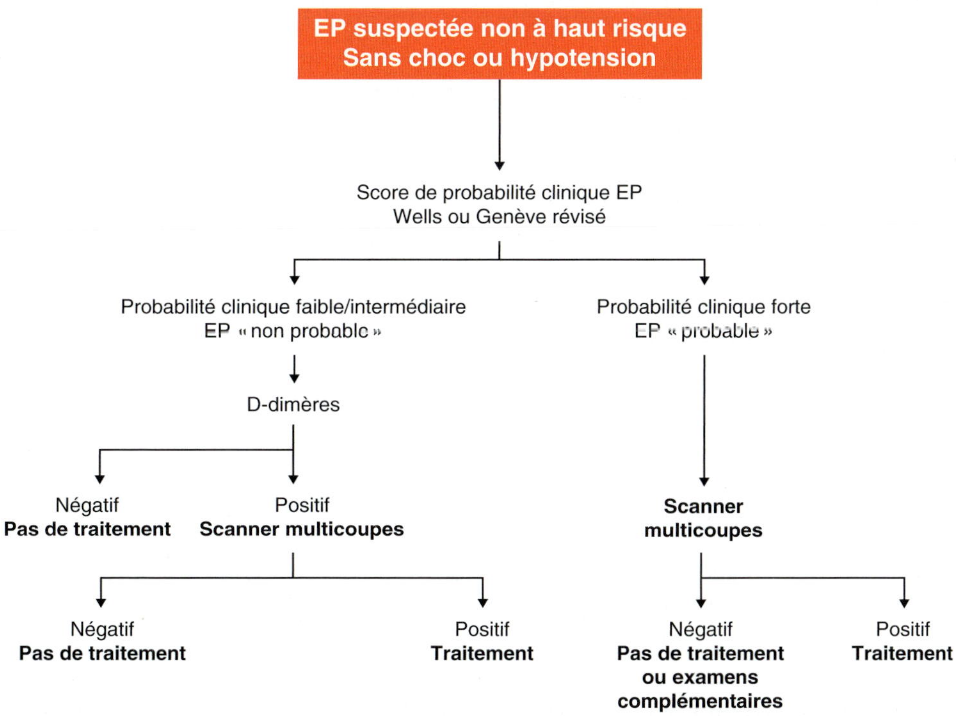

Fig. 21.3 Algorithme décisionnel pour les patients suspectés d'EP non à haut risque.

E. Diagnostic différentiel

Devant une douleur thoracique, on évoque toujours un infarctus du myocarde, une péricardite, une dissection aortique, un pneumothorax. Devant une dyspnée aiguë, on doit évoquer un œdème aigu pulmonaire, une crise d'asthme, une décompensation de BPCO, une pneumopathie.

F. Diagnostic étiologique

- *Cf.* VI. Thrombose veineuse profonde.

G. Pronostic (tableau 21.4)

- L'EP est grave ou à haut risque (mortalité > 15 %) en cas de choc ou hypotension artérielle définie par une PAS <90 mm Hg ou une baisse de la PAS >40 mm Hg pendant plus de 15 minutes sans cause rythmique, hypovolémique ou septique.

Tableau 21.4 Stratification du risque d'une EP en fonction du taux de mortalité précoce : score PESI simplifié (sPESI : *simplified Pulmonary Embolism Severity Index*).

Critère	Points
Âge > 80 ans	1
Cancer	1
Insuffisance cardiaque chronique ou maladie pulmonaire chronique	1
FC > 110 bpm	1
PAS < 100 mm Hg	1
Saturation artérielle < 90 %	1
Évaluation du risque	
Mortalité J30 = 1 %	0
Mortalité J30 = 10,9 %	≥1

- L'EP est à risque intermédiaire (mortalité 3 à 15 %) selon :
  - les marqueurs de dysfonction VD :
    - à l'ETT : dilatation VD, hypokinésie, augmentation du rapport diamètres VD/VG, augmentation de vitesse du flux d'insuffisance tricuspide (signes présents dans au moins 25 % des cas). En complément, l'échocardiographie peut dépister un foramen ovale perméable pouvant aggraver l'hypoxie et la présence de thrombus dans les cavités droites qui est associée à une augmentation du risque de récidive,
    - à l'angioscanner pulmonaire : dilatation VD en calculant le rapport des diamètres VD/VG,
    - par le dosage sanguin du BNP (*Brain Natriuretic Peptide*), reflet de la distension VD lors de l'EP aiguë et dont le taux est corrélé à la sévérité de la dysfonction VD (BNP ou NT-proBNP),
    - autres signes : distension des veines jugulaires, souffle d'insuffisance tricuspide, signes ECG (T négatives de V1 à V4, SIQIII, BBD);

La dysfonction VD est corrélée à un risque de mortalité intermédiaire compris entre 3 et 15 %, le problème étant l'absence de définition consensuelle de cette dysfonction VD.

  - les marqueurs d'ischémie myocardique : le taux sanguin de troponine T ou I est corrélé à la sévérité de l'ischémie myocardique VD. Comme dans le paragraphe précédent, il n'y a pas de définition consensuelle de cette ischémie ce qui en limite son utilisation;
  - des marqueurs additionnels : d'autres signes sont corrélés à la gravité d'une EP et doivent être recherchés pour aider à la stratification : l'âge élevé, le sexe masculin, un cancer,

une insuffisance cardiaque, une pathologie pulmonaire chronique, une tachycardie (> 110 bpm), une PAS < 100 mm Hg, une fréquence respiratoire ≥ 30/min, une hypothermie < 36 °C, un trouble de la conscience, une saturation en oxygène < 90 %.

H. Évolution, complications

Le plus souvent, l'EP évolue favorablement. Néanmoins, les complications suivantes peuvent se rencontrer :

- choc cardiogénique réfractaire aboutissant au décès (court terme) ;
- récidive (court et moyen terme) ;
- HTAP chronique post-embolique : complication rare mais grave en cas de persistance d'une obstruction significative du lit artériel pulmonaire (moyen terme). L'endartériectomie pulmonaire donne de bons résultats lorsqu'elle est réalisée par des équipes entraînées et doit être le traitement de choix.

I. Formes cliniques particulières

1. Cancer

Cf. VI. Thrombose veineuse profonde.

2. Grossesse

Le dosage des D-dimères peut être faussement positif. Un EDV est réalisé en 1re intention. S'il est non contributif, le scanner comme la scintigraphie peuvent être utilisés sans risque pour le fœtus. Un traitement par HBPM est recommandé dès confirmation diagnostique. Le traitement par AVK n'est pas recommandé aux 1er et 3e trimestres.

3. Thrombus intracardiaques

La présence de thrombus dans les cavités cardiaques droites, d'autant plus s'ils sont mobiles, est associée à un haut risque de mortalité précoce. Un traitement urgent est recommandé, mais la place de la thrombolyse ou de l'embolectomie n'est pas encore bien validée.

4. EP non thrombotique

Certaines embolies ne sont pas fibrinocruoriques et il faut savoir évoquer ces situations : embolies septique, gazeuse, graisseuse, amniotique, tumorale. La prise en charge passe par le traitement étiologique.

VIII. Traitement curatif de la MTEV

A. Traitement anticoagulant initial

L'objectif du traitement est d'améliorer les symptômes et d'éviter l'extension et les récidives ainsi que leurs conséquences cliniques sur la morbidité (EP, SPT, hypertension artérielle pulmonaire aiguë ou chronique) et sur la mortalité (EP fatale). Il repose sur un traitement anticoagulant rapide et efficace et sur des bases identiques dans la TVP ou l'EP.

En raison du risque potentiel du traitement, le diagnostic de MTEV (TVP ou EP) doit être confirmé.

Néanmoins, en l'absence de risque hémorragique important, le traitement peut être commencé en cas de probabilité clinique forte ou intermédiaire, en attendant la confirmation ou l'exclusion du diagnostic par les examens paracliniques (fig. 21.4).

Les dernières recommandations des Sociétés européennes de cardiologie et respiratoire ont proposé un algorithme de prise en charge de l'EP fondé sur la gravité (*cf.* fig. 21.4) : les EP graves (chocs ou hypotension) doivent être traitées par des fibrinolytiques en réanimation ou soins intensifs. Pour les EP de gravité faible ou intermédiaire, la prise en charge repose sur le score PESI simplifié (*cf.* tableau 21.4) et les données biologiques ou d'imagerie.

En cas d'indication thérapeutique, un hémogramme avec plaquettes, un bilan initial d'hémostase (temps de Quick, TCA, fibrinogène) et un bilan rénal (créatininémie avec débit de filtration glomérulaire – DFG) sont nécessaires.

Le traitement curatif initial de la MTEV (TVP ou EP) peut reposer au choix sur :

- l'HNF (héparine non fractionnée) ;
- les HBPM ;
- le fondaparinux ;
- plus récemment, les anticoagulants directs (AOD) anti-Xa ;
- en cas de choc ou d'hypotension, les fibrinolytiques.

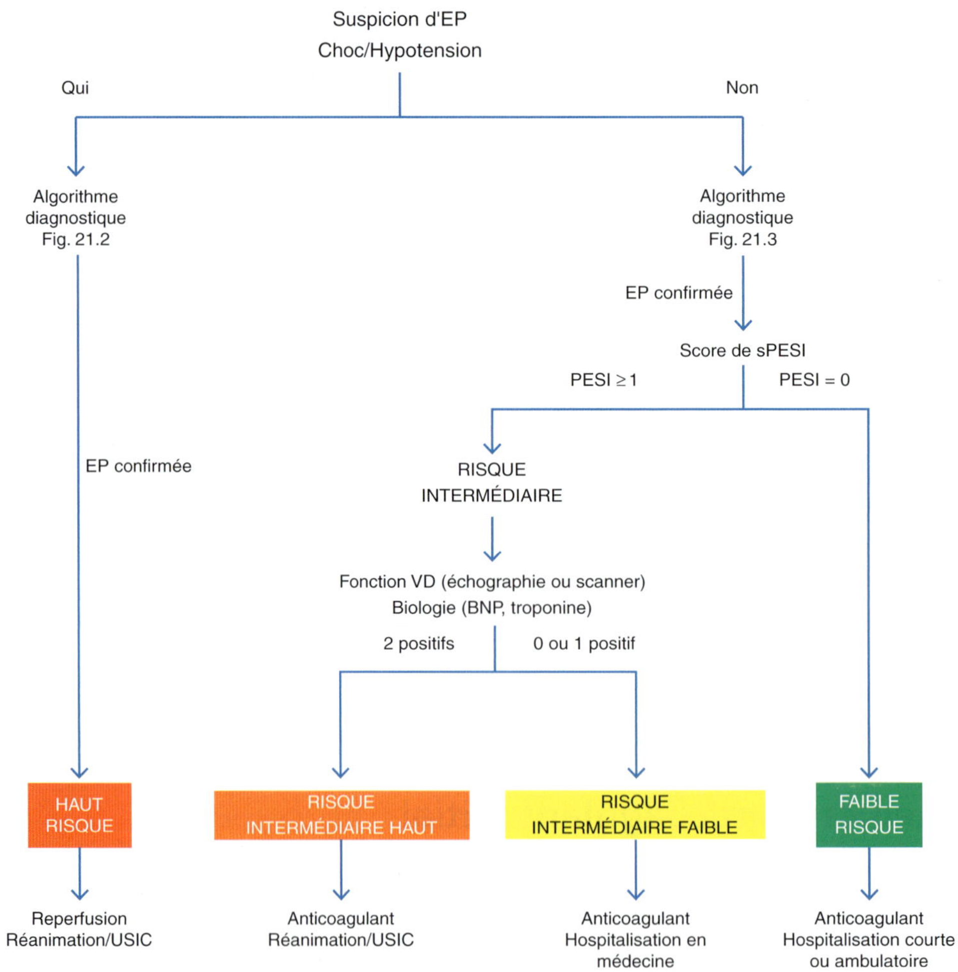

Fig. 21.4 Algorithme de prise en charge de l'EP.

1. HNF

- Elle peut être prescrite indifféremment par voie sous-cutanée ou intraveineuse continue.
- Elle doit être prescrite selon une posologie adaptée au poids corporel (500 UI/kg/j) puis adaptée à un test d'hémostase comme le TCA (1,5–2,5 × le témoin) ou par la mesure de l'activité antifacteur X activé (0,3 et 0,7 U). La détermination du TCA ou de l'activité antifacteur Xa se fait entre 2 injections lorsque l'HNF est administrée par voie sous-cutanée ou 4 heures après le début du traitement par voie intraveineuse continue et 4 heures après chaque changement posologique.
- Elle représente à ce jour le traitement recommandé chez les patients insuffisants rénaux sévères (clairance de la créatinine <30 mL/min) et pour les patients instables ou susceptibles de subir des interventions nécessitant un arrêt temporaire du traitement ainsi que chez les patients traités par fibrinolyse.
- Elle requiert une surveillance des plaquettes 2 fois/semaine pendant 21 jours en raison du risque de thrombopénie induite par l'héparine (TII I) dont le diagnostic repose sur la mise en évidence d'une thrombopénie (numération plaquettaire <150 G/L ou une baisse de 50 % par rapport à avant tout traitement). Il est donc indispensable d'obtenir une numération plaquettaire avant tout traitement héparinique. En cas de traitement ambulatoire, le patient doit être informé de la possibilité de survenue d'une TIH et des manifestations pouvant faire évoquer le diagnostic. Cette surveillance n'est plus nécessaire au-delà d'un mois.

2. HBPM et fondaparinux

- Ils sont préférés à l'HNF compte tenu d'une plus grande commodité d'emploi, de l'absence d'adaptation des doses à des tests d'hémostase, d'une réduction du risque de TIH.
- Les doses utilisées sont :
  - pour les HBPM en 2 injections sous-cutanées par 24 heures :
    - daltéparine (Fragmine®) : 100 UI/kg/12 h,
    - nadroparine (Fraxiparine®) : 85 UI/kg/12 h,
    - énoxaparine (Lovenox®) : 100 UI/kg/12 h (soit 1 mg/kg/12 h);
  - pour les HBPM en 1 injection sous-cutanée par 24 heures :
    - nadroparine (Fraxodi®) : 171 UI/kg/24 h,
    - tinzaparine (Innohep®) : 175 UI/kg/24 h;

> En France, l'AMM pour le traitement curatif de l'EP avec ou sans TVP n'est accordée que pour l'énoxaparine et la tinzaparine aux mêmes posologies.

  - pour le fondaparinux (Arixtra®) en une injection sous-cutanée par 24 heures : 7,5 mg/24 h pour un poids de 50 à 100 kg.
- Les HBPM ne nécessitent pas de surveillance systématique de l'activité anti-Xa. Cette surveillance est suggérée en cas de situation à risque d'accumulation et/ou de risque hémorragique (insuffisant rénal modéré, âge élevé, petit poids corporel ou obésité, etc.) 4 heures après l'initiation. Le fondaparinux ne nécessite pas de surveillance systématique de l'activité anti-Xa.
- Une mesure de la créatininémie est recommandée pour évaluer la fonction rénale à partir d'une estimation de la clairance de la créatinine avant tout traitement anticoagulant parentéral ou le plus tôt possible après l'instauration du traitement, car HBPM et fondaparinux sont contre-indiqués en cas d'insuffisance rénale sévère (DFG <30 mL/min).
- Une surveillance systématique des plaquettes n'est pas recommandée pour le fondaparinux et pour les HBPM sauf dans les situations suivantes :
  - traitement par HBPM avec administration préalable d'une HNF ou en cas de MTEV postopératoire;
  - devant tout nouvel épisode thromboembolique artériel et/ou veineux;
  - devant toute lésion cutanée douloureuse au site d'injection.

3. Anticoagulants (anti-Xa) oraux directs (rivaroxaban et apixaban)

- Le rivaroxaban (Xarelto®) et l'apixaban (Eliquis®) sont des anticoagulants rapidement actifs par voie orale qui peuvent être prescrits d'emblée pour le traitement de la TVP et de l'EP sans administration préalable d'héparine et sans relais par les AVK.
- Le rivaroxaban est prescrit à la dose de 15 mg 2 fois/j pendant 21 jours, puis 20 mg 1 fois/j pendant la durée du traitement.
- L'apixaban est prescrit à la dose de 10 mg 2 fois/j pendant 7 jours puis 5 mg 2 fois/j.
- Ces médicaments ne nécessitent pas de surveillance biologique particulière mais sont contre-indiqués en cas d'insuffisance rénale sévère (DFG estimé < 30 mL/min).

4. Thrombolytiques

Un traitement fibrinolytique est recommandé chez les malades atteints d'embolie pulmonaire grave (état de choc ou hypotension artérielle sévère). Chez les patients sans état de choc, en cas d'embolie pulmonaire de gravité intermédiaire, il n'est pas recommandé d'administrer systématiquement de traitement fibrinolytique. Enfin, lorsque la thrombolyse est contre-indiquée, on peut proposer une embolectomie en urgence.

L'utilisation des thrombolytiques n'est pas recommandée en 1re intention à la phase aiguë d'une TVP sauf en cas de syndrome obstructif sévère ou phlegmentia caerulea en situation de sauvetage de membre.

B. Relais *per os* du traitement initial par les antivitamines K (AVK) dans la TVP et l'EP

- Après confirmation du diagnostic, un relais du traitement anticoagulant initial par les AVK est recommandé en cas d'utilisation d'HNF, d'HBPM ou de fondaparinux. Le relais peut être débuté précocement dès le 1er jour de traitement parentéral. La dose initiale est de 5 mg de warfarine (Coumadine®) ou de 4 mg d'acénocoumarol (Sintrom®) (posologie plus faible chez le sujet âgé). L'initiation d'un traitement par fluindione (Previscan®) est aujourd'hui déconseillée par l'ANSM (risque d'atteinte rénale immunoallergique). L'HNF, l'HBPM ou le fondaparinux pourront être arrêtés au bout de 5 jours à condition que deux INR consécutifs à 24 heures d'intervalle soient supérieurs à 2. La dose visera à obtenir un INR cible de 2,5 (intervalle de 2 à 3).
- Les traitements antivitamines K doivent être surveillés par la mesure de l'INR. L'INR cible est 2,5 (entre 2 et 3). Dans la période d'initiation, l'INR est mesuré 2 à 3 fois/semaine ; ensuite, un intervalle de 3 ou 4 semaines entre 2 contrôles de l'INR est recommandé.
- Une éducation doit être donnée aux patients et un carnet de suivi remis.

C. Durée optimale du traitement anticoagulant (TVP et EP) et suivi

Une durée minimale de 3 mois de traitement anticoagulant en cas de TVP proximale et/ou d'EP est recommandée.

Après 3 mois, on prend en compte la localisation, les circonstances de survenue et le risque hémorragique (tableau 21.5) :

- TVP proximale ou EP en présence d'un facteur favorisant transitoire majeur ou TVP distale : 3 mois ;
- TVP proximale ou EP sans facteur transitoire majeur : 6 mois ;

- présence d'un facteur de risque majeur persistant (thrombophilie majeure connue [déficit en antithrombine, facteur V Leiden homozygote, mutation homozygote sur le gène de la prothrombine, thrombophilie multiple], filtre cave permanent, HTAP, EP grave [associée à un état de choc]) ou récidive proximale : > 6 mois voire traitement au long cours ;
- TVP proximale ou EP récidivantes : au long cours ;
- TVP proximale ou EP associé à un cancer : prolongé tant que le cancer est actif.

La préférence du patient peut aussi être prise en compte dans la décision.

Le suivi par imagerie au cours du traitement n'est pas nécessaire sauf en cas d'HTAP au cours de l'EP, où il est souhaitable de contrôler la baisse de la PAP par une échocardiographie doppler transthoracique.

Il faut également faire un échodoppler veineux de contrôle à la fin du traitement pour évaluer les séquelles éventuelles de la TVP.

Tableau 21.5 Contexte clinique déterminant la durée de traitement anticoagulant.

	Facteurs	Risque annuel de récidive après arrêt d'un traitement de 3 mois	Durée de traitement recommandée	Grade de recommandation
MTEV avec facteur déclenchant majeur transitoire	– Chirurgie – Immobilisation prolongée ≥ 3 jours – Fracture des MI dans les 3 derniers mois	Faible (3 %)	3 mois	A
MTEV avec facteur de risque persistant majeur	– Cancer en cours de traitement – Syndrome des antiphospholipides	Élevé (9 %)	≥ 6 mois, prolongé tant que le facteur persiste	Accord professionnel
MTEV idiopathique	– Absence de facteur déclenchant majeur – Absence de facteur de risque persistant majeur	Élevé (9 %)	≥ 6 mois	B

Afssaps. Prévention et traitement de la maladie thromboembolique veineuse en médecine. Recommandations de bonne pratique, décembre 2009.

D. Compression élastique et mobilisation

- Le port de chaussettes ou bas de compression veineuse élastique délivrant 30 à 40 mm Hg à la cheville (classe 3) est recommandé dès que possible après le diagnostic de TVP et l'instauration du traitement anticoagulant, pour une durée minimale de 6 mois (ou plus s'il persiste des symptômes).
- Un alitement systématique n'est pas recommandé ; au contraire, une mobilisation précoce (lever) est préconisée dès qu'elle est possible (après 24 heures d'anticoagulation efficace en cas d'EP).

E. Traitement complémentaire en cas d'EP grave ou à risque intermédiaire haut (PESI ≥ 1)

Il comporte :

- oxygénothérapie, voire ventilation invasive ;
- remplissage/inotropes ;
- surveillance en USIC/réanimation (monitoring FC, PA, saturation).

F. Stratégie de traitement initial

1. En cas de TVP proximale

Il est recommandé d'hospitaliser :

- les patients insuffisants rénaux sévères (clairance de la créatinine < 30 mL/min) ;
- les patients nécessitant un traitement anticoagulant et présentant une pathologie à risque hémorragique ;
- les TVP proximales avec syndrome obstructif sévère ou de localisation iliocave ;
- les patients dont le contexte psychosocial et l'environnement géographique et médical ne permettent pas une prise en charge optimale à domicile.

Dans les autres cas, les patients avec TVP proximales peuvent être traités par HBPM ou AOD en ambulatoire ou après une courte hospitalisation après avoir évalué les risques de récidives thromboemboliques et hémorragiques.

2. En cas d'EP

L'hospitalisation est la règle mais cela peut être discuté dans les EP de faible gravité (score PESI = 0) et en l'absence des facteurs du paragraphe précédent (1. En cas de TVP proximale).

Si un traitement ambulatoire de la MTEV est envisagé, il est recommandé :

- d'obtenir un diagnostic de certitude de la pathologie thromboembolique ;
- de rappeler l'absolue nécessité de prévoir un temps d'éducation des patients à leur traitement médicamenteux et non médicamenteux ;
- de prescrire et d'organiser la surveillance des traitements anticoagulants en concertation avec le médecin traitant et l'infirmière ;
- d'évaluer les facteurs de risque de récidives thromboemboliques et hémorragiques ;
- d'évaluer les facteurs psychosociaux limitant cette prise en charge.

G. Interruption partielle de la veine cave inférieure

L'insertion d'un filtre cave temporaire ou permanent est suggérée :

- en cas de contre-indication au traitement anticoagulant ;
- chez les patients ayant récidivé sous traitement bien conduit ;
- dans les suites d'une embolectomie pour embolie aiguë massive.

Le filtre temporaire doit être retiré lorsque la contre-indication aux anticoagulants n'a plus lieu d'être, car il expose à un risque augmenté de récidive thrombotique.

H. Cas particuliers

1. TVP distales

Si une TVP distale symptomatique isolée est confirmée objectivement, un traitement anticoagulant à dose curative est suggéré. À la phase initiale, essentiellement par extrapolation des données issues du traitement des TVP proximales, une HBPM ou le fondaparinux peuvent être préférés à une HNF. Si un traitement anticoagulant est instauré, un relais précoce par AVK est recommandé. Les AOD peuvent être aussi utilisés.

En cas de premier épisode de TVP distale symptomatique avec facteur déclenchant évident et en l'absence de facteurs de risque persistants, un traitement anticoagulant à dose curative **raccourci à 6 semaines** est recommandé.

La prolongation du traitement à 3 mois au moins est recommandée en cas de TVP distale symptomatique :

- idiopathique ;
- ou associée à un facteur de risque persistant ;
- ou récidivante ;
- ou survenant dans un contexte de cancer évolutif.

La contention élastique est recommandée pour une durée minimale de 2 ans (ou plus s'il persiste des symptômes) dès lors qu'il s'agit de TVP étendues des veines tibiales postérieures ou fibulaires.

Un alitement systématique n'est pas recommandé ; au contraire, une mobilisation précoce (lever) est recommandée dès qu'elle est possible. Le traitement devra, sauf cas particulier, être ambulatoire avec les mêmes précautions que pour une TVP proximale.

2. Thromboses veineuses superficielles (TVS)

Les données disponibles à ce jour sont issues d'essais de faible puissance et sur des critères intermédiaires.

Dans ce contexte, ne sont pas recommandés en 1re intention :

- les AINS administrés par voie générale (ils n'ont qu'un effet antalgique par voie locale) pour prévenir les complications thromboemboliques des TVS ;
- les anticoagulants à dose curative de la MTEV ;
- la chirurgie dans le traitement des TVS n'atteignant pas la jonction grandes saphènes – veines fémorales.

Ce qui est ou peut être recommandé :

- la prescription d'une compression veineuse, de préférence par bandage, est recommandée à la phase aiguë d'une TVS d'un membre en l'absence de contre-indication ;
- les TVS étendues à la jonction grande saphène veines fémorales peuvent relever d'un traitement anticoagulant à dose curative de la MTEV ou d'un traitement chirurgical ;
- les HBPM à dose prophylactique de la MTEV sont suggérées dans le traitement des TVS pour prévenir le risque de complications thromboemboliques ;
- par extrapolation, le fondaparinux à dose prophylactique de la MTEV est suggéré dans le traitement des TVS pour prévenir le risque de complications thromboemboliques.

Si un traitement anticoagulant est instauré, il est suggéré de traiter pendant 7 à 30 jours, seules durées évaluées dans les essais.

3. Présence d'un cancer

Le traitement de la MTEV par AVK en présence d'un cancer évolutif est moins efficace et moins bien toléré que chez les patients indemnes de cancer. En présence d'un cancer, le traitement prolongé par HBPM permet une réduction significative et importante du risque de récidive sans réduction de tolérance. Ces résultats ont été obtenus avec des posologies d'HBPM légèrement inférieures aux posologies curatives habituelles, sauf pour la tinzaparine.

Devant une MTEV confirmée objectivement survenant au cours d'un cancer, une HBPM en relais du traitement initial est recommandée. Il est conseillé d'utiliser les posologies évaluées dans les études :

- daltéparine (Fragmine®) 200 UI/kg 1 fois/j pendant 1 mois puis 150 UI/kg 1 fois/j ;
- tinzaparine (Innohep®) 175 UI/kg 1 fois/j ;
- énoxaparine (Lovenox®) 150 UI/kg 1 fois/j.

En cas de thrombopénie survenant au décours d'une chimiothérapie (plaquettes <50 G/L), il est recommandé d'interrompre le traitement par HBPM et de le reprendre quand la concentration des plaquettes est à nouveau supérieure à cette valeur.

Dans cette situation, la durée du traitement par HBPM doit idéalement être de 3 à 6 mois en fonction de la tolérance et de l'évolution du cancer ainsi que des modifications de son traitement.

Au-delà de 6 mois, le traitement anticoagulant est nécessaire :

- si le cancer est toujours traité et si le patient tolère le traitement héparinique, il est recommandé de poursuivre les HBPM ;
- si le cancer n'est plus traité ou si le patient ne tolère plus les HBPM, il est recommandé d'instaurer un relais par AVK.

Le choix entre HBPM et AVK dépendant de la balance bénéfice/risque (interactions médicamenteuses, chimiothérapie, procédures invasives, état général) et de l'acceptabilité du traitement.

4. MVTE chez la femme

- En cas de MVTE, la contraception œstroprogestative doit être arrêtée et est ensuite contre-indiquée. Il faut envisager des alternatives à la contraception (progestatif continu ou dispositif intra-utérin). De même, un traitement hormonal substitutif de la ménopause est contre-indiqué.
- Pendant la grossesse, le diagnostic est difficile (axe iliocave peu accessible, irradiation liée à l'angioscanner). Le traitement repose sur les HBPM.

5. TVP du membre supérieur

Elle est en général favorisée par la présence de matériel (cathéter central, sonde de pacemaker, etc.). La confirmation repose sur l'échodoppler veineux ou le scanner et le traitement est identique.

IX. Traitement préventif de la MTEV

La prévention doit être adaptée au niveau de risque thrombotique et hémorragique et à la fonction rénale. Elle comprend la mobilisation précoce, la compression élastique éventuellement associée au traitement curatif injectable. L'aspirine n'est pas indiquée dans le traitement préventif de la MTEV.

A. Voyage de plus de 8 heures

Il est recommandé de ne pas porter des vêtements serrés, de s'hydrater et d'effectuer une contraction active et régulière des mollets. En présence de facteurs prédisposants associés, il est conseillé de porter des chaussettes de contentions de classe 2 ou 3 plus ou moins associées à une injection préventive d'HBPM avant le départ.

B. Hospitalisation en milieu médical

La mise en place d'une prévention dépend de la pathologie (insuffisance cardiaque ou respiratoire, pathologie rhumatismale, etc.), de la possibilité ou non d'un lever précoce, et du terrain (sujet âgé, cancer, antécédent de MVTE, obésité, etc.) : elle repose sur l'énoxaparine (0,4 mL/24 h en SC) ou le fondaparinux (2,5 mg/24 h). Les AOD peuvent aussi être utilisés en l'absence de contre-indication.

C. Intervention chirurgicale

Le niveau de prévention dépend du type de chirurgie. La durée du traitement préventif doit couvrir toute la période d'immobilisation, mais doit être prolongée 4 à 6 semaines en cas de chirurgie orthopédique lourde (exemple : prothèse de hanche), 10–15 jours en cas de prothèse de genou. Elle repose aussi sur l'énoxaparine ou le fondaparinux. Les AOD peuvent également être utilisés en postopératoire avec des protocoles bien établis.

Points clés

Thrombose veineuse profonde

- La triade de Virchow (stase veineuse, lésion de la paroi de la veine et anomalie de l'hémostase) permet d'expliquer la formation du thrombus.
- Le point de départ du thrombus est le plus souvent distal, il peut s'étendre en amont, être occlusif ou se fragmenter pour migrer vers le champ pulmonaire. Une lyse spontanée peut survenir lorsque le thrombus est peu volumineux et si le facteur étiologique disparaît rapidement.
- Les TVP distales, souvent asymptomatiques, sont rarement responsables d'une EP ayant des conséquences cliniques importantes, mais environ 25 % des TVP distales asymptomatiques font l'objet d'une extension proximale. La récidive d'une TVP distale est deux fois moins fréquente que celle d'une TVP proximale.
- À l'inverse, une TVP proximale est symptomatique dans 80 % des cas. Elle a une forte probabilité de s'associer à une EP. En l'absence de traitement anticoagulant, une TVP proximale symptomatique récidive une fois sur deux dans les 3 mois.
- Le risque de récidive est plus élevé en cas de TVP ambulatoire ou si le facteur déclenchant persiste après une chirurgie exposant à un risque temporaire.
- Les chirurgies les plus à risque sont la chirurgie orthopédique (prothèse de hanche ou de genou, fracture de hanche, immobilisation prolongée par plâtre ou attelle), les polytraumatismes, les lésions médullaires ou les chirurgies majeures chez les patients cancéreux ou avec antécédents de MTEV.
- Les situations médicales les plus à risque concernent les patients âgés ayant présenté ou présentant un AVC ou un antécédent de MTEV ou avec cancer +++.
- L'obésité, la grossesse et le *post-partum*, les œstrogènes (contraception ou substitution) sont également des facteurs de risque. Les accès veineux profonds (cathéters) sont responsables de TVP iatrogènes.
- La TVP peut survenir sans facteur déclenchant (TVP dite ambulatoire) ou chez des patients présentant une thrombophilie constitutionnelle (mutations des facteurs II et V, déficit protéines C, S, antithrombine III) ou acquise (syndrome des antiphospholipides).
- Les signes cliniques n'ont qu'une valeur d'orientation : douleur, œdème unilatéral ne prenant pas le godet.
- Le score de Wells simplifié permet une évaluation de la probabilité clinique en fonction la présence de facteurs favorisants et de signes cliniques.
- Le dosage des D-dimères est utilisé essentiellement pour exclure le diagnostic de MTEV chez les patients dont le score de probabilité clinique est faible ou intermédiaire.
- L'échodoppler veineux est effectué si les D-dimères sont positifs (seuil > 500 g/L) ou si le score est d'emblée élevé. C'est la technique de référence. Le traitement est débuté sans en attendre le résultat si le score de Wells est élevé ou intermédiaire.
- Un bilan de thrombophilie est indiqué en cas de TVP proximale ambulatoire chez le sujet de moins de 60 ans, de TVP proximale chez une femme enceinte ou susceptible de l'être ou de TVP récidivante.
- L'utilité de la découverte d'un cancer occulte, en termes de survie et surtout de qualité de vie, n'est pas connue et le bilan de dépistage nécessaire n'est pas codifié. Après 40 ans, on propose un dosage du PSA chez l'homme, un examen gynécologique avec mammographie et échographie pelvienne chez la femme. Une recherche de sang dans les selles et une radiographie du thorax sont effectuées dans les deux sexes.
- L'objectif du traitement est d'améliorer les symptômes et d'éviter l'extension et les récidives et de prévenir les complications (EP, syndrome post-thrombotique).

- Le traitement anticoagulant peut être commencé dès la suspicion de TVP s'il n'existe pas de risque hémorragique en attendant la confirmation ou l'exclusion du diagnostic par une méthode objective validée.
- Les HBPM sont préférés à l'HNF sauf chez l'insuffisant rénal. On peut aussi débuter d'emblée par un AOD anti-Xa en l'absence d'insuffisance rénale (rivaroxaban ou apixaban). En cas d'HBPM ou d'HNF, un relais précoce par les AVK est effectué dès le 1er jour avec un chevauchement de l'HBPM ou l'HNF, qui seront arrêtées après au moins 5 jours de traitement et 2 INR consécutifs efficaces à 24 heures d'intervalle.
- Les AVK ou les AOD sont donnés pendant 3 mois en cas de TVP proximale avec facteur favorisant transitoire, 6 mois en l'absence de facteur favorisant majeur transitoire, à vie en cas de facteur de risque majeur persistant ou de récidive.
- Le port de bas de compression veineuse (classe 3) est recommandé dès l'instauration du traitement anticoagulant pour une durée de 2 ans.
- La prévention doit être adaptée au niveau de risque thrombotique et hémorragique et à la fonction rénale. HBPM à dose préventive, par exemple énoxaparine (Lovenox®) : 2 000 UI/j en cas de risque modéré ou 4 000 UI/j en cas de risque élevé. La compression élastique est associée au traitement injectable ou prescrite seule si le risque hémorragique est élevé.
- Au cours de la grossesse, les signes cliniques sont difficiles à interpréter, les D-dimères peuvent être faussement positifs, le diagnostic par échodoppler est le test habituellement utilisé, un traitement par HBPM est préconisé dès confirmation diagnostique et les AVK ne sont pas recommandés aux 1er et 3e trimestres.
- Une thrombose veineuse survenant dans un contexte néoplasique est traitée par des HBPM au long cours car le traitement par AVK est moins efficace et moins bien toléré que chez les patients indemnes de cancer. La tinzaparine à la dose de 175 UI/j est recommandée.

Embolie pulmonaire

- L'EP et la TVP sont deux présentations cliniques de la MTEV et l'EP est le plus souvent (70 %) secondaire à une TVP.
- Le risque de décès ou de récidive est plus fréquent après EP qu'après TVP.
- Une EP symptomatique n'est associée à une TVP symptomatique que moins d'une fois sur quatre.
- Près de 10 % des EP sont mortelles dans l'heure suivant leur constitution +++.
- L'EP est compliquée d'un choc dans 5–10 % des cas et d'une dysfonction VD une fois sur deux.
- Dans 90 % des cas, l'EP est suspectée devant une dyspnée, une douleur thoracique, une syncope, inconstamment associées. Il faut évoquer le diagnostic en cas d'aggravation soudaine d'une dyspnée préexistante.
- L'examen clinique recherche tachypnée > 20/min, tachycardie > 100 bpm, signes de TVP ou cyanose. La fièvre est également possible. Les signes de TVP sont absents dans deux tiers des cas.
- La radiographie du thorax est surtout utile pour éliminer une autre cause de dyspnée. La gazométrie artérielle retrouve habituellement une hypoxémie et une hypocapnie (effet shunt). L'ECG retrouve inconstamment des signes de souffrance VD, mais il faut faire attention aux faux aspects de SCA avec ou sans ST.
- Les scores de Genève et de Wells permettent d'évaluer la probabilité clinique d'une EP.
- L'algorithme décisionnel dépend de la présence ou non d'un état de choc (ou hypotension).
- La scintigraphie pulmonaire de ventilation perfusion identifie l'EP par la mise en évidence d'une ventilation normale au niveau d'un segment pulmonaire avec défaut de perfusion. Une scintigraphie positive chez un patient à faible probabilité clinique doit ainsi motiver la réalisation d'autres examens pour confirmer le diagnostic mais la combinaison d'une scintigraphie normale avec un score clinique faible permet d'exclure une EP.
- L'angioscanner pulmonaire a une sensibilité et une spécificité excellentes jusqu'aux artères segmentaires ou sous-segmentaires mais requiert une évaluation de la fonction rénale, mais nécessite l'injection de produits de contraste iodés avec les précautions habituelles. Un angioscanner pulmonaire négatif permet d'exclure une EP chez des patients dont le score de probabilité est faible

ou intermédiaire. En revanche, si le score de probabilité est élevé et l'angioscanner négatif, un autre examen doit être réalisé.

- Les autres examens possibles sont la scintigraphie pulmonaire de ventilation-perfusion, l'échodoppler veineux et l'échocardiographie.
- Chez les patients à forte probabilité clinique, en état de choc ou présentant une hypotension artérielle, une ETT normale permet raisonnablement d'exclure le diagnostic d'EP et chez les patients peu symptomatiques, des critères de retentissement sur le VD permettent d'identifier une population à risque intermédiaire.
- L'algorithme de prise en charge d'une EP avec choc ou hypotension impose d'emblée le scanner pour confirmation et traitement. Si le scanner est indisponible, l'ETT a valeur de diagnostic si elle montre une souffrance du VD autorisant le traitement. Négative, elle oriente vers un état de choc d'une autre étiologie.
- L'algorithme de prise en charge d'une EP sans choc ni hypotension dépend du score de Wells :
  - score > 6 : scanner d'emblée pour confirmation et traitement ;
  - score < 6, orientation ou non vers sa réalisation selon les D-dimères.
- L'échographie veineuse peut être utile en cas de TVP ou de contre-indication au scanner.
- La classification du risque dépend de la présence d'un état de choc ou d'une hypotension et, en l'absence de choc, du score de PESI. Elle conditionne la stratégie thérapeutique :
  - EP à haut risque (choc ou hypotension persistante) : réanimation ou USIC et fibrinolyse en l'absence de contre-indication ;
  - EP à risque intermédiaire haut (score de PESI ≥ 1 et ≥ 2 signes de souffrance VD (échographie, BNP ou troponine)) : réanimation ou USIC et anticoagulant ;
  - EP à risque intermédiaire faible (score de PESI ≥ 1 et ≤ 1 signe de souffrance VD) : hospitalisation conventionnelle en médecine et anticoagulant ;
  - EP à bas risque (score de PESI = 0) : anticoagulant, hospitalisation courte ou ambulatoire.
- L'assistance hémodynamique et respiratoire est nécessaire lorsque l'EP est compliquée d'un choc ou d'une hypotension artérielle sévère.
- L'embolectomie chirurgicale sous CEC peut être envisagée chez des patients à haut risque en cas de contre-indication ou d'échec de la thrombolyse.
- L'anticoagulation par HNF, HBPM, AOD ou fondaparinux est entreprise dès que le diagnostic de l'EP est confirmé et chez les patients présentant une probabilité forte ou intermédiaire dans l'attente d'une confirmation.
- L'HNF est indiquée en cas d'insuffisance rénale sévère (clairance < 30 mL/min), de risque hémorragique (réversibilité d'effet rapide après arrêt) et dans l'EP à haut risque traitée par fibrinolytiques.
- HBPM, AOD et fondaparinux sont préférés à l'HNF dans les autres cas.
- En cas d'HNF ou d'HBPM, le relais par AVK est fait selon les mêmes modalités que dans la TVP.
- L'immobilisation au lit n'est pas justifiée : on préconise le lever assorti de la pose de bas de contention.
- La durée du traitement oral (AVK ou AOD) est :
  - de 3 mois en cas d'EP dont le facteur déclenchant est réversible ;
  - > 3 mois en l'absence de facteur déclenchant (EP ambulatoire) ;
  - illimitée en cas de récidive ou de thrombophilie acquise ou innée.
- L'HBPM est prolongée en cas de cancer.
- Un filtre cave est indiqué en cas de contre-indication à l'anticoagulation. Si la contre-indication est provisoire, un filtre temporaire est placé.
- En cas de grossesse, les examens paracliniques invasifs (irradiation, injection d'iode) doivent être réservés aux situations à haut risque après réalisation d'un échodoppler veineux des membres inférieurs et d'une ETT.
- L'hypertension pulmonaire chronique post-embolique est une complication rare mais grave de l'EP. L'endartériectomie pulmonaire est de réalisation beaucoup plus complexe que l'embolectomie. Elle donne de bons résultats lorsqu'elle est réalisée par des équipes entraînées.

Notions indispensables PCZ

- Toujours évoquer l'EP devant une dyspnée aiguë ou d'apparition récente, un malaise ou une syncope, une douleur thoracique.
- Examens d'orientation indispensables : radiographie thoracique, gazométrie artérielle et ECG.
- L'angioscanner pulmonaire permet de confirmer le diagnostic.
- L'échocardiographie, l'échodoppler veineux ou la scintigraphie de ventilation-perfusion peuvent aider au diagnostic dans certaines situations.
- Devant une EP diagnostiquée ou simplement suspectée, l'existence d'une hypotension artérielle ou d'un état de choc doit être reconnue rapidement car cela va guider la stratégie diagnostique et thérapeutique.
- En l'absence de choc, la stratification du risque repose d'abord sur le score PESI et lorsque ce score est ≥ 1, sur la mise en évidence de signes de souffrance VD.
- Le traitement anticoagulant repose aujourd'hui, en l'absence d'insuffisance rénale, sur les HBPM avec relais immédiat par AVK et un chevauchement des 2 traitements pendant au moins 5 jours ou d'emblée un traitement par AOD anti-X.

Réflexes transversalité

- Item 326 – Prescription et surveillance des antithrombotiques. Accidents des anticoagulants

Pour en savoir plus

Afssaps. Prévention et traitement de la maladie thromboembolique veineuse en médecine. Recommandations de bonne pratique, décembre 2009.
https://ansm.sante.fr/var/ansm_site/storage/original/application/ae4209ebc36d7164d4b7c876ddeaabab.pdf

Konstantinides SV, Torbicki A, Agnelli G, et al. 2014 ESC Guidelines on the diagnosis and management of acute pulmonary embolism: The Task Force for the Diagnosis and Management of Acute Pulmonary Embolism of the European Society of Cardiology (ESC). European Heart Journal. 2014 ; 35(43) : 3033–3080.
https://academic.oup.com/eurheartj/article/35/43/3033/503581

CHAPITRE

22

Item 221 – UE 8 – Hypertension artérielle de l'adulte

Objectifs pédagogiques

Nationaux

- Expliquer l'épidémiologie, les principales causes et l'histoire naturelle de l'hypertension artérielle de l'adulte.
- Réaliser le bilan initial d'une hypertension artérielle de l'adulte.
- Argumenter l'attitude thérapeutique et planifier le suivi du patient.
- Décrire les principes de la prise en charge au long cours.

CNEC

- Connaître l'épidémiologie, la signification pronostique et les principales causes de l'hypertension artérielle de l'adulte.
- Connaître la classification de sévérité de l'HTA.
- Savoir mesurer correctement la pression artérielle et connaître les causes d'erreur de mesure, savoir rechercher une hypotension orthostatique.
- Connaître l'intérêt de la MAPA et de l'automesure.
- Connaître les anomalies ECG retrouvées chez l'hypertendu.
- Savoir réaliser le bilan initial d'une hypertension artérielle de l'adulte et particulièrement :
  - la recherche de facteurs de risque associés ;
  - le calcul du risque cardiovasculaire global ;
  - la recherche d'atteinte clinique des organes cibles ;
  - la recherche d'atteinte infraclinique des organes cibles ;
  - savoir quand et comment réaliser un bilan étiologique initial.
- Connaître les principales étiologies d'HTA secondaire et les examens complémentaires à demander en présence de signes d'appel.
- Savoir initier un premier traitement de l'HTA en justifiant le choix de la classe thérapeutique en fonction des comorbidités (sans les posologies).
- Savoir quelle attitude thérapeutique adopter en cas d'échec ou de mauvaise tolérance du premier traitement (sans les posologies).
- Connaître la définition d'une HTA résistante et identifier les situations nécessitant un avis spécialisé.
- Connaître les modalités de suivi d'un patient hypertendu en fonction de son risque cardiovasculaire.

I. Définition et confirmation diagnostique

- La distribution des pressions artérielles (PA) ou tensions artérielles (TA) dans la population est continue. Chez l'adulte, la PA normale est inférieure à 120 mm Hg pour la systolique (PAS) et 80 mm Hg pour la diastolique (PAD).
- Il existe une relation progressive et positive entre le niveau de la PA et l'incidence des complications cardiaques (insuffisance cardiaque, cardiopathie ischémique) et vasculaires (AVC, néphropathie) qui permet d'attribuer un rôle de prédiction du risque cardiovasculaire à la PA d'un individu.
- Si la PA dépasse une valeur seuil, on parle d'hypertension artérielle (HTA) et le sujet présente un facteur de risque cardiovasculaire.
- Selon l'Organisation mondiale de la santé, la définition de l'HTA repose sur la mesure de la pression artérielle réalisée par un professionnel de santé après quelques minutes de repos. **L'HTA est définie par une PAS > 140 mm Hg et/ou une PAD > 90 mm Hg.**
- Le tableau 22.1 donne une **classification de l'HTA en fonction des valeurs de PA chez le sujet adulte.**
- La PA ayant parfois une forte variabilité, l'HTA ne peut pas être affirmée après une seule consultation. Il est **indispensable de confirmer le diagnostic d'HTA avant de débuter un traitement antihypertenseur médicamenteux**, sauf en cas d'urgence hypertensive.
- En France depuis 2005, pour confirmer une HTA, **il est recommandé de mesurer la PA en dehors du cabinet médical**, au domicile du patient, par automesure tensionnelle (AMT) ou par mesure ambulatoire de la PA (MAPA). Avec cette méthode, **l'HTA est alors définie par une PAS > 135 mm Hg et/ou une PAD > 85 mm Hg.**

Tableau 22.1 Classification des niveaux de sévérité de PA.

Catégorie	PA systolique* (mm Hg)		PA diastolique* (mm Hg)
Hypertension grade 1	140–159	et/ou	90–99
Hypertension grade 2	160–179	et/ou	100–109
Hypertension grade 3	≥ 180	et/ou	≥ 110
HTA systolique isolée	≥ 140	et	< 90

* Il s'agit des pressions de sujets adultes de 18 ans ou plus en position assise après 5 minutes de repos.

II. Épidémiologie

A. Prévalence

L'HTA est la maladie chronique la plus fréquente dans le monde : elle affecte plus de 1,5 milliard **de personnes**. En 2017, près de 12 millions de Français étaient traités pour une HTA. Un million de nouveaux patients sont traités pour une HTA en France chaque année. Cependant, de nombreux Français sont hypertendus sans le savoir (problème de dépistage), ce qui explique qu'environ 20 % des hypertendus ne sont pas traités. De plus, le traitement antihypertenseur n'est pas toujours bien conduit et en fin de compte, seuls 50 % des patients hypertendus traités bénéficient d'un traitement efficace, atteignant les objectifs tensionnels.

La forme de loin la plus commune aujourd'hui est l'HTA modérée (grade 1).

La prévalence de l'HTA augmente avec l'âge, le pourcentage d'hypertendus est de l'ordre de :

- 1 % dans la tranche d'âge 20–29 ans ;
- 20 % dans la tranche d'âge 60–69 ans ;
- > 50 % au-delà de 80 ans.

Le vieillissement normal est associé à une perte de distensibilité des artères élastiques (gros troncs artériels), ce qui s'accompagne d'une augmentation de la pression artérielle systolique. L'HTA systolique isolée est donc un problème fréquent chez la personne âgée.

L'HTA est plus fréquente chez la femme et le sujet noir.

L'HTA est plus fréquente chez les obèses, dans les populations à forte consommation de sel et dans les couches défavorisées. D'autres facteurs prédisposent à l'hypertension : consommation d'alcool, vie sédentaire et exposition à des stress répétés.

Il existe une prédisposition génétique dans 30 % des cas environ.

L'hypertension est un des facteurs de risque majeurs de l'athérosclérose.

B. Histoire naturelle

La PA est un indicateur indépendant du risque vasculaire. La PAS reflète la compliance (souplesse) des artères de gros calibre (aorte, carotides, iliaques, fémorales), la PAD reflète les résistances périphériques totales (contraction/dilatation des artérioles), la PP (pression pulsée) est calculée par la formule PP = PAS – PAD qui reflète l'état vasculaire globale. Une PP supérieure à 65 mm Hg est considérée comme anormale. Avec le vieillissement, la PAS augmente alors que la PAD se stabilise ou diminue. Ainsi, si l'indication du risque est fournie autant par la pression systolique que par la pression diastolique. En revanche, au-delà de 60 ans, la pression artérielle systolique et la pression pulsée, qui représente la différence entre la pression artérielle systolique et la pression artérielle diastolique, deviennent les indicateurs dominants.

Chez les hypertendus et comparés à des patients normotendus, la mortalité cardiovasculaire est doublée du fait d'une plus grande incidence des complications cardiovasculaires :

- accident vasculaire cérébral (× 7);
- insuffisance coronarienne (× 3) et notamment les syndromes coronariens aigus;
- artériopathie des membres inférieurs (× 2);
- insuffisance cardiaque (× 4);
- insuffisance rénale chronique terminale;
- démence vasculaire.

La réversibilité du risque par correction des chiffres tensionnels est bien meilleure en ce qui concerne les accidents vasculaires cérébraux que les accidents coronariens. En 2015, une méta-analyse a montré qu'une réduction de pression artérielle diastolique de 5 à 6 mm Hg et une baisse de 10 mm Hg de la pression artérielle systolique pendant 5 ans permettaient de diminuer le risque d'accident vasculaire cérébral de 1/3, le risque d'insuffisance coronarienne de 1/6e et le risque d'insuffisance cardiaque de 46 %.

III. Physiopathologie

A. Rappel des systèmes régulateurs

La régulation à court terme de la PA se fait par le système sympathique via le baroréflexe carotidien et aortique, les centres dans la réticulée du tronc cérébral (centre vasopresseur), les voies effectrices à destinée artérielle depuis les chaînes sympathiques latérovertébrales ainsi que les médullosurrénales. Les neuromédiateurs sont α_1-adrénergiques vasoconstricteurs ou β_2-adrénergiques vasodilatateurs.

La régulation à moyen terme de la volémie et de la vasomotricité se fait par le système rénine – angiotensine – aldostérone et les peptides natriurétiques (ANP et BNP).

La régulation à long terme se fait par le phénomène dit de natriurèse de pression qui correspond à une excrétion d'ions sodium par le rein en cas de surcharge de pression et par le système arginine – vasopressine.

B. Hypothèses physiopathologiques

Plus de 90 % des cas d'HTA sont dits HTA essentielle et la conséquence du veillissement, du surpoids et de l'hérédité, contre 10 % de cas d'HTA secondaire, qui sont essentiellement de causes rénales ou surrénaliennes.

Une augmentation de la **contraction des artérioles** est observée lors de l'HTA essentielle du sujet jeune avec élévation de la **PAD**. La perte de **souplesse des artères** (baisse de la compliance) est observée lors de l'HTA essentielle du sujet âgé avec élévation de la **PAS**. Ces anomalies du système artériel observées dans l'HTA essentielle font considérer, aujourd'hui, l'**HTA essentielle comme une maladie des artères**.

Un défaut d'excrétion du sodium à long terme a été mis en avant comme mécanisme principal de l'HTA essentielle : cela concerne environ 40 % des hypertendus qui sont dits « sensibles au sel ».

D'autres hypothèses concernent le système nerveux autonome ou le système rénine – angiotensine – aldostérone, l'angiotensine 2 induirait une surcharge calcique de la paroi artérielle *via* la signalisation IP3/DAG.

L'HTA essentielle est une **maladie familiale chez 15 % des hypertendus**. Elle débute chez un adulte avant l'âge de 30 ans avec une HTA chez le père ou la mère avec un début avant l'âge de 50 ans. Cette HTA est de cause polygénique sans aujourd'hui de possibilité de réaliser un test génétique.

Des facteurs liés au mode de vie (*cf. supra*) agissent comme facteurs d'aggravation, notamment concernant la consommation de sel, la surcharge pondérale, la consommation d'alcool, des apports insuffisants en fruits et légumes, une sédentarité excessive, etc.

IV. Manifestations cliniques, complications et évolution

A. Circonstances de découverte +++

Le plus souvent, l'HTA est totalement latente et n'est qu'une découverte d'examen systématique.

Il est banal en outre de repérer une élévation tensionnelle à l'occasion d'une consultation pour de petits symptômes :

- céphalée occipitale légèrement battante, matinale, qui résiste volontiers aux antalgiques habituels et cède en quelques minutes au lever ou progressivement dans la matinée ;
- fatigabilité anormale, nervosité, insomnie ;
- phosphènes ;
- épistaxis.

En fait, il n'est pas du tout certain que l'HTA soit vraiment à l'origine de ces symptômes. Le lien de causalité est très difficile à affirmer. La réalité d'une HTA ne peut pas être affirmée sur cette seule symptomatologie. Les critères habituels du diagnostic doivent être exigés et les autres causes possibles de ces manifestations fonctionnelles recherchées. Enfin, ces tableaux ne justifient pas un traitement d'urgence.

B. Complications

L'HTA peut être compliquée et la liste des complications de l'HTA est longue.

1. Complications neurosensorielles

Ce sont les complications suivantes :

- accident ischémique (80 % des AVC dans l'HTA) :
  - transitoire,
  - constitué ;
- hémorragie cérébrale (20 % des AVC dans l'HTA) (intraparenchymateuse par rupture de micro-anévrisme ou par nécrose fibrinoïde), méningée (dans cette éventualité, une association avec une malformation vasculaire est souvent retrouvée), parfois cérébroméningée ;
- encéphalopathie hypertensive, possible dans toutes les formes d'hypertension mais surtout dans les hypertensions s'élevant vite (hypertension maligne, toxémie gravidique, glomérulonéphrites aiguës) : céphalées occipitales puis généralisées, accrues au moindre effort, vomissements, troubles de la conscience, convulsions, évolution naturelle vers le coma ou la mort ;
- lacune cérébrale ;
- démence vasculaire ;
- rétinopathie hypertensive de stade 4 avec œdème papillaire et hémorragie rétinienne, au cours de l'encéphalopathie hypertensive : présence indispensable pour le diagnostic de « l'HTA maligne ».

2. Complications cardiovasculaires

Il s'agit des complications suivantes :

- insuffisance cardiaque systolique (ou à fraction d'éjection altérée),
  - conséquence d'une atteinte ischémique (infarctus du myocarde) liée à l'insuffisance coronarienne,
  - ou liée à l'hypertension artérielle elle-même du fait de l'augmentation permanente de la postcharge (se rencontre dans l'HTA sévère ou prolongée, plus souvent chez les sujets noirs).
- Il s'agit alors d'une insuffisance ventriculaire gauche avec diminution de la fraction d'éjection sur un cœur à la fois dilaté et hypertrophié (HVG) ;
- insuffisance ventriculaire gauche par anomalie du remplissage ventriculaire (troubles de la compliance et de la relaxation), liée à l'HVG et souvent à la fibrose VG. Il s'agit alors d'une insuffisance cardiaque dite à fonction systolique conservée (ou à fraction d'éjection préservée) sur un cœur hypertrophié et non dilaté ;
- cardiopathie ischémique : angor, SCA (syndrome coronarien aigu avec ou sans sus-décalage persistant du segment ST). L'angine de poitrine chez un hypertendu peut être liée à une athérosclérose coronarienne ou à l'HTA elle-même (diminution de la réserve coronarienne due à l'HVG) ou aux deux ;
- fibrillation atriale (FA) dont l'HTA est la première cause (un sujet en FA sur deux est hypertendu). La FA est liée aux anomalies de remplissage secondaire à l'HVG qui s'accompagne d'une augmentation de la pression diastolique ventriculaire gauche à l'origine d'une dilatation progressive de l'AG. La phase d'installation de la FA est parfois très mal tolérée, marquée par une insuffisance cardiaque aiguë due au fait que le raccourcissement de nombreuses diastoles (tachyarythmie) et la perte de la systole atriale sont particulièrement mal supportés par le ventricule lorsqu'il connaît des difficultés de remplissage liées à l'HVG. L'HTA est un facteur de risque thromboembolique au cours de la FA (1 point dans le score CHA_2DS_2-VASc) ;
- fréquents épisodes de tachycardie ventriculaire méconnus montrés par les enregistrements électriques continus. L'incidence des arythmies ventriculaires est d'autant plus importante qu'il existe une HVG et une ischémie ;
- mort subite : risque multiplié par trois chez l'hypertendu ;
- complications artérielles liées à l'athérosclérose : artériopathie des membres inférieurs, sténose carotidienne, anévrisme de l'aorte abdominale, etc.

La mortalité cardiovasculaire est accrue chez l'hypertendu, multipliée par cinq chez l'homme et par trois chez la femme.

3. Complications rénales

La néphroangiosclérose peut évoluer vers l'insuffisance rénale par réduction néphronique qui, à son tour, aggrave l'HTA. Un signe précoce est l'apparition d'une micro-albuminurie (> 30 mg/24 h).

L'HTA peut aussi conduire indirectement à l'insuffisance rénale par l'intermédiaire d'une sténose athéromateuse de l'artère rénale ou d'embolies de cholestérol qui pourra ensuite jouer un rôle aggravant sur l'HTA (*cf.* VI. HTA secondaire).

Au cours du traitement d'une hypertension artérielle, une élévation de la créatininémie peut s'observer dans diverses circonstances :

- chez un hypertendu en insuffisance cardiaque, ayant une hypoperfusion rénale et recevant pour son état cardiaque un traitement diurétique important, une augmentation souvent modérée (10 à 25 %) de la créatininémie est possible après l'administration d'un antihypertenseur inotrope négatif (baisse du débit sanguin rénal) ou d'un traitement (IEC, ARA2) affaiblissant le rôle de l'angiotensine dans le maintien d'une pression de filtration glomérulaire satisfaisante (diminution du tonus de l'artère efférente glomérulaire) ;
- de même, une insuffisance rénale fonctionnelle peut apparaître à la suite de la prescription de diurétiques thiazidiques ou diurétiques de l'anse entraînant une déshydratation extracellulaire ;
- une insuffisance rénale aiguë ou rapide sévère peut se voir après prescription d'un IEC en cas de sténose bilatérale des artères rénales ou de sténose de l'artère rénale d'un rein unique ;
- une élévation modérée de la créatininémie, supérieure toutefois à 25 %, peut traduire la baisse du débit de filtration glomérulaire après prescription d'IEC sur une sténose unilatérale de l'artère rénale.

C. Urgences hypertensives

Ne pas confondre avec la crise hypertensive qui se définit par une HTA de grade 3 isolée (PA > 180–110 mm Hg) et qui n'est pas une urgence.

L'urgence hypertensive (dont fait partie l'HTA maligne, *cf. infra*) se caractérise par une HTA le plus souvent sévère (ou installée rapidement chez un patient normotendu) et qui est associée à une atteinte aiguë des organes cibles. Ces urgences sont rares mais mettent en jeu le pronostic vital. Le traitement de l'hypertension doit être rapide, mais il faut éviter une chute trop brutale de la pression artérielle afin d'empêcher les conséquences de la perte de l'autorégulation de la pression artérielle, entraînant une hypoperfusion cérébrale, une ischémie myocardique ou rénale.

Les principales urgences hypertensives sont :

- HTA avec syndrome coronarien aigu avec ou sans sus-ST ;
- HTA avec insuffisance ventriculaire gauche (OAP) ;
- HTA avec dissection aortique ;
- encéphalopathie hypertensive (HTA avec hypertension intracrânienne) ;
- HTA avec hémorragie méningée ou AVC ;
- HTA du phéochromocytome ;
- HTA liée à l'usage d'amphétamines, de LSD, de cocaïne, d'ecstasy ;
- HTA périopératoire (attention à la rétention aiguë d'urine comme facteur déclenchant) ;

- prééclampsie sévère ou éclampsie nécessitant une extraction fœtale en urgence ;
- HTA du syndrome hémolytique et urémique.

Le diagnostic est clinique sur des chiffres de PA élevés, souvent supérieurs à 180/110 mm Hg, et le point d'appel sur l'une ou l'autre de ces atteintes viscérales.

Les examens paracliniques à adapter en fonction du contexte sont les suivants :

- biologie de routine avec urée créatinine et recherche de protéinurie, plaquettes et bilan de coagulation (CIVD), troponine (SCA), dosage de toxiques (cocaïne), NFS, recherche de schizocytes, bilirubine libre haptoglobine (anémie hémolytique) ;
- ECG à la recherche d'un syndrome coronarien aigu ;
- radiographie de thorax à la recherche de signes de surcharge (OAP) ;
- échocardiographie (fonction VG, infarctus, pressions de remplissage) ;
- fond d'œil pour rechercher une occlusion de veine centrale de rétine ou un stade 4 ;
- scanner ou IRM cérébrale en cas de suspicion d'hémorragie ou d'AVC ;
- imagerie aortique (scanner, ETO, IRM) si suspicion de dissection aortique.

D. HTA maligne

Elle est devenue rare aujourd'hui dans les pays développés en raison de la large diffusion du traitement antihypertenseur.

Son mécanisme comporte une part d'hypovolémie liée à une augmentation de la natriurèse avec hyperaldostéronisme secondaire et hypokaliémie. Ce cercle vicieux aggrave l'encéphalopathie hypertensive et contre-indique les diurétiques.

Le tableau associe une PA diastolique élevée supérieure à 130 mm Hg (systolique souvent > 210 mm Hg), un œdème papillaire au fond d'œil (stade 4). Il faut rechercher une insuffisance ventriculaire gauche, une insuffisance rénale aiguë avec élévation de la créatininémie +++, une protéinurie abondante, une hématurie fréquente, des troubles neurologiques (PRES – *Posterior Reversible Encephalopathy Syndrome* : syndrome avec cécité centrale et lésion occipitales).

On retrouve souvent aussi :

- asthénie, amaigrissement, avec altération de l'état général ;
- troubles digestifs (douleurs abdominales, nausées, vomissements), soif, signes possibles de déshydratation ;
- troubles neurologiques : troubles visuels, céphalées violentes liées à l'hypertension intracrânienne, réalisant le tableau d'une encéphalopathie hypertensive avec parfois signes de focalisation pouvant aller au coma.

On note fréquemment une hypokaliémie et une anémie hémolytique régénérative.

L'HTA maligne est surtout caractérisée par une évolution particulièrement rapide +++ aboutissant en quelques mois en l'absence de traitement approprié à une grande insuffisance rénale irréversible et mortelle.

Il faut savoir évoquer ce diagnostic mais la prise en charge d'une HTA maligne est très spécialisée : on peut utiliser tous les antihypertenseurs à l'exclusion des diurétiques.

V. Bilan initial

Le dépistage de l'HTA est essentiel. Le médecin généraliste doit mesurer régulièrement la PA de ses patients. D'autres professionnels de santé sont encouragés à participer à ce dépistage : médecin spécialiste, médecin du travail, infirmière, etc.

Une PA supérieure ou égale à 140/90 mm Hg mesurée au cabinet médical fait suspecter une HTA. Celle-ci doit être confirmée en dehors du cabinet médical par automesure ou MAPA, avant de débuter le traitement antihypertenseur, sauf en cas d'HTA sévère (PA ≥ 180/110 mm Hg).

Une fois l'HTA confirmée, la poursuite de la prise en charge doit :

- préciser le niveau de la pression artérielle et en particulier l'HTA de grade 3 ;
- évaluer le risque cardiovasculaire global du patient en identifiant les facteurs de risque cardiovasculaires associés ;
- rechercher une atteinte vasculaire, cardiaque, cérébrale ou rénale associée, clinique ou infraclinique (atteintes des organes cibles) ;
- rechercher d'éventuels facteurs aggravants ;
- rechercher des arguments en faveur d'une HTA secondaire.

Cette démarche se termine par une consultation d'information d'annonce de l'HTA.

A. Mesure de la pression artérielle

1. Pression artérielle de consultation

La méthode historique est la méthode auscultatoire utilisant un stéthoscope : la PA systolique (PAS) correspond à l'apparition du premier bruit (phase I de Korotkoff), la disparition des bruits (phase V de Korotkoff) correspondant à la PA diastolique (PAD). Il est aujourd'hui recommandé d'utiliser de préférence un appareil électronique mesurant la PA au bras par la méthode oscillométrique. La différence entre PAS et PAD est la pression pulsée qui est élevée lorsqu'elle est supérieure à 65 mm Hg (reflet de la rigidité artérielle).

Les recommandations suivantes sont à respecter :

- veiller à ce que le sujet soit assis ou allongé au repos physique et psychique depuis > 5 minutes, à distance de plus de 30 minutes d'un effort physique, d'une prise de café ou d'exposition à la cigarette ;
- faire au moins 3 mesures espacées de 1 à 2 minutes, on retient la moyenne des 2 dernières mesures ;
- utiliser un brassard adapté à la taille du bras (disposer de trois tailles : obèse, standard, enfant) et positionné à hauteur du cœur ;
- mesurer la PA aux deux bras à la première consultation pour rechercher une asymétrie tensionnelle (sténose de l'artère sous-clavière). Dans ce cas, utiliser la valeur la plus élevée comme pression de référence. Le chiffre retenu est la moyenne des tensions artérielles évaluées après deux à trois mesures ;
- mesurer la PA 1 et 3 minutes après le passage en orthostatisme pour rechercher une hypotension orthostatique, fréquente chez le sujet âgé et chez le diabétique. Le diagnostic d'hypotension orthostatique sera confirmé en présence d'une baisse d'au moins 20 mm Hg pour la PAS et/ou d'une baisse d'au moins 10 mm Hg de la PAD ;
- mesurer la fréquence cardiaque par la palpation du pouls sur au moins 30 secondes.

Plusieurs causes d'erreur doivent être soulignées :

- l'HTA blouse blanche ou hypertension isolée de consultation : pression artérielle de consultation élevée, alors que la MAPA ou l'automesure donnent des valeurs normales (15 à 20 % de la population générale) ;
- l'HTA ambulatoire isolée ou HTA masquée (10 à 15 % de la population) : il s'agit de sujets dont la PA est normale en consultation, mais élevée en MAPA ou en automesure ;
- chez le sujet âgé, diabétique et/ou chez l'hémodialysé, une rigidité extrême des artères, notamment en cas d'artères calcifiées, peut aboutir à une élévation de la PA prise au brassard supérieure de 20 mm Hg (et parfois de 40 à 50 mm Hg) à la pression intra-artérielle. Chez de tels patients, il est possible de constater que le pouls radial reste perçu quand le brassard est gonflé au-dessus du niveau de la PAS, niveau jugé sur la disparition des bruits (manœuvre d'Osler). Un cordon induré huméral ou radial peut être retrouvé.

2. Mesure ambulatoire de la pression artérielle (MAPA)

La MAPA améliore la prédiction du risque cardiovasculaire, est mieux corrélée à l'atteinte des organes cibles et évalue mieux la réduction de pression sous traitement (la PA nocturne est plus précise que la PA diurne pour évaluer le risque CV d'un sujet).

La MAPA doit être faite sur 24 heures et correspondre à une période d'activité habituelle. Le brassard doit être adapté à la taille du bras. Il est important que le déroulement de l'examen soit expliqué au patient. Celui-ci doit recevoir un journal d'activité servant à consigner les heures réelles du coucher et du lever, éventuellement les heures de prise de médicaments ou l'horaire d'apparition d'un symptôme. Il est recommandé de procéder à des mesures suffisamment rapprochées, soit une mesure toutes les 15 minutes, ou encore une mesure toutes les 15 minutes pendant la période diurne et toutes les 30 minutes pendant la période nocturne.

Le diagnostic d'HTA est confirmé à la MAPA par :

- PA ≥ 130/80 mm Hg sur 24 heures ;
- PA ≥ 135/85 mm Hg en période de jour ;
- PA ≥ 120/70 mm Hg en période de nuit.

Les indications reconnues de la MAPA sont les suivantes :

- confirmer le diagnostic d'HTA ;
- confirmer le diagnostic d'HTA « blouse blanche » ou HTA masquée ;
- confirmer le diagnostic d'HTA résistante ;
- rechercher une hypotension artérielle devant des symptômes (asthénie, lipothymies, etc.) notamment chez les patients diabétiques ou âgés.

3. Automesure à domicile

L'automesure tensionnelle à domicile (mesure de la PA par le sujet lui-même) est en France l'examen recommandé pour confirmer le diagnostic d'HTA. La mesure des PA sur 3 jours améliore également la prédiction du risque cardiovasculaire, est mieux corrélée à l'atteinte des organes cibles et augmente l'adhésion du patient à son traitement.

Il faut utiliser un appareil validé semi-automatique avec un brassard huméral (éviter la mesure au poignet qui comporte plus de risques d'erreur). Une éducation du patient est nécessaire.

Schéma recommandé par la Société française d'HTA et l'HAS

Réaliser 3 mesures à 2 minutes d'intervalle en position assise au repos avec l'avant-bras posé sur la table, le matin 20 minutes après le lever, avant le petit-déjeuner et la prise de médicaments, le soir dans l'heure avant le coucher, 3 jours de suite (règle des 3), les mesures étant espacées de quelques minutes (18 mesures au total).

Les mesures (PAS, PAD, FC) sont à noter et à présenter au médecin lors de la consultation.

L'HTA est définie par une moyenne des valeurs de PAS supérieure ou égale à 135 mm Hg ou de PAD supérieure ou égale à 85 mm Hg.

B. Évaluation initiale du patient hypertendu

Ce bilan comporte deux aspects : le bilan étiologique et le bilan de gravité reposant sur le degré d'élévation des chiffres tensionnels, la présence de signes cliniques d'atteinte viscérale et/ou de manifestations infracliniques d'atteinte d'un organe cible et la présence de facteurs de risque.

1. Interrogatoire

Il précise :

- l'ancienneté de l'HTA et les valeurs antérieures, le traitement antihypertenseur antérieur (efficacité, effets indésirables éventuels) ;
- les facteurs de risque associés : dyslipidémie, diabète, tabagisme, ATCD familiaux cardiovasculaires précoces, habitudes alimentaires (graisses animales, sel, alcool), activité physique, obésité ou prise de poids, ronflement et apnée du sommeil ;
- les ATCD et symptômes évocateurs d'une atteinte des organes cibles :
  - ATCD de maladie coronarienne, d'insuffisance cardiaque, d'accident vasculaire cérébral, d'atteinte vasculaire périphérique, de néphropathie,
  - cerveau et yeux : céphalées, vertiges, troubles visuels, AIT, déficit sensitif ou moteur, troubles cognitifs (MMSE),
  - cœur : palpitations, douleur thoracique, dyspnée, œdèmes des membres inférieurs,
  - rein : soif, polyurie, nycturie, hématurie,
  - artères périphériques : extrémités froides, claudication intermittente ;
- les symptômes évocateurs d'une HTA secondaire :
  - histoire familiale de néphropathie (polykystose familiale) ou de polyendocrinopathies,
  - maladie rénale, infections urinaires, hématurie, consommation d'antalgiques (néphropathie parenchymateuse),
  - *médicaments et substances :* contraceptifs oraux +++, réglisse et boissons anisées, carbénoxolone, gouttes nasales vasoconstrictrices, cocaïne, amphétamines, corticoïdes, AINS +++, érythropoïétine, ciclosporine, dérivés de l'ergot,
  - céphalées, sueurs, palpitations (triade de Ménard du phéochromocytome),
  - faiblesse musculaire, tétanie (hyperaldostéronisme primaire).

2. Examen clinique

Il recherche :

- des signes évocateurs d'une atteinte des organes cibles :
  - cerveau : souffles carotidiens, déficit moteur ou sensitif,
  - anomalies du fond d'œil :
    - de stade 3 : artères sclérosées ou spasmées, exsudats floconneux, hémorragies ponctuelles ou en nappes,
    - de stade 4 : stade 3 + œdème papillaire,
  - cœur : tachycardie, troubles du rythme, galop, râles pulmonaires, œdèmes des membres inférieurs,
  - artères périphériques : absence, diminution ou asymétrie des pouls, extrémités froides, lésions cutanées d'allure ischémique ;
- des signes évocateurs d'une HTA secondaire :
  - souffle précordial, diminution ou abolition des pouls fémoraux (coarctation),
  - souffle aortique abdominal (HTA rénovasculaire),
  - gros reins palpables (polykystose),
  - signes cutanés de neurofibromatose (phéochromocytome),
  - éléments du syndrome de Cushing ;
- une obésité viscérale :
  - poids, indice de masse corporelle :
    - surpoids s'il est ≥ 25 kg/m^2,
    - obésité s'il est ≥ 30 kg/m^2,

- tour de taille en position debout :
  - homme > 102 cm,
  - femme > 88 cm.

3. Examens complémentaires systématiques

Ils correspondent aux recommandations de l'HAS et de la Société française d'hypertension artérielle. Le but de ces examens est de rechercher d'autres facteurs de risque, une atteinte infraclinique des organes cibles ou une HTA secondaire :

- glycémie à jeun ;
- cholestérol total, HDL-cholestérol, triglycérides, calcul du LDL ;
- natrémie et kaliémie (éventuellement sans garrot) ;
- créatininémie, estimation de la clairance de la créatinine (formule de Cockcroft et Gault) ou de la filtration glomérulaire (formule MDRD) ; le rapport albumine/créatinine urinaire ne se justifie que chez l'hypertendu diabétique en l'absence de protéinurie ;
- bandelette réactive urinaire pour recherche de protéinurie et d'hématurie, quantification en cas de bandelette positive sur échantillon d'urine, recherche de la microalbuminurie chez le patient diabétique ;
- ECG de repos ;
- habituellement, dosage de l'hémoglobine, de l'hématocrite et de l'uricémie ;
- autres examens complémentaires **non systématiques** mais conseillés en fonction du contexte afin de dépister une atteinte infraclinique des organes cibles :
  - échocardiographie (HVG),
  - échodoppler carotidien,
  - index de pression systolique (IPS),
  - fond d'œil,
  - β-hCG en cas de suspicion de grossesse.

4. Atteinte infraclinique et cœur

Anomalies ECG

Les anomalies suivantes sont recherchées :

- HVG (la présence de signes électriques d'HVG traduit une HVG déjà importante car l'ECG est un examen relativement peu sensible) ;
- séquelles d'un infarctus du myocarde passé inaperçu (éventualité non exceptionnelle) ;
- anomalies de la repolarisation d'interprétation plus difficile car les conséquences électriques de l'HVG (surcharge ventriculaire gauche) ou d'une ischémie associée ont des expressions assez voisines ;
- troubles de la repolarisation en relation avec le traitement (exemple : traitement diurétique abaissant la kaliémie) ;
- hypertrophie atriale gauche ;
- trouble du rythme, notamment fibrillation atriale ;
- ECG de départ normal qui peut ultérieurement servir de repère en cas d'accident évolutif.

Échocardiographie (pas de réalisation dans le bilan initial chez le sujet asymptomatique)

Plus sensible que l'ECG pour dépister une HVG et prédire le risque cardiovasculaire, elle améliore la stratification du risque (géométrie : HVG concentrique de plus mauvais pronostic, taille de l'atrium gauche) et aide du choix de la thérapeutique. Elle permet :

- d'objectiver une HVG définie par une masse VG > 125 g/m^2 chez l'homme et 110 g/m^2 chez la femme ;
- d'étudier la fonction VG : d'abord anomalies du remplissage (doppler transmitral), puis diminution des indices de fonction systolique. La dysfonction diastolique est fréquente chez l'hypertendu (même en l'absence d'HVG) et explique une grande partie des insuffisances cardiaques chez le sujet âgé.

5. Atteinte infraclinique et vaisseaux (pas de réalisation des examens dans le bilan initial chez le sujet asymptomatique)

L'échographie des carotides permet de mesurer les plaques athéromateuses (bifurcations, carotides internes) et affine la stratification du risque.

Un index de pression systolique cheville/bras inférieur à 0,9 signe une artériopathie des membres inférieurs.

6. Atteinte infraclinique et rein (pas de réalisation dans le bilan initial chez le sujet asymptomatique)

Une augmentation de la créatinine ou une baisse de la clairance de la créatinine sont le reflet d'une baisse de la filtration glomérulaire, alors que la présence d'une protéinurie traduit une altération de la surface filtrante.

On parle de micro-albuminurie de 30 à 300 mg/24 h et de protéinurie au-delà de 500 mg/24 h.

La recherche de micro-albuminurie n'est systématique que chez le diabétique.

7. Fond d'œil

Les stades 1 (rétrécissement artériolaire focal ou diffus) et 2 (signe du croisement) correspondent à des altérations artériolaires peu spécifiques, sauf chez les sujets jeunes.

Au contraire, les stades 3 (hémorragies ou exsudats) et 4 (œdème papillaire) sont associés à un risque accru d'événements cardiovasculaires.

8. Avis spécialisé d'emblée

Il s'impose en cas :

- d'HTA sévère d'emblée (PAS > 180 mm Hg ou PAD > 110 mm Hg) ;
- d'HTA avant l'âge ≤ 30 ans ;
- d'HTA avec hypokaliémie ;
- d'autres situations cliniques évocatrices d'une HTA secondaire.

VI. HTA secondaire

A. Dépistage

Il est réalisé :

- sur point d'appel obtenu lors de l'interrogatoire précis, de l'examen clinique et des examens biologiques simples du bilan initial ;
- en cas d'HTA sévère : PA > 180/110 mm Hg, notamment d'apparition brutale ou d'aggravation rapide ;
- en cas d'âge ≤ 30 ans ;
- en cas d'HTA avec hypokaliémie ;
- en cas d'HTA résistante.

Il est recommandé d'avoir recours à un avis spécialisé pour réaliser des explorations complémentaires.

B. Néphropathies parenchymateuses

- Les glomérulopathies chroniques et la polykystose rénale représentent les causes les plus fréquentes d'HTA secondaire.
- En cas de palpation de masses abdominales bilatérales (polykystose rénale), on réalise une échographie abdominale : taille des reins, contour, épaisseur corticale, obstacle sur les voies excrétrices ou tumeurs.
- Les examens complémentaires comprennent créatinine, protéinurie, examen du sédiment urinaire (hématies et leucocytes).

C. HTA rénovasculaire

- Elle doit être suspectée d'autant plus qu'une artériopathie des membres inférieurs ou des facteurs de risque d'athérosclérose sont présents.
- La cause la plus fréquente est l'athérosclérose et/ou la thrombose touchant le tiers proximal de l'artère.
- La dysplasie fibromusculaire, plus rare, touche la femme jeune et les 2/3 distaux de l'artère.
- Le diagnostic est :
  - clinique devant un souffle abdominal latéralisé ou un OAP récidivant sans explication évidente d'ordre cardiaque ;
  - biologique en cas d'hypokaliémie associée à un hyperaldostéronisme secondaire (augmentation de la rénine et de l'aldostérone plasmatique) ou devant une insuffisance rénale ;
  - échographique par mesure de la taille des reins : une différence de plus de 1,5 cm entre les deux reins est retrouvée dans 60–70 % des cas. Le doppler couleur permet le diagnostic de sténose de l'artère rénale surtout dans les formes ostiales et détermine un index de résistance utile dans la discussion d'une éventuelle angioplastie ;
  - confirmé par l'angiographie IRM 3D avec injection de gadolinium préférable ou par l'**angioscanner abdominal** qui permet la visualisation de l'aorte, des artères rénales principales et secondaires, une évaluation du pourcentage de sténose par analyse automatisée. La visualisation des surrénales est possible au cours du même examen, ce qui en fait aujourd'hui **l'examen de 1re intention dans le bilan d'une HTA secondaire**.
- L'artériographie rénale, qui reste le gold standard, n'est réalisée que dans l'idée de pratiquer une angioplastie.
- Le traitement comporte règles hygiénodiététiques, aspirine, statine et médicaments antihypertenseurs.
- La revascularisation, surtout par angioplastie, reste controversée et se discute en présence d'une HTA de moins de 10 ans, résistante au traitement médical, ou d'une altération progressive de la fonction rénale et en présence d'une sténose significative. L'angioplastie seule est le traitement de choix de la fibrodysplasie. L'angioplastie avec pose d'une endoprothèse (stent) est préférable dans la sténose athéromateuse où l'incidence de la resténose est forte.

D. Phéochromocytome

- Il s'agit d'une cause très rare, associée à une HTA dans seulement 70 % des cas.
- L'HTA est permanente ou paroxystique et alors accompagnée de la triade de Ménard associant céphalées, sueurs, palpitations.
- Des troubles du rythme sont possibles, avec polyglobulie, hyperleucocytose.
- Le phéochromocytome est parfois révélé par une cardiomyopathie de stress (tako-tsubo).

- Plusieurs affections familiales sont associées au phéochromocytome, devant faire proposer aux patients et à leur famille des tests génétiques :
  - néoplasie endocrine multiple de type 2 (NEM 2) ;
  - maladie de von Hippel-Lindau ;
  - neurofibromatose de type 1 ;
  - paragangliomes familiaux.
- Le diagnostic est posé sur le dosage urinaire des métanéphrines et catécholamines. Si l'augmentation est modérée, on procède à :
  - un test de stimulation par le glucagon et/ou un test de freination par la clonidine ;
  - ou un scanner ou une IRM pour localiser la tumeur.
- La localisation de la tumeur est déterminée par le scanner et surtout l'IRM des surrénales (hypersignal en T2). La scintigraphie à la MIBG permet de localiser un phéochromocytome extrasurrénalien ou des métastases, ou apporte simplement une confirmation fonctionnelle à la visualisation de la tumeur en imagerie.
- Le phéochromocytome est traité par α-bloquants débutés à petites doses, puis augmentés progressivement et associés aux β-bloquants. L'exérèse chirurgicale de la tumeur est réalisée par laparoscopie à risque en cas de poussée hypertensive, de déplétion volémique avec hypotension sévère.

E. Hyperaldostéronisme primaire ou syndrome de Conn

- Il est dû à un adénome surrénalien (30 %) ou à une hyperplasie bilatérale des surrénales (70 %), rarement à un corticosurrénalome malin.
- Le dépistage est effectué par le dosage de la kaliémie, **une hypokaliémie (< 3,7 mmol/L) doit faire rechercher une HTA par hyperaldostéronisme**, mais peu de patients présentent une hypokaliémie à un stade précoce, la natrémie est normale.
- L'augmentation de l'aldostéronémie est associée à une baisse de la rénine plasmatique. Le rapport aldostérone/rénine est très élevé. Ces différents dosages doivent être réalisés après arrêt des antialdostérones depuis 6 semaines, des IEC, ARA2, diurétiques et β-bloquants depuis 2 semaines.
- La localisation de la tumeur se fait par le scanner, l'IRM des surrénales, ou par une scintigraphie au cholestérol marqué. Cependant, des adénomes vus en imagerie peuvent s'avérer n'être que des hyperplasies. Un cathétérisme des veines surrénaliennes peut alors être nécessaire pour éviter une surrénalectomie inutile.
- On procède à un traitement éventuel d'ablation chirurgicale de l'adénome par laparoscopie. Préalablement à la chirurgie ou en cas d'hyperplasie, un traitement par spironolactone est recommandé. Celui-ci peut être remplacé par l'éplérénone en cas de gynécomastie.

F. Autres étiologies endocriniennes

Il s'agit des pathologies suivantes :

- syndrome de Cushing avec pseudo-hyperaldostéronisme et rénine et aldostérone basses ;
- acromégalie ;
- hyperthyroïdie.

G. Coarctation aortique

Elle est observée chez l'enfant et l'adulte jeune.

Le diagnostic clinique révèle :

- un souffle mésosystolique ou parfois continu, parasternal gauche et dans le dos ;
- des pouls fémoraux absents ;

- une HTA aux membres supérieurs associée à une pression artérielle basse aux membres inférieurs.

Le diagnostic est confirmé par l'échocardiographie ou surtout l'IRM ; la radiographie de thorax peut montrer des érosions des arcs costaux postérieurs (3e à 6e côtes).

Le traitement est soit chirurgical, soit endoluminal (dilatation avec pose d'une endoprothèse).

H. Syndrome d'apnées du sommeil (SAS)

- Il est évoqué chez les patients obèses, surtout si l'HTA est résistante ainsi que chez les patients classés non dippers (absence de baisse nocturne de la PA) en MAPA.
- Le syndrome est diagnostiqué par polysomnographie, appareillage par masque de pression positive (CPAP) si l'indice d'apnée/hypopnée est > 30/h.

I. Médicaments et produits augmentant la pression artérielle

Les médicaments ou substances ayant une action vasopressive (les plus fréquents) sont les suivants :

- anti-angiogéniques ;
- alcool ;
- ciclosporine, tacrolimus ;
- cocaïne et amphétamines ;
- contraceptifs oraux ;
- corticoïdes ;
- érythropoïétine ;
- herbes (ephedra, ma huang) ;
- inhibiteurs mixtes de la recapture de la sérotonine et de la noradrénaline ;
- réglisse ;
- sympathomimétiques

Les médicaments ou substances interférant avec le métabolisme et/ou l'action des antihypertenseurs (les plus fréquents) sont les suivants :

- AINS ;
- antirétroviraux ;
- inhibiteurs de CYP17A1 : jus de pamplemousse, macrolides, antifongiques azolés.

J. HTA gravidique

Elle est liée à une anomalie de développement du trophoblaste entre 16 et 22 semaines d'aménorrhée avec atteinte du myomètre et de la circulation utérine, hypotrophie fœtale.

Elle concerne généralement les primipares, souvent après 35 ans, chez les patientes noires ou obèses et éventuellement les grossesses gémellaires, on trouve fréquemment un terrain avec des facteurs de risque de l'athérome.

On oppose :

- l'HTA gestationnelle au-delà de 20 semaines qui réapparaît à chaque grossesse avec hypotrophie fœtale ;
- la grossesse chez la femme hypertendue, dont l'HTA s'aggrave pendant la grossesse ;
- la prééclampsie ou toxémie gravidique en cas de protéinurie > 300 mg/24 h, grave si elle est > 1 g/24 h.

Les complications sont dominées par l'éclampsie : crises convulsives, céphalées, confusion, coma (encéphalopathie hypertensive).

Les autres complications sont rénales, cardiaques, le retard de croissance ou la mort fœtale, l'hématome rétroplacentaire, le HELLP syndrome (hémolyse, cytolyse hépatique, thrombopénie).

L'hospitalisation pour traitement médicamenteux est requise si la PAS est supérieure à 110 mm Hg ou en cas de protéinurie, par bêta-bloquants ou inhibiteurs calciques, méthyldopa (Aldomet®).

IEC, ARA2 et diurétiques sont contre-indiqués, l'aspirine est d'emploi contesté, le régime sans sel est néfaste.

L'extraction du fœtus est parfois nécessaire en cas d'éclampsie ou de souffrance fœtale.

VII. Traitement

A. Quand et comment débuter le traitement antihypertenseur ? Consultation d'annonce

Une fois l'HTA confirmée par automesure ou MAPA, la consultation d'information et d'annonce permet :

- d'informer sur les risques liés à l'HTA ;
- d'expliquer les bénéfices démontrés du traitement antihypertenseur ;
- de fixer les objectifs du traitement ;
- d'établir un plan de soins à court et long terme ;
- d'aboutir à une décision médicale partagée entre le médecin et son patient favorisant l'adhésion du patient.

Les mesures hygiénodiététiques sont initiées au cours de cette consultation.

En fonction du risque cardiovasculaire du patient (facteurs de risque, comorbidités), de la sévérité de son HTA, le délai d'instauration du traitement antihypertenseur sera adapté pour atteindre l'objectif d'une PA contrôlée à 6 mois (tableau 22.2).

Tableau 22.2 Stratégie thérapeutique en fonction du risque cardiovasculaire global et du grade de l'HTA proposée par la Société européenne de cardiologie en 2018.
Cible PA < 140/90 mm Hg (sauf si diabète < 140/85 mm Hg).
CV : cardiovasculaire ; MHD : mesures hygiénodiététiques : AOC : atteinte des organes cibles.

Pression artérielle (mm Hg)			
Normale haute PAS 130–139 mm Hg ou PAD 85–89 mm Hg	**HTA grade 1 PAS 140–159 mm Hg ou PAD 90–99 mm Hg**	**HTA grade 2 PAS 160–179 mm Hg ou PAD 100–109 mm Hg**	**HTA grade 3 PAS ≥ 180 mm Hg ou PAD ≥ 110 mm Hg**
MHD	MHD	MHD	MHD
Traitement chez les patients à très haut risque avec déjà une atteinte CV, en particulier coronaire	Traitement immédiat chez les sujets à haut ou très haut risque avec une atteinte CV, rénale, ou AOC	Traitement immédiat chez tous les patients	Traitement immédiat chez tous les patients
	En l'absence de ces facteurs, traitement après 3–6 mois de MHD si l'HTA dans les 3 mois n'est pas contrôlée	Objectif de contrôle de la PA dans les 3 mois	Objectif de contrôle de la PA dans les 3 mois

B. Objectifs tensionnels

Il est recommandé chez tout hypertendu d'obtenir une PAS entre 130 et 139 mm Hg et une PAD inférieure à 90 mm Hg à 6 mois au cabinet médical, confirmées par des mesures au domicile (PA en automesure ou MAPA diurne < 135/85 mm Hg). Des objectifs plus ambitieux peuvent être proposés chez certains patients après avis spécialisé.

Chez le sujet âgé de 80 ans et plus, l'objectif tensionnel est une PAS inférieure à 150 mm Hg, sans hypotension orthostatique, en ne dépassant pas si possible 3 médicaments antihypertenseurs.

C. Combinaison des stratégies thérapeutiques : plan de soin initial

Le traitement de l'HTA durant les 6 premiers mois repose sur quatre approches complémentaires indispensables :

- mesures hygiénodiététiques ;
- traitement des facteurs de risque ;
- traitement médicamenteux ;
- éducation thérapeutique.

Les visites au cabinet doivent être mensuelles jusqu'à l'obtention de l'objectif tensionnel.

D. Mesures hygiénodiététiques

Instituées chez tous les patients, leur but est de diminuer la PA, de contrôler d'autres facteurs de risque ou pathologies, et de minimiser le nombre et la dose des médicaments antihypertenseurs :

- arrêt du tabac ;
- réduction pondérale chez les sujets en surpoids ou obèse. Comme le poids corporel augmente progressivement avec l'âge, une stabilisation du poids peut être considérée comme un objectif intéressant, sinon on vise un IMC < 25 kg/m^2 ;
- suppression ou réduction de la consommation d'alcool à < 30 mL/j chez l'homme et < 15 mL/j chez la femme (respectivement 3 et 2 verres standards) ;
- activité physique régulière : ≥ 30 minutes ≥ 3 fois/semaine ;
- réduction de l'apport sodé (< 6–8 g/j), soit une natriurèse de 100 à 140 mmol/j (rappel : 1 g de NaCl = 17 mmol de sodium) ;
- apport alimentaire enrichi en fruits et légumes (attention à l'insuffisance rénale sévère : risque d'hyperkaliémie), avec diminution de l'apport en graisses saturées et en cholestérol, et consommation plus fréquente de poisson.

E. Traitement des facteurs de risque

Cf. chapitre 2.

F. Traitement médicamenteux antihypertenseur

Le principal bénéfice du traitement antihypertenseur est lié à la baisse de pression artérielle. Il est recommandé de **débuter par une monothérapie en monoprise**.

1. Thérapeutiques disponibles

Cinq classes thérapeutiques ont démontré leur efficacité sur la réduction de la mortalité et de la morbidité cardiovasculaires (AVC, SCA et insuffisance cardiaque) et peuvent être prescrites en 1re intention :

- inhibiteurs calciques (IC) ;
- inhibiteurs de l'enzyme de conversion (IEC) (contrôle de la natrémie, de la kaliémie, de la créatininémie 1 à 4 semaines après l'initiation du traitement) ;
- antagonistes des récepteurs de l'angiotensine 2 (ARA2) (contrôle de la natrémie, de la kaliémie, de la créatininémie 1 à 4 semaines après l'initiation du traitement) ;
- bêtabloquants ;
- diurétiques thiazidiques (contrôle de la kaliémie).

Les bêtabloquants apparaissent moins efficaces que les 4 autres classes pour la prévention des AVC. La persistance (poursuite du traitement au long cours) est plus élevée avec les ARA2 et les IEC, moindre avec les IC, et plus faible encore avec les diurétiques thiazidiques et les bêtabloquants. Le traitement initial repose donc le plus souvent sur un IEC, un ARA2 ou un IC.

Les antihypertenseurs génériques sont aussi efficaces que les médicaments princeps. Il est en revanche essentiel de ne pas changer de marque de génériques en cours de traitement afin d'éviter les erreurs de prise par le patient.

2. Choix du 1er antihypertenseur

Il est nécessaire de l'individualiser, les éléments du choix sont :

- la présence d'une comorbidité associée ou d'une situation clinique particulière (tableau 22.3) ;
- la présence d'une contre-indication médicamenteuse (tableau 22.4) ;
- l'efficacité et effets indésirables éventuels d'un médicament déjà prescrit dans le passé ;
- les effets du médicament sur les facteurs de risque : les β-bloquants (sauf carvédilol et nébivolol) favorisent la prise de poids et ont un effet défavorable sur le métabolisme lipidique et sur l'incidence d'un diabète, ils ne sont pas les médicaments de 1re intention dans l'HTA avec facteurs de risque métaboliques (obésité abdominale, glycémie à jeun limite ou anormale, mauvaise tolérance au glucose). Cela est également vrai pour les diurétiques thiazidiques qui ont à forte dose les mêmes effets ;
- le risque d'interaction médicamenteuse ;
- la longue durée d'action (24 heures), prise unique qui améliore l'observance ;

3. Adaptation du traitement dans les 6 premiers mois

En présence d'un effet secondaire du médicament, il est nécessaire de changer de classe thérapeutique.

Si l'objectif tensionnel n'est pas atteint à 1 mois, et dans la mesure où la monothérapie n'est efficace que dans un nombre limité de cas, il est préférable de passer à une bithérapie (qui améliore l'efficacité du traitement et réduit le risque d'effet secondaire), plutôt que de changer la monothérapie ou d'augmenter la posologie de la monothérapie. Cette bithérapie associe préférentiellement un IEC ou un ARA2 avec un IC ou un diurétique thiazidique.

Tableau 22.3 Situations cliniques particulières pouvant orienter le choix d'une classe d'antihypertenseur. IEC : inhibiteurs de l'enzyme de conversion ; ARA2 : antagonistes des récepteurs de l'angiotensine 2 ; IC : inhibiteurs calciques ; BB : bêtabloquants ; DIU : diurétiques thiazidiques.

		IEC	ARA2	IC	BB	DIU
Atteinte infraclinique des organes cibles	HVG	X	X	X		
	Athérome asymptomatique	X		X		
	Micro-albuminurie	X	X			
	Dysfonction rénale	X	X			
Pathologie associée	ATCD d'AVC	X	X	X		X
	ATCD d'infarctus	X	X		X	
	Patient coronarien	X			X	
	Insuffisance cardiaque	X	X		X	X
	Fibrillation atriale paroxystique	X	X			
	Fibrillation atriale permanente			X[1]	X	
	Artériopathie périphérique			X		
	Insuffisance rénale/protéinurie	X	X			X[2]
Situations particulières	Hypertension systolique isolée			X		X
	Syndrome métabolique	X	X	X		
	Diabète	X	X			
	Grossesse			X	X	
	Sujet noir			X		X

1. Privilégier les inhibiteurs calciques bradycardisants type vérapamil ou diltiazem en l'absence d'altération de la fonction systolique du VG.
2. En cas d'insuffisance rénale, remplacer les thiazidiques par les diurétiques de l'anse de Henle.

Tableau 22.4 Présence d'une contre-indication médicamenteuse.

	Contre-indications absolues	Contre-indications relatives
Thiazidiques	Goutte	Syndrome métabolique, intolérance au glucose, grossesse
Bêtabloquants	Asthme, BAV 2 et 3	AOMI, syndrome métabolique, intolérance au glucose, BPCO
Antagonistes calciques bradycardisants	BAV 2 et 3, insuffisance cardiaque	
IEC	Grossesse, œdème angioneurotique, hyperkaliémie, sténose bilatérale des artères rénales	
ARA2	Grossesse, hyperkaliémie, sténose bilatérale des artères rénales	

Si la pression artérielle n'est toujours pas contrôlée, deux options sont possibles : donner l'association à pleine dose ou ajouter un 3e médicament à faible dose :

- les associations fixes simplifient le traitement et favorisent l'observance;
- les associations d'antihypertenseurs les plus favorables sont présentées dans la figure 22.1.

La trithérapie comporte idéalement un IEC ou un ARA2 associé à un IC et à un diurétique thiazidique. Toute trithérapie doit comporter un diurétique thiazidique avant de parler d'HTA résistante. Dans tous les cas, il faut savoir patienter au moins 4 semaines avant d'observer l'effet sur les chiffres de PA.

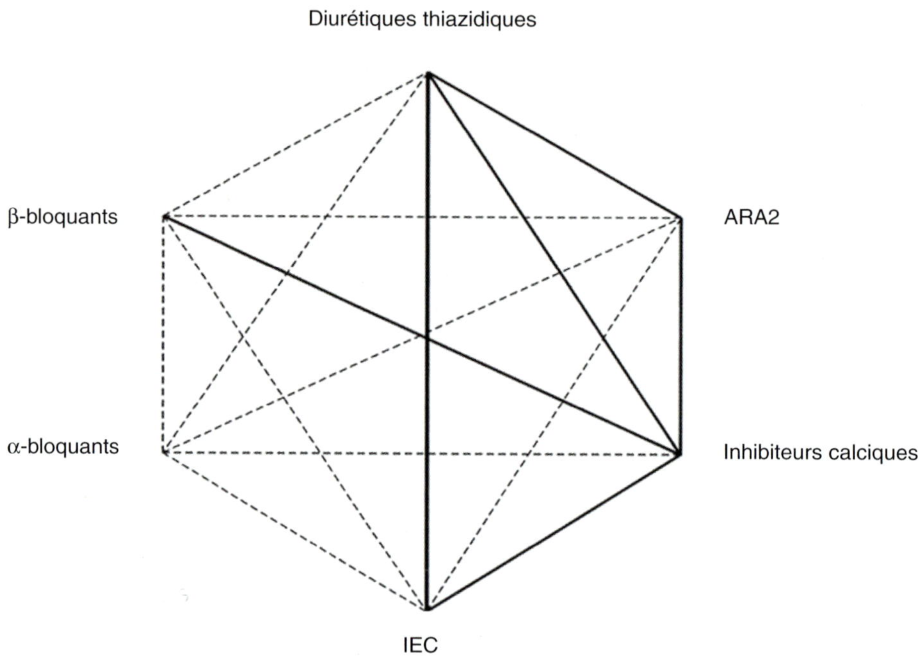

Fig. 22.1 Associations usuelles des classes de médicaments antihypertenseurs.

G. HTA résistante

Définition

Persistance de valeurs de pression artérielle supérieures à l'objectif tensionnel malgré l'instauration des mesures hygiénodiététiques et la prescription d'au moins trois classes médicamenteuses dont un diurétique tous à dose optimale.

Automesure ou MAPA sont systématiques.

Les causes d'HTA résistante sont les suivantes :

- fausse HTA résistante : HTA « blouse blanche », pseudo-hypertension, brassard inadapté, doses insuffisances des traitements antihypertenseurs;
- mauvaise observance du traitement;
- règles hygiénodiététiques non suivies, notamment prise de poids et abus d'alcool;
- médicaments ou substances augmentant la pression artérielle (*cf.* VI. HTA secondaire);
- syndrome d'apnée du sommeil;
- HTA secondaire méconnue;

- surcharge volémique : traitement diurétique insuffisant, insuffisance rénale, apport sodé excessif (il faut mesurer la natriurèse des 24 heures pour connaître de façon fiable les apports sodés), hyperaldostéronisme ;
- posologies inadaptées.

Un avis spécialisé est nécessaire après avoir éliminé les principaux facteurs de résistance au traitement.

H. Sujet âgé (> 80 ans)

- L'âge est un facteur de risque (*cf. supra*).
- L'HTA est plus volontiers systolique et avec augmentation de la pression pulsée.
- La pseudo-HTA par rigidité artérielle est fréquente.
- Le risque d'hypotension orthostatique est élevé et doit être dépisté.
- Le régime sans sel n'est pas adapté.
- Les associations médicamenteuses doivent se limiter à trois substances.
- L'objectif est une PAS inférieure à 150 mm Hg.
- On préconise diurétiques et inhibiteurs calciques en 1re intention.

I. Urgence hypertensive

La prise en charge est la suivante :

- hospitalisation en USIC ou réanimation ;
- surveillance de la PA toutes les 15 minutes ;
- baisse de la PA de 25 % en 2 heures pour atteindre 160/110 mm Hg dans les 2 à 6 heures, il est crucial d'éviter une baisse brutale et une hypotension. Une baisse trop rapide expose en effet à une aggravation, cérébrale, rénale ou cardiaque ;
- prescription en 1re intention d'uradipil IV (alphabloquant) ou des inhibiteurs calciques comme la nicardipine (contre-indiquée dans l'insuffisance cardiaque) ;
- dans le phéochromocytome, emploi du labétalol IV (alpha- et bêtabloquant) ;
- dans les SCA ou l'OAP, utilisation en 1re intention des dérivés nitrés (isosorbide dinitrate IV).

Cas particulier des AVC

On ne traite pas l'HTA dans la 1re semaine d'un AVC sauf pour des valeurs très élevées (en cas d'hémorragie cérébrale à partir de 180/110 mm Hg et à partir de 220/120 mm Hg dans l'AVC secondairement hémorragique). En effet, l'HTA aggrave le saignement intracérébral mais, en contrepartie, la baisse de PA diminue la perfusion du parenchyme cérébral dans la zone de pénombre. De plus, l'HTA > 180/110 mm Hg est une contre-indication à la thrombolyse de l'infarctus cérébral (rTPA dans les 3 premières heures de l'AVC).

VIII. Suivi du patient hypertendu après 6 mois de prise en charge

A. Patient dont la PA est contrôlée à 6 mois

- Pour les patients à faible risque ou dont l'HTA est de grade 1, une fois le contrôle tensionnel atteint, une consultation est à prévoir tous les 6 mois (encourager l'automesure à domicile).

- Des consultations plus fréquentes (3 mois) sont recommandées chez les patients à risque élevé ou très élevé, ainsi que chez les patients soumis aux seules mesures hygiénodiététiques.
- La consultation a pour objectifs :
  - de rechercher des symptômes ;
  - de vérifier l'équilibre tensionnel (mesure PA au cabinet et automesure à domicile ou MAPA) ;
  - d'évaluer l'observance et la tolérance du traitement ;
  - de s'assurer du contrôle des facteurs de risque et l'adhésion aux mesures hygiénodiététiques ;
  - de rechercher une hypotension orthostatique surtout en cas de diabète, de maladie de Parkinson, chez le sujet âgé.
- Un contrôle biologique est à prévoir tous les 1 à 2 ans avec natrémie, kaliémie, créatininémie, recherche de protéinurie. Cette surveillance doit être plus fréquente chez le sujet âgé. En l'absence de diabète ou de dyslipidémie, glycémie à jeun et bilan lipidique sont mesurés tous les 3 ans.
- Un ECG est réalisé chez le cardiologue tous les 3 à 5 ans ou plus fréquemment en cas de cardiopathie sous-jacente ou d'apparition de symptômes cardiaques.
- Le traitement antihypertenseur est adapté :
  - il peut être allégé en cas d'hypotension orthostatique persistante, de perte de poids par dénutrition ou chez certains patients fragiles ;
  - il faut faire attention aux interactions médicamenteuses : médicaments bradycardisants et bêtabloquants, AINS et IEC ou ARA2 ;
  - il peut être momentanément arrêté en présence d'une hypovolémie marquée (diarrhée, déshydratation et fièvre, etc.), notamment chez le sujet âgé. Un ionogramme sanguin et une créatininémie avec débit de filtration glomérulaire sont alors indiqués.

B. Patient dont la PA n'est pas contrôlée à 6 mois

La conduite à tenir consiste à :

- vérifier l'équilibre tensionnel par automesure à domicile ou MAPA ;
- évaluer l'observance et la tolérance du traitement ;
- rechercher des facteurs de résistance au traitement : apport de sel excessif (natriurèse > 200 mmol/j), alcool, dépression, interactions médicamenteuses, apnées du sommeil ;
- vérifier que la trithérapie est optimale : IEC ou ARA2 + IC + diurétique thiazidique, tous à doses optimales.

Après avoir vérifié ces éléments, il s'agit d'une HTA résistante nécessitant un avis spécialisé.

Points clés

- Il existe une relation forte entre le niveau de la PA et l'incidence des accidents cardiovasculaires.
- L'HTA est définie par une PA > 140/90 mm Hg, avec trois grades manométriques (140/90 à 159/100 mm Hg, puis 160/100 à 179/110 mm Hg et > 180/110 mm Hg) à confirmer aux grades 1 et 2 par automesure ou MAPA avant de débuter le traitement.
- Elle affecte surtout les populations des pays industriels (10 à 15 % des sujets). Environ 12 millions de Français sont hypertendus. La prévalence de l'HTA augmente avec l'âge, l'HTA systolique isolée est un problème fréquent chez la personne âgée.
- L'HTA est un des facteurs de risque majeurs de l'athérosclérose : risque d'AVC × 7, d'IC × 4, d'insuffisance coronarienne × 3.

- Plus de 90 % des cas d'HTA sont essentiels contre 10 % de cas d'HTA secondaires.
- Un défaut d'excrétion du sodium à long terme a été mis en avant comme mécanisme principal de l'HTA essentielle, il existe une notion de maladie polygénique combinée à des facteurs liés au mode de vie, notamment consommation de sel, surcharge pondérale, consommation d'alcool, etc.
- Le plus souvent, l'HTA est totalement latente et n'est qu'une découverte d'examen systématique.
- Les complications de l'HTA sont neurosensorielles (AIT/AVC, rétinopathies), cardiovasculaires (insuffisance cardiaque systolique ou diastolique, insuffisance coronarienne, fibrillation atriale, HVG, mort subite, artérites), rénales (néphroangiosclérose, insuffisance rénale, micro-albuminurie).
- Les principales urgences hypertensives regroupent SCA, OAP, dissection aortique, HTA maligne ou encéphalopathie hypertensive, AVC ou hémorragie cérébrale ou méningée, phéochromocytome, prééclampsie, HTA du toxicomane, HTA postopératoire, SHU.
- La méthode de mesure est la suivante : sujet assis ou allongé au repos physique et psychique depuis > 5 minutes, au moins 2 mesures espacées de 1 à 2 minutes, à répéter si les 2 premières mesures sont très différentes, utilisation d'un brassard adapté à la taille du bras.
- Les causes d'erreur sont l'effet blouse blanche, l'HTA masquée ou pseudo-HTA (rigidité artérielle).
- La MAPA améliore la prédiction du risque cardiovasculaire, est mieux corrélée à l'atteinte des organes cibles et évalue mieux la réduction de pression sous traitement. Les limites supérieures sont fixées à 130/80 mm Hg sur 24 heures *versus* 135/85 mm Hg pour l'automesure.
- L'évaluation initiale comporte bilan étiologique et bilan de gravité reposant sur le degré d'élévation des chiffres tensionnels, la présence de signes cliniques d'atteinte viscérale et/ou de manifestations infracliniques d'atteinte d'un organe cible (HVG, micro-albuminurie) et la présence de facteurs de risque.
- Le bilan recommandé par l'HAS comporte : glycémie à jeun, cholestérol total, HDL-cholestérol, triglycérides, calcul du LDL, natrémie, kaliémie, créatinine, bandelette réactive urinaire pour recherche de protéinurie et d'hématurie, ECG de repos, autres examens complémentaires en fonction du contexte.
- Des anomalies ECG sont recherchées : HVG, hypertrophie atriale gauche, séquelle d'infarctus, fibrillation atriale, troubles de repolarisation.
- Une augmentation de la créatinine est le reflet d'une baisse de la filtration glomérulaire alors que la protéinurie traduit une altération de la surface filtrante. On parle de micro-albuminurie de 30 à 300 mg/24 h et protéinurie au-delà de 500 mg/24 h. La recherche de micro-albuminurie n'est systématique que chez le diabétique.
- Au fond d'œil, les stades 1 et 2 correspondent à des altérations artériolaires peu spécifiques, les stades 3 (hémorragies ou exsudats) et 4 (œdème papillaire) sont associés à un risque accru d'événements cardiovasculaires.
- Une HTA secondaire est dépistée sur point d'appel (HTA avec hypokaliémie), en cas d'HTA de grade 3, avant 30 ans ou en cas d'HTA résistante. La cause peut être :
  - rénale : néphropathie parenchymateuse (glomérulopathies chroniques et polykystose rénale), HTA rénovasculaire athéromateuse ou dysplasie fibromusculaire chez la femme jeune (échodoppler, IRM) ;
  - endocrine : phéochromocytome, adénome de Conn ou hyperplasie bilatérale, de cause congénitale (coarctation) ou syndrome d'apnée du sommeil +++, ou médicamenteuse (AINS, contraceptifs) ;
  - gravidique, soit gestationnelle, soit préexistante, soit grave (prééclampsie) ; il existe un risque d'hypotrophie fœtale.
- La décision de débuter un traitement médicamenteux est prise selon le grade de l'HTA et le risque cardiovasculaire global.
- Le principal but du traitement antihypertenseur est de réduire au maximum le risque de morbimortalité cardiovasculaire sur le long terme.
- Les objectifs tensionnels sont, chez tout hypertendu, une PAS entre 130 et 139 mm Hg et une PAD < 90 mm Hg au cabinet médical, confirmées par MAPA diurne ou automesure PA < 135/85 mm Hg.
- Les mesures hygiénodiététiques sont instaurées chez tous les patients : arrêt du tabac, réduction pondérale chez les sujets en surpoids, réduction de la consommation d'alcool, activité physique, réduction de l'apport en sel (< 6 g), consommation de fruits et légumes, diminution de l'apport en graisses saturées.
- Cinq classes thérapeutiques peuvent être prescrites en 1re intention : antagonistes calciques, IEC, antagonistes des récepteurs de l'angiotensine 2, thiazidiques, bêtabloquants.

- Les critères de choix sont les comorbidités, les contre-indications, l'efficacité et les effets indésirables éventuels d'un médicament déjà prescrit.
- Les bêtabloquants apparaissent moins efficaces que les 4 autres classes pour la prévention des AVC. La persistance (poursuite du traitement au long cours) est plus élevée avec les ARA2 et les IEC, moindre avec les IC, et plus faible encore avec les diurétiques thiazidiques et les bêtabloquants. Le traitement initial repose donc le plus souvent sur un IEC, un ARA2 ou un IC.
- Si l'objectif tensionnel n'est pas atteint à 1 mois, il est préférable de passer à une bithérapie associant préférentiellement un IEC ou un ARA2 avec un IC ou un diurétique thiazidique.
- La trithérapie comporte idéalement un IEC ou un ARA2 associé à un IC et à un diurétique thiazidique.
- L'HTA résistante définie par des chiffres élevés sous trithérapie à doses optimales incluant un diurétique impose un avis spécialisé.
- Chez le sujet âgé, la PAS est particulièrement importante, avec un objectif < 150 mm Hg, il faut veiller au risque d'hypotension orthostatique, et ne pas prescrire plus de 3 antihypertenseurs.
- L'urgence hypertensive est prise en charge par hospitalisation en USIC, baisse la PA de 25 % en 2 heures pour atteindre 160/110 mm Hg dans les 2 à 6 heures. Une baisse trop rapide peut entraîner une aggravation cérébrale, rénale ou cardiaque.
- Dans le cas particulier des AVC, on ne traite l'HTA dans d'hémorragie cérébrale qu'à partir de 180/110 mm Hg et à partir de 220/120 mm Hg dans l'AVC hémorragique.
- Pour les patients dont la PA est contrôlée à 6 mois, le suivi comporte consultation tous les 3 à 6 mois, contrôle biologique tous les 1 à 2 ans avec natrémie, kaliémie, créatininémie, recherche de protéinurie. Cette surveillance doit être plus fréquente chez le sujet âgé. En l'absence de diabète ou de dyslipidémie, glycémie à jeun et bilan lipidique sont mesurés tous les 3 ans. Un ECG est à prévoir chez le cardiologue tous les 3 à 5 ans ou plus fréquemment en cas de cardiopathie sous-jacente ou d'apparition de symptômes cardiaques.

Notions indispensables PCZ

- Avant de débuter un traitement antihypertenseur, il est indispensable de confirmer le diagnostic d'HTA en dehors du cabinet médical par automesure tensionnelle ou MAPA.
- La stratégie thérapeutique dépend du niveau des chiffres tensionnels, du profil du risque et d'une éventuelle atteinte des organes cibles du patient.
- Le bilan minimal comprend natrémie, kaliémie, créatininémie avec estimation de la filtration glomérulaire, glycémie à jeun, exploration d'une anomalie lipidique, ECG, recherche de protéinurie à la bandelette urinaire.
- La crise hypertensive se définit par une HTA isolée de grade 3 (> 180/110 mm Hg), l'urgence hypertensive est une HTA sévère (grade 3) associée à une atteinte des organes cibles ou un contexte particulier (AVC, encéphalopathie, OAP, dissection aortique, éclampsie, etc.).
- L'HTA maligne associe une PAD > 130 mm Hg à un œdème papillaire et éventuellement d'autres atteintes (insuffisance cardiaque, rénale, trouble neurologique).

Réflexes transversalité

- Item 219 – Facteurs de risque cardiovasculaire et prévention
- Item 232 – Insuffisance cardiaque de l'adulte
- Item 260 – Néphropathie vasculaire
- Item 261 – Insuffisance rénale chronique chez l'adulte et l'enfant
- Item 335 – Accidents vasculaires cérébraux

Pour en savoir plus

HAS/SFHTA. Prise en charge des patients adultes atteints d'hypertension artérielle de l'adulte. Fiche mémo, septembre 2016.
https://www.has-sante.fr/portail/upload/docs/application/pdf/2016-10/fiche_memo_hta__mel.pdf

Société française d'HTA. Prise en charge de l'hypertension artérielle de l'adulte. Recommandation, janvier 2013.
http://www.sfhta.eu/wp-content/uploads/2012/12/Recommandation-SFHTA-2013-Prise-en-charge-HTA-de-lAdulte.pdf

Williams B, Mancia G, Spiering W, et al. 2018 ESC/ESH Guidelines for the management of arterial hypertension. Eur Heart J 2018 ; 39 : 3021–104.
https://academic.oup.com/eurheartj/article/39/33/3021/5079119

VI

Divers

CHAPITRE

23

Item 233 – UE 8 – Péricardite aiguë

Objectifs pédagogiques

Nationaux

- Diagnostiquer une péricardite aiguë.
- Identifier les situations d'urgence et planifier leur prise en charge.

CNEC

- Savoir reconnaître les symptômes d'un patient suspect de péricardite aiguë.
- Connaître les anomalies ECG présentes au cours d'une péricardite aiguë.
- Connaître les principales étiologies des péricardites aiguës et notamment le tableau de péricardite aiguë présumée virale.
- Connaître les principales complications des péricardites aiguës.
- Connaître les critères de prise en charge spécialisée et d'hospitalisation.
- Reconnaître une tamponnade et connaître les principes de sa prise en charge en urgence.
- Savoir traiter une péricardite aiguë non compliquée (sans les posologies).

Inflammation aiguë des feuillets péricardiques, la péricardite aiguë pose des problèmes diagnostiques, expose au risque de tamponnade, de récidives fréquentes (20 à 30 %) et, pour certaines étiologies, au risque d'évolution vers la constriction péricardique.

I. Diagnostic

Le diagnostic de péricardite aiguë est évoqué devant l'association d'une douleur thoracique évocatrice, d'un éventuel frottement péricardique, de modifications ECG typiques et d'un épanchement péricardique. La présence de deux de ces critères est nécessaire pour confirmer le diagnostic. La réalisation d'un ECG et d'une échocardiographie est donc systématique.

A. Signes cliniques

Ils comportent :

- fièvre modérée, présente d'emblée, associée à des myalgies, à une asthénie, souvent précédée d'un épisode grippal. La fièvre est moins fréquente chez le sujet âgé ;
- douleur thoracique, rétrosternale ou précordiale gauche, prolongée, *résistante à la trinitrine*, majorée en décubitus, à *l'inspiration profonde* et à la toux, *calmée par la position assise penchée en avant* (antéflexion) ;

Masse péricardique

L'échocardiographie permet de visualiser une éventuelle masse localisée dans la cavité péricardique, des métastases ou caillots dans le cadre d'une péricardite néoplasique. Des bandes de fibrine aboutissant à un épanchement péricardique cloisonné sont facilement identifiées par l'échographie.

5. Autres examens complémentaires parfois utiles en 2e intention

Le scanner thoracique et l'IRM cardiaque sont parfois utiles en 2e intention lorsque le patient n'est pas échogène ou en présence d'une péricardite néoplasique ou d'un épanchement péricardique cloisonné. L'IRM a l'avantage de visualiser la cavité péricardique sans injection de produit de contraste ni irradiation et permet de mettre en évidence une inflammation du péricarde avec ou sans épanchement péricardique ainsi qu'une éventuelle myocardite associée (séquence de rehaussement tardif après injection de gadolinium).

La ponction péricardique est à envisager en cas de tamponnade, de forte suspicion de péricardite néoplasique, et en présence d'un épanchement péricardique abondant, symptomatique, malgré un traitement médical bien conduit depuis une semaine.

Les analyses réalisées sur les prélèvements du liquide péricardique sont les suivants :

- glucose, protides, lactate déshydrogénase ;
- cytologie et analyse microscopique (colorations de Gram et de Ziehl-Nielsen) ;
- mise en culture bactérienne ;
- techniques de PCR (recherche virale et de tuberculose).

Un drainage péricardique chirurgical est à privilégier en cas de suspicion de péricardite aiguë purulente. Le liquide péricardique est recueilli pour analyse cytologique et microbiologique.

6. Faut-il hospitaliser le patient ?

Une fois le diagnostic établi, l'hospitalisation ne doit pas être systématique. Elle est utile en présence d'un tableau clinique orientant vers une étiologie particulière, de facteurs prédictifs d'une évolution défavorable ou d'une complication présente d'emblée : tamponnade, péricardite récidivante ou constriction péricardique.

Quatre facteurs prédictifs majeurs (ESC 2015) permettent de prédire le risque de complication. Ces mêmes facteurs permettent également de prédire la présence d'une étiologie inhabituelle :

- fièvre > 38 °C ;
- symptômes présents depuis plusieurs jours ou semaines avec début subaigu ;
- épanchement péricardique abondant (> 20 mm) ou tamponnade ;
- résistance au traitement anti-inflammatoire (aspirine ou AINS) prescrit depuis 7 jours.

Il est recommandé d'hospitaliser les patients présentant au moins un de ces facteurs prédictifs majeurs (moins de 20 % des cas).

Des facteurs prédictifs mineurs (ESC 2015) peuvent également conduire à discuter une hospitalisation :

- patient immunodéprimé ;
- patient sous anticoagulant ;
- suites d'un traumatisme thoracique ;
- présence d'une myocardite associée.

C. Étiologies

Dans neuf cas sur dix, la cause est virale ou inconnue (péricardite aiguë idiopathique). Dans les pays développés, les 3 grandes étiologies dont le diagnostic est utile en modifiant la stratégie thérapeutique sont la tuberculose, le cancer et les maladies auto-immunes.

1. Péricardite aiguë virale

Étiologie la plus fréquente, mais rarement prouvée, elle est liée à l'infection virale et à la réaction immune associée.

Le tableau clinique typique regroupe les éléments suivants :

- sujet jeune, syndrome grippal récent, prédominance masculine ;
- début brutal, fébrile ;
- douleur thoracique typique augmentant à l'inspiration, frottement péricardique ;
- modifications ECG typiques ;
- échocardiographie normale le plus souvent ;
- épanchement pleural souvent associé.

Les virus en cause sont nombreux : entérovirus (coxsackies A et B), échovirus, adénovirus, cytomégalovirus, parvovirus B19, Epstein-Barr, herpès, VIH, hépatite C, influenza, etc.

Les sérologies répétées à 15 jours d'intervalle peuvent mettre en évidence une élévation des anticorps spécifiques, orientant vers le diagnostic de péricardite virale, mais seul le diagnostic viral (techniques de PCR à partir de l'épanchement péricardique ou d'une biopsie du péricarde) confirme le diagnostic. **Il est cependant inutile dans les formes typiques sans gravité.**

L'évolution est le plus souvent favorable. Le taux de récidive est cependant important, allant de 20 à 30 % et représente la complication la plus fréquente. La survenue d'une tamponnade ou l'évolution vers une constriction péricardique reste rare. Dans certaines formes de péricardite chronique récidivante, après diagnostic viral, la prescription de traitements spécifiques (immunoglobulines, interféron α) est discutée.

Au cours de l'infection VIH, la survenue d'une péricardite avec épanchement péricardique est fréquente. Les mécanismes sont multiples ; la péricardite peut être liée à :

- l'infection virale par le VIH ou d'autres virus ;
- une surinfection bactérienne ou fongique chez un patient immunodéprimé ;
- la présence d'un lymphome ou d'un sarcome de Kaposi.

2. Péricardite purulente

Elle est rare mais grave.

Les germes sont les suivants : staphylocoques, pneumocoques, streptocoques, bacilles à Gram négatif, etc.

Ces péricardites, en nette diminution, touchent essentiellement les sujets immunodéprimés ou porteurs d'infection sévère (septicémie, affection pleuropulmonaire, après chirurgie cardiaque ou thoracique).

Le pronostic est sévère avec survenue fréquente d'une tamponnade ou évolution vers la constriction péricardique.

Le traitement repose sur une antibiothérapie adaptée au germe retrouvé dans le liquide péricardique (ponction péricardique). Le drainage chirurgical est souvent nécessaire.

3. Péricardite tuberculeuse

Il s'agit d'une péricardite subaiguë liquidienne avec altération de l'état général et fièvre modérée persistante, le plus souvent chez :

- un sujet tuberculeux, âgé ou greffé ;
- un patient infecté par le VIH ;
- un patient alcoolique.

Une notion de tuberculose est retrouvée dans l'entourage ou un virage récent de l'IDR est observé (faussement négatif dans près d'un tiers des cas).

Les anomalies pulmonaires radiologiques sont fréquentes.

Le recherche du BK (*Mycobacterium tuberculosis*) peut être faite sur l'expectoration ou les tubages gastriques, le liquide pleural et/ou péricardique, par l'examen au direct et/ou après cultures sur milieux enrichis; l'identification du BK peut se faire par techniques de PCR; de fortes concentrations d'adénosine-déaminase dans le liquide de ponction péricardique sont en faveur du diagnostic. Parfois, une ponction biopsie du péricarde met en évidence un granulome inflammatoire.

L'évolution est fréquente vers une tamponnade, une récidive ou une constriction péricardique.

Le traitement repose sur la thérapeutique antituberculeuse associée pour certains aux corticoïdes (prednisone) afin de diminuer le risque d'évolution vers une constriction péricardique.

4. Péricardite néoplasique

Les tumeurs primitives du péricarde (mésothéliome péricardique primitif) sont rares, 40 fois moins fréquentes que les métastases.

Les tumeurs secondaires les plus fréquentes sont les suivantes : cancer bronchique, cancer du sein, mélanomes, leucémies, lymphomes, sarcome de Kaposi (sida).

L'épanchement péricardique hémorragique est fréquent, de même que la survenue d'une tamponnade.

Le diagnostic est confirmé par l'échocardiographie, parfois complétée par un scanner ou une IRM cardiaque.

L'analyse du liquide de ponction péricardique ou la réalisation d'une biopsie péricardique sont essentielles au diagnostic de malignité.

En cas de tamponnade, la ponction péricardique en urgence s'impose.

La récidive de l'épanchement péricardique est fréquente et impose un suivi clinique et échocardiographique.

5. Péricardite au cours des maladies systémiques auto-immunes

Les étiologies les plus fréquentes sont le lupus, la polyarthrite rhumatoïde, la sclérodermie, la périartérite noueuse, la dermatomyosite.

Les péricardites auto-immunes sont également fréquentes, mais restent un diagnostic d'élimination. Les critères diagnostiques à retenir sont les suivants : augmentation des lymphocytes, présence d'anticorps anti-sarcolemme dans le liquide péricardique, myocardite associée.

6. Péricardite et infarctus du myocarde

La péricardite précoce (J3–J5) est d'évolution le plus souvent favorable, elle survient au décours d'un infarctus transmural

La péricardite tardive (2e–16e semaine) correspond au syndrome de Dressler, elle associe fièvre, péricardite, pleurésie, arthralgies, altération de l'état général, syndrome inflammatoire important, allongement de l'espace QT à l'ECG. Ce syndrome est devenu rare depuis la reperfusion coronarienne précoce.

7. Péricardite et insuffisance rénale chronique

Il faut distinguer la péricardite urémique survenant chez des insuffisants rénaux sévères non encore dialysés ou dans les premières semaines suivant l'instauration de la dialyse, et la péricardite chez le patient dialysé au long cours, témoignant le plus souvent d'un traitement épurateur inadapté.

8. Syndrome post-péricardotomie

Le syndrome post-péricardotomie, d'origine inflammatoire, survient dans les jours ou mois suivant une chirurgie cardiaque ou après transplantation cardiaque.

La survenue d'une tamponnade est possible et la chirurgie cardiaque représente actuellement la première cause de constriction péricardique.

En postopératoire, il peut aussi s'agir d'un hémopéricarde.

9. Autres causes

Il peut enfin s'agir :

- de dissection aortique avec tamponnade ;
- d'irradiation thoracique (radiothérapie pour lymphome ou cancer du sein, etc.), en général 1 an après ;
- de traumatismes thoraciques ou cardiaques : hémopéricarde, au cours des cathétérismes (notamment après ablation d'une arythmie par radiofréquence ou après pose d'un stimulateur cardiaque) ou en postopératoire immédiat (causes relativement fréquentes) ;
- de certains médicaments (hydralazine, pénicilline) ;
- d'hypothyroïdie ;
- de rhumatisme articulaire aigu.

II. Complications à court et long terme

La péricardite aiguë est le plus souvent d'évolution simple sans complications. Cependant, certaines complications potentiellement graves sont à connaître et nécessitent une prise en charge urgente.

A. Tamponnade

Il s'agit d'une compression des cavités droites par un épanchement péricardique abondant et/ou d'installation brutale, c'est une urgence et une cause d'arrêt cardiocirculatoire par adiastolie en l'absence de traitement, sa confirmation échographique impose le drainage.

Elle survient dans un contexte de péricardites néoplasiques, traumatiques, tuberculeuses, d'hémopéricardes, exceptionnellement de péricardite aiguë virale.

Les signes cliniques sont les suivants :

- douleur thoracique avec dyspnée positionnelle, polypnée puis orthopnée et toux, parfois dysphagie, nausée, hoquet ;
- signes droits : turgescence jugulaire, reflux hépatojugulaire, etc. ;
- signes de choc avec tachycardie et PAS < 90 mm Hg ;
- bruits du cœur assourdis ;
- pouls paradoxal : l'inspiration entraîne une augmentation du retour veineux provoquant une dilatation du ventricule droit qui comprime le gauche et aboutit à une baisse de la PAS : PAS d'inspiration < PAS d'expiration de 10 mm Hg.

Les examens complémentaires comportent :

- ECG : microvoltage, parfois alternance électrique (complexes QRS successifs de hauteur différente) ;

- radiographie thoracique : cardiomégalie avec, lorsque l'épanchement péricardique est abondant, un aspect en « carafe » ;
- échocardiographie confirmant le diagnostic de tamponnade avec collapsus diastolique des cavités droites en expiration et compression du ventricule gauche par le droit en inspiration, aspect dit de *swinging heart* ou balancement du cœur dans la cavité péricardique ; le déplacement du septum est paradoxal en inspiration, l'épanchement est souvent abondant (vidéo 23.1).

B. Myocardite

- Elle se manifeste par un tableau d'insuffisance cardiaque fébrile, parfois d'état de choc (on parle de myocardite fulminante).
- Elle est souvent de cause inconnue ou virale.
- L'échocardiographie et surtout l'IRM sont utiles.

C. Péricardite récidivante

- Elle survient souvent suite à une durée de traitement insuffisante.
- C'est une complication fréquente entre 3 mois et 3 ans après une péricardite aiguë d'allure virale.
- La colchicine en prévient la survenue.

D. Péricardite chronique (> 3 mois)

- Son étiologie est problématique, surtout en l'absence de contexte évocateur de péricardite aiguë virale.
- Elle peut nécessiter une péricardoscopie par fibre optique avec prélèvement biopsique dirigé.
- Elle fait suspecter une péricardite tuberculeuse mais, en pratique, les causes néoplasiques sont le plus fréquemment retrouvées.

E. Péricardite chronique constrictive

- Une évolution vers une constriction modérée se produit dans moins de 10 % des cas.
- Elle est liée à un épaississement fibreux du péricarde ou fibrocalcaire (calcifications péricardiques parfois visibles sur la radiographie de thorax mais surtout au scanner).
- Cet épaississement conduit à une adiastolie avec égalisation des pressions télédiastoliques des quatre cavités cardiaques.
- Il s'agit d'un tableau clinique d'insuffisance cardiaque droite (souvent prédominante +++ avec turgescence jugulaire et ascite) et gauche.
- Le diagnostic est échographique, parfois confirmé par les données du cathétérisme droit (aspect en « dip plateau »), le diagnostic différentiel se pose avec les cardiomyopathies restrictives.
- Le traitement est parfois chirurgical par péricardectomie.

III. Traitement

A. Péricardite aiguë bénigne

La prise en charge comporte :

- hospitalisation (en cas de facteurs de risque majeurs, de complications ou d'étiologie particulière) ;
- repos avec arrêt de l'exercice physique jusqu'à disparition des symptômes et normalisation de la CRP, de l'ECG et de l'échocardiographie ;
- traitement de la douleur thoracique ;
- bithérapie anti-inflammatoire prolongée :
  - AINS pendant 4 à 8 semaines : ibuprofène 600 mg toutes les 8 heures, ou aspirine 750 à 1 000 mg toutes les 8 heures,
  - et colchicine (0,5 mg 2 fois/j) pendant 3 mois. Elle calme la douleur, diminue la durée des symptômes et diminue le risque de récidives de 50 %. La colchicine est bien tolérée aux doses utilisées. La survenue d'une diarrhée doit souvent conduire à en diminuer les doses. De nombreuses interactions médicamenteuses potentiellement graves sont à prendre en compte (*via* le cytochrome P450 3A4, macrolides, ciclosporine, vérapamil, statines). Une surveillance biologique stricte est à prévoir dans ces situations : transaminases, créatinine, CPK, NFS, plaquettes. Les doses de colchicine sont diminuées de moitié (0,5 mg/j) chez les patients de moins de 70 kg, âgés de plus de 70 ans, et en cas d'insuffisance rénale (DFG < 35 mL/min). La colchicine est contre-indiquée en cas d'insuffisance rénale sévère ;
- protecteur gastrique.

L'arrêt du traitement AINS ou aspirine se fait progressivement au bout de 4 à 8 semaines après un traitement à pleine dose pendant 1 à 2 semaines, de préférence après réalisation d'une échocardiographie qui s'assure de l'absence d'épanchement péricardique.

L'arrêt de la colchicine, après 3 mois de traitement, se fait progressivement la dernière semaine à la dose de 0,5 mg/j un jour sur 2.

Les corticoïdes ne sont pas indiqués dans la péricardite aiguë bénigne en 1re intention en raison du risque de récidive. En cas d'échec du traitement par AINS + colchicine, les corticoïdes doivent être utilisés avec la bithérapie à une dose de 0,25 à 0,5 mg/kg/j.

Dans le cadre du suivi, il est nécessaire de revoir le patient à 7 jours, à 1, 3 et 6 mois afin de vérifier l'absence de symptômes, la normalisation de la CRP et de l'échocardiographie, et de gérer les modalités d'arrêt des traitements.

B. Tamponnade

Il s'agit d'une urgence médicochirurgicale nécessitant une hospitalisation en soins intensifs de cardiologie.

Elle nécessite un remplissage par macromolécules.

L'arrêt des traitements anticoagulants ou leur neutralisation sont discutés.

La prise en charge repose sur une ponction péricardique guidée par l'échocardiographie ou un drainage péricardique chirurgical.

Points clés

- Le tableau typique de péricardite aiguë comporte : douleur thoracique résistante à la trinitrine, majorée à l'inspiration profonde, calmée par la position assise penchée en avant avec fièvre modérée, souvent précédée d'un épisode grippal, et frottement péricardique.
- L'ECG, à répéter, montre des anomalies diffuses non systématisées sans image en miroir, évoluant en 4 stades :
  - stade I : sus-décalage ST concave vers le haut, ondes T positives le premier jour, sous-décalage du segment PQ;
  - stade II : ondes T plates entre la 24e et la 48e heure;
  - stade III : ondes T négatives la 1re semaine;
  - stade IV : normalisation au cours du 1er mois.
- La biologie montre un syndrome inflammatoire, et doser les marqueurs de nécrose : troponine I ou T ou troponine ultrasensible ou CPK-MB.
- Dans la majorité des cas, l'hospitalisation est inutile.
- La présence d'un seul de ces 4 facteurs de risque majeurs conduit à hospitaliser le patient : fièvre > 38 °C, début subaigu, épanchement péricardique abondant, absence de réponse au traitement anti-inflammatoire après une semaine.
- Les étiologies sont dominées par la péricardite aiguë virale de bon pronostic (dans 9 cas sur 10, la cause est virale ou inconnue), les péricardites néoplasiques; la péricardite tuberculeuse est en régression; les autres péricardites bactériennes, du VIH ou les formes auto-immunes sont plus rares. Il ne faut pas oublier les deux formes de péricardite au cours de l'infarctus du myocarde (précoce et tardive).
- L'échocardiographie recherche un décollement des deux feuillets péricardiques ou un épanchement péricardique et apprécie l'abondance, la topographie et la tolérance hémodynamique (tamponnade).
- Le traitement comporte : hospitalisation dans les formes avec facteurs de risque majeurs, repos, AINS ibuprofène ou aspirine (4 à 8 semaines), en association avec la colchicine (3 mois). L'arrêt du traitement doit être progressif.
- Les complications possibles sont les suivantes : épanchement péricardique abondant, tamponnade, péricardite récidivante (la plus fréquente 20 à 30 %), péricardite chronique, péricardite chronique constrictive.
- La tamponnade est une urgence médicochirurgicale (tableau de collapsus avec pouls paradoxal) et nécessite une hospitalisation en soins intensifs et la réalisation d'une ponction péricardique guidée par échocardiographie ou d'un drainage chirurgical.
- Un suivi clinique est systématiquement instauré avec échocardiographie de contrôle à un mois avant arrêt du traitement anti-inflammatoire.

Notions indispensables PCZ

- En cas de péricardite : hospitalisation recommandée en cas de mauvaise tolérance clinique, de fièvre > 38 °C, de début subaigu, d'épanchement péricardique abondant ou de résistance au traitement anti-inflammatoire au bout d'une semaine.
- Autres facteurs devant aussi faire discuter une hospitalisation : patient immunodéprimé, patient sous anticoagulant, suites d'un traumatisme thoracique, présence d'une myocardite associée (ou augmentation de la troponine).
- La tamponnade est une urgence médicochirurgicale qui nécessite une prise en charge en USIC et un drainage urgent (risque d'arrêt cardiocirculatoire).

Réflexes transversalité

- Item 228 – Douleur thoracique aiguë et chronique
- Item 229 – Électrocardiogramme

Complément en ligne

Des compléments numériques sont associés à ce chapitre. Ils sont indiqués dans la marge par des flashcodes. Pour accéder à ces compléments, connectez-vous sur **http://www.em-**consulte.com/**e-complement/476332** et suivez les instructions pour activer votre accès.

Vidéo 23.1 Épanchement péricardique abondant avec balancement du cœur et compression des cavités droites.

Pour en savoir plus

Société française de cardiologie. Cardiologie et maladies vasculaires. Paris : Elsevier Masson ; 2007. p. 815–47. chap. 10, Maladie du péricarde.

EACTS. 2015 ESC Guidelines for the diagnosis and management of pericardial diseases : The Task Force for the Diagnosis and Management of Pericardial Diseases of the European Society of Cardiology (ESC). Eur Heart J 2015 ; 36 : 2921-64. https://academic.oup.com/eurheartj/article/36/42/2921/2293375

CHAPITRE

24

Item 327 – UE 11 – Arrêt cardiocirculatoire

Objectifs pédagogiques

Nationaux

- Connaître l'épidémiologie de la mort subite de l'adulte, l'importance de la chaîne de survie dans le pronostic.
- Diagnostiquer un arrêt cardiocirculatoire.
- Prise en charge immédiate pré-hospitalière et hospitalière (posologies).
- Connaître l'épidémiologie de l'arrêt cardiorespiratoire chez l'enfant et les spécificités de sa prise en charge (non traité dans cette question)

Les arrêts cardiorespiratoires (ACR) sont à l'origine de 300 000 décès par an aux États-Unis. En Europe, les décès sont évalués à 500 000 par an. En France, la fréquence des décès par ACR est de 40 000 par an, soit une incidence de 0,75 ‰ dans la population générale.

L'arrêt cardiorespiratoire, s'il est prolongé, au-delà de quelques minutes, aboutit très rapidement au décès du patient. Au-delà de 5 minutes, la survie est de l'ordre de 5 à 6 %. Au-delà de 10 minutes la survie est proche de 0.

I. Définitions

- La **mort subite** (OMS) est la mort instantanée, soudaine, subite qui correspond à une maladie aiguë dont les symptômes qui la précèdent ne dépassent pas quelques minutes voire 1 heure au plus.
- L'**arrêt cardiorespiratoire (ACR)** ou **arrêt cardiocirculatoire** (ACC) ou **arrêt cardiaque** (AC) correspond à la cessation de l'activité mécanique cardiaque, confirmée par l'absence de pouls et une apnée ou respiration agonique (*gasping*).
- L'**arrêt cardiaque réfractaire** est défini par l'absence de récupération d'une circulation spontanée après 30 minutes de réanimation médicale bien conduite. Cette définition reste néanmoins discutée.

Le **délai d'instauration des mesures de réanimation** et de traitement (intervalle de temps entre la survenue de l'arrêt et le début de la réanimation) détermine le pronostic immédiat, intermédiaire et à distance de l'arrêt cardiaque. Ce délai est considéré par les experts comme **étant le déterminant le plus important pour la survie**.

Ce délai est parfois difficile à établir en l'absence de témoin. Cet intervalle de temps sans réanimation pendant lequel le patient est en état de « mort apparente » correspond en général à la période dite de ***no flow*** (absence de mécanique cardiaque efficace). Au-delà de 10 minutes d'arrêt sans hémodynamique **(pouls et pression sanguine artérielle imprenables)** et en dehors du cas particulier de l'hypothermie, le pourcentage de récupération et de survie des patients est très faible. Le diagnostic d'ACR doit donc être rapide et les premières mesures de réanimation instaurées immédiatement avant l'arrivée des premiers secours, souvent trop tardifs.

Le temps de réanimation sans rétablissement d'une hémodynamique convenable (pouls et pression artérielle stable) définit le temps de ***low flow***.

Les durées de *no flow* et *low flow* influencent de manière déterminante le pronostic. Tout doit être fait pour réduire ces temps :

- un temps de *no flow* > 5 minutes est associé à un très mauvais pronostic (décès et séquelles) ;
- au-delà de 10 minutes, la survie est quasi nulle et les récupérations hémodynamiques s'accompagnent généralement d'une évolution vers un état végétatif témoignant de l'altération irrémédiable des fonctions cérébrales supérieures. Au-delà de 10 minutes de *no flow*, il est donc licite de s'interroger sur le caractère éthique d'une réanimation.

Si la période nécessaire de *no flow* est brève, la durée du *low flow* est moins déterminante du pronostic. À condition qu'elle soit débutée précocement, une réanimation longue peut s'accompagner d'une récupération fonctionnelle cardiaque et cérébrale.

Lorsque l'hémodynamique stable est récupérée (pouls et pression artérielle convenables), on parle **d'ACR récupéré ou ressuscité** ou réanimé avec succès.

L'*International Liaison Committee on Resuscitation* (ILCOR) se réunit régulièrement pour définir un consensus et des recommandations dans le domaine des ACR. Les dernières recommandations ont été établies en 2015. La Société européenne de réanimation (ERC) appartient à ce comité international.

La Société française de réanimation et la Société française de médecine d'urgence adoptent ces recommandations.

II. Notions de chaîne de survie, défibrillation

A. Principe de « chaîne de survie »

Le principe de chaîne de survie est essentiel. La rapidité de la mise en œuvre de cette chaîne et la complémentarité des différents maillons sont les gages de cette survie. Le concept de « chaîne de survie » a été décrit par Cummins en 1991 qui précise les *4 étapes* de la réanimation d'un patient en ACR :

- les *deux premiers* maillons relèvent du grand public :
  - l'alerte précoce dès le diagnostic fait par le témoin en composant le 15,
  - la réanimation cardio-pulmonaire (RCP) précoce ;
- *le troisième maillon*, la défibrillation précoce, la plus précoce possible, peut être pratiquée en France non seulement par les médecins mais aussi par les infirmières, les secouristes et les ambulanciers depuis le décret du 27 mars 1998. Depuis peu, il y a généralisation de défibrillateurs semi-automatiques dans les lieux publics notamment (gares, aéroports, stades, grandes administrations, etc.). On devrait pouvoir dans un bon nombre de cas

obtenir le retour à un rythme efficace avant l'arrivée de l'équipe médicale. Il faut souligner malgré tout que le nombre de défibrillateurs « publics » reste bas en France, notamment dans les cabinets médicaux ;

- *le quatrième élément* de la chaîne est la **RCP spécialisée** commencée sur place par l'équipe du SMUR.

En France, les trois premiers maillons sont faibles puisque seulement 5 à 10 % de la population a reçu une formation ou une initiation à la RCP.

Les études montrent l'importance de ces trois premiers maillons non seulement pour le pronostic vital mais aussi pour prévenir ou minimiser les séquelles neurologiques.

B. Défibrillation

La défibrillation consiste à faire passer à travers le cœur un courant électrique qui va entraîner la dépolarisation simultanée d'une masse critique de cellules myocardiques interrompant les phénomènes de réentrée et donc la fibrillation (FV) ou la tachycardie ventriculaire (TV).

La FV (fig. 24.1 à 24.4) représente le mode électrique initial d'arrêt cardiocirculatoire le plus fréquent et le choc électrique externe (CEE) son seul traitement. Le pronostic dépend de la rapidité de la réalisation du CEE. Le massage cardiaque permet transitoirement, en l'absence de défibrillateur ou d'efficacité de la défibrillation, de maintenir une mécanique cardiaque et une circulation vers les organes périphériques, en premier lieu le cerveau. Malheureusement, **au moment du début de la RCP, la fibrillation ventriculaire n'est observée que dans 40 à 50 % des cas**. L'asystolie témoigne soit d'une étiologie extra-cardiaque, soit le plus souvent d'une période de *no flow* assez longue. La FV se dégrade (large maille puis petite maille sur le tracé)

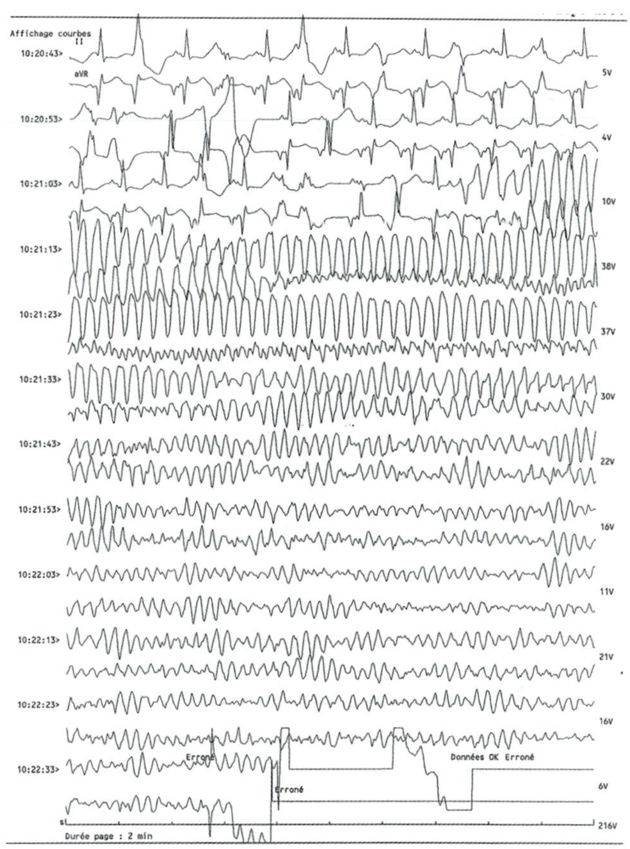

Fig. 24.1 Exemple d'ECG de fibrillation ventriculaire.

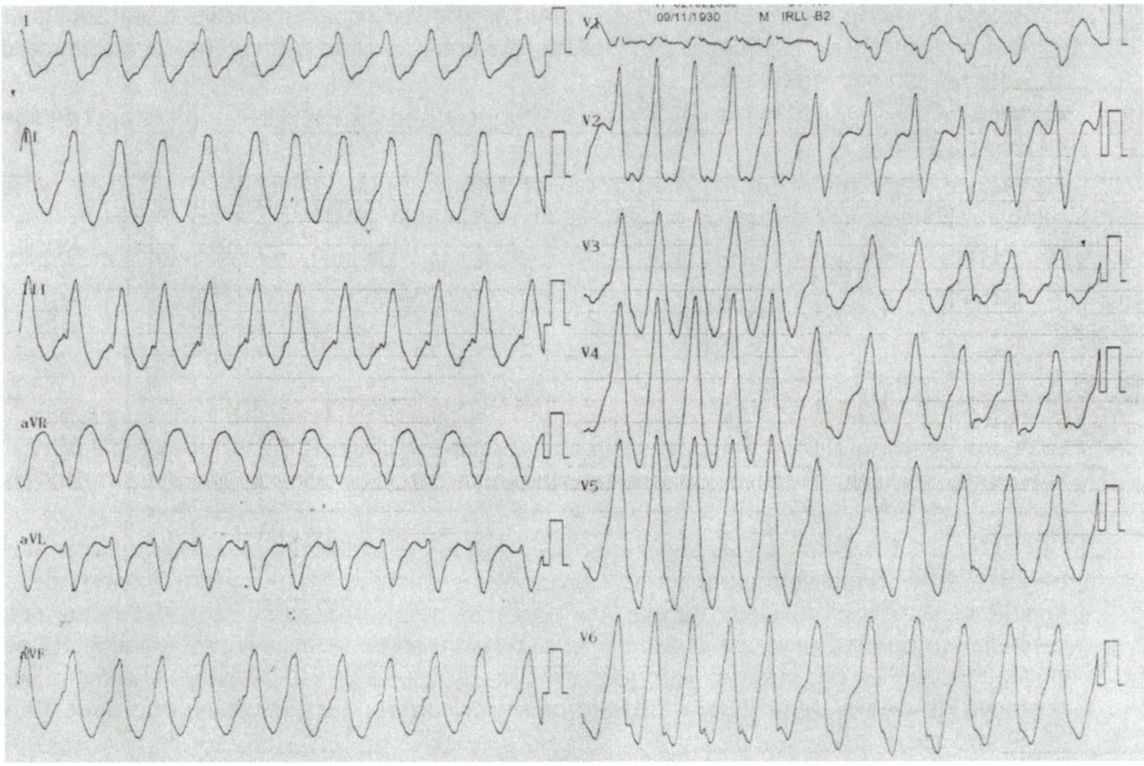

Fig. 24.2 **Exemple d'ECG de tachycardie ventriculaire.**

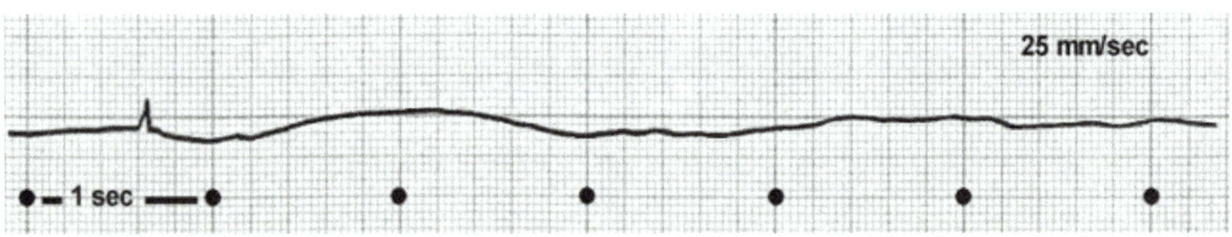

Fig. 24.3 **Exemple d'ECG d'asystolie.**

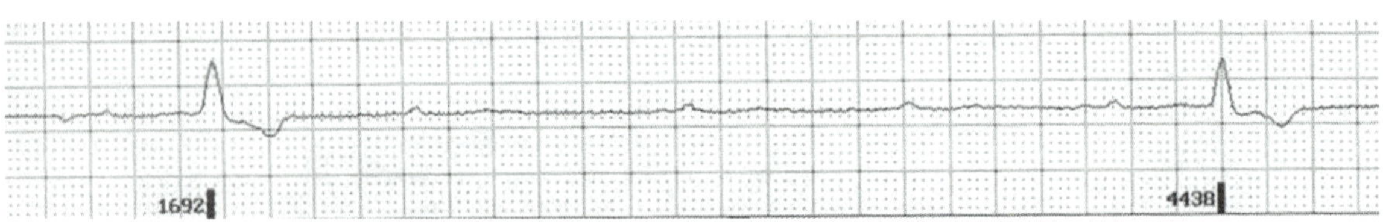

Fig. 24.4 **Exemple d'ECG de bradycardie extrême par bloc atrioventriculaire.**

pour laisser place à un tracé électrique plat d'asystolie. L'asystolie initiale dès la survenue de l'arrêt cardiaque est assez rare.

Les défibrillateurs utilisant les ondes biphasiques (CEE délivré jusqu'à 200 J) remplacent aujourd'hui les défibrillateurs à ondes monophasiques (CEE délivré à 360 J). Ils sont reconnus comme plus sûrs et plus efficaces. Les défibrillateurs semi-automatiques (DSA) permettent d'administrer des CEE aux patients le nécessitant avant même l'arrivée des équipes médicales. Ils permettent de gagner un temps précieux. Le DSA analyse le rythme cardiaque du patient et porte l'indication de la défibrillation. Ils peuvent être utilisés par les secouristes ayant reçu une formation spécialisée, par les infirmiers, les masseurs kinésithérapeutes et les manipulateurs en électroradiologie. Ces DSA sont aujourd'hui implantés dans de nombreux lieux publics (aéroport, gares, mairie, stades, etc.).

Les pourcentages de patients en FV survivant après une défibrillation sont respectivement de 25 % pour un délai de réalisation de la défibrillation de 7 à 10 minutes après l'arrêt, de 35 % pour un délai de 4 à 6 minutes et de 40 à 60 % pour un délai de 1 à 3 minutes. Au-delà de 10 minutes de fibrillation ou d'arrêt, le pourcentage de récupération d'un rythme cardiaque permettant une hémodynamique efficace est inférieur à 5 % et la survie sans séquelle neurologique lourde très rare.

Idéalement, le premier choc électrique externe doit donc pouvoir être délivré dans les 3 minutes qui suivent l'arrêt si le diagnostic est rapide et l'accès au défibrillateur simple. À défaut et dans tous les cas, il faut débuter un massage cardiaque externe permettant de maintenir un degré minimal d'oxygénation tissulaire.

III. Étiologies

La cause immédiate la plus fréquente d'un arrêt cardiocirculatoire est une fibrillation ventriculaire. Viennent ensuite les bradycardies extrêmes et les asystolies. En fonction du délai de prise en charge, les constations initiales peuvent différer. Les causes cardiaques ou cardiovasculaires sont les plus fréquentes.

A. Syndromes coronariens aigus inauguraux

La pathologie coronarienne représente une grande part des étiologies des ACR.

En effet, des lésions athéromateuses compliquées à type de rupture de plaque ou de thrombus coronarien ont été fréquemment mises en évidence par des autopsies ou des coronarographies réalisées au décours de morts subites.

Le taux de lésions coronariennes varie entre 40 et 77 % selon les études.

B. Autres étiologies cardiaques et vasculaires

Ce sont :

- les troubles du rythme sur cardiopathie ischémique ancienne (trouble du rythme initié sur une séquelle d'infarctus ancien en relation avec l'existence de zones à conduction lente);
- les cardiomyopathies :
  - cardiomyopathie hypertrophique (la mort subite survient fréquemment au cours d'un effort, mais pas exclusivement),
  - cardiomyopathie dilatée,
  - dysplasie ventriculaire droite arythmogène,
  - cardiopathies valvulaires (rétrécissement aortique essentiellement);
- les troubles du rythme ou de la conduction indépendants de toute anomalie cardiaque structurelle :
  - fibrillation ventriculaire idiopathique,
  - syndrome de Brugada,

- troubles conductifs paroxystiques notamment du sujet âgé,
- syndromes du QT long congénitaux ou favorisés par les médicaments,
- syndromes du QT court congénitaux,
- troubles du rythme favorisés par l'existence d'une voie accessoire (syndrome de Wolff-Parkinson-White);

- la myocardite aiguë;
- les cardiopathies congénitales;
- la tamponnade;
- la dissection aortique;
- l'embolie pulmonaire massive;
- la rupture d'anévrisme, etc.

C. Origines non cardiovasculaires

D'après les études, ces étiologies représentent 5 à 25 % des cas. Les plus fréquentes sont les causes toxiques, traumatiques, les insuffisances respiratoires aiguës ou les noyades. Ces causes sont généralement de diagnostic plus aisé, orienté par le contexte.

IV. Diagnostic

Pour les témoins, le diagnostic repose sur la constatation d'un patient inconscient qui ne bouge plus, ne réagit plus et ne respire plus ou respire uniquement de manière très anormale (*gasps*).

Pour le public formé au secourisme ou pour les premiers secours médicaux ou paramédicaux, il faudra également constater l'absence de pouls carotidien ou fémoral.

Dès le diagnostic posé ou suspecté, il faut appeler le 15 et commencer les manœuvres de réanimation.

V. Conduite à tenir en pratique

A. Prise en charge préhospitalière avant l'arrivée de l'ambulance médicalisée

Les mesures de survie sont définies de façon universelle par l'acronyme ACD (encadré 24.1). Dans l'attente des premiers soins médicalisés, les priorités de la réanimation sont les points A et C après avoir demandé de l'aide autour de soi et appelé le SAMU en composant le 15 :

- A : l'ouverture des voies aériennes supérieures se fait en basculant la tête en arrière et surélevant le menton, en vérifiant l'absence de corps étranger, que l'on retirera éventuellement avec les doigts en crochet;

Encadré 24.1

ACD : mesures de prise en charge préhospitalière de l'arrêt cardiocirculatoire

- **A** : *Airway* (maintien des voies aériennes libres)
- **C** : *Circulation* (maintenir une circulation)
- **D** : *Defibrillation* (si le rythme initial est une tachycardie ou une fibrillation ventriculaire)

- C : le massage cardiaque externe (MCE) correctement réalisé est **prioritaire** pour limiter le temps de *no flow* et améliorer le pronostic. La victime étant en décubitus dorsal, il consiste pour le sauveteur à appliquer le talon de sa main sur le centre du thorax de la victime et à réaliser des compressions de 4 à 5 cm d'amplitude à une fréquence de 100/min. Si plus d'un sauveteur est présent, il est conseillé de se relayer pour le MCE environ toutes les 2 minutes afin de limiter la fatigue et maintenir l'efficacité de la manœuvre ;
- D : si un matériel de défibrillation automatique externe (DSA) est disponible et si le sauveteur sait s'en servir, il doit être utilisé avant l'arrivée de l'ambulance médicalisée. Il est conseillé de poursuivre la réanimation encore 2 minutes après le choc, avant de vérifier la reprise d'une activité circulatoire efficace.

Les insufflations (B : *Breathing*) ne sont plus recommandées. Le MCE reste prioritaire et son interruption doit être la plus limitée possible.

B. Prise en charge par l'équipe médicalisée (généralement SMUR) : RCP médicalisée

1. Arrivée de l'équipe médicalisée

Elle permet :

- de réaliser une défibrillation si elle est appropriée et si elle n'a pas encore été réalisée ;
- d'assurer une oxygénothérapie par ventilation invasive après intubation endotrachéale, qui doit être réalisée rapidement (ne pas interrompre le MCE plus de 30 secondes). En cas de difficulté d'intubation, il faut faire une ventilation au masque ;
- de poser une voie d'abord veineuse afin d'administrer des médicaments.

2. Médicaments utilisés

Vasoconstricteurs

Adrénaline

Historiquement, l'adrénaline a été la première drogue utilisée au cours des arrêts cardiaques. Lors de la réanimation cardiorespiratoire, les effets bénéfiques de l'adrénaline sont principalement dus aux récepteurs alpha-adrénergiques. La stimulation de ces récepteurs permet d'augmenter les débits sanguins myocardiques et cérébraux lors de la réanimation. L'importance des effets bêta-adrénergiques reste controversée car ils sont responsables d'une augmentation du travail myocardique et d'une réduction de la perfusion sous-endocardique.

C'est un traitement médicamenteux incontournable dans les ACR réfractaires en asystolie.

La dose habituellement utilisée est de 1 mg toutes les 4 minutes par voie intraveineuse ou endotrachéale.

En cas de FV ou TV persistante sans efficacité circulatoire après le 1er choc électrique, l'adrénaline doit aussi être injectée après 2 minutes de réanimation immédiatement avant le 2e ou le 3e choc.

Arginine-vasopressine

Son intérêt est discuté, seule ou en association avec l'adrénaline (ne pas dépasser 2 injections de 40 UI).

Elle a un rôle antidiurétique, elle est sécrétée par l'hypophyse y compris durant l'arrêt cardiaque. Son intérêt est son rôle vasoconstricteur périphérique à forte dose. Elle agit par l'activation des récepteurs V1 des muscles lisses qui seraient plus résistants à une acidose métabolique que les récepteurs adrénergiques.

Antiarythmiques

Ils sont préconisés dans les ACR réfractaires avec troubles du rythme ventriculaires récidivants après des chocs électriques multiples (2 ou plus).

Amiodarone

L'amiodarone est une drogue ayant une activité sur les canaux sodiques, potassiques et calciques, ainsi que des propriétés inhibitrices alpha et bêta-adrénergiques. Des études prospectives comparant le taux de récupération après l'administration d'amiodarone ou de lidocaïne ont conclu en faveur de l'amiodarone sur la survie à court terme.

L'amiodarone administrée par voix intraveineuse est recommandée pour les TV ou les FV réfractaires aux chocs électriques externes juste avant le 3e ou le 4e choc. La dose initiale est de 300 mg, diluée dans 20 à 30 mL de sérum salé isotonique et administrée rapidement. Des doses supplémentaires de 150 mg peuvent être renouvelées en cas de tachycardie ou de FV réfractaires ou récidivantes.

Lidocaïne

Elle a été utilisée pendant des années comme traitement des FV, de la TV réfractaire bien qu'elle n'ait jamais apporté de bénéfice à court ou long terme. Elle n'est utilisée que si l'on n'a pas d'amiodarone.

La posologie est de 1,5 mg/kg en injection intraveineuse lente. La dose totale ne doit pas être supérieure à 3 mg/kg.

Sulfate de magnésium

La posologie est de 2 g en IV directe en cas de torsades de pointes ou de suspicion d'hypomagnésémie.

Médicaments des bradycardies extrêmes

Atropine

La posologie recommandée lors de bradycardies sinusales extrêmes est de 1 mg répétée toutes les 3 à 5 minutes, jusqu'à une dose totale de 0,04 mg/kg.

Isoprénaline

Elle peut avoir un intérêt dans les bradycardies extrêmes, notamment les BAV du 3e degré sans hémodynamique efficace. La dose est de 5 ampoules à 0,2 mg diluées dans 250 cm^3 de glucosé à 5 % dont le débit est à adapter à la fréquence pour un objectif classiquement supérieur ou égal à 50–60 battements/min.

L'atropine et l'isoprénaline ont un intérêt qui doit être restreint aux ACR dont l'étiologie est de façon certaine une étiologie conductive ou vagale maligne (bradycardies extrêmes avec des conséquences sur l'hémodynamique).

Il s'agit d'ACR qui surviennent généralement en milieu intra-hospitalier ou médicalisé.

Agents métaboliques

L'arrêt cardiorespiratoire s'accompagne rapidement de désordres métaboliques témoignant de l'anoxie tissulaire et de la souffrance cellulaire. Il existe très rapidement (après 3 à 4 minutes d'ACR) une acidose métabolique et une hyperkaliémie qu'il faut compenser lors de la réanimation des ACR très prolongés.

L'administration de soluté de bicarbonate de sodium équimolaire (alcalinisation) reste discutée. L'ischémie lors d'un arrêt cardiorespiratoire induit une acidose métabolique. Celle-ci est le fait d'une diminution du débit sanguin. En rééquilibrant l'équilibre acido-basique, le bicarbonate de sodium aurait un effet positif sur la perfusion myocardique. Cependant, la plupart des études ne montrent pas d'amélioration significative.

L'alcalinisation est utilisée lors de situations particulières comme des réanimations prolongées, des hyperkaliémies, des acidoses préexistantes, des intoxications aux médicaments responsables d'élargissement marqué des QRS (phénobarbital et antidépresseurs tricycliques notamment).

Thrombolyse préhospitalière

L'intérêt de la thrombolyse préhospitalière est de favoriser la reperfusion myocardique et de limiter la nécrose myocardique en cas d'infarctus du myocarde.

On estime que 20 à 40 % des ACR compliquent un infarctus du myocarde (cause majeure des décès extra-hospitaliers des cardiopathies ischémiques aiguës).

D'autres études estiment que près de 70 % des patients réanimés pour un ACR préhospitalier présenteraient soit un IDM, soit une embolie pulmonaire massive.

La thrombolyse préhospitalière n'est pas recommandée mais réservée au cas par cas, en cas d'infarctus du myocarde ou d'embolie pulmonaire massive avérés ou fortement suspectés.

VI. Pronostic et survie d'un ACR à la phase préhospitalière

Le pronostic est effroyable. La mort est quasi certaine si l'arrêt survient en l'absence d'un témoin. La plupart des études évaluent la survie globale des ACR à 5–20 % en différenciant les arrêts cardiocirculatoires survenant en milieu extra-hospitalier de ceux survenant en milieu intra-hospitalier dont le pronostic est meilleur.

Pour les ACR survenant en milieu extra-hospitalier, rétablir un rythme stable et efficace et une hémodynamique permettant au moins la perfusion cérébrale est un objectif majeur. Néanmoins, le succès de cet objectif n'assure pas en soi une survie prolongée et surtout un rétablissement *ad integrum* des fonctions cognitives. Seulement 20 % des patients arrivés « vivants » en milieu hospitalier pourront ressortir avec ou sans séquelles neurologiques.

ILCOR donne un taux moyen de patients sortants vivants de l'hôpital et pouvant reprendre une vie normale entre 2 et 10 % dans les grandes agglomérations.

Le facteur essentiel pour la survie reste la prise en charge précoce de l'ACR. Les mécanismes de l'anoxie tissulaire entraînent une cascade de phénomènes à l'origine de nécrose cardiaque et cérébrale.

Le pourcentage de survie décroît de 10 % pour chaque minute écoulée en l'absence de réanimation.

Un autre élément clé est la nature du trouble du rythme enregistré initialement.

L'ACR est le plus souvent la conséquence d'un trouble du rythme ventriculaire, FV d'emblée ou TV dégénérant secondairement en FV.

La FV est au départ à grosses mailles puis à petites mailles pour finir en tracé désorganisé, équivalent d'un tracé plat.

Le rapport ILCOR 2015 confirme que le rythme initial retrouvé par les réanimateurs est le plus fréquemment une FV (entre 70 et 80 % des cas) et, dans 15 à 20 % des cas, une bradycardie extrême incluant les blocs atrioventriculaires de haut degré et l'asystolie.

Pour mémoire, nous retiendrons que les FV peuvent, en l'absence de réanimation, conduire au tracé plat d'asystolie.

Dans une étude menée sur 157 patients portant *un enregistrement holter ECG* en ambulatoire et ayant présenté une mort subite (analyse du premier rythme) :

- 62 % ont présenté une FV ;
- 17 % ont présenté une bradycardie ;
- 13 % ont présenté une torsade de pointe ;
- 8 % ont présenté une TV.

Un autre essai a décrit le tracé de 205 patients ayant présenté un ACR, sans témoin, avec une réanimation par conséquent tardive :

- asystolie : 73 % ;
- dissociation électromécanique : 14 % ;
- FV : 13 %.

Les résultats apparemment divergents de ces études témoignent de l'importance du délai de diagnostic (immédiat *versus* retardé) sur le rythme observé lors de la réanimation. **Ainsi, une asystolie est le marqueur d'un arrêt généralement déjà ancien**. On estime que 50 % des fibrillations ventriculaires se dégradent en asystolie entre la 4e et la 8e minute. **L'asystolie est donc un marqueur de temps écoulé entre l'arrêt cardiaque et le diagnostic.**

Le type de trouble du rythme est associé au pronostic, meilleur en cas de fibrillation ventriculaire que d'asystolie.

Facteurs initiaux favorables à la réanimation au cours d'une mort subite

- Présence d'un témoin
- Réanimation précoce
- Rythme initial : fibrillation ventriculaire
- Défibrillation rapide
- Durée courte de la réanimation

Durant la réanimation médicalisée

- S'assurer de la très bonne qualité des compressions (se relayer ou utiliser du matériel de compression)
- Minimiser les interruptions entre les compressions, y compris durant la période de mise en place de la ventilation
- Oxygéner dès que possible
- Utiliser un enregistreur de CO_2 (capnographe)
- Mettre en place des voies accès vasculaires
- Administrer des médicaments (adrénaline, etc.)
- Préparer le traitement étiologique s'il y a lieu (intoxication, revascularisation coronarienne)
- Discuter mise en place d'une assistance circulatoire extracorporelle

VII. Conditionnement hospitalier et pronostic à la phase hospitalière

Après le retour à une circulation spontanée efficace, le pronostic des arrêts cardiaques dépend de la conservation ou de la récupération des fonctions myocardiques et neurologiques. La phase intra-hospitalière a donc pour objectifs principaux la restauration partielle, au mieux complète des fonctions cardiaque et cérébrale.

On peut distinguer trois phases évolutives possibles intra-hospitalières pouvant influer le pronostic :

- **12 premières heures** : acidose, libération de radicaux libres et d'enzymes musculaires cardiaques lors de l'ischémie tissulaire ;
- **de la 12e heure au 3e jour** : répercussions de la souffrance sur les différents organes pouvant évoluer vers le syndrome de défaillance multiviscérale ;
- **après le 3e jour** : apparition d'un syndrome septique.

A. Préservation de la fonction cardiaque

Dans un certain nombre de cas, la fonction cardiaque peut être transitoirement altérée (phénomène de sidération ou d'hibernation myocardique). Certains facteurs pré-hospitaliers sont reconnus comme favorisant la sidération myocardique.

- délai long avant la réanimation ;
- action des traitements vasopresseurs ;
- intensité et nombre des chocs électriques.

Le traitement de choix des troubles de la contractilité myocardique est la dobutamine, inotrope positif, mais elle n'a pu montrer aucune amélioration sur le pronostic.

Durant la phase intra-hospitalière, le monitoring par échocardiographie de la fonction cardiaque, parfois complété de la mesure des pressions invasives (cathéter de Swan-Ganz), est essentiel. La fonction myocardique peut être soutenue par des dispositifs de décharge ventriculaire gauche comme la contre-pulsion par ballonnet intra-aortique (CPIA). Ces dispositifs ont pour objectif de diminuer le travail cardiaque et d'améliorer le débit. La CPIA aide au maintien d'un débit sanguin coronarien efficace mais n'a pas amélioré le pronostic chez des patients présentant un état de choc cardiogénique.

On peut souligner que le traitement du « syndrome post-resuscitation » par la dobutamine semble apporter de meilleurs résultats que la CPIA, du moins dans certaines étiologies.

D'autres méthodes d'assistance circulatoire mécanique peuvent être utilisées, parfois même en phase pré-hospitalière : ECMO (assistance circulatoire par pompe extracorporelle), Impella® à débit suffisant : 3,5 ou 5 L/min (mise en place par voie percutanée ou chirurgicale d'une pompe intraventriculaire gauche).

Nous citerons enfin, dans les facteurs indirects souvent utiles à la récupération myocardique, *l'angioplastie d'éventuelles lésions coronariennes*. La fréquence des étiologies coronariennes dans les ACR conduit à proposer **la réalisation d'une coronarographie et d'une angioplastie chez les patients pour lesquels ce diagnostic est avéré ou suspecté.**

Chez les patients de moins de 30 ans, la maladie coronarienne ayant une incidence faible, les causes cardiaques d'ACR sont principalement des troubles du rythme ventriculaires non ischémiques et des décompensations de cardiopathies congénitales.

B. Préservation cérébrale

Le cerveau souffre rapidement de l'anoxie cérébrale. Les lésions neurologiques apparaissent dès les premières minutes. Les neurones sont très sensibles aux variations de pression intracrânienne. Les mécanismes d'autorégulation peuvent disparaître lors d'un arrêt cardiorespiratoire. L'obtention d'une pression artérielle efficace conditionne le pronostic cérébral.

1. Oxygénation et ventilation

L'oxygénation et la ventilation sont en première ligne pour lutter contre l'hypoxie.

L'hypoxie et l'hypercapnie sont à l'origine d'une hypertension intracrânienne fatale. Cependant, le maintien d'une hyperoxie modérée permet de limiter la souffrance cérébrale.

2. Sédation

La sédation, en mettant le tissu cérébral au repos, diminue les besoins en oxygène et permet de lutter contre l'œdème.

Ne pas réveiller trop tôt après un ACR (24 à 48 heures de sédation).

3. Glycémie

Le glucose est l'élément nutritif unique du tissu cérébral. La glycorachie est maintenue constante dans le liquide cérébro-spinal. Cependant, cette homéostasie est perturbée lors d'un arrêt cardiocirculatoire. L'hyperglycémie va entraîner, par phénomènes osmotiques, un œdème cérébral. La lutte contre l'hyperglycémie est vitale.

4. Glucocorticoïdes

Les études n'ont pas mis au jour leur efficacité.

5. Régulation de la température (refroidissement ou cooling)

Le système nerveux central est sensible aux variations de température. Son métabolisme diminue de 8 % pour chaque degré Celsius en moins.

L'hyperthermie laisse des séquelles et doit donc être prévenue.

L'hypothermie modérée contrôlée **autour de 34 °C** préserve des lésions ischémiques. **Elle est aujourd'hui systématiquement réalisée par des systèmes de refroidissement divers et maintenue au moins 24 heures.**

Cette phase intra-hospitalière qui succède à l'arrêt cardiorespiratoire ressuscité ou réanimé avec succès constituerait le 5e maillon de la chaîne de survie : ***post-resuscitation care***. La qualité de la prise en charge améliorerait très significativement le pronostic vital et fonctionnel, notamment cérébral.

L'appréciation du pronostic cérébral se fait sur l'évaluation régulière :

- du score de Glasgow;
- de l'électroencéphalogramme;
- des potentiels évoqués sensitifs.

Ces examens sont répétés; leur spécificité et sensibilité s'affinent entre le 1er et le 3e jour.

Points clés

- Mort subite (MS)
- ACR (arrêt cardiorespiratoire)
- ACC (arrêt cardiocirculatoire)
- 1re étiologie : cardiopathies ischémiques aiguës ou anciennes sur séquelle d'infarctus
- *No-flow* (délai sans réanimation)
- *Low-flow* (durée de réanimation avec hémodynamique instable)
- Appeler le 15 et ACD (A : libérer les voies aériennes, C : circulation (massage cardiaque externe), D : défibriller)

- Fibrillation ventriculaire (FV)
- Tachycardie ventriculaire (TV)
- Asystolie
- Importance du témoin pour réduire le *no-flow*
- Défibriller par CEE (choc électrique externe) si TV ou FV
- Adrénaline IV (asystolie)
- Préserver les fonctions cérébrales à la phase intra-hospitalière
- Hypothermie
- Pronostic catastrophique des ACR

Notions indispensables PCZ

- Appeler le 15 et ACD : A = libérer les voies aériennes, C = circulation (massage cardiaque externe), D = défibriller.

Réflexes transversalité

- Item 229 – Électrocardiogramme
- Item 232 – Insuffisance cardiaque de l'adulte
- Item 334 – Syndromes coronariens aigus

Pour en savoir plus

Décret n° 2000-648 du 3 juillet 2000 modifiant le décret n° 98-239 du 27 mars 1998 fixant les catégories de personnes non médecins habilitées à utiliser un défibrillateur semi-automatique. https://www.legifrance.gouv.fr/affichTexte.do?cidTexte=LEGITEXT000005629642&dateTexte=20180909

European Resuscitation Council. Guidelines for Resuscitation 2015. https://www.cercp.org/images/stories/recursos/Guias%202015/ERC_Guidelines_2015_FULL.pdf

VII

Thérapeutique

CHAPITRE
25

Item 264 – UE 8 – Prescription et surveillance des diurétiques

Objectifs pédagogiques

Nationaux

- Prescrire et surveiller un médicament appartenant à la classe des diurétiques.

CNEC

- Connaître les noms des molécules, le site et le mode d'action succinct des trois classes de diurétiques que sont les diurétiques de l'anse de Henle, les thiazidiques et les diurétiques épargnant le potassium.
- Savoir prescrire les diurétiques habituellement utilisés dans l'hypertension artérielle et ceux utilisés dans l'insuffisance cardiaque (sans les posologies).
- Connaître les associations de diurétiques et leur condition d'emploi.
- Connaître et savoir identifier les situations favorisant les principaux effets indésirables des diurétiques, à savoir : hypotension artérielle, déshydratation, hyponatrémie, hypo- ou hyperkaliémie, insuffisance rénale.
- Connaître les signes de gravité de l'hyperkaliémie induite par les diurétiques, les médicaments ou associations de médicaments et les conditions favorisant son apparition.

I. Les différentes classes de diurétiques

Leur classification repose sur leur site d'action (fig. 25.1).

On distingue trois grandes classes (tableau 25.1) :

- diurétiques de l'anse de Henle (branche ascendante de l'anse de Henle) :
  - chef de file : furosémide (Lasilix®),
  - autres : bumétanide (Burinex®) ;
- diurétiques thiazidiques (tube contourné distal) :
  - chef de file : hydrochlorothiazide (Esidrex®),
  - autres : indapamide (Fludex®), altizide (toujours en association avec la spironolactone [Aldactazine®]) ;
- diurétiques épargnant le potassium (tube contourné distal et surtout tube collecteur) :
  - antagoniste de l'aldostérone : spironolactone (Aldactone®) et éplérénone (Inspra®) (*per os*), et canrénoate de potassium (Soludactone®) forme IV uniquement,
  - autres : amiloride (Modamide®), triamtérène.

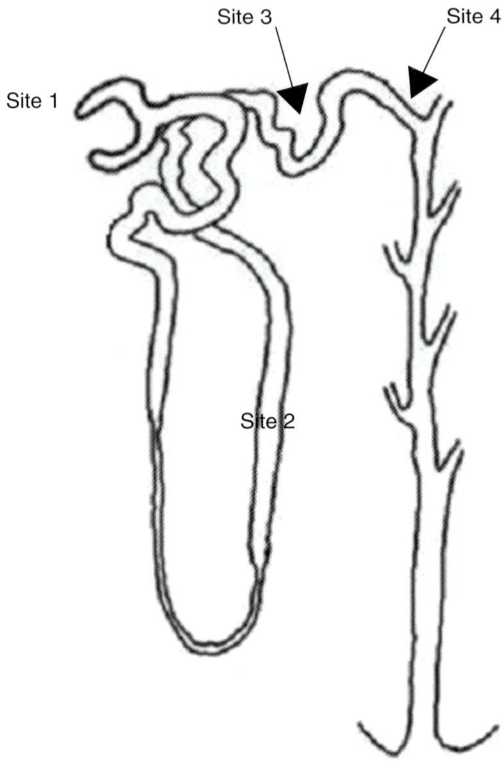

Fig. 25.1 Sites d'action des diurétiques dans le néphron.

Sites : 1. diurétiques osmotiques (tube proximal) ; 2. diurétiques de l'anse (branche ascendante de l'anse de Henle) ; 3. diurétiques thiazidiques (tube contourné distal) ; 4. diurétiques épargnant le potassium (tube contourné distal).

Tableau 25.1 Propriétés des principaux diurétiques.

Classe	DCI (nom commercial)	Présentation	Principales indications	Principaux effets indésirables	Effets indésirables rares
Diurétiques de l'anse	Furosémide (Lasilix®)	Cp 20 mg Cp 40 mg Gél LP 60 mg Forme injectable IV	OAP IC États œdémateux Plus rarement, HTA	Hypokaliémie Déshydratation Hyponatrémie Hypotension orthostatique Hyperuricémie Hyperglycémie	Ototoxicité Torsade de pointes par hypokaliémie
	Bumétanide (Burinex®)	Cp 1 mg Cp 5 mg Forme injectable IV			
Diurétiques thiazidiques	Hydrochlorothiazide (Esidrex®)	Cp 25 mg	HTA	Hypokaliémie Hyperuricémie Hyperglycémie	Déshydratation Hyponatrémie Hypotension orthostatique Torsade de pointes (hypokaliémie) Alcalose
	Indapamide (Fludex®)	Cp 1,5 mg			

Diurétiques épargnant le potassium	Spironolactone (Aldactone®) Canrénoate de potassium (Soludactone®)	Cp 25 mg Cp 50 mg	HTA IC avec FE basse Hyperaldostéronisme primaire	Hyperkaliémie Gynécomastie (peu fréquent pour éplérénone)	Insuffisance rénale Déshydratation Hyponatrémie Impuissance Troubles menstruels Acidose
	Éplérénone (Inspra®)	Cp 25 mg Cp 50 mg	IC Post-IDM avec FEVG < 40 % ou IC		
	Amiloride (Modamide®)	Cp 5 mg	HTA	Hyperkaliémie	Insuffisance rénale Déshydratation Hyponatrémie Acidose

II. Modes d'action

A. Généralités

Les diurétiques sont des agents pharmacologiques ayant pour but d'augmenter l'excrétion rénale du sodium et, par voie de conséquence, de l'eau.

Au niveau tubulaire, 99 % du sodium filtré sont réabsorbés au niveau tubulaire selon des mécanismes et des proportions différentes :

- environ 2/3 au niveau du tube contourné proximal ;
- 25 % au niveau de l'anse de Henle ;
- 5 à 10 % au niveau du tube contourné distal et du tube collecteur sous l'action de l'aldostérone.

B. Mécanismes d'action des diurétiques de l'anse

- Ce sont des dérivés sulfamidés dont l'action se situe au niveau de portion ascendante de l'anse de Henle.
- Ils sont rapidement absorbés par voie orale (biodisponibilité du furosémide 50 %, du bumétanide 100 %), très liés à l'albumine (96 %), non filtrés par le glomérule, se retrouvent dans la lumière tubulaire sous forme active, après sécrétion tubulaire au niveau du tube contourné proximal.
- Ils agissent sur le versant luminal de l'anse (effet salidiurétique dépendant surtout de la concentration urinaire) en inhibant le cotransport actif du $Na^+K^+/2Cl^-$ dans la branche ascendante de l'anse de Henle ; ils s'opposent ainsi à la réabsorption du sodium et d'autres ions. Ils entraînent aussi une augmentation de l'excrétion de Mg^{2+} et de Ca^{2+} (propriété intéressante pour le traitement des hypercalcémies).
- Leurs délais et durées d'action sont courts :
  - voie IV : délai de 5 minutes environ, effet maximal en 15 à 30 minutes, demi-vie d'élimination moyenne de 1 heure, durée de l'effet 3 heures ;
  - *per os :* délai de 30 minutes environ, effet maximal en 1 heure, demi-vie d'élimination moyenne de 50 minutes, durée de l'effet 7 heures.
- L'effet salidiurétique est proportionnel aux doses administrées et persiste en cas d'insuffisance rénale.
- Leur autre effet est la vasodilatation veineuse (effet indépendant de l'effet au niveau rénal), en particulier lors d'une administration par voie IV entraînant une diminution de la précharge (utile dans le traitement de l'œdème aigu du poumon).
- Ils restent actifs en cas d'insuffisance rénale mais nécessité d'augmenter les doses.

C. Mécanismes d'action des diurétiques thiazidiques

- Administrés par voie orale, ils inhibent la réabsorption du NaCl en bloquant le cotransporteur Na^+/Cl^- au niveau du segment proximal du tube contourné distal (segment de dilution).
- L'augmentation de la natriurèse s'accompagne d'une augmentation proportionnelle de la kaliurèse et de la chlorurie, mais d'une diminution de l'excrétion du calcium et de l'acide urique.
- L'effet diurétique est progressif, modéré et prolongé.
- La relation dose-effet est moins importante que pour les diurétiques de l'anse.
- Ils sont inefficaces en cas d'insuffisance rénale sévère (clairance de la créatinine < 20 mL/min).

D. Mécanismes d'action des diurétiques épargnant le potassium

- L'aldostérone augmente le nombre de canaux épithéliaux sodiques sensibles à l'amiloride (ENaC), responsables de la réabsorption du Na vers la cellule au niveau du tube collecteur, et des pompes Na/K-ATPases, responsables du passage du Na de la cellule vers le sang.
- Les antialdostérones (spironolactone et éplérénone) sont des antagonistes des récepteurs de l'aldostérone (hormone minéralocorticoïde) qui s'opposent directement aux effets de l'aldostérone. L'amiloride et les apparentés bloquent directement l'ENaC.
- La spironolactone est un antagoniste non spécifique du récepteur aux minéralocorticoïdes, elle interagit aussi avec les récepteurs aux androgènes et à la progestérone, d'où des effets indésirables de type gynécomastie chez l'homme, troubles menstruels chez la femme.
- L'effet natriurétique s'accompagne d'une baisse de la sécrétion de K^+ et H^+, d'où un risque d'hyperkaliémie et d'acidose métabolique.
- L'amplitude de l'effet natriurétique dépend du niveau de sécrétion de l'aldostérone mais est toujours inférieure à celle des thiazidiques et des diurétiques de l'anse.
- Ils présentent un intérêt dans l'insuffisance cardiaque et dans l'HTA, en particulier dans les hyperaldostéronismes primaires et secondaires.

III. Indications

A. Hypertension artérielle (HTA)

- Il s'agit surtout des diurétiques thiazidiques, les diurétiques de l'anse sont peu utilisés (gêne mictionnelle), les antialdostérones ou apparentés peuvent être utilisés en association avec les thiazidiques ou en cas d'hyperaldostéronisme.
- Ils sont indiqués en monothérapie ou en association, en 1re ou 2e intention.
- Ils peuvent être associés avec d'autres antihypertenseurs (plutôt les inhibiteurs du système rénine – angiotensine ou les bêtabloquants), on considère qu'une trithérapie antihypertensive doit toujours comporter un diurétique.
- Il existe un intérêt des faibles doses de thiazidiques (en l'absence d'insuffisance rénale qui est une situation dans laquelle ils sont inefficaces) éventuellement associés à un diurétique épargnant le potassium (exemple : spironolactone 25 mg/altizide 15 mg, Aldactazine®).

- Ils diminuent la morbimortalité dans l'HTA et en particulier le risque d'accident vasculaire cérébral.
- Un effet antihypertenseur est obtenu à des doses faibles et il est non dose-dépendant.
- En cas d'insuffisance rénale sévère, seuls les diurétiques de l'anse peuvent être utilisés (diurétiques thiaziques inefficaces, diurétiques épargneurs de potassium contre-indiqués).

B. Insuffisance cardiaque

- Les diurétiques de l'anse sont incontournables et le furosémide est de loin le plus prescrit :
  - en cas de rétention hydrosodée mais ils peuvent être utilisés à tous les stades de l'insuffisance cardiaque ;
  - il n'existe pas d'essai de morbimortalité pour cette classe de diurétiques ;
  - la plus petite dose efficace possible est recherchée (20 mg/j), mais chez certains patients il est nécessaire d'augmenter les doses de manière importante (jusqu'à 500 mg de furosémide/j, voire plus) ;
  - dans les situations aiguës, c'est surtout la voie intraveineuse qui est utilisée (parfois en association avec la Soludactone® [canrénoate de potassium] par voie intraveineuse).
- Les antialdostérones améliorent la morbimortalité en cas de dysfonction systolique du ventricule gauche à partir du stade II de la NYHA (spironolactone et éplérénone) et en post-infarctus avec IC ou FEVG basse (éplérénone).
- Les thiazidiques sont rarement utilisés dans l'insuffisance cardiaque : on peut parfois les prescrire en cas de résistance aux diurétiques de l'anse chez les patients en insuffisance cardiaque grave, en association avec ces derniers.

C. Autres indications

Ce sont :

- la décompensation œdématoascitique des cirrhoses ;
- l'hypercalcémie (furosémide) ;
- l'hyperkaliémie sévère ;
- l'insuffisance rénale (diurétiques de l'anse pour entretenir la diurèse).

IV. Prescription et surveillance

A. Choix du traitement diurétique et règles de prescriptions

Le choix du traitement diurétique dépend :

- de la pathologie traitée ;
- de la fonction rénale ;
- de la kaliémie ;
- des traitements associés ;
- des comorbidités.

Le bilan préthérapeutique recherche les contre-indications des maladies associées pouvant favoriser les troubles hydroélectrolytiques (diarrhée, vomissements), et comporte un bilan biologique (créatininémie, kaliémie, uricémie, glycémie à jeun).

Le traitement est débuté par la posologie minimale efficace.

On procède régulièrement à un contrôle de l'efficacité thérapeutique et du bilan biologique.

Un régime hyposodé est toujours associé.

Les diurétiques doivent être interrompus si possible 24 à 48 heures avant une injection de produit de contraste iodé.

B. Effets indésirables

1. Effets indésirables hydroélectrolytiques

Déshydratation

- Elle est particulièrement fréquente chez les sujets âgés.
- Elle peut être favorisée par la diarrhée, les vomissements, une période de fortes chaleurs.
- Elle peut entraîner une insuffisance rénale aiguë d'origine fonctionnelle.

Hyponatrémie

Les diurétiques peuvent favoriser les hyponatrémies (par déplétion) notamment en cas de régime désodé strict chez les sujets âgés.

Les pathologies associées favorisant l'hyponatrémie (par dilution) sont l'insuffisance cardiaque et la cirrhose.

Il est parfois nécessaire d'interrompre le traitement diurétique afin de traiter l'hyponatrémie et de mettre en place une restriction hydrique s'il existe une part d'hyponatrémie de dilution.

Hypokaliémie (diurétiques de l'anse et thiazidiques)

- Fréquente, elle est souvent modérée.
- Elle nécessite une surveillance de l'ionogramme sanguin à 15 jours (voire plus tôt avec le furosémide) et 1 mois après l'introduction du traitement, puis tous les 6 mois à 1 an.
- Le traitement comporte : augmentation des apports alimentaires, administration de gélules de potassium ou adjonction d'un diurétique épargneur de potassium.

Hyperkaliémie (diurétiques épargnant le potassium)

Elle est beaucoup plus menaçante que l'hypokaliémie car elle peut entraîner bradycardies sévères et troubles du rythme ventriculaires.

Elle est favorisée par l'administration conjointe d'un inhibiteur de l'enzyme de conversion (IEC) ou d'un antagoniste des récepteurs de l'angiotensine 2 (ARA2) et par l'insuffisance rénale. Elle nécessite une surveillance régulière de l'ionogramme sanguin et l'éducation du patient vis-à-vis d'éventuels épisodes de déshydratation.

La triple association IEC, ARA2 et antialdostérone est formellement contre-indiquée.

Hypovolémie

Elle est parfois associée à une *hypotension artérielle orthostatique* +++ qui peut elle-même être responsable de lipothymies, malaises ou pertes de connaissances, surtout chez le sujet âgé.

2. Autres effets indésirables

Il s'agit des effets suivants :

- effet hyperglycémiant : dose-dépendant, avec les diurétiques de l'anse et les thiazidiques ;
- hyperuricémie : avec les diurétiques thiazidiques et les diurétiques de l'anse, pouvant parfois exposer à la survenue de crises de goutte ;
- perturbations du bilan lipidique : augmentation du taux de cholestérol et de triglycérides sous thiazidiques ;
- effets endocriniens :
  - gynécomastie avec les antialdostérones (essentiellement la spironolactone),
  - troubles menstruels ;
- ototoxicité des diurétiques de l'anse : rare, uniquement en cas de fortes doses, en particulier chez l'insuffisant rénal, imposant une prescription prudente en association avec les aminosides.

C. Interactions médicamenteuses

- Les diurétiques diminuent la clairance rénale du lithium, ils doivent donc être évités chez les patients traités par lithium.
- L'association des diurétiques thiazidiques ou des diurétiques de l'anse avec un autre traitement hypokaliémiant (laxatifs) doit faire renforcer la surveillance de la kaliémie.
- On observe une réduction de l'effet diurétique en cas de coprescription d'AINS.
- L'association diurétique épargnant le potassium et inhibiteur de l'enzyme de conversion ou ARA2 n'est pas contre-indiquée mais doit faire renforcer la surveillance de la kaliémie.
- Il faut faire attention aux médicaments allongeant le QT dont l'effet peut être potentialisé par l'hypokaliémie avec un risque de torsades de pointes.

Points clés

- Les diurétiques sont des agents pharmacologiques ayant pour but d'augmenter l'excrétion rénale du sodium et, par voie de conséquence, de l'eau.
- Il existe trois classes de diurétiques : diurétiques de l'anse (furosémide), diurétiques thiazidiques (hydrochlorothiazide) et diurétiques épargnant le potassium (spironolactone).

Diurétiques de l'anse

- Ils agissent au niveau de la branche ascendante de l'anse de Henle en inhibant la réabsorption du chlore et par conséquent du sodium.
- Ils sont principalement indiqués pour lutter contre les signes congestifs de l'insuffisance cardiaque (dont l'OAP), l'insuffisance rénale, les décompensations œdématoascitiques des cirrhoses.
- Leurs principaux effets indésirables sont l'hypokaliémie et la déshydratation.

Diurétiques thiazidiques

- Ils inhibent la réabsorption du NaCl au niveau du tube contourné distal.
- Ils sont inefficaces en cas d'insuffisance rénale sévère.
- Leur principale indication est l'HTA.
- Leur principal effet secondaire est l'hypokaliémie.

Diurétiques épargnant le potassium

- Ils diminuent l'excrétion de K^+ et de H^+ et augmentent la fraction excrétée du sodium au niveau du tube contourné distal.
- Ils sont principalement indiqués dans l'insuffisance cardiaque avec dysfonction systolique du ventricule gauche (spironolactone), l'HTA.
- Leurs principaux effets indésirables sont l'hyperkaliémie et l'insuffisance rénale.

Notions indispensables PCZ

- Surveillance du ionograme sanguin et de la créatininémie indispensable.
- Attention à l'hypokaliémie avec les diurétiques thiazidiques et les diurétiques de l'anse, attention à l'hyperkaliémie avec les diurétiques épargneurs de potassium.
- Attention aux interactions médicamenteuses (lithium, laxatifs, IEC ou ARA2, AINS, etc.).

Réflexes transversalité

- Item 221 – Hypertension artérielle de l'adulte
- Item 232 – Insuffisance cardiaque de l'adulte

Pour en savoir plus

Dictionnaire Vidal. 2019.

CHAPITRE

26

Item 326 – UE 10 – Prescription et surveillance des antithrombotiques. Accidents des anticoagulants

Objectifs pédagogiques

Nationaux

- Connaître les mécanismes d'action de classe et des produits individuels, les principes du bon usage, les critères de choix d'un médicament en 1re intention, les causes d'échec, les principaux effets secondaires et interactions des antithrombotiques.

CNEC

- Savoir classer les différents antithrombotiques par leur mode d'action.
- Connaître les principales indications des antiagrégants plaquettaires et tout particulièrement au cours de la maladie coronarienne.
- Connaître les principales indications des anticoagulants et notamment les trois situations cliniques principales de prescription d'antivitamines K que sont la maladie veineuse thromboembolique, la fibrillation atriale et les prothèses valvulaires.
- Connaître les deux principales indications des thrombolytiques que sont le syndrome coronarien aigu avec sus-décalage de ST et l'embolie pulmonaire à haut risque.
- Connaître les posologies de l'aspirine, du clopidogrel, de l'héparine non fractionnée, des principales héparines de bas poids moléculaire et des thrombolytiques dans leurs indications cardiovasculaires principales.
- Connaître les principales contre-indications des antithrombotiques.
- Savoir comment surveiller les traitements anticoagulants et thrombolytiques.
- Connaître le traitement préventif et curatif des surdosages et des accidents hémorragiques liés à l'administration des différents types d'héparine.
- Connaître la gravité des accidents thrombotiques artériels et veineux observés dans les thrombopénies induites par l'héparine (TIH) de type II.
- Savoir faire un diagnostic précoce de TIH de type II et connaître le traitement de substitution.
- Connaître le traitement préventif et curatif des surdosages et des accidents hémorragiques liés à l'administration des antivitamines K.
- Connaître les règles de prescription des antivitamines K permettant de diminuer le risque hémorragique.
- Savoir évaluer le rapport bénéfice/risque d'un traitement anticoagulant.

Le traitement antithrombotique est un atout majeur dans la prise en charge de la maladie athérothrombotique et dans la maladie thromboembolique veineuse. Il a considérablement évolué en quelques années et de nombreuses données scientifiques valident son utilisation dans de nombreuses circonstances.

De façon un peu schématique, on distingue :

- les agents antiplaquettaires qui agissent sur l'hémostase primaire ;
- les anticoagulants qui agissent sur la phase de la coagulation ;
- les fibrinolytiques qui agissent en activant la fibrinolyse, donc la destruction du caillot une fois que celui-ci a été formé.

I. Antiagrégants plaquettaires

Les antiagrégants plaquettaires (AAP) sont très utilisés en cardiologie.

Ces médicaments ont pour cible les plaquettes, effecteurs essentiels de la phase d'agrégation plaquettaire qui est une étape clé de la formation d'un caillot artériel.

A. Aspirine

L'aspirine est le plus ancien des AAP.

Les médicaments disponibles sont : Aspirine Protect® (cp), Kardégic® (poudre), Aspégic® (poudre), aspirine UPSA® (gélule), etc.

1. Mode d'action

L'aspirine agit en inhibant la cyclo-oxygénase (la Cox 1 et, à un moindre niveau, la Cox 2) (fig. 26.1).

Elle diminue le taux de thromboxane A2 qui est proagrégant.

Son **effet sur la plaquette est irréversible** et va durer toute la vie de la plaquette (7–10 jours).

L'aspirine possède de nombreuses autres propriétés :

- des **effets antalgiques, antipyrétique et anti-inflammatoire** à des doses > 1 g/j (chez l'adulte), largement utilisés ;
- un possible **effet anticancéreux** (essentiellement sur les adénocarcinomes), qui reste débattu.

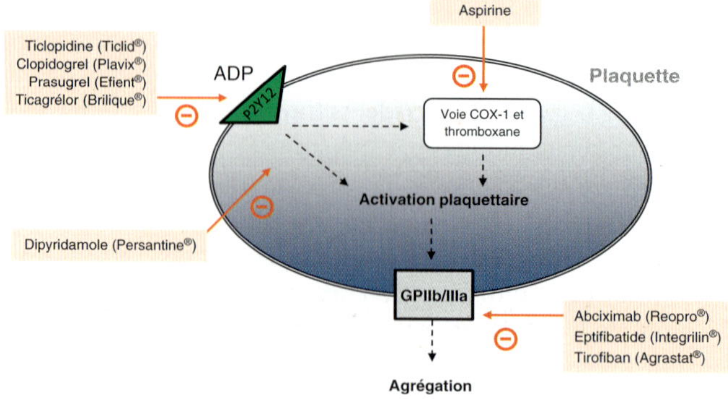

Fig. 26.1 Sites d'action des AAP.

2. Posologie

Les doses nécessaires pour obtenir l'effet AAP sont bien moindres que celles nécessaires pour obtenir un effet anti-inflammatoire ou antipyrétique.

La **bonne dose d'aspirine chez le coronarien stabilisé est de 75 mg/j** mais une dose plus importante de l'ordre de **300 mg** est le plus souvent utilisée **en dose d'attaque** (tableau 26.1).

L'aspirine est rapidement active *per os* (quelques dizaines de minutes) mais peut s'administrer par voie IV ou à mâcher.

L'aspirine peut être associée dans le même comprimé avec un autre antiplaquettaire, le clopidogrel (Duoplavin®) lors des premiers mois après un stenting coronarien ou au long cours chez des patients à haut risque thrombotique.

Tableau 26.1 Posologies de l'aspirine.

Dose de charge pour les SCA	Dose d'entretien pour la coronaropathie ou l'AVC	Dose anti-inflammatoire ou antipyrétique
300 mg	75 mg/j	500 mg à 2 g/j

3. Indications

L'aspirine est indiquée :

- en prévention secondaire de la coronaropathie, de l'artériopathie des membres inférieurs, des AVC. C'est un traitement à vie, en l'absence d'effets indésirables ou de complications ;
- en prévention primaire de la coronaropathie et des AVC chez les sujets à haut risque vasculaire. Cette indication est de plus en plus discutée.

4. Surveillance

Il n'existe **pas de test biologique** fiable et utilisable en routine pour surveiller l'efficacité de l'aspirine.

5. Effets indésirables essentiels

Ils sont représentés par les saignements et les intolérances gastriques, raison pour laquelle on associe de plus en plus fréquemment une protection gastrique (inhibiteur de la pompe à proton) dans les situations à risque.

De très rares « allergies » peuvent exister. Leur suspicion est beaucoup plus fréquente que les formes avérées. Le **syndrome de Widal** associe **asthme, polypose nasale et allergie à l'aspirine.**

6. Situations à risque hémorragique et aspirine

En cas d'arrêt de l'aspirine justifié par la crainte d'une hémorragie, il existe un risque d'évènement athérothrombotique.

Grandes règles de la bonne gestion du traitement antiplaquettaire

- Après un SCA (syndrome coronarien aigu), il faut retarder au minimum de 6 semaines (en cas de stent nu) et de 3–6 mois (en cas de stent actif) tout acte invasif non urgent à risque hémorragique.

- Pour de très nombreux actes à risque hémorragique modéré (chirurgie/fibroscopie/biopsie, etc.), il est préférable de ne pas arrêter l'aspirine. De nombreuses conférences de consensus existent dans chaque spécialité concernée (chirurgiens-dentistes/rhumatologues/gastro-entérologues, etc.) qui acceptent cette règle.
- Quand le risque hémorragique est très important (chirurgie ORL, urologique, neurologique), l'aspirine ne doit être arrêtée que sur une courte durée : 5 jours et reprise le plus tôt possible après l'acte.

B. Thiénopyridines et ticagrélor

Les médicaments disponibles sont les suivants : ticlopidine (Ticlid®), clopidogrel (Plavix®), prasugrel (Efient®) et ticagrélor (Brilique®).

1. Mode d'action

Il s'agit d'une classe d'AAP qui agit en bloquant la voie de l'ADP (*cf.* fig. 26.1) par blocage d'un récepteur plaquettaire appelé P2Y12, donc par un mode d'action différent de celui de l'aspirine.

Les effets des médicaments de cette classe sont additifs à ceux de l'aspirine.

Ils ont permis d'incontestables progrès dans les situations à haut risque de thrombose, en particulier coronarienne.

- La **ticlopidine**, molécule la plus ancienne, n'est pratiquement plus utilisée du fait d'effets indésirables hématologiques graves (agranulocytose) qui nécessitaient la surveillance de la NFS.
- Le **clopidogrel** a été longtemps le chef de file de cette classe. Il s'agit d'une prodrogue. C'est son métabolite qui est actif. Son métabolisme passe par la voie du cytochrome P450 et en particulier par le CYP2C19. Chez 15 à 25 % des patients, le métabolisme du clopidogrel se fait mal et le médicament n'est pas ou est trop peu actif. Par ailleurs, certains médicaments qui interfèrent avec le cytochrome P450 peuvent limiter son effet.
- Le **prasugrel** est aussi un inhibiteur du récepteur P2Y12.
- Le **ticagrélor** fait partie d'une famille voisine (cyclo-pentyl-triazolo-pyrimidines) mais agit aussi comme un antagoniste sélectif du récepteur P2Y12 de l'ADP. Il ne nécessite pas de métabolisation pour être actif. Son **effet** serait **réversible**.

Prasugrel et ticagrélor ont un effet antiplaquettaire plus puissant et plus rapide que le clopidogrel : en moyenne 70 à 80 % d'inhibition plaquettaire contre 40 à 50 % pour le clopidogrel.

2. Posologies (tableau 26.2)

- Le **clopidogrel** est donné à une dose de charge de 300 à 600 mg (cp à 300 mg) puis, le plus souvent, à des posologies quotidiennes de **75 mg en 1 prise/j** (cp à 75 mg).
- Le **prasugrel** est donné à une dose de charge de 60 mg/j puis à 10 mg/j en 1 prise/j (cp à 10 mg; des cp à 5 mg existent dans de nombreux pays mais pas en France).
- Le **ticagrélor** est prescrit à 180 mg en dose de charge puis en 2 prises/j à 90 mg matin et soir.

La durée de traitement est précisée dans le tableau 26.3.

Tableau 26.2 Posologies des thiénopyridines et du ticagrélor.

Molécule	Dose de charge	Dose d'entretien
Clopidogrel	300–600 mg	75 mg/j
Prasugrel	60 mg	10 mg/j
Ticagrélor	180 mg	90 mg × 2/j

Tableau 26.3 **Durée du traitement chez le patient coronarien.**

Aspirine	Le plus souvent à vie
Clopidogrel, ticagrélor	Le plus souvent en association avec l'aspirine pour une période 3 à 12 mois mais certains patients peuvent en bénéficier au-delà des 12 mois
Prasugrel	Le plus souvent en association avec l'aspirine pour une période 3 à 12 mois

3. Indications

Les indications de chacun de ces AAP sont inhérentes aux études cliniques qui ont été conduites et qui ont pu démontrer un intérêt. Toutes ses molécules ne sont pas « interchangeables ». Ces indications sont évolutives.

- Le **clopidogrel** est indiqué dans les SCA et après angioplastie coronarienne en association avec l'aspirine, pour une durée de 3 à 12 mois. Mais quelques patients (haut risque de récidive/faible risque hémorragique) peuvent en bénéficier sur du plus long terme. Il peut remplacer l'aspirine lorsque cette dernière est mal tolérée mais des indications de remplacement abusives trop nombreuses sont à l'origine d'une surveillance particulière par les caisses d'assurance maladie (prix de l'aspirine : 0,1 €/j, prix du clopidogrel 0,8 €/j).
- Le **prasugrel** est indiqué dans les SCA, en association à l'aspirine, qui ont été traités par angioplastie.
- Le **ticagrélor** est indiqué dans les SCA, en association à l'aspirine, et chez certains coronariens stables au-delà d'un an.

Dans le SCA, clopidogrel, prasugrel ou ticagrélor sont associés à l'aspirine pendant une durée qui dépend aussi du risque hémorragique, de 1 à 12 mois.

4. Surveillance

Il n'existe pas de test biologique fiable utilisable en routine pour surveiller l'efficacité des thiénopyridines ou du ticagrélor (certains tests existent mais ne sont pas utilisables au quotidien).

5. Précautions et effets indésirables

Contre-indication absolue

Le **prasugrel** expose à un risque hémorragique cérébral qui le contre-indique chez les sujets ayant des **ATCD d'accident cérébral** (hémorragique ou ischémique).

Contre-indications relatives

Les sujets de **moins de 60 kg** et ceux de **plus de 75 ans** étant les plus susceptibles de saigner, ils représentent une **contre-indication relative au prasugrel**.

L'effet adénosine du **ticagrélor** par lequel le médicament est actif peut être responsable de **dyspnée gênante** (jusqu'à 18 % des patients) **et de bradycardie**, réversible à son arrêt.

C. Anti-GPIIb/IIIa

Ce sont les médicaments suivants : abciximab (Reopro®), eptifibatide (Integrilin®), tirofiban (Agrastat®).

La glycoprotéine IIb/IIIa est un récepteur de la plaquette qui permet son adhésion au fibrinogène (constituant une des phases essentielles d'élaboration du thrombus) (*cf.* fig. 26.1).

Les HBPM sont largement utilisées en prévention de la thrombose veineuse en contexte chirurgical ou médical à risque thromboembolique.

F. Effets indésirables

Le principal effet indésirable lié à l'effet recherché reste les **complications hémorragiques**.

Les **thrombopénies induites par l'héparine (TIH)** (*cf.* VI. Accidents des anticoagulants) sont une complication classique mais rare de l'héparinothérapie, il s'agit d'un phénomène immunoallergique.

Une ostéoporose, une alopécie, une élévation des transaminases, un priapisme, une insuffisance surrénalienne aiguë sont des complications rares mais possibles des héparines.

G. Héparinoïdes et apparentés

1. Danaparoïde : Orgaran®

Il est essentiellement utilisé chez les patients présentant ou ayant présenté une TIH et qui ont besoin de traitement anticoagulant.

Le principe est de substituer l'héparine, qui aura induit la TIH, par un autre anticoagulant SC ou IV non allergisant afin de couvrir la période à risque de complications thrombotiques et/ou en attendant l'efficacité des AVK (antivitamines K) qui auraient été introduites.

Les posologies sont complexes et ne nécessitent pas d'être connues dans le cadre de l'ECN.

2. Bivalirudine : Angiox®

C'est un anticoagulant IV essentiellement utilisé lors des angioplasties coronariennes.

Bien que son efficacité soit démontrée, ce médicament est peu utilisé en France.

III. Antivitamines K

A. Médicaments

Les antivitamines K sont des anticoagulants administrables par voie orale et utilisables pour des traitements de longue durée.

Le plus utilisé dans le monde est la warfarine (Coumadine®) qui devrait rester l'AVK de référence.

La fluindione (Préviscan®) est très utilisée en France, mais son instauration est déconseillée par l'ANSM depuis 2017 en raison d'un risque immunoallergique rare mais grave d'insuffisance rénale. Ces complications surviennent en règle dans les 6 mois, aussi il n'est pas recommandé de remplacer la fluindione chez des patients bien équilibrés depuis longtemps.

L'acénocoumarol (Sintrom®) doit s'administrer en 2 fois/j.

B. Mode d'action

Les antivitamines K **bloquent au niveau hépatique la synthèse des facteurs II – VII – IX et X** de la coagulation. Ils inhibent aussi la synthèse de la **protéine C** et de la **protéine S** qui sont deux anticoagulants physiologiques circulants.

Les AVK ont un délai d'action long inhérent à la longue demi-vie de certains cofacteurs vitamine K-dépendants comme le facteur IX (90 heures). Leur pleine efficacité nécessite donc 3 à 5 jours de prise.

La warfarine et la fluindione sont des AVK de demi-vie longue. Ceci n'est pas un inconvénient pour leur équilibre. L'acénocoumarol est un AVK de demi-vie courte (tableau 26.6).

Tableau 26.6 Pharmacologie des principaux médicaments AVK.

DCI – Nom commercial	Demi-vie (heures)	Durée de l'effet (heures)	Dosage des comprimés (mg)
Warfarine Coumadine®	35–45	96–120	2 et 5
Fluindione Préviscan®	30	48	20
Acénocoumarol Sintrom® Mini-Sintrom®	8–9	36–48	 4 1

C. Relais héparine – AVK

Les AVK ne pouvant être efficaces rapidement, elles doivent être dans la majorité des cas précédées par un traitement par héparine (HNF, HBPM ou fondaparinux).

Sauf exception, **l'introduction de l'AVK doit se faire précocement dès J1**, sachant qu'elle ne sera pas effective avant 4 à 6 jours (fig. 26.2).

Cette introduction précoce de l'AVK permet de :

- raccourcir la durée du chevauchement par héparine, et donc l'hospitalisation ;
- diminuer l'incidence des TIH.

Les deux conditions d'arrêt de l'héparine sont :

- au moins 4 à 5 jours de chevauchement ;
- 2 INR efficaces à 24 heures d'intervalle.

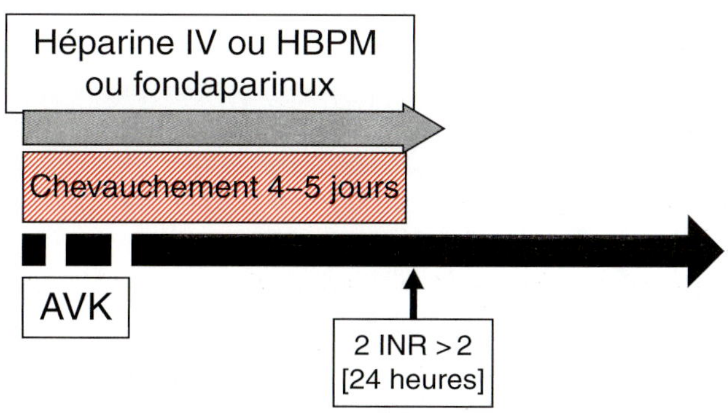

Fig. 26.2 Bonne conduite du traitement antithrombosant dans l'EP.

D. Surveillance au long cours

La surveillance de l'effet thérapeutique des AVK se fait par la mesure de l'**INR** (*International Normalized Ratio*). L'INR est le rapport du temps de Quick témoin/patient et prend en compte l'indice du réactif utilisé (thromboplastine) ; il a remplacé le TP, trop aléatoire. La valeur normale sans traitement de l'INR est de 1, la valeur cible de l'INR pour un patient qui est correctement anticoagulé par AVK se situera pour la plupart des indications entre 2 et 3. Il existe de rares indications où l'INR doit être plus élevé mais ceci est du domaine des spécialistes (prothèses valvulaires mécaniques par exemple).

La surveillance de l'INR doit être très rigoureuse lors de l'instauration du traitement afin d'éviter un sous et surtout un surdosage. Elle sera espacée au fur et à mesure de l'équilibration du traitement puis doit se faire au minimum 1 fois/mois lors des traitements au long cours (fig. 26.3 et fig. 26.4).

Une éducation thérapeutique pour faire participer le malade à son traitement est indispensable (éviter les coprescriptions, connaître les seuils d'alerte des résultats d'INR, faire appel en cas de saignement, prévenir tout médecin de ce traitement au long cours, etc.).

> On dit qu'un patient est correctement équilibré lorsqu'au moins 70 % de ses INR sont dans la cible fixée.

Les AVK possèdent deux antidotes qui sont :

- le **PPSB** (initiale des 4 facteurs de la coagulation vitamine K-dépendants déprimés par les AVK) qui agit très rapidement ;
- la **vitamine K** qui antagonise leurs effets en quelques heures.

Les AVK sont tératogènes et donc contre-indiqués lors de la première partie du 1er trimestre de la grossesse.

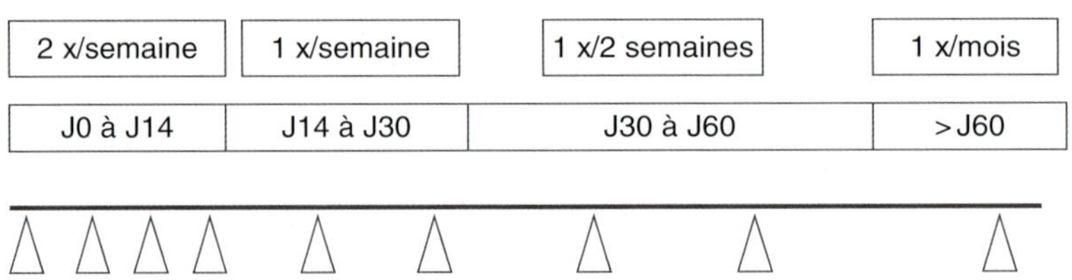

Fig. 26.3 **Fréquence de surveillance des INR.**

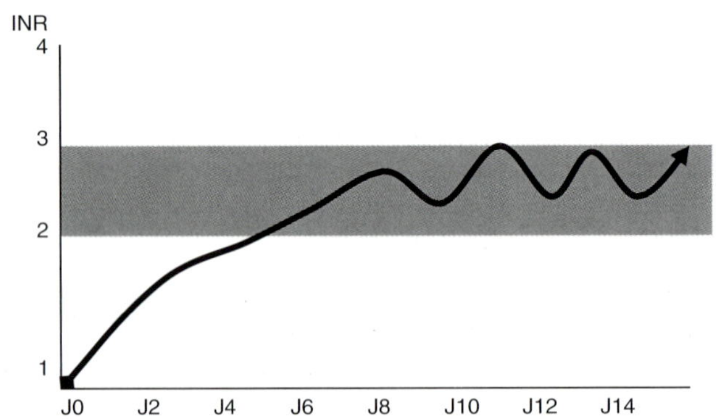

Fig. 26.4 **Délai d'action des AVK.**

E. Posologie

Il n'existe pas de dose prédéfinie pour obtenir l'efficacité thérapeutique recherchée.

La dose de départ est une dose « d'approche » (les doses moyennes approximatives efficaces pour chaque AVK sont connues) : 5 à 7 mg de warfarine et 10 à 20 mg de fluindione.

Les AVK sont très liées aux protéines plasmatiques. Tout traitement qui vient s'y fixer à leur place pourra interférer.

Le métabolisme des AVK peut être accéléré ou ralenti par d'autres coprescriptions.

Certains traitements dont on connaît la grande interférence avec les AVK sont strictement contre-indiqués, par exemple le miconazole (Daktarin®) ou la phénylbutazone.

F. Indications

Les AVK sont indiquées :

- dans la fibrillation atriale;
- dans le traitement et la prévention des TVP et de l'EP;
- chez les patients porteurs de valve cardiaque mécanique;
- pour certaines complications de l'infarctus du myocarde (anévrisme du ventricule gauche, thrombus) ou de l'insuffisance cardiaque.

G. Situations à risque hémorragique et AVK

Les patients traités par AVK peuvent avoir besoin de bénéficier d'un geste à risque hémorragique. Dans ces conditions, les règles sont les suivantes (tableau 26.7) :

- **la plupart des gestes à risque hémorragique modéré peuvent se faire sans interruption de l'AVK** (petite chirurgie/soins dentaires/certaines ponctions-biopsies, etc.) en vérifiant préalablement que l'INR soit dans la limite basse de la fourchette;
- lorsque le risque hémorragique est plus important, on peut :
  - arrêter l'AVK pendant 3 à 4 jours afin de tendre à normaliser l'INR le jour de la procédure et reprendre le traitement le soir même. Ceci est indiqué pour une TVP ou une EP au-delà du 3e mois du traitement ou pour une FA à faible risque embolique,
  - faire un relais par héparine en arrêtant l'AVK 4 à 5 jours avant et en le reprenant après l'acte (sous couverture par héparine le temps que l'INR soit efficace). Ceci est indiqué pour une TVP ou une EP récente (< 3 mois), pour une FA à risque embolique élevé ou chez les porteurs de valves mécaniques;
- les **relais par héparines**, s'ils peuvent paraître rassurants, sont en fait **source de complications tant hémorragiques que thrombotiques**.

Tableau 26.7 Conduite à tenir pour des actes programmés à risque hémorragique chez des patients sous AVK.
MTEV : maladie thromboembolique veineuse; TVP : thrombose veineuse profonde; EP : embolie pulmonaire; FA : fibrillation atriale.

Actes programmés nécessitant l'interruption des AVK (objectif : INR au moment de l'intervention < 1,5 ou < 1,2 si neurochirurgie)	
FA sans antécédent embolique MTEV à risque modéré	Valves mécaniques (tout type) FA avec antécédent embolique MTEV à haut risque[1]
Arrêt des AVK sans relais préopératoire par héparine Reprise des AVK dans les 24–48 heures ou, si elle n'est pas possible, héparine à dose curative si le risque hémorragique est contrôlé[2]	Arrêt des AVK et relais préopératoire par héparine à dose curative Reprise des AVK dans les 24–48 heures ou, si elle n'est pas possible, héparine à dose curative si le risque hémorragique est contrôlé[2]

[1] TVP proximale et/ou EP < 3 mois, MTEV récidivante idiopathique (n ≥ 2, au moins un accident sans facteur déclenchant). La mise en place d'un filtre cave en préopératoire est discutée au cas par cas.
[2] L'héparinothérapie à dose curative ne doit pas être reprise avant la 6e heure postopératoire. Si le traitement par héparine à dose curative n'est pas repris à la 6e heure, dans les situations où elle est indiquée, la prévention postopératoire précoce de la MTEV doit être réalisée selon les modalités habituelles.
HAS. Prise en charge des surdosages en antivitamines K, des situations à risque hémorragique et des accidents hémorragiques chez les patients traités par antivitamines K en ville et en milieu hospitalier. Synthèse des recommandations professionnelles, avril 2008.

IV. Anticoagulants oraux directs (AOD)

A. Mode d'action

Les nouveaux anticoagulants oraux sont des antithrombotiques qui inhibent soit le facteur II (anti-IIa), soit le facteur X (anti-Xa).

Leur développement a été favorisé par les difficultés de la gestion des AVK.

B. Médicaments

Actuellement, trois de ces nouveaux anticoagulants oraux sont disponibles en France : le **dabigatran** (Pradaxa®), le **rivaroxaban** (Xarelto®), **l'apixaban** (Eliquis®). D'autres sont en cours de développement.

Il est capital de s'enquérir de la fonction rénale du sujet. Leur élimination rénale est respectivement de 80 % pour le dabigatran de 33 % pour le rivaroxaban et de 25 % pour l'apixaban. Même pour ceux qui sont moins éliminés par le rein, une accumulation peut rapidement se produire en cas d'insuffisance rénale.

L'évaluation de la fonction rénale plus précisément par la formule de Cockcroft reste donc un impératif à l'institution du traitement puis régulièrement dans le suivi. Il est déconseillé ou interdit de prescrire les AOD quand la clairance de la créatinine estimée par la formule de Cockcroft est < 30 mL/min.

Compte tenu de leur demi-vie différente, le nombre de prise par jour diffère : 2 fois/j pour le dabigatran et l'apixaban, 1 fois/j pour le rivaroxaban pour la plupart des indications.

Des interférences médicamenteuses existent avec tous les AOD et doivent être connues, d'autant plus qu'il n'y a pas, contrairement aux AVK, de moyen biologique simple de quantifier une variation de leur effet thérapeutique.

L'efficacité de ces AOD est rapide (environ 2 h après la 1re ingestion).

Un patient vu en consultation pour une indication établie (TVP ou EP ou FA) peut recevoir le médicament et sera, de fait, tout de suite anticoagulé efficacement (fig. 26.5). Il s'agit d'un bouleversement de l'institution d'un traitement anticoagulant qui ne doit pour autant pas faire galvauder leurs indications.

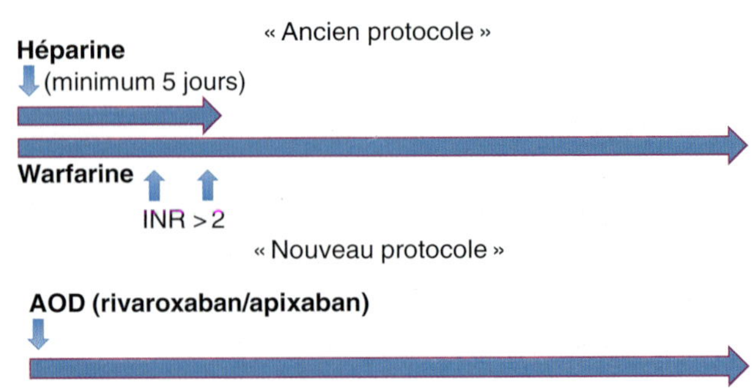

Fig. 26.5 Modifications de l'institution d'un traitement anticoagulant.

C. Surveillance

Il n'existe pas actuellement de test biologique pour vérifier l'efficacité thérapeutique de ces anticoagulants oraux. Mais ces médicaments ont été validés sans test. Le dosage du médicament est possible mais est réservé à la gestion des situations hémorragiques (patient sous AOD qui présente un saignement grave) ou à risque hémorragique (patient sous AOD qui doit bénéficier en urgence d'un acte avec risque hémorragique).

La plupart des tests de coagulation standards (TCA/TP/INR, etc.) sont perturbés par la prise d'un AOD. Ceci est important à savoir pour **éviter de fausses interprétations**. Ces tests usuels ne peuvent pas servir à connaître l'efficacité d'un traitement par AOD.

Un antidote spécifique existe déjà pour le dabigatran (idarucizumab : Praxbind®) et est en cours de commercialisation pour les anti-Xa.

Les AOD sont comparés aux AVK dans le tableau 26.8.

Tableau 26.8 Avantages et inconvénients des AOD par rapport aux AVK.

Avantages des AOD *versus* AVK	Inconvénients des AOD *versus* AVK
– Action rapide *per os* – Pas de surveillance biologique de l'effet thérapeutique – Beaucoup moins d'hémorragies globales et surtout intracrâniennes – Simplicité d'instauration du traitement	– Accumulation possible si insuffisance rénale – Vérification difficile de l'observance – Un peu plus d'hémorragies digestives et génitales

D. Indications et posologies

Les indications actuelles sont différentes en fonction de chaque molécule et évolutives.

Les posologies sont très variables en fonction de chaque indication (tableau 26.9).

Il est important de savoir que les **valves cardiaques mécaniques sont une contre-indication absolue à l'usage des AOD ainsi que le RM serré**. En revanche, en situation de FA, toute autre valvulopathie associée n'est pas une contre-indication aux AOD (évolution par rapport à l'indication initiale des AOD dans la « **FA dite non valvulaire** »).

Un récapitulatif sur les surveillances biologiques requises pour l'efficacité des différents traitements antithrombotiques en curatif est proposé dans le tableau 26.10.

Tableau 26.9 Propriétés, posologies et indication des AOD.

	Dabigatran Pradaxa®	Rivaroxaban Xarelto®	Apixaban Eliquis®
Mode d'action	Anti-IIa	Anti-Xa	Anti-Xa
Élimination rénale (%)	80	33	25
Posologie en prévention de la TVP-EP en orthopédie	110 mg × 2/j ou 75 mg × 2/j	10 mg × 1/j	2,5 mg × 2/j
Posologie pour la FA « non valvulaire »*	110 ou 150 mg × 2/j (adapter sur fonction rénale et âge)	15 ou 20 mg × 1/j (adapter sur fonction rénale et âge)	2,5 ou 5 mg × 2/j (adapter sur fonction rénale, âge et poids)
Posologie pour la TVP-EP	110 ou 150 mg × 2/j (adapter sur fonction rénale et âge) Après 5 à 7 jours d'héparine	Dose de charge de 15 mg × 2/j pendant 21 jours, puis 20 mg × 1/j Sans héparine préalable obligatoire	Dose de charge de 10 mg × 2/j pendant 7 jours puis 5 mg × 2/j Sans héparine préalable obligatoire
Posologie en post-SCA	Pas d'AMM	2,5 mg × 2/j	Pas d'AMM

L'administration associée d'un autre antithrombotique (AVK, antiagrégants plaquettaires) mais aussi d'un AINS augmente le risque.

Tableau clinique

Il peut s'agir :

- d'un **surdosage biologique asymptomatique** : TCA > 3 fois le témoin ou héparinémie élevée pour les HNF, la conduite à tenir consistera à adapter les doses (*cf. supra*) ;
- d'une **anémie typiquement microcytaire ferriprive** sans hémorragie apparente (d'où la nécessité de pratiquer une NFS régulière lors des traitements de longues durées).
- d'un **hématome ou une hémorragie extériorisée** grave ou non.

Traitement préventif

Le respect des règles de prescriptions des héparines est l'élément fondamental de la prévention des accidents hémorragiques liés aux héparines :

- bien peser l'indication ;
- adapter les doses en fonction du poids pour les HBPM ;
- surveiller quotidiennement la biologie (TCA) en cas de traitement par HNF ;
- respecter la contre-indication des HBPM en cas d'insuffisance rénale sévère ;
- prescrire prudemment les HBPM chez les sujets âgés du fait de leur fonction rénale souvent altérée.

Conduite à tenir en cas d'accident

Elle consiste à :

- évaluer la gravité : examen clinique, prise de la PA et de la FC, recherche de signes de choc hémorragique, dosage de l'hémoglobine et de l'hématocrite ;
- en cas d'accident mineur : adapter les posologies et assurer une surveillance clinique et biologique ;
- en cas d'accident majeur :
  - mettre en balance le risque hémorragique et celui induit par l'arrêt du traitement anticoagulant (chez les porteurs de valve mécanique, par exemple),
  - procéder à un remplissage intraveineux par des macromolécules puis compenser les pertes sanguines par transfusion de concentrés de culots globulaires si nécessaire,
  - évaluer l'intérêt de l'administration de l'antidote de l'héparine : le **sulfate de protamine**.

2. Thrombopénies induites par les héparines (TIH)

Définition et généralités

On distingue deux types de thrombopénies survenant chez des patients traités par HNF ou HBPM :

- la **thrombopénie de type I** (thrombopénie précoce), bénigne, d'origine non immune et d'apparition précoce sans complication thrombotique et régressant malgré la poursuite du traitement par l'héparine ;
- la **thrombopénie de type II**, potentiellement grave, d'origine immune et en règle générale d'apparition plus tardive vers J7–J10, qui est la thrombopénie immunoallergique à l'héparine.

La TIH est induite par des anticorps qui reconnaissent dans la plupart des cas le facteur 4 plaquettaire (PF4) modifié par l'héparine. En découle une **activation plaquettaire intense** ainsi qu'une **activation de la coagulation** pouvant aboutir paradoxalement à des **thromboses veineuses et/ou artérielles**.

Le risque de la TIH est donc thrombotique et non hémorragique (sauf en cas de CIVD associée).

Épidémiologie

- La véritable incidence de la TIH est méconnue : de l'ordre de 0,05 à 3 % pour les plus pessimistes, beaucoup **plus fréquente avec l'HNF qu'avec les HBPM**. Sa gravité mérite néanmoins qu'elle soit bien connue.
- La fréquence est **plus élevée en milieu chirurgical** qu'en milieu médical, et haute en **chirurgie cardiaque et orthopédique**.
- Le délai de survenue de la TIH est **typiquement de 5 à 8 jours, après le début de l'héparinothérapie**. Attention : **ce délai peut être plus court (dès le 1er jour du traitement) chez des patients ayant été exposés à l'héparine** dans les 3 mois précédents. Il peut aussi être plus long, notamment avec les HBPM (pouvant atteindre plus de 3 semaines).

Tableaux cliniques

Selon la Haute autorité de santé (HAS), le diagnostic de TIH doit être évoqué devant les signes suivants :

- **numération plaquettaire < 100 000/mm^3** (100 G/L) et/ou chute relative des plaquettes sur deux numérations successives (de 30 à 50 % selon les recommandations) sous traitement par héparine, **d'où l'impérative nécessité d'une numération plaquettaire avant ou dans les 24 heures de l'introduction d'un traitement par héparine** ;
- **apparition de thromboses** ou extension du processus thrombotique initial **sous héparine** ;
- **résistance biologique à l'HNF** (le TCA ne décroche pas pour des doses importantes) ;
- placards inflammatoires au site d'injection des héparines SC ;
- rarement insuffisance surrénalienne aiguë sur une nécrose des surrénales.

Dans la TIH, chez 80 % des patients la thrombopénie est comprise entre 30 et 70 G/L.

Une coagulopathie de consommation (CIVD) est rapportée dans 10 à 20 % des cas.

Lorsque la TIH se complique de thrombose :

- les *thromboses veineuses profondes sont plus fréquentes* (80 %) que les artérielles ;
- les thromboses artérielles peuvent toucher l'aorte abdominale et ses branches avec alors un *aspect de thrombus blanc* (riche en plaquettes) très caractéristique ;
- des complications neurologiques surviennent chez 9,5 % des patients (accidents vasculaires cérébraux ischémiques, thromboses veineuses cérébrales, etc.).

La peur de la TIH est à l'origine de la surveillance de la numération plaquettaire (avant traitement ou au plus tard 24 heures après le début du traitement, puis 2 fois/semaine à partir du 5e jour).

Cette surveillance n'ayant pas fait la preuve de son efficacité est actuellement remise en question au moins avec les HBPM (incidence de TIH beaucoup plus faible).

Les dernières recommandations de l'HAS/Afssaps n'imposent **plus la surveillance plaquettaire lorsque l'HBPM est donnée en contexte médical** mais la recommandent encore en milieu chirurgical ou traumatique et chez les patients à risque (antécédent d'exposition à l'HNF ou HBPM dans les 6 mois précédents ou comorbidités importantes).

Conduite à tenir devant une suspicion de TIH

- La thrombopénie est confirmée par prélèvement sur tube citraté et/ou prélèvement capillaire et contrôle sur lame (éliminer une thromboagglutination).
- Il existe un score T4 (à connaître) qui argumente la probabilité d'une TIH.

- Toute autre cause de thrombopénie (infectieuse, médicamenteuse, CEC) doit être éliminée.
- On réalise un test immunoenzymatique (Elisa) à la recherche d'anticorps anti-PF4 (dont la valeur prédictive négative est meilleure que la valeur prédictive positive) ou des tests fonctionnels d'activation plaquettaire avec des plaquettes de volontaires sains.
- Un avis spécialisé est requis afin d'éviter d'arrêter une héparine sans argument.

La décision d'arrêter l'héparine et de la remplacer par un autre antithrombotique d'action immédiate doit être prise dès qu'il y a suspicion forte de la TIH et ne peut attendre les résultats de la biologie.

La conduite à tenir est la suivante :

- hospitalisation : rechercher une complication thrombotique infraclinique;
- arrêt de toute source d'héparine (attention aux flushs héparinés des cathéters artériels);
- si le patient ne présente pas d'indication de traitement anticoagulant à doses dites curatives :
  - traitement par danaparoïde sodique (Orgaran®) systématique au moins à dose prophylactique et au minimum jusqu'à correction de la numération plaquettaire,
  - relais possible par :
    - AVK (début à petite dose) envisagé en cas de prévention prolongée,
    - les hirudines, lépirudine (Refludan®) et désirudine (Revasc®), traitement de substitution moins souvent utilisé,
    - le fondaparinux (Arixtra®) mais aussi les AOD,
  - numération plaquettaire au moins 1 fois/j jusqu'à normalisation de la numération plaquettaire,

La cinétique de la numération des plaquettes (dont la normalisation doit intervenir en quelques jours) après arrêt de l'héparine est le meilleur argument pour confirmer la TIH.

  - déclaration obligatoire au centre régional de pharmacovigilance,
  - délivrance d'une « carte de TIH » au patient qui notifie cet antécédent;
- si le patient présente une thrombose artérielle ou veineuse :
  - traitement par danaparoïde sodique ou lépirudine à doses curatives,
  - idem pour le reste.

Prévention

La prévention primaire des TIH repose sur trois principes :

- durée d'utilisation des héparines la plus courte possible;
- relais précoce par AOD ou AVK lorsque possible;
- utilisation préférentielle des HBPM ou du fondaparinux dans les indications démontrées.

B. Accidents hémorragiques liés aux antivitamines K

1. Fréquence

- Six cent mille patients environ sont traités par AVK en France, soit 1 % de la population.
- Les AVK sont la 1re cause iatrogène d'hospitalisation avec 13 % des hospitalisations pour effets indésirables médicamenteux.

Il faut distinguer les surdosages constatés par la surveillance biologique (sans saignement) et ceux qui se démasquent par un saignement.

2. Conduite à tenir en cas de surdosage asymptomatique

- Le plus souvent, la prise en charge est ambulatoire.
- Elle est fonction de l'INR mesuré et de l'INR cible (tableau 26.11).
- La cause du surdosage doit être recherchée et prise en compte dans l'adaptation éventuelle de la posologie.
- Un contrôle de l'INR doit être réalisé le lendemain.
- En cas de persistance d'un INR au-dessus de la fourchette thérapeutique, les recommandations précédentes restent valables et doivent être reconduites.
- La surveillance ultérieure de l'INR doit se calquer sur celle habituellement réalisée lors de la mise en route du traitement.

Tableau 26.11 Conduite à tenir en cas de surdosage en AVK chez un patient asymptomatique.

INR mesuré	INR cible	
	INR cible 2,5 (fenêtre entre 2 et 3)	**INR cible 3 (fenêtre 2,5–3,5 ou 3–4,5)**
INR < 4	Pas de saut de prise Pas d'apport de vitamine K Adaptation de la posologie	
4 < INR < 6	Saut d'une prise Pas d'apport de vitamine K Adaptation de la posologie lors de la reprise du traitement	Pas de saut de prise Pas d'apport de vitamine K Adaptation de la posologie
6 < INR < 10	Arrêt du traitement par AVK 1 à 2 mg de vitamine K *per os* Adaptation de la posologie lors de la reprise du traitement	Saut d'une prise Avis spécialisé (ex : cardiologue si le patient est porteur d'une prothèse valvulaire mécanique) recommandé pour discuter un traitement éventuel par 1 à 2 mg de vitamine K *per os* Adaptation de la posologie lors de la reprise du traitement
INR > 10	Arrêt du traitement par AVK 5 mg de vitamine K *per os* (1/2 ampoule buvable forme adulte) Adaptation de la posologie lors de la reprise du traitement	Avis spécialisé sans délai ou hospitalisation recommandé

HAS. Prise en charge des surdosages en antivitamines K, des situations à risque hémorragique et des accidents hémorragiques chez les patients traités par antivitamines K en ville et en milieu hospitalier. Synthèse des recommandations professionnelles, avril 2008.

3. Conduite à tenir en cas d'hémorragies spontanées ou traumatiques

Définition d'une hémorragie grave

- Hémorragie extériorisée non contrôlable par les moyens usuels.
- Instabilité hémodynamique (collapsus).
- Nécessité d'un geste hémostatique (ou chirurgical).
- Nécessité de transfusion de culots globulaires.
- Hémorragie de localisation menaçant le pronostic vital ou fonctionnel.

S'il n'existe aucun de ces critères, l'hémorragie est considérée comme non grave.

Le principe de la gestion initiale d'une hémorragie est le même et fait appel à des moyens qui dépendent de la localisation et de l'importance du saignement :

- compression mécanique : suture d'une plaie vasculaire ;
- application locale d'agent hémostatique (colle à la fibrine ou à la thrombine) ;
- injection locale de vasoconstricteurs (adrénaline), en particulier lors des fibroscopies digestives pour hémorragie digestive ;
- embolisation par radiologie interventionnelle.

Conduite à tenir en cas d'hémorragie non grave

- Une prise en charge ambulatoire est le plus souvent réalisable en cas d'hémorragie rapidement contrôlable.
- La mesure de l'INR est réalisée en urgence.
- En cas de surdosage, les mêmes mesures de correction de l'INR que celles décrites précédemment sont recommandées (*cf.* tableau 26.11).
- La cause du saignement doit être recherchée.

Conduite à tenir en cas d'hémorragie grave

- La prise en charge est hospitalière. Les AVK sont arrêtés.
- La mesure de l'INR est réalisée en urgence. Le traitement est instauré sans attendre le résultat.
- On utilise des antidotes :
  - la vitamine K qui nécessite quelques heures de délai d'action ;
  - les concentrés de complexes prothrombiniques (CCP, aussi appelés PPSB : Kaskadil®, Kanokad®, Confidex®, Octaplex®), de délai d'action très bref mais de durée d'action courte, nécessitant donc concomitamment de la vitamine K.
- On assure le traitement habituel d'une hémorragie massive (correction de l'hypovolémie, transfusion de culots globulaires, etc.). La nécessité d'un geste hémostatique chirurgical ou endoscopique doit être rapidement évaluée.
- La surveillance biologique est la suivante :
  - réalisation d'un INR 30 minutes après administration du CCP ;
  - si l'INR reste > 1,5, une administration complémentaire de CCP adaptée à la valeur de l'INR est recommandée ;
  - mesure de l'INR 6 à 8 heures plus tard, puis 1 fois/j pendant la période critique.
- L'indication ultérieure des AVK doit être à nouveau pesée. En cas de nécessité de traitement anticoagulant impératif, un relais par héparine est entrepris en attendant.

4. Conduite à tenir chez le polytraumatisé

- La mesure de l'INR est réalisée en urgence.
- La même conduite est recommandée que celle à tenir devant les hémorragies graves ou non graves selon la gravité et la nature du traumatisme.
- En cas de traumatisme crânien : une hospitalisation au moins 24 heures et la réalisation d'un scanner cérébral en urgence sont requises.

5. Intérêt de la prévention de ces accidents ++

Il fait appel à :

- l'éducation des patients ++;
- l'attention portée aux interactions médicamenteuses;
- l'utilisation de l'automesure de l'INR (dispositif semblable à ceux utilisés pour la mesure de la glycémie capillaire dans le diabète mais non remboursé en France, sauf chez l'enfant et chez les patients porteurs de prothèse valvulaire), qui peut diminuer le risque hémorragique.

C. Accidents liés aux AOD

Les principes qui les gèrent sont les suivants :

- les AOD ont une demi-vie courte : le meilleur antidote est le temps que l'on pourra gagner après la dernière prise;
- le dabigatran a déjà un antidote commercialisé disponible dans certains hôpitaux;
- les anti-X sont à ce jour antagonisés par des concentrés de PPSB ou de Feiba® (mélange de PPSB et de facteur VIII) mais l'arrivée prochaine probable d'un antidote anti-X pourra modifier ces stratégies;
- le dosage du médicament peut être fait pour tous les AOD commercialisés;
- si ce dosage permet, en situation à risque de saignement, de gérer au mieux la situation, en cas de saignement actif, la conduite à tenir ne peut attendre le résultat du dosage de la concentration du médicament dans le sang.

Le GIHP (Groupe d'intérêt en hémostase périopératoire) a proposé des règles de conduite générales, de bon sens (encadré 26.1).

Certaines conduites à tenir sont documentées dans les figures 26.6 à 26.8 du GIHP.

Encadré 26.1

Conduite à tenir lors d'un accident hémorragique lié aux AOD proposées par le GIHP (Groupe d'intérêt en hémostase périopératoire)

- **Noter** : âge, poids, nom du médicament, dose, nombre de prises par jour, heure de la dernière prise, indication
- **Prélever** :
  - créatinine (clairance d'après Cockroft)
  - dosage spécifique du médicament
- **Contacter le laboratoire d'hémostase**
- **Interrompre le traitement**

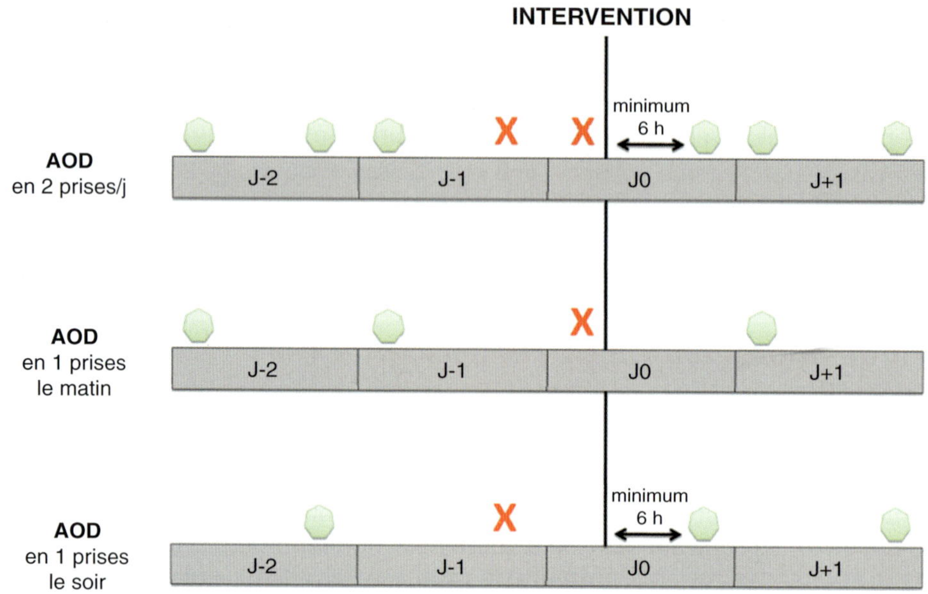

Fig. 26.6 Gestes invasifs programmés à faible risque hémorragique.

D'après Albaladejo P, et al. Management of direct oral anticoagulants in patients undergoing elective surgeries and invasive procedures : Updated guidelines from the French Working Group on Perioperative Hemostasis (GIHP) – September 2015. Anaesth Crit Care Pain Med. 2017 ; 36 (1) : 73–6.

Remplacer ml par mL (4 occurrences)

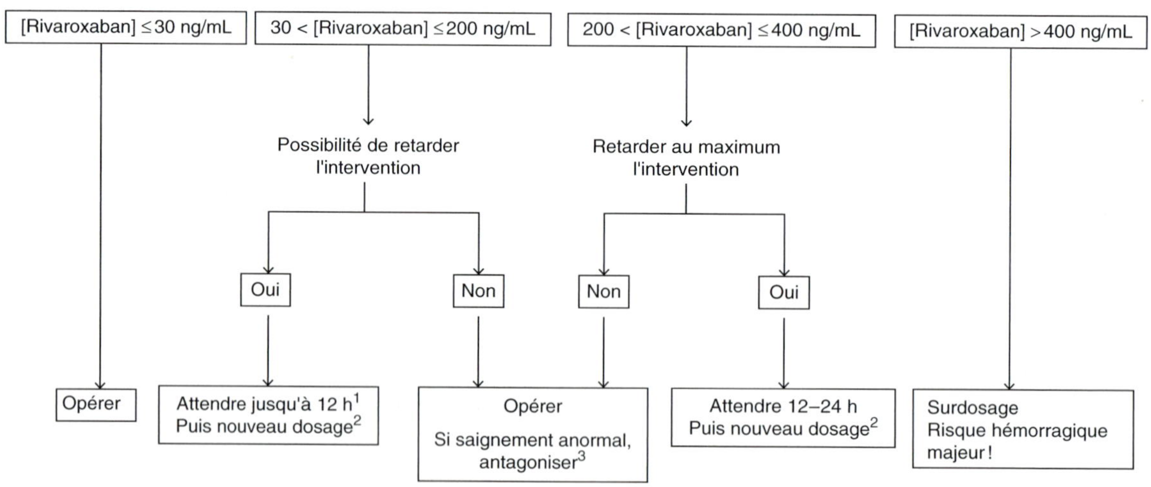

Fig. 26.7 Prise en charge des patients traités par raivaroxaban pour un geste invasif urgent.

Le raisonnement est le même avec l'apixaban et l'édoxaban.

1. Il n'est pas possible de déterminer avec précision le délai d'obtention d'un seuil de 30 ng/mL, d'où la mention « jusqu'à 12 h ». 2. Ce 2e dosage peut permettre d'estimer le temps nécessaire à l'obtention du seuil de 30 ng/mL. 3. Cette proposition s'applique essentiellement aux situations d'urgence où l'on ne peut pas attendre : CCP = 25–50 UI/kg ou Feiba® = 30–50 UI/kg en fonction de la disponibilité ; pas de donnes disponibles sur le risque thrombotique de fortes doses de CCP ou de Feiba® = chez ces patients ; l'antagonisation par CCP ou Feiba® ne corrige pas complètement les anomalies biologiques de l'hémostase ; le rFVIIa n'est pas envisagé en 1re intention. D'après Pernod G, et al. Pernod G, et al. Management of major bleeding complications and emergency surgery in patients on long-term treatment with direct oral anticoagulants, thrombin or factor-Xa inhibitors : Proposals of the Working Group on Perioperative Haemostasis (GIHP) – March 2013. Arch Cardiovasc Dis. 2013 ; 106 (6–7) : 382–93.

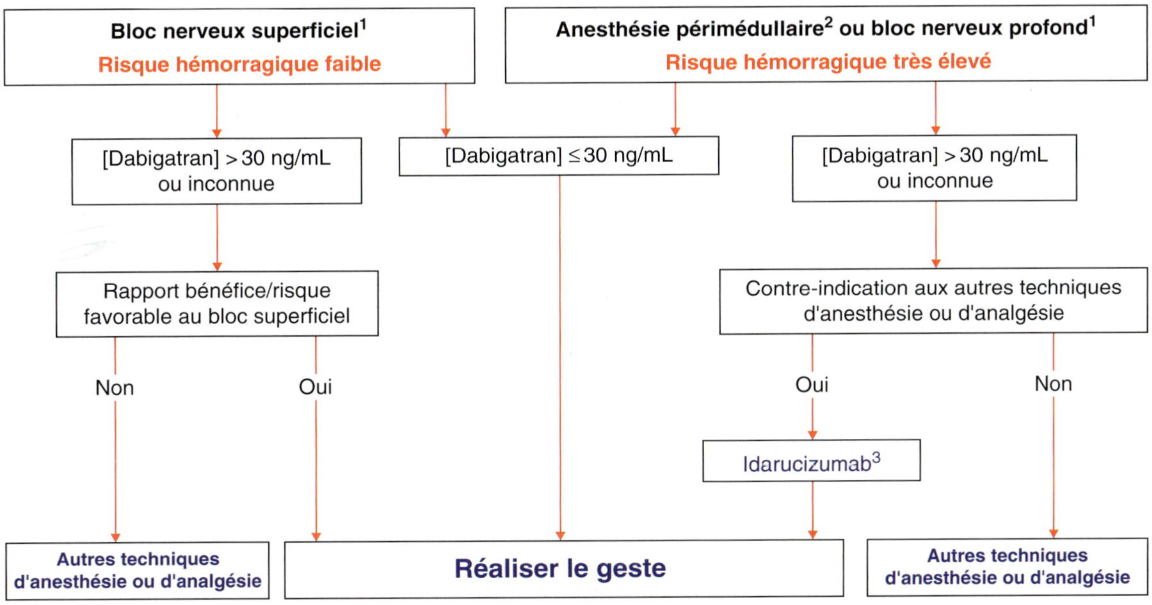

Fig. 26.8 Anesthésie, analgésie et intervention chirurgicale urgente sous dabigatran.

1. Les blocs nerveux périphériques doivent être réalisés par un opérateur expérimenté et par une technique d'échoguidage. La mise en place d'un cathéter périnerveux ne doit pas compromettre la reprise postopératoire des anticoagulants. Son retrait doit être réalisé dans des conditions hémostatiques optimales. 2. Les anesthésies périmédullaires doivent être réalisées par un opérateur expérimenté. La mise en place d'un cathéter péridural ne doit pas compromettre la reprise postopératoire des anticoagulants. Son retrait doit être réalisé dans des conditions hémostatiques optimales. 3. Les CCP, activés ou non, n'ont pas démontré leur capacité à neutraliser le dabigatran. Ils ne peuvent pas être recommandés pour permettre la réalisation de l'anesthésie locorégionale. [ ] : concentration plasmatique.

D'après Albaladejo P, et al. Prise en charge des hémorragies et des gestes invasifs urgents chez les patients recevant un anticoagulant oral et direct anti-IIa (dabigatran). Réactualisation des propositions du Groupe d'Intérêt en Hémostase Périopératoire (GIHP) – septembre 2016 [Internet].

Points clés

Antiagrégants

- L'aspirine, le clopidogrel, le prasugrel et le ticagrélor sont les principaux antiagrégants plaquettaires actuellement disponibles.
- On ne surveille pas en routine l'activité antiagrégante de ces différents traitements.
- Après un SCA et/ou la mise en place d'un stent, on prescrit une double antiagrégation plaquettaire associant toujours de l'aspirine pour l'un d'entre eux.
- Après un SCA et/ou mise en place d'un stent, il faut retarder de plusieurs mois la réalisation d'un geste invasif hémorragique, pour ne pas interrompre trop précocement les anti-plaquettaires.
- Pour de nombreux actes à risque hémorragique modéré (fibroscopie avec biopsie, stomatologie, etc.), il ne faut pas interrompre l'aspirine chez le patient en prévention secondaire.
- Si le risque hémorragique est important, l'arrêt de l'aspirine doit être le plus bref possible (5 jours).

Héparines

- Les héparines (HNF, HBPM, fondaparinux) sont utilisées lorsque l'on souhaite obtenir un effet anticoagulant rapide. Les HBPM et le fondaprinux sont contre-indiqués en cas d'insuffisance rénale sévère.
- L'efficacité thérapeutique de l'HNF se mesure par le TCA (2 à 3 fois le témoin) ou par l'activité anti-Xa (entre 0,5 et 0,8). Sauf situation particulière, il n'est pas nécessaire de mesurer l'efficacité thérapeutique des HBPM.

Antivitamines K

- Les AVK s'utilisent par voie orale pour un traitement anticoagulant prolongé. Leur efficacité thérapeutique se mesure pas l'INR, dont la cible est différente en fonction des indications. Ils ne sont pas efficaces immédiatement et doncs lorsqu'ils sont utilisés en relais des héparines, les deux traitements doivent se chevaucher quelques jours jusqu'à l'obtention d'un INR efficace. L'éducation thérapeutique est cruciale pour le patient sous AVK.
- Si un geste à risque hémorragique doit être envisagé, on peut souvent le faire sans arrêter les AVK si le risque hémorragique est faible ou en arrêtant le traitement temporairement si le risque hémorragique est plus important et si le risque de thrombose ne l'est pas trop.
- Les relais par héparines sont sources de complication hémorragique ou thrombotique et sont réservés aux situations à risque thrombotique élevé (EP récente, prothèse valvulaire mécanique, FA à risque embolique élevé).

AOD

- Ils sont efficaces très rapidement (2 heures après la prise) et ne nécessitent pas de surveillance biologique. On adapte leur posologie en fonction de l'âge, de la fonction rénale et du poids. Ils sont contre-indiqués en cas d'insuffisance rénale sévère. Leurs indications actuelles sont réservées au traitement préventif de la FA et pour certains d'entre eux (anti-Xa) à la prévention et au traitement de la MVTE. Ils ne peuvent être prescrits chez les patients porteurs de prothèses mécaniques ou en cas de RM.

Fibrinolytiques

- Ils sont utilisés aujourd'hui dans l'infarctus du myocarde, l'AVC et l'EP grave. Leur efficacité s'accompagne d'un risque d'hémorragie cérébrale significatif.

Accidents des anticoagulants

- Les anticoagulants sont responsables d'une iatrogénie importante.
- Il peut s'agir d'accidents hémorragiques parfois liés à un surdosage.
- Le sulfate de protamine est un antidote de l'héparine, la vitamine K est l'antidote des AVK et un AOD (le dabigatran) a aussi déjà un antidote, les autres peuvent être antagonisés par du PPSB ou du Feiba®.
- Il est important de dépister rapidement des accidents et de bien connaître leur prise en charge qui va dépendre de la gravité du tableau hémorragique et du risque thrombotique sous-jacent.
- Il faut aussi savoir dépister et prendre en charge une thrombopénie induite par l'héparine.

Notions indispensables PCZ

- Pas d'HBPM ou d'AOD en cas d'insuffisance rénale sévère.
- Ne pas oublier l'éducation du patient sous AVK et sous AOD.
- Pas d'AOD dans les prothèses valvulaires mécaniques ou dans le RM.

Réflexes transversalité

- Item 150 – Surveillance des porteurs de valve et prothèses vasculaires
- Item 224 – Thrombose veineuse profonde et embolie pulmonaire
- Item 230 –Fibrillation atriale

Pour en savoir plus

HAS. Prise en charge des surdosages en antivitamines K, des situations à risque hémorragique et des accidents hémorragiques chez les patients traités par antivitamines K en ville et en milieu hospitalier. Synthèse des recommandations professionnelles, avril 2008.
https://www.has-sante.fr/portail/upload/docs/application/pdf/2008-09/surdosage_en_avk_situations_a_risque_et_accidents_hemorragiques_-_synthese_des_recommandations_v2.pdf

SFCO/SFC, Groupe d'intérêt sur l'hémostase périopératoire. Gestion péri-opératoire des patients traités par antithrombotiques en chirurgie orale. Recommandations, juillet 2015.
https://societechirorale.com/documents/Recommandations/recommandations_festion_peri_operatoire_2015_court.pdf

Société française d'anesthésie-réanimation, Groupe d'étude hémostase et thrombose de la Société françaises d'hématologie, la Société française de cardiologie et la Société de réanimation de langue française. Thrombopénie induite par l'héparine. Réanimation. 2003 ; 12 : 455–64.
https://www.srlf.org/wp-content/uploads/2015/11/0309-Reanimation-Vol12-N6-p455_464.pdf

VIII

Entraînement

CHAPITRE 27

Cas cliniques

Énoncés et questions

Cas clinique 1

Un homme âgé de 69 ans décrit une asthénie intense et une oppression thoracique qui survient à l'effort depuis 6 mois. Ses facteurs de risque cardiovasculaire sont une hérédité coronaire (infarctus du myocarde chez son père à l'âge de 53 ans), un tabagisme sevré depuis 1 an, une dyslipidémie traitée depuis peu par pravastatine. Son médecin lui a parlé de bronchite chronique.
L'examen cardiovasculaire est sans particularité si ce n'est une PA à 160/90 mm Hg aux deux bras (chiffres usuels).
L'ECG de repos est normal.
Une épreuve d'effort sur bicyclette est pratiquée. Elle est interrompue à 90 W, à la fréquence de 115 bpm car le patient ressent une douleur thoracique et le tracé met en évidence un sous-décalage de ST de 2 mm horizontal en dérivation V5.

Question 1

Quel diagnostic pouvez-vous porter à partir des données recueillies ? Quels arguments peuvent vous conduire à poser l'indication d'une coronarographie ?

Question 2

La coronarographie met en évidence une sténose de l'artère circonflexe et une sténose de la coronaire droite. La fraction d'éjection (FE) du ventricule gauche est de 65 %. Une double angioplastie coronaire avec pose de 2 endoprothèses (ou stents) coronaires « actives » est réalisée. La revascularisation est complète.
Quel traitement médicamenteux faut-il proposer à ce patient ?

Question 3

Le patient reste asymptomatique durant 5 ans. Peu après le décès d'un proche parent, il ressent à nouveau les mêmes douleurs qui surviennent toujours exclusivement à l'effort et sont calmées par la trinitrine. Il consulte au bout de 2 mois. Le traitement médicamenteux n'a pas été modifié et comprend notamment de l'aténolol. L'examen est sans particularité, la PA est de 150/85 mm Hg. Le bilan biologique est le suivant : hématies 4,5 T/L, leucocytes 5 G/L, hémoglobine 12 g/dL, plaquettes 211 G/L, créatininémie 150 μm/L, Na 136 mmol/L, K 4,2 mmol/L, protidémie 60 g/L, cholestérol total 1,80 g/L, triglycérides 1,0 g/L, HDL-cholestérol 0,30 g/L, transaminases (ALAT, ASAT) 20 UI/L, γ-GT 15 UI/L.
Une nouvelle coronarographie est d'emblée réalisée. Elle met en évidence une sténose du tronc coronaire gauche, une sténose de l'artère marginale, une sténose de l'artère coronaire droite. En revanche, il n'y a pas de resténose au niveau des 2 endoprothèses préalablement implantées. La FE est normale.
Comment expliquer l'apparition de ces nouvelles sténoses coronaires ?
Quels sont les éléments qui conduisent à poser l'indication d'un pontage coronaire ?

Question 4

Quel bilan préopératoire proposez-vous ?

Question 5

Cet homme est opéré, l'intervention consiste en une implantation de l'artère mammaire interne au niveau de l'interventriculaire antérieure. Les autres artères ne sont pas accessibles. Les suites opératoires sont simples, ainsi que la convalescence qui fait suite. Une épreuve d'effort, 1 mois plus tard, est menée jusqu'à 120 W, interrompue pour fatigue musculaire à une fréquence cardiaque maximale de 120 bpm. Elle révèle un sous-décalage du segment ST de 1 mm horizontal en V5, au maximum de l'effort.
Comment expliquez-vous le résultat de la dernière épreuve d'effort, quel traitement proposez-vous au long cours ? Justifiez.

Cas clinique 2

Un patient âgé de 67 ans est réveillé à 3 h du matin par une douleur thoracique brutale qui irradie dans le bras et la mandibule et qui cède en 20 minutes. Il se rendort mais il est réveillé vers 7 h par la même douleur, moins intense et qui cède en 5 minutes. Il décide de se rendre aux urgences de l'hôpital le plus proche accompagné de son voisin.
À son admission, il est asymptomatique, l'examen cardiovasculaire est normal, la PA est de 140/85 mm Hg aux deux bras, il n'y a pas de signe de thrombose veineuse profonde aux membres inférieurs, les pouls périphériques sont tous retrouvés symétriques.

L'interrogatoire ne révèle pas d'antécédent particulier, ni de dyspnée au moment de la douleur. Le patient n'a plus réalisé de bilan biologique depuis 5 ans.
L'ECG ne montre pas d'anomalie de la repolarisation. Vous faites pratiquer une échocardiographie en urgence qui ne note rien de particulier.

Question 1
Gardez-vous le patient hospitalisé ? Pourquoi ? Y a-t-il des paramètres à surveiller ?

Question 2
Quel traitement minimum proposez-vous en 1re intention ? Pourquoi ?

Question 3
Peu après son admission, le patient présente une douleur précordiale identique à celle qui l'a conduit à consulter. Un ECG est enregistré durant la crise (fig. 1). La PA est de 160/85 mm Hg. L'examen clinique est inchangé.

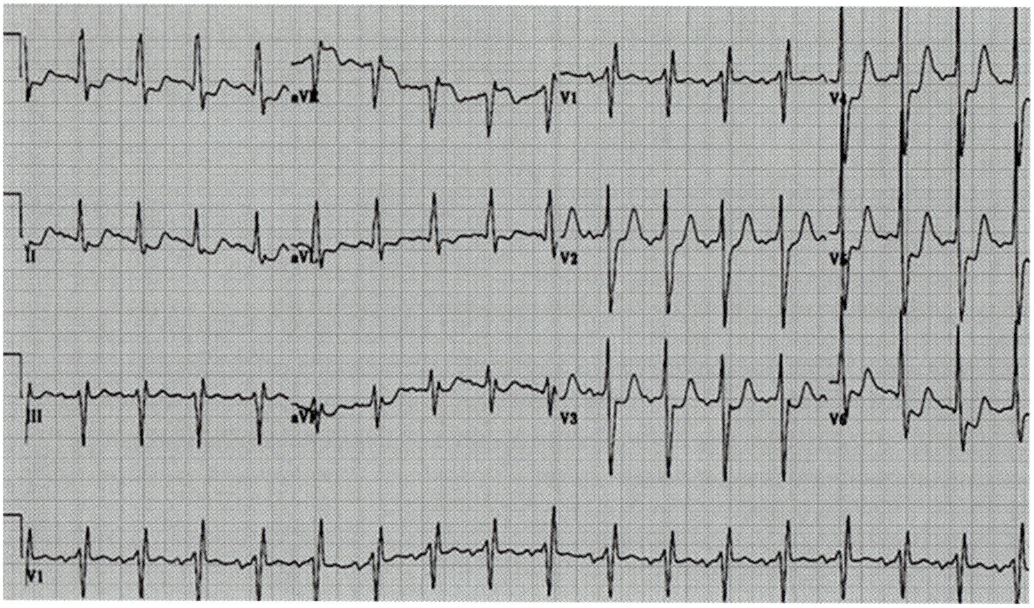

Fig. 1

Interprétez l'ECG. Quel traitement proposez-vous ?

Question 4
La coronarographie retrouve une sténose très serrée de l'interventriculaire antérieure à sa partie moyenne, qui est dilatée avec mise en place d'un stent. Le dosage de troponine est positif.
Est-ce que cela remet en cause votre diagnostic ?

Question 5
Quel traitement antithrombotique prescrivez-vous à la sortie de l'hôpital ?

Cas clinique 3

Un homme âgé de 58 ans, fumeur actif, ressent brutalement une douleur thoracique constrictive vers 23 h alors qu'il vient de se coucher. La douleur est de plus en plus intense et le conduit à contacter par téléphone, au bout de 45 minutes, le 15. Il décrit cette douleur comme précordiale, en barre, irradiant dans les épaules et les mâchoires. Le médecin régulateur du 15 lui conseille de laisser sa porte ouverte, de s'allonger et envoie une équipe du service mobile d'urgence et réanimation.
Le médecin urgentiste arrive au domicile du patient 15 minutes plus tard. Ce dernier est assis sur son lit, très dyspnéique et pâle. La douleur est manifestement très intense. Durant l'installation des électrodes, l'interrogatoire note que le patient n'a pas d'antécédents particuliers, l'examen met en évidence des râles crépitants remontant à mi-champs pulmonaires, une tachycardie entrecoupée de quelques irrégularités, la PA est égale aux deux bras, mesurée à 160/85 mm Hg. L'ECG est le suivant (fig. 2) :

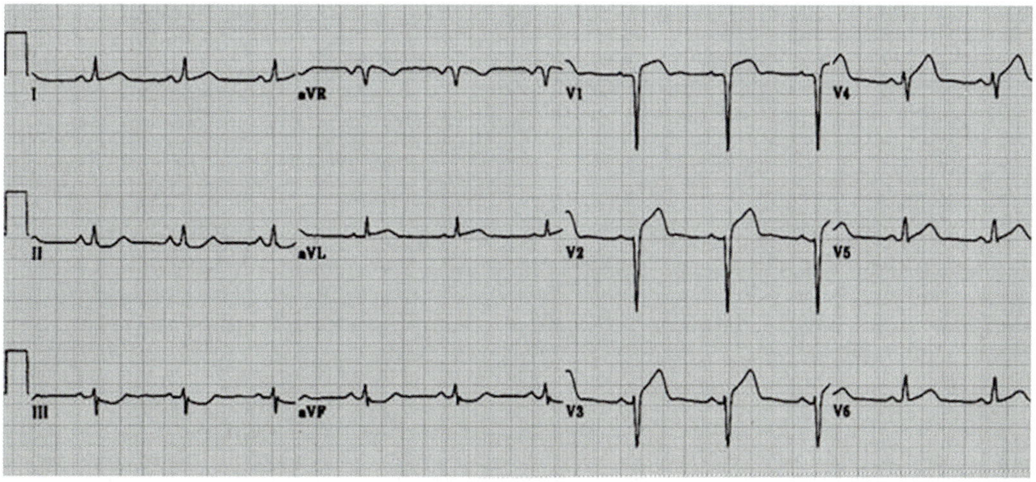

Fig. 2

Question 1
Quel est votre diagnostic ?

Question 2
Quelle est votre explication physiopathologique des symptômes ?

Question 3
Quel traitement symptomatique proposeriez-vous ?

Question 4
Quel traitement antithrombotique et étiologique pensez-vous que le médecin du SMUR doit proposer, en sachant que le patient est à plus de 2 heures du centre hospitalier le plus proche ayant la capacité de réaliser en urgence une coronarographie et une angioplastie ? Quels éléments faut-il prendre en compte pour fonder cette décision ?

Question 5
Trois heures après le début des symptômes, le patient est hospitalisé en unité de soins intensifs coronariens. Il est asymptomatique et respire sans difficultés. La PA est de 120/80 mm Hg aux deux bras et la fréquence cardiaque de 70 bpm. L'ECG est normal.
Quelles sont les modalités de la surveillance en USIC et quels traitements doit-on envisager ?

Question 6
La coronarographie a montré une IVA perméable mais une sténose serrée résiduelle de l'IVA proximale, les autres troncs coronaires ne présentent pas de sténoses significatives. Le patient a bénéficié d'une angioplastie de cette sténose avec mise en place d'un stent. L'évolution hospitalière est simple et le patient peut quitter l'hôpital à J7. L'examen de fin d'hospitalisation est normal. La PA est de 130/85 mm Hg.
Quelles sont les propositions thérapeutiques que vous faites ? Sur quels éléments vous appuyez-vous pour évaluer le pronostic ultérieur de ce patient ?

Cas clinique 4

Un homme de 53 ans effectue un effort pour soulever une lourde malle. Instantanément, une douleur transfixiante épigastrique à irradiation dorsale apparaît et le patient présente une lipothymie. À la demande de son employeur, le patient est évacué par les pompiers aux urgences en moins d'une heure ; il allègue des paresthésies du membre inférieur gauche, la douleur thoracique a diminué mais un fond douloureux persiste. On note des antécédents familiaux coronariens du côté paternel, il est traité pour hypertension artérielle depuis 5 ans par losartan.

- Habitudes de vie : c'est un patient actif, dont la profession est agent de manutention (la douleur est survenue pendant son travail), tabagisme (25 paquets-années) et éthylisme (1 L de vin par jour + 5 ou 6 bières).
- Examen clinique : taille 176 cm, poids 85 kg, apyrexie. L'examen cardiopulmonaire est strictement normal. L'abdomen est souple mais sensible, le transit des gaz est maintenu. Les bruits hydroaériques sont audibles. Le membre inférieur gauche est plus froid que le droit mais l'examen sensitivomoteur du membre est normal. Le pouls fémoral gauche est plus faible que le droit. La pression artérielle est à 175/100 mm Hg.
- Examens paracliniques : saturation transcutanée en oxygène à 96 %, troponine 0, CPK 45 UI/L (N : 30–220 UI/L), ASAT 42 UI/L (N : 10–50 UI/L), ALAT 39 UI/L (N : 10-50 UI/L), lipasémie 8 UI/L (N : 7–60 UI/L), amylasémie 63 UI/L (N <90 UI/L). Ionogramme : urée 0,2 g/L, créatinine 8 mg/L, Na 138 mEq/L, K 3,8 mEq/L, Cl 102 mEq/L, glycémie 1,1 g/L. NFS : leucocytes 7,1 G/L, hématies 3,9 T/L, hémoglobine 13,2 g/dL, plaquettes 190 G/L. TCA 33 s pour 30, INR 1,1 (TP = 92 %), cholestérol 3,2 g/L, triglycérides 4 g/L.

Un cliché d'abdomen sans préparation (ASP) est effectué de résultat normal, ainsi qu'un ECG et une radiographie de thorax de face (fig. 3).

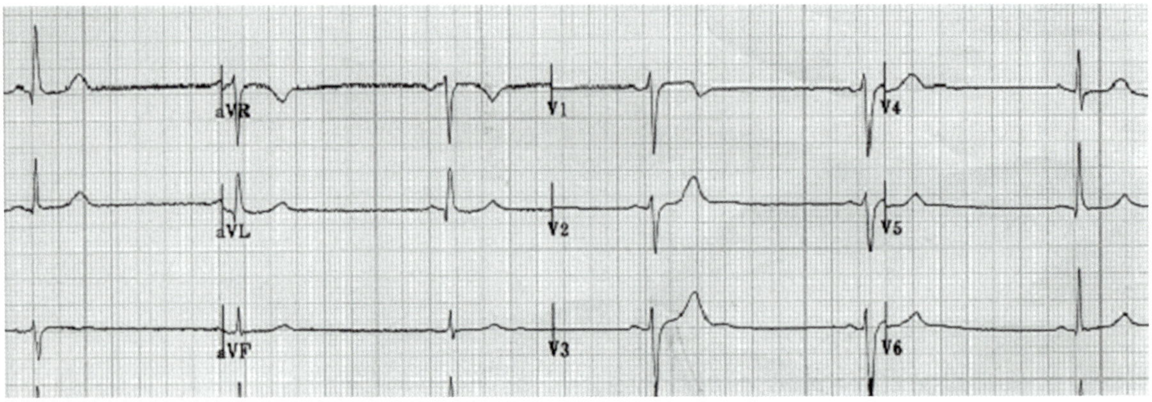

Fig. 3

Question 1

Commentez l'hypothèse suivante : la douleur est typique d'une déchirure musculaire et le patient peut retourner à son domicile.

Question 2

Au vu de la clinique, de l'ECG et de la biologie, retenez-vous le diagnostic de syndrome coronarien ? Prescrivez-vous une thrombolyse ? Argumentez.

Question 3

Quel est votre diagnostic pour les anomalies constatées au niveau du membre inférieur gauche ? Quel en est le mécanisme ?

Question 4

Quel(s) examen(s) d'imagerie prescrivez-vous et pourquoi ?

Cas clinique 5

Un homme, âgé de 45 ans, est hospitalisé le 10 septembre 2018 pour bilan d'une fièvre évoluant depuis le mois de juin. Ce patient, aiguiseur/affûteur, vit à la campagne, possède un chat et un chien. Il n'a pas effectué de voyage récent, ni en France ni à l'étranger. Il a comme principaux antécédents médicaux une cardiomyopathie hypertrophique obstructive à caractère familial, découverte en 2001. Il est porteur d'un stimulateur cardiaque endocavitaire depuis 2013.

L'interrogatoire permet de retrouver la notion de détartrage dentaire début juin 2018.

L'histoire débute courant juin 2018 par l'instauration progressive d'une asthénie, d'une anorexie et d'un amaigrissement. Secondairement, il apparaît une fièvre à 39 °C à prédominance vespérale accompagnée de frissons, de sueurs et de myalgies.

L'examen clinique à l'admission note un amaigrissement de 17 kg. La température oscille entre 38,5 et 39 °C. Il existe un souffle systolique d'insuffisance mitrale évalué à 3/6, déjà connu et non modifié. Il n'y a pas de signe d'insuffisance cardiaque droite ou gauche. L'examen pulmonaire est sans particularité. L'examen cutané retrouve des cicatrices propres de plaies cutanées sur les mains et les avant-bras (blessures professionnelles). L'examen dentaire ne retrouve pas de foyer infectieux apparent : de nombreuses dents sont porteuses de pansements dentaires. Il n'y a pas de caries visibles.

Le bilan biologique effectué à l'admission montre :

- protéine C-réactive (CRP) 110 mg/L ;
- fibrinogène 6,5 g/L ;
- hémoglobine 9,8 g/dL ;
- fonction rénale normale.

Question 1

Quelles hypothèses diagnostiques formulez-vous ?

Question 2

Quels éléments supplémentaires allez-vous rechercher à l'examen clinique ?

Question 3

Quels sont les deux examens que vous préconisez ?

Question 4

Trois jours après l'admission, les hémocultures prélevées durant les premières 48 heures sont stériles et l'échocardiographie transœsophagienne ne montre pas d'image évocatrice de végétation ni sur les valves cardiaques ni sur les sondes du pacemaker. La fraction d'éjection du ventricule gauche est estimée à 55 %. Malgré cela, le diagnostic d'endocardite infectieuse à hémocultures négatives ou à germes difficilement cultivables est considéré comme le plus vraisemblable, et il est décidé d'entreprendre une antibiothérapie adaptée à cette situation.

Quelles mesures prenez-vous pour optimiser les chances de faire le diagnostic microbiologique chez ce patient ?

Quelle antibiothérapie proposez-vous ? Justifiez votre choix en précisant le nom du (des) antibiotique(s) choisi(s) (sans la posologie ni les modalités d'administration).

Question 5

Quarante-huit heures plus tard, le laboratoire de microbiologie vous apprend que les 3 premières hémocultures, prélevées 5 jours plus tôt, sont positives avec un coccobacille à Gram négatif.

Quels micro-organismes peuvent correspondre à cette description dans le contexte clinique de ce patient ? Classez-les par ordre de probabilité décroissant.

Question 6

L'évolution sous bithérapie est marquée par la persistance de pics fébriles à 38 °C et du syndrome inflammatoire (CRP à 100 mg/L). L'identification du micro-organisme isolé des hémocultures est *Aggregatibacter actinomycetemcomitans*. Les difficultés de pousse de cette bactérie ne permettront pas de réaliser un antibiogramme. Une 2e échocardiographie transœsophagienne réalisée au 20e jour d'hospitalisation découvre une végétation de 13 mm de diamètre sur la face atriale de la grande valve mitrale. Les sondes de pacemaker sont toujours libres de végétations. Les hémocultures sous antibiothérapie sont stériles.
Confirmez-vous le diagnostic d'endocardite infectieuse ? Justifiez.

Question 7

L'examen stomatologique et l'orthopantomogramme ou panoramique dentaire permettent de retrouver quatre dents suspectes de foyer infectieux (trois dents dévitalisées avec traitement canalaire, une dent avec un granulome apical).
Précisez la conduite à tenir vis-à-vis de ces quatre dents.

Question 8

L'évolution clinique sera favorable sous traitement médical seul, permettant l'arrêt de l'antibiothérapie après 45 jours de traitement.
Sur quels éléments fondez-vous l'évaluation de l'efficacité de l'antibiothérapie d'une endocardite infectieuse ? Quel est le critère formel de guérison d'une endocardite infectieuse ?

Question 9

Quelles mesures de prévention allez-vous recommander à ce patient à sa sortie de l'hôpital ?

Cas clinique 6

Un jeune homme de 26 ans, sans antécédent pathologique notable, consulte pour une dyspnée d'effort rapidement croissante apparue depuis quelques semaines, en particulier au cours des efforts violents. Il est très grand (1,92 m). Il vous apprend qu'il joue au basket dans une équipe professionnelle. Il a plusieurs frères et sœurs, tous très grands. Le père, également très grand, a été victime d'une mort subite à l'âge de 45 ans, précédée de douleurs thoraciques violentes.
L'examen clinique objective un sujet en bon état général. À l'inspection, les carotides sont hyperpulsatiles. L'auscultation cardiaque révèle un souffle holodiastolique 4/6, prédominant le long du bord gauche du sternum, accompagné d'un souffle systolique peu intense 2/6. La pression artérielle est à 150/40 mm Hg. Il n'y a pas de signe d'insuffisance ventriculaire gauche ou droite.
L'ECG montre une hypertrophie ventriculaire gauche avec surcharge diastolique du ventricule gauche.

Question 1

Quelle est la valvulopathie dont est atteint ce patient ? Pourquoi ?

Question 2

Interprétez la radiographie de thorax (fig. 4).

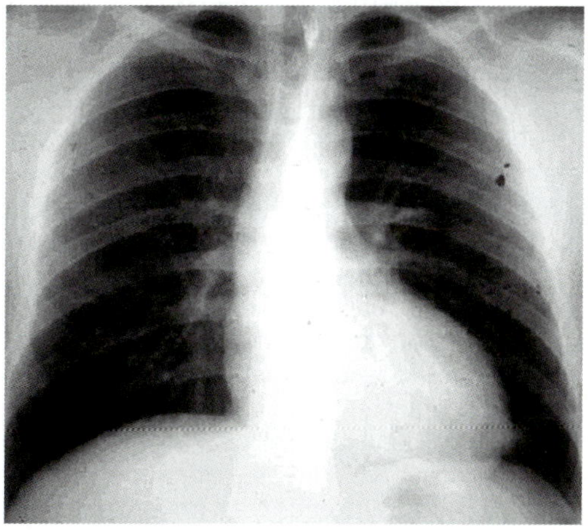

Fig. 4

Question 3

Quelle est la sévérité de cette valvulopathie sur les données de l'examen clinique et de l'ECG ? Donnez vos arguments.

Question 4

Quels sont les principaux renseignements attendus à l'échographie doppler cardiaque ? Justifiez votre réponse.

Question 5

L'échodoppler révèle une dilatation de l'aorte ascendante, mesurée à 60 mm, 2 cm au-dessus du plan des valves sigmoïdes aortiques. Quelle étiologie particulière doit-on suspecter ?

Question 6

Quels examens d'imagerie ferez-vous pour confirmer cette étiologie ? Quels seront ceux que vous ne ferez pas ?

Question 7

Quelle stratégie thérapeutique proposez-vous à ce patient ?

Question 8

Quelle est la cause la plus probable du décès subit du père ?

Question 9

Compte tenu de ce qui précède, quelle attitude doit-on recommander à l'égard du reste de la famille ?

Cas clinique 7

Vous voyez pour la première fois en consultation Lucie, âgée de 5 ans, chez laquelle un souffle précordial a été signalé récemment par le médecin de garde, appelé à son chevet en raison d'une angine fébrile, avec hyperthermie à 39,5 °C. Ce souffle n'avait pas été constaté auparavant, et il n'en est pas fait mention dans le carnet de santé.

Dans ses antécédents, on note :

- une naissance à 38 semaines d'aménorrhée, à un poids de 2 910 g pour 49 cm, sans problème particulier ;
- un eczéma allergique, sur terrain atopique familial ;
- une adénoïdectomie à l'âge de 3 ans ;
- pas de contexte de maladie familiale.

Lucie est une enfant en bon état général, très dynamique, qui fréquente l'école maternelle depuis 2 ans et participe normalement aux activités physiques et sportives de sa classe.

Aucun symptôme fonctionnel n'a été remarqué par les parents et, en particulier, pas de limitation à l'effort.

À l'examen, le développement staturopondéral est normal et l'enfant est bien rose. L'auscultation, en dehors de tout contexte infectieux, révèle un souffle protosystolique 1,5/6, un peu vibratoire, audible à l'endapex et irradiant peu. Il est mieux entendu en position couchée, mais ne disparaît pas totalement en position debout. Les bruits du cœur sont normaux par ailleurs.

Le reste de l'examen clinique n'offre aucune particularité. Les pouls fémoraux sont bien perçus. La PA est à 90/50 mm Hg au bras droit. Il n'existe aucun signe d'insuffisance cardiaque.

L'électrocardiogramme est normal pour l'âge.

Le cliché de thorax est également normal.

Question 1

Quel(s) diagnostic(s) évoquez-vous ? Donnez vos arguments.

Question 2

Cette situation est-elle fréquente ? Commentez.

Question 3

Quel(s) examen(s) complémentaire(s) demanderez-vous ? Justifiez votre réponse.

Question 4

Quelle stratégie proposerez-vous ultérieurement si votre hypothèse principale se confirme ?

Question 5

La famille vous interroge sur l'avenir de l'enfant : pourra-t-elle faire du sport de loisirs et/ou de compétition ? Pourra-t-elle avoir des enfants ? Certains métiers lui seront-ils interdits ?

Cas clinique 8

Une patiente de 72 ans a été opérée pour remplacement valvulaire mitral 2 mois auparavant avec mise en place d'une prothèse mécanique à double ailette pour maladie mitrale rhumatismale. Elle est hospitalisée en urgence pour un accident neurologique : elle rapporte en effet une aphasie motrice transitoire survenue quelques heures plus tôt, totalement régressive en une vingtaine de minutes. Lorsque vous la voyez, l'examen neurologique est normal, l'auscultation cardiaque de la prothèse mitrale est également normale, sans souffle surajouté et avec des bruits normalement perçus. Elle ne présente aucun signe d'insuffisance cardiaque, la fraction d'éjection ventriculaire gauche préopératoire était à 40 %. La température est à 37 °C.

Le cliché de thorax montre un cœur augmenté de volume, une dilatation atriale gauche et une vascularisation pulmonaire normale. L'ECG est ci-dessous (attention : ½ amplitude) (fig. 5).

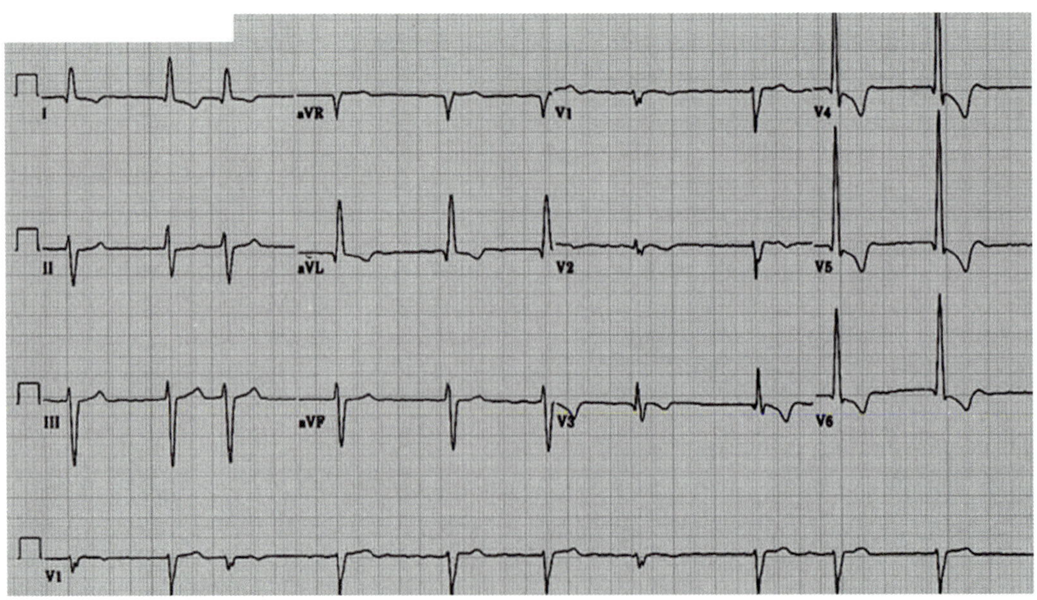

Fig. 5

Question 1
Quelles hypothèses diagnostiques formulez-vous chez cette patiente au sujet de l'aphasie transitoire ?

Question 2
Interprétez l'ECG (fig. 5).

Question 3
L'INR est à 2,3 et comparable à celui des dernières semaines. Est-ce correct ? Justifiez votre réponse.

Question 4
Demanderez-vous un échocardiogramme en urgence ? De quel type ? Pourquoi ? Argumentez.

Question 5
Quel(s) autre(s) examen(s) complémentaire(s) allez-vous demander en urgence ?

Question 6
Quelle(s) thérapeutique(s) proposerez-vous en urgence ?

Question 7
Quel suivi proposerez-vous ultérieurement ?

Cas clinique 9

Vous voyez en consultation dans le cadre d'un bilan systématique un homme de 68 ans, ancien tabagique (38 paquets-années), hypercholestérolémique, en très bon état général. À l'interrogatoire, il vous parle d'un souffle connu depuis plusieurs années.

À l'examen, la PA est à 130/70 mm Hg, le patient est apyrétique. Il n'y a pas de signes périphériques de décompensation cardiaque. À la palpation, le choc de pointe est étalé et dévié vers la gauche. À l'auscultation, le cœur est régulier et vous notez un souffle holosystolique de régurgitation au foyer mitral. La radiographie montre une augmentation de l'index cardiothoracique. L'échocardiographie doppler transthoracique confirme l'existence d'une insuffisance mitrale. Les cordages de la petite valve sont trop longs, la valve est épaissie et redondante avec un aspect de ballonnisation. Le ventricule gauche est dilaté à 46 mm en télésystole, 60 mm en télédiastole et avec une fraction d'éjection à 56 %, le volume régurgité est de 48 mL, la pression artérielle pulmonaire systolique est à 40 mm Hg, l'atrium gauche est dilaté, les cavités droites sont normales, de même que la valve aortique.

Question 1
Quelles sont les données manquantes à l'interrogatoire ?

Question 2
Quel est le type d'insuffisance mitrale selon la classification de Carpentier ? Quel est le nom de ce mécanisme physiopathologique ? Quel est le niveau de sévérité de la fuite ?

Question 3
Interprétez l'ECG (fig. 6).

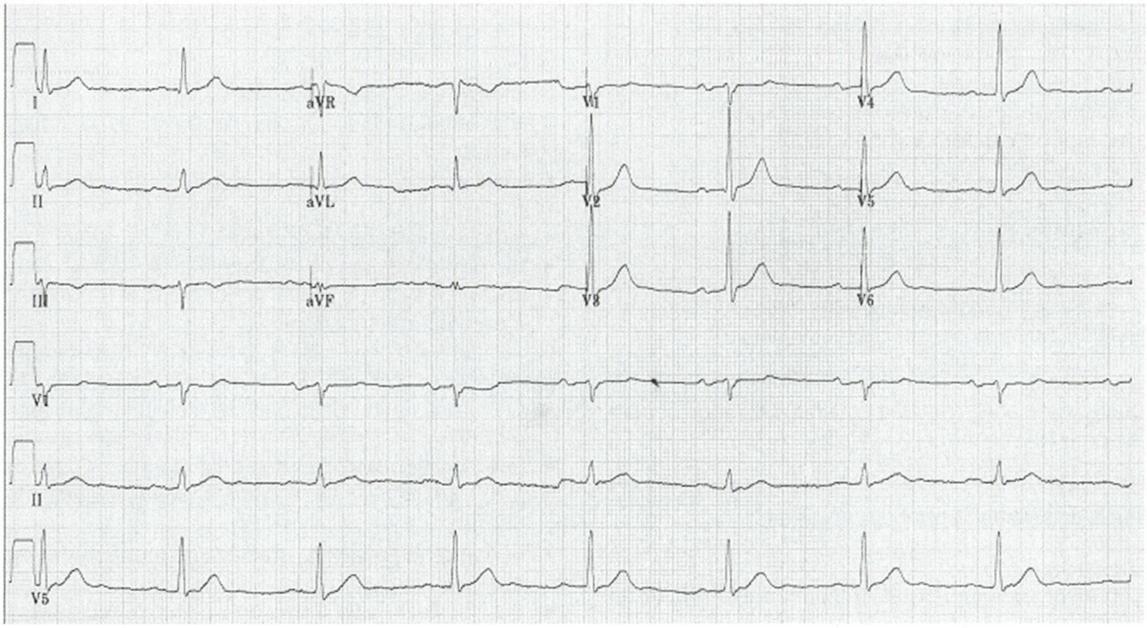

Fig. 6

Question 4
Quelle thérapeutique proposez-vous à ce patient : médicale ou chirurgicale ? Argumentez et développez votre réponse.

Question 5
Si vous envisagez la chirurgie, quel type d'intervention lui proposez-vous et pourquoi ?

Question 6
Envisagez-vous d'autres examens en dehors de ceux déjà réalisés ? Justifiez.

Cas clinique 10

Une patiente, âgée de 64 ans, consulte en semi-urgence en raison d'une dyspnée d'apparition récente, 3 semaines auparavant, et qui va progressivement croissant.
Cette dyspnée est apparue alors qu'elle nageait à la piscine. Elle a ressenti brutalement une douleur thoracique, puis s'est sentie dyspnéique. Depuis lors, sa dyspnée s'accentue peu à peu et la gêne maintenant dans les efforts de la vie courante.
Dans ses antécédents, on relève une hypertension artérielle traitée par un inhibiteur calcique, une phlébite du *post-partum* à l'âge de 32 ans, la notion d'un souffle cardiaque signalé il y a quelques années, non suivi.
À l'examen, la patiente est en bon état général, apyrétique, non dyspnéique au repos. Elle pèse 65 kg pour 1,62 m. L'auscultation révèle un souffle holosystolique 4/6 à l'apex en jet de vapeur, irradiant le long du bord sternal gauche. Elle n'a ni signes d'insuffisance ventriculaire gauche, ni signes d'insuffisance ventriculaire droite. Toutes les artères périphériques sont perçues. La PA est à 130/85 mm Hg.
L'ECG, en rythme sinusal à 85 bpm, est dans les limites de la normale.
Le cliché de thorax révèle un cœur de taille normale, avec rapport cardiothoracique à 0,52. Les artères pulmonaires sont modérément dilatées dans les hiles. Il existe une accentuation de la trame vasculaire pulmonaire.

Question 1
Quel(s) diagnostic(s) évoquez-vous chez cette patiente ? Justifiez votre réponse.

Question 2
Quel(s) examen(s) complémentaires allez-vous demander pour le(s) confirmer ?

Question 3
Quels en seraient *a priori* les résultats ?

Question 4
Comment expliquez-vous l'irradiation ascendante du souffle ?

Question 5
Quel traitement allez-vous prescrire dans l'immédiat ?

Question 6
Quelle(s) mesure(s) thérapeutique(s) allez-vous proposer ultérieurement ?

Question 7
Quel bilan allez-vous faire auparavant ?

Question 8
À l'issue de la prise en charge, quels documents utiles pour son suivi doivent être remis à la patiente ?

Cas clinique 11

Vous voyez en consultation un patient de 71 ans en bon état général qui se plaint de dyspnée d'aggravation progressive depuis 6 mois avec plusieurs épisodes de dyspnée paroxystique nocturne depuis une semaine. À l'interrogatoire, vous retrouvez une notion de souffle connu depuis plusieurs années. Au moment de la consultation, le patient se plaint à nouveau de dyspnée de repos. À l'examen, la PA est à 120/70 mm Hg. À la palpation, le choc de pointe est étalé et dévié vers la gauche. À l'auscultation, le cœur est régulier et vous notez un souffle systolique éjectionnel râpeux au foyer aortique avec abolition du 2e bruit irradiant dans le cou. L'auscultation pulmonaire retrouve des râles crépitants au niveau des deux bases pulmonaires.

Question 1
Quel diagnostic évoquez-vous ?

Question 2
Quelle prise en charge proposez-vous pour cet épisode dyspnéique aigu ?

Question 3
Quels examens demandez-vous ? Dites ce que vous attendez de chaque examen.

Question 4
L'échocardiographie doppler retrouve les données suivantes :

- valve aortique calcifiée, ouverture diminuée ;
- gradient de pression VG-Ao moyen de 30 mm Hg ;
- surface valvulaire de 0,72 cm^2 ;
- fraction d'éjection égale à 28 % ;
- volume systolique éjecté de 35 mL, correspondant à un débit de 3,2 L/min.

L'échocardiographie de stress sous dobutamine montre :

- une amélioration de la fraction d'éjection qui passe à 40 % ;
- une amélioration du débit cardiaque qui passe à 4,7 L/min avec un volume systolique éjecté de 50 mL ;
- une augmentation du gradient de pression VG-Ao qui passe à 45 mm Hg ;
- une surface valvulaire qui reste pratiquement inchangée à 0,73 cm^2.

Interprétez les deux échographies, quelle est votre conclusion ? Demandez-vous d'autres examens ?

Question 5
Que proposez-vous au patient comme solution thérapeutique ? Justifiez votre attitude thérapeutique.

Question 6
Quelle éducation thérapeutique prévoyez-vous pour le patient et sa famille ?

Cas clinique 12

Un homme âgé de 75 ans est hospitalisé en urgence au décours d'une chute, survenue dans la rue alors qu'il se hâtait pour prendre le bus. Ses antécédents comportent un souffle cardiaque connu, non suivi, une hypercholestérolémie à 2,60 g/L non traitée, une cholécystectomie pour lithiase. À l'admission, le patient est parfaitement conscient et bien orienté. Il est en bon état général et demeure actif pour son âge. Il pèse 80 kg pour 1,70 m. Il a un hématome fessier consécutif à la chute. Il raconte avoir perdu brutalement connaissance à la marche rapide puis s'être réveillé au sol ; son épouse, témoin de la scène, indique que la perte de contact a duré une minute environ et que son mari était parfaitement orienté à la reprise de conscience.

L'auscultation révèle un souffle systolique râpeux, 3/6 à la base, irradiant vers les vaisseaux du cou, suivi d'un souffle protodiastolique 1/6, le 2e bruit est aboli. L'examen clinique est sans particularité par ailleurs, et il n'existe aucun signe d'insuffisance cardiaque. Les pouls artériels périphériques sont tous perçus sans souffle. La pression artérielle est à 120/90 mm Hg, la température à 37 °C. Le cliché de thorax montre un cœur de taille normale et une aorte ascendante dilatée et calcifiée. Le bilan biologique est sans particularité. L'ECG est le suivant (fig. 7).

Le patient est hospitalisé en soins intensifs et surveillé sous scope. Quelques heures après son admission, le tracé suivant est enregistré (fig. 8).

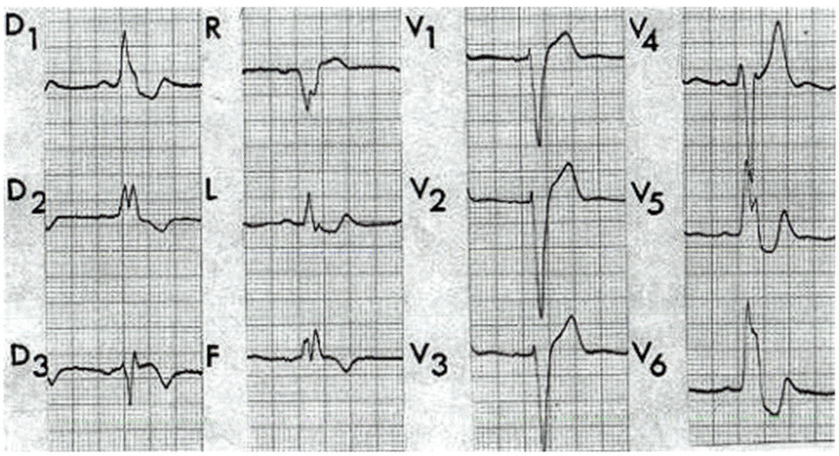

Fig. 7

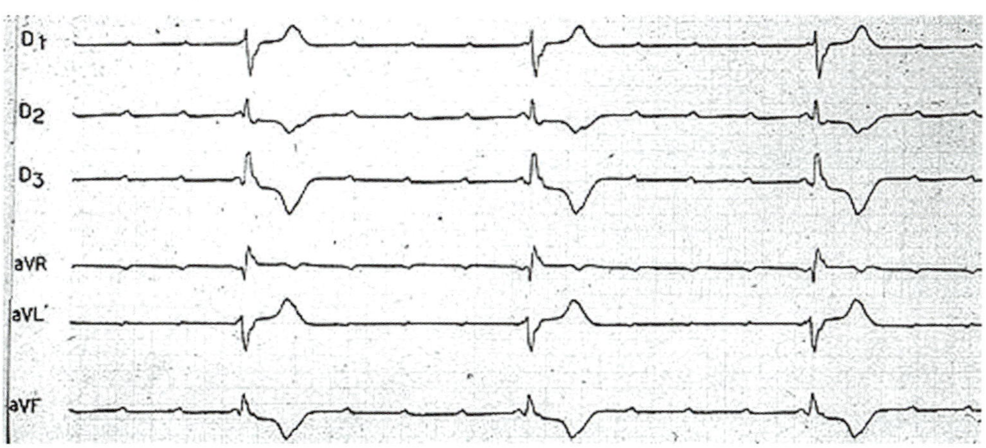

Fig. 8

Question 1
Caractérisez le « malaise ».

Question 2
Interprétez le premier ECG (fig. 7).

Question 3
Quelle anomalie apparaît sur le second ECG comparé au premier (fig. 8) ?

Question 4
Donnez les deux étiologies possibles pour le « malaise » de ce patient.

Question 5
Quel est le mécanisme physiopathologique qui pourrait lier ces deux étiologies ?

Question 6
Quel est le seul examen complémentaire qui confirmera votre diagnostic auscultatoire ?
Quels en seront *a priori* les résultats ?

Question 7
Quel examen paraclinique supplémentaire envisagez-vous pour expliquer l'anomalie mise en évidence sur le second ECG ?

Question 8
Quels traitements envisagez-vous ?

Question 9
Quel bilan préthérapeutique complémentaire ferez-vous ?

Question 10
Quel suivi préconiserez-vous ultérieurement ?

Cas clinique 13

Un homme âgé de 79 ans, est admis pour un « malaise » aux urgences. Ce patient a présenté un infarctus du myocarde 22 ans auparavant sur un terrain diabétique. Il a été revascularisé par pontage coronaire et conserve rarement, et seulement pour des efforts importants, une douleur cervicale à caractère constrictif irradiant vers le sternum et vers la mandibule. Il présente un essoufflement lorsqu'il doit monter des escaliers à partir d'une trentaine de marches ou pour bêcher son potager. Sa thérapeutique usuelle comporte : carvédilol, ramipril, dinitrate d'isosorbide en patch, rosuvastatine, metformine.
L'épouse décrit une perte de connaissance abrupte avec chute, après avoir scié du bois dans sa cour où il faisait froid et être rentré dans la maison particulièrement chauffée. La perte de contact a duré environ 2 à 3 minutes, suivie de myoclonies brèves des deux membres supérieurs et un retour rapide à la conscience sans état confusionnel. L'examen clinique initial retrouve une pression artérielle à 105/65 mm Hg aux deux bras, une fréquence cardiaque à 70 bpm. Les bruits du cœur sont assourdis avec un souffle holosystolique irradiant dans l'aisselle, l'auscultation pulmonaire est normale, l'auscultation cervicale retrouve un souffle sur le trajet de la carotide gauche. Le reste de l'examen vasculaire, neurologique et abdominal est normal. La biologie de routine faite par l'infirmière des urgences avant votre arrivée est normale (NFS, plaquettes, ionogramme, urée, créatinine, glycémie, troponine). Une échocardiographie récente mentionne un ventricule gauche dilaté avec altération de la fraction d'éjection à 27 %.

Question 1
Qualifiez le malaise du patient.

Question 2
Qualifiez le reste de la symptomatologie.

Question 3
Quelle donnée simple pouvant orienter le diagnostic de ce malaise manque à l'examen clinique ?

Question 4
Interprétez l'électrocardiogramme (fig. 9).

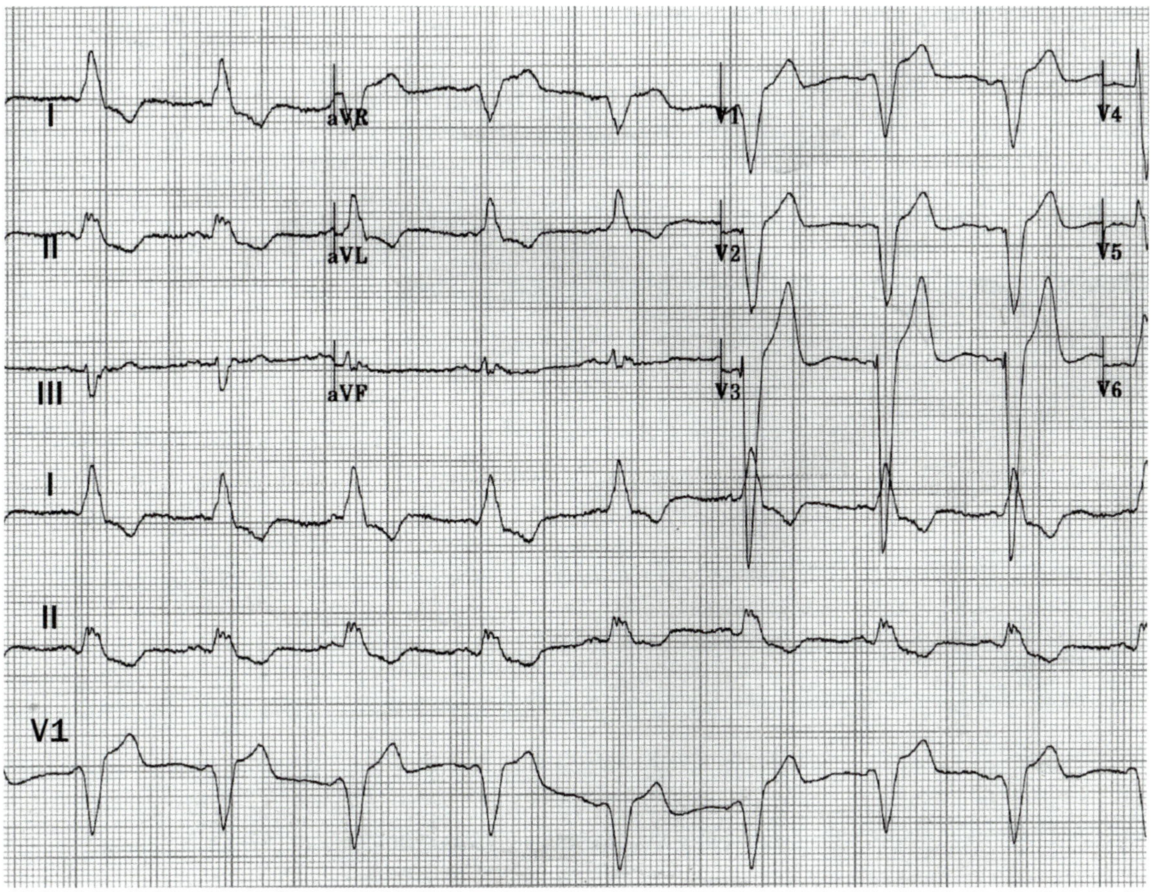

Fig. 9

Question 5

Y a-t-il une anomalie auscultatoire qui vous oriente vers une étiologie particulière au malaise ?

Question 6

Les données cliniques et les résultats de l'ECG vous orientent-ils vers une étiologie particulière du malaise ?

Question 7

Chez ce patient diabétique, l'infirmière propose, avant de récupérer le résultat de la glycémie, d'injecter du sérum glucosé à 30 % pour corriger une éventuelle hypoglycémie. Qu'en pensez-vous ?

Question 8

Quels sont les examens complémentaires qui vont permettre d'identifier la cause du malaise et dans quel ordre les réaliserez-vous ?

Question 9

Quelle thérapeutique dont l'efficacité est démontrée est manquante à son traitement d'admission ?

Cas clinique 14

Un patient de 69 ans est admis pour palpitations et douleurs thoraciques à l'effort. Ses antécédents comportent un diabète de type 2, l'exérèse d'une néoplasie cutanée de type basocellulaire il y a 2 ans, une maladie asthmatique depuis 25 ans (allergie poussière et acariens) et une hypertension artérielle. À noter un antécédent d'angioplastie coronarienne avec pose d'endoprothèse sur l'artère interventriculaire antérieure il y a 5 ans. Son traitement comporte diltiazem, hydrochlorothiazide + amiloride, trinitrine patch, simvastatine, béclométasone en spray, glibenclamide et metformine.

Depuis 3 jours exactement, il se plaint de l'apparition de douleurs thoraciques d'effort à caractère constrictif cédant le plus souvent à l'arrêt de l'effort, de siège rétrosternal irradiant dans la mâchoire, qui surviennent avec des palpitations concomitantes et une aggravation d'une dyspnée d'effort qui est ancienne. À l'arrivée aux urgences, la douleur a disparu mais les palpitations persistent. Au repos, cliniquement, le patient n'est pas dyspnéique, il n'y a pas de signe d'insuffisance cardiaque, les pouls sont tous perçus sauf les pédieux droit et gauche, l'auscultation cardiaque retrouve une tachycardie irrégulière sans souffle, l'auscultation pulmonaire est normale sans bronchospasme, les mollets sont souples, la pression artérielle est à 140/95 mm Hg aux deux bras, la saturation percutanée est à 95 %, la température est à 37 °C. L'examen neurologique et abdominal est normal. Le poids corporel est à 92 kg pour 1,70 m. Un bilan biologique à jeun et un ECG sont effectués à l'entrée du patient : la glycémie est à 1,69 g/L, urée et créatinine sont normales, l'ionogramme sanguin est normal, de même que la numération formule sanguine, la protéinurie à la bandelette est positive. La troponine est retrouvée à 0. Le cholestérol total est à 2,95 g/L et la fraction HDL à 0,45 g/L, les triglycérides sont à 2,5 g/L. La radiographie thoracique de face est normale.

Question 1

Indiquez la nature de l'arythmie présente à l'ECG (fig. 10), intégrez-la au contexte clinique et catégorisez-la précisément.

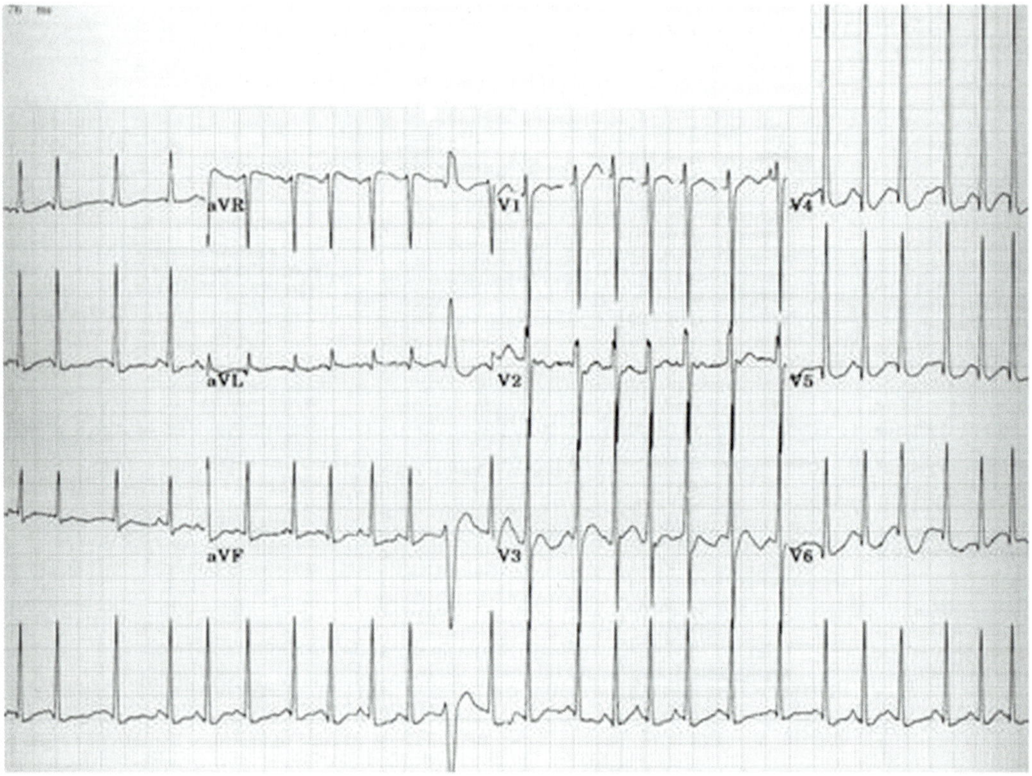

Fig. 10

Question 2

Citez et justifiez les 4 étiologies principales possibles à cette douleur à évoquer en urgence, laquelle retenez-vous et pourquoi ?

Question 3

Quel est le test thérapeutique préconisé habituellement devant ce type de douleur ? Détaillez sa réalisation et son interprétation.

Question 4

Détaillez les différentes modalités thérapeutiques possibles pour obtenir un retour en rythme sinusal chez ce patient.

Question 5

Parmi les thérapeutiques prescrites avant l'admission, il manque deux classes de molécules dont l'efficacité a été démontrée pour prévenir les événements chez ce type de patient. Mentionnez-les sans détailler.

Question 6

Quel est l'intérêt d'un bon contrôle de l'équilibre glycémique au long cours chez ce patient ? Quel est le moyen de surveillance biologique le plus approprié ? Avec quelle valeur cible ?

Question 7

Quels sont les chiffres de pression artérielle à viser chez ce patient ? Les chiffres tensionnels à l'admission sont-ils satisfaisants ?

Question 8

Donnez la formule de calcul de l'indice de masse corporelle (IMC), quel est l'objectif d'IMC à obtenir chez ce patient ?

Question 9

À partir du bilan lipidique calculez le LDL-cholestérol plasmatique. Quelle valeur cible du LDL-cholestérol fixez-vous à vos actions thérapeutiques ? Donnez sans détailler les deux toxicités observables avec l'hypolipémiant que reçoit ce patient.

Question 10

Faudra-t-il envisager une prescription d'antithrombotiques au long cours chez ce patient ? Si oui, pourquoi ? Comment ? Et avec quel moyen de contrôle ? Quelles informations délivrez-vous au patient à ce sujet ?

Cas clinique 15

M. Julien C., 74 ans, est admis pour « difficultés respiratoires ». Les antécédents comportent un glaucome traité par un collyre à base de prostaglandine, une coxarthrose bilatérale, une hypertension artérielle essentielle, un tabagisme stoppé il y a 20 ans et une hypercholestérolémie. La thérapeutique comporte diltiazem, aspirine 75 mg, pravastatine, furosémide 40 mg, suppléments potassiques.

On note un essoufflement plus marqué depuis 6 semaines environ, pour monter une dizaine de marches, marcher rapidement en terrain plat et, plus récemment, pour enfiler une veste, prendre une douche ou simplement déambuler à domicile. Le patient dort avec trois oreillers. L'interrogatoire ne retrouve pas de douleur thoracique récente. À noter une prise de poids récente de 5 kg.

L'examen clinique retrouve une pression artérielle à 120/70 mm Hg avec un pouls à 92 bpm, la saturation percutanée est à 91 %, le choc de pointe est étalé, l'auscultation cardiaque met en évidence des bruits du cœur rapides avec un 3e bruit cardiaque sourd à l'apex avec un souffle systolique 1/6 à l'apex sans irradiation. On note une turgescence jugulaire et des œdèmes malléolaires. L'auscultation pulmonaire montre des râles crépitants bilatéraux confinés aux bases. Le reste de l'examen est normal.

La biologie montre : glycémie 1,15 g/L, urée 0,34 g/L, créatinine 14 mg/L, kaliémie 4,7 mEq/L, troponine 0, Hb 13 g/dL, plaquettes 212 G/L.

Un ECG est réalisé (fig. 11).

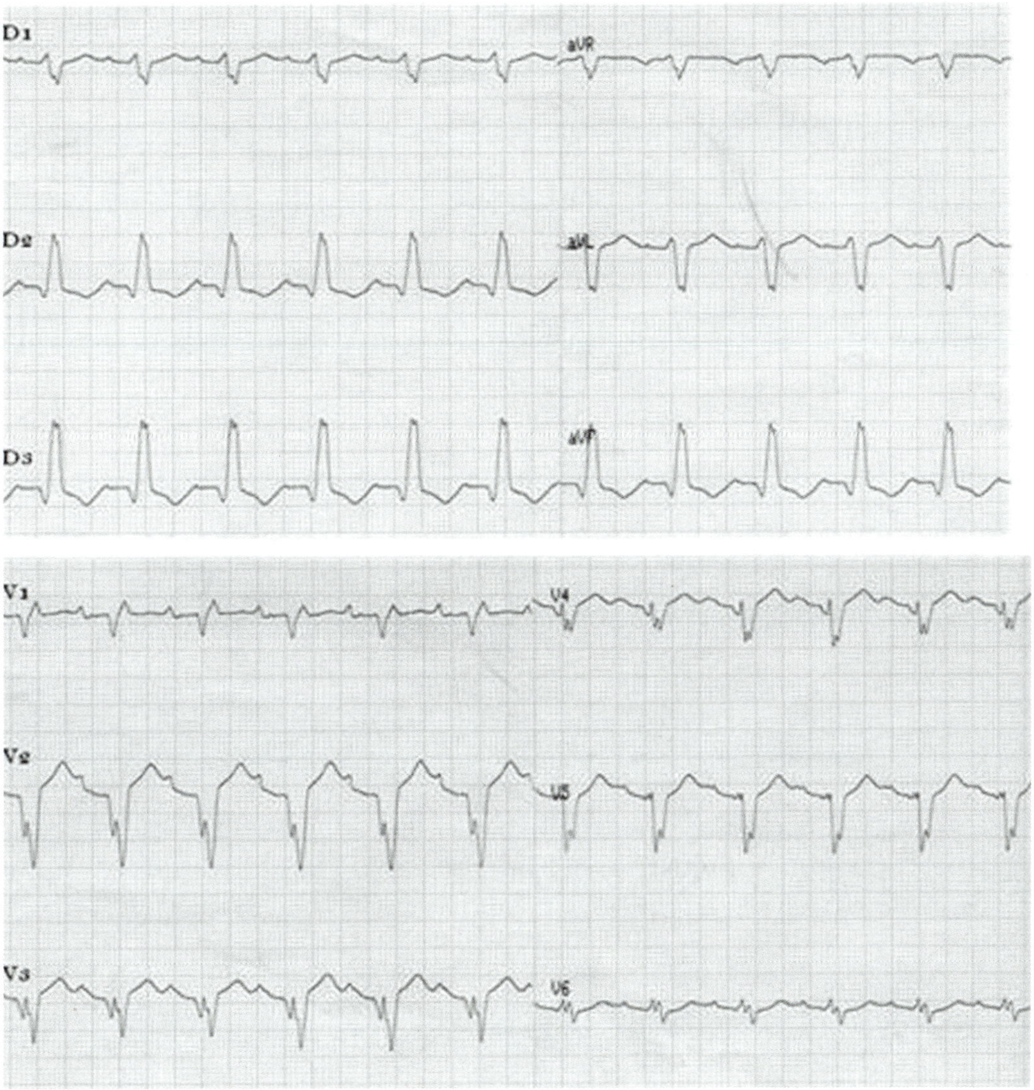

Fig. 11

Question 1
Qualifiez précisément les symptômes initiaux de ce patient, quels sont les arguments issus de l'interrogatoire permettant de les rattacher à une étiologie cardiaque ?

Question 2
Interprétez l'auscultation cardiaque.

Question 3
L'échocardiographie retrouve akinésie antéro-septale étendue et une FEVG diminuée à 37 %. Que pensez-vous du traitement de ce patient ? Justifiez votre réponse.

Question 4
Sur l'ECG, quelles sont les anomalies de la conduction que vous mettez en évidence ?

Question 5
Quelle autre anomalie est visible sur ce tracé ?

Question 6
Quels sont les mécanismes physiopathologiques possibles des anomalies de la conduction ?

Question 7
Donnez votre stratégie thérapeutique pour les premières 24 heures.

Question 8
Au décours de votre prise en charge, le patient regagne son domicile 10 jours plus tard avec une dyspnée nettement améliorée, il vous consulte 8 jours après sa sortie pour aggravation clinique, recrudescence de la dyspnée et prise de poids. De lui-même, le patient a constaté une oligurie franche, l'interrogatoire révèle une automédication par un anti-inflammatoire non stéroïdien pour les douleurs de coxarthrose depuis 4 jours.
Quelle est votre hypothèse diagnostique pour cette aggravation ? Quels examens biologiques prescrivez-vous en urgence ?

Cas clinique 16

Interprétez les dix ECG suivants (fig. 12 à 21).

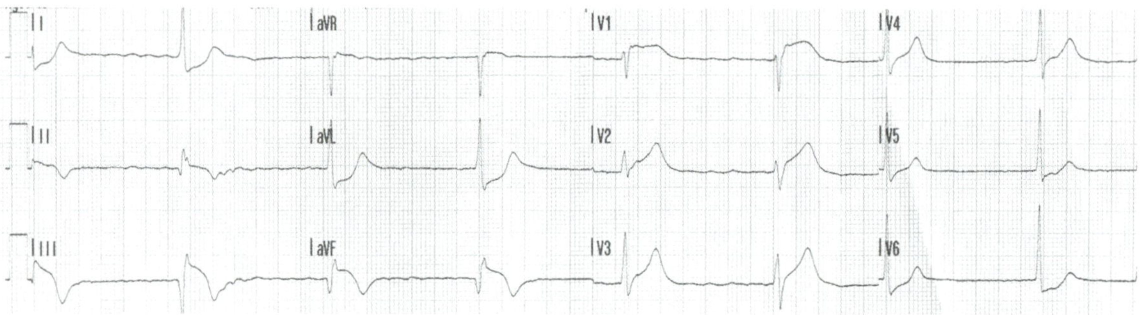

Fig. 12

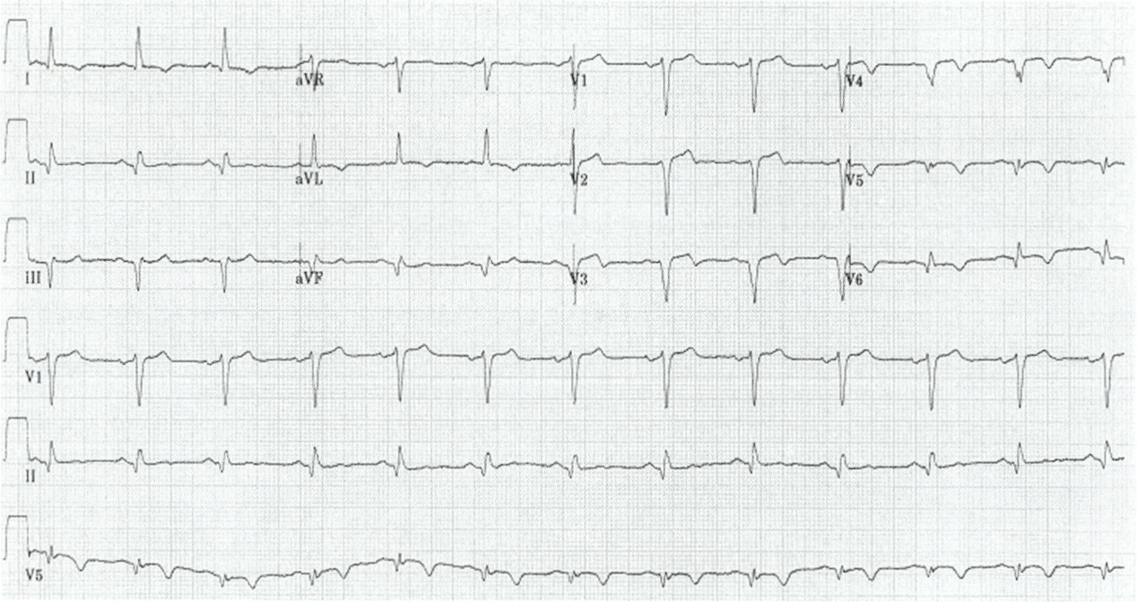

Fig. 13

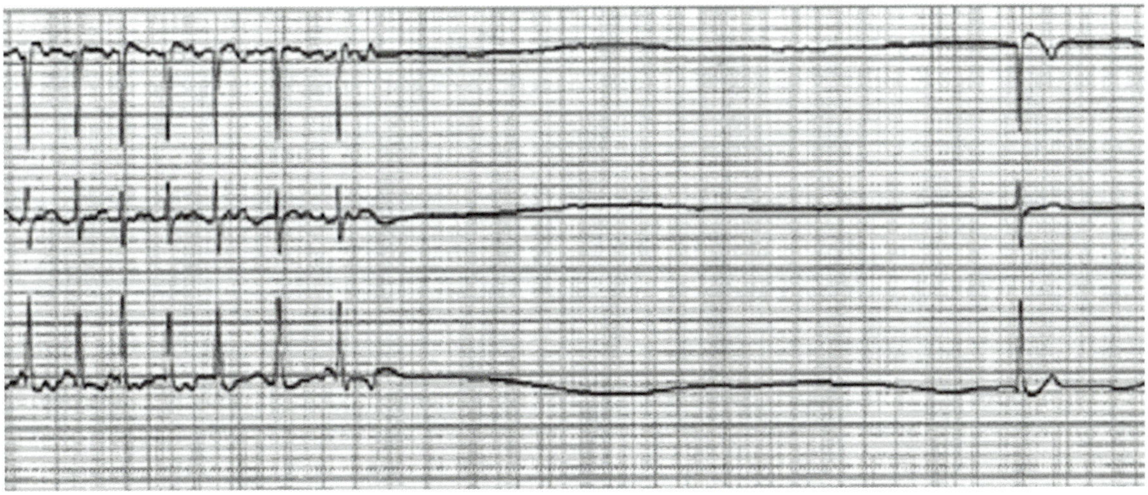

Fig. 14

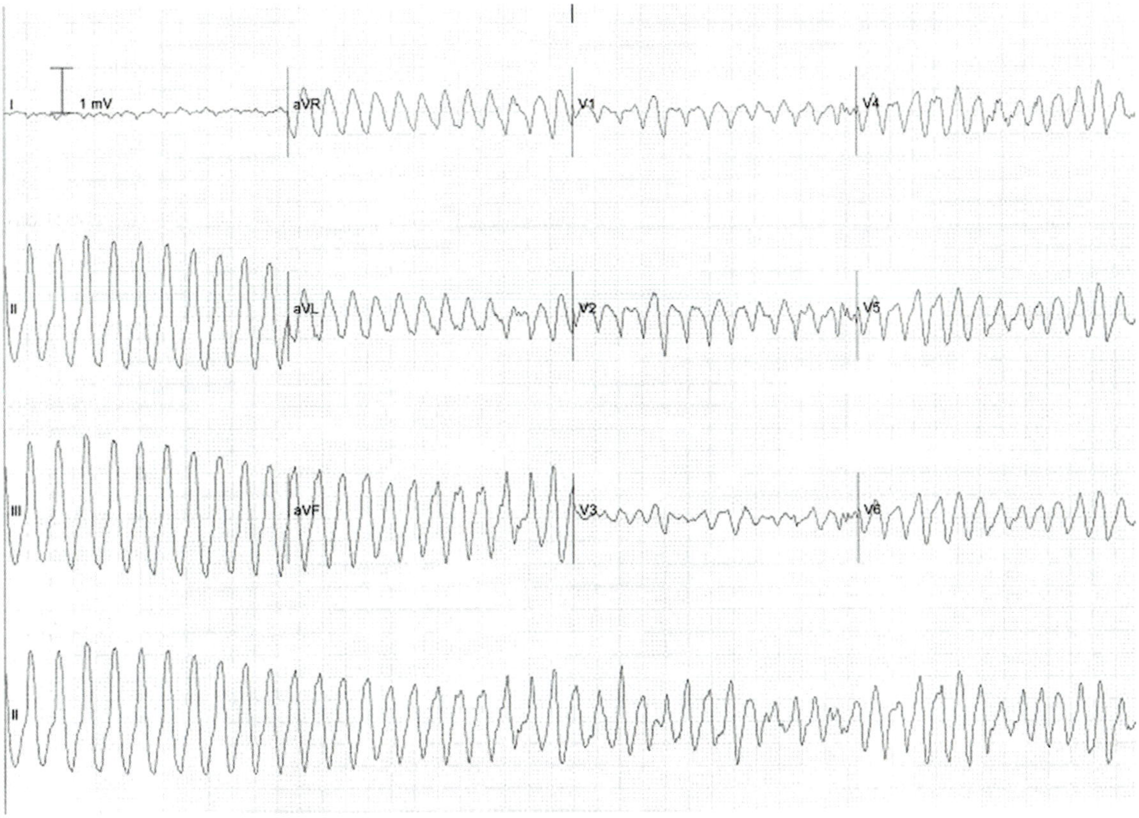

Fig. 15

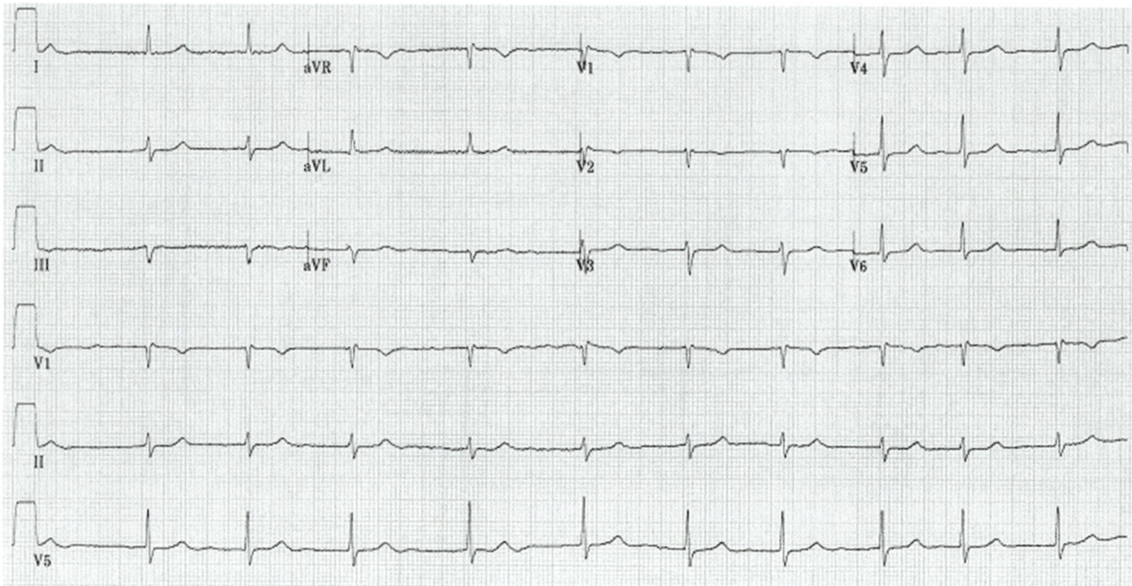
I
aVR
V1
V4
II
aVL
V2
V5
III
aVF
V3
V6
V1
II
V5

Fig. 16

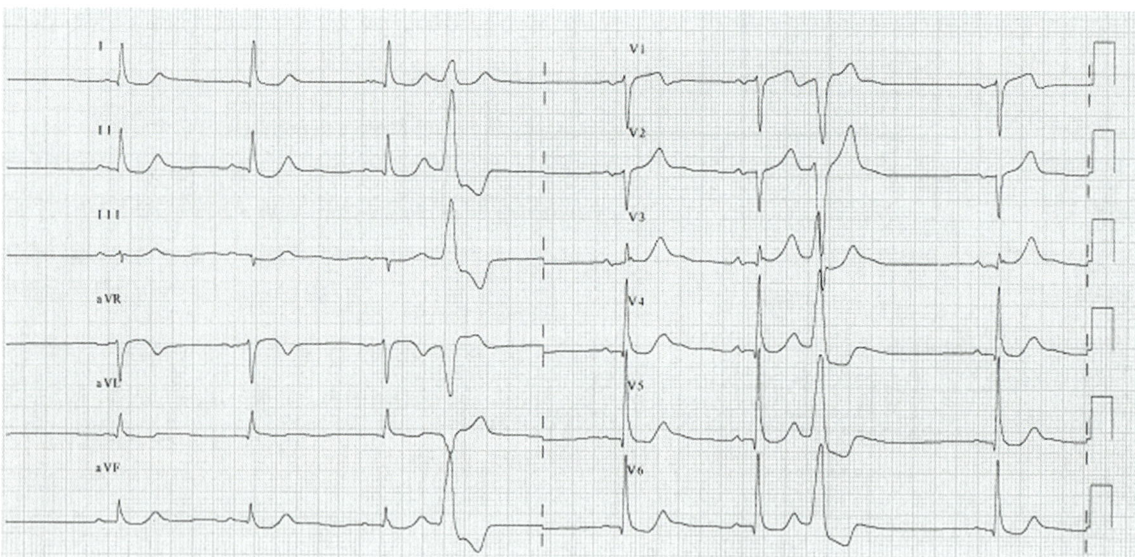
I
II
III
aVR
aVL
aVF
V1
V2
V3
V4
V5
V6

Fig. 17

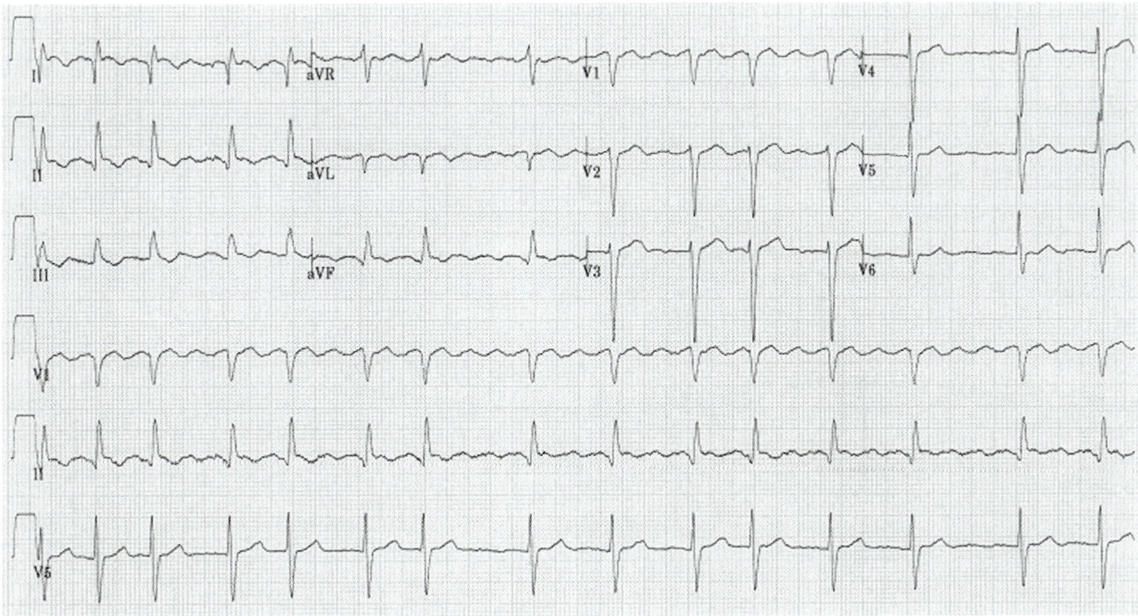
I
aVR
V1
V4
II
aVL
V2
V5
III
aVF
V3
V6
V1
II
V5

Fig. 18

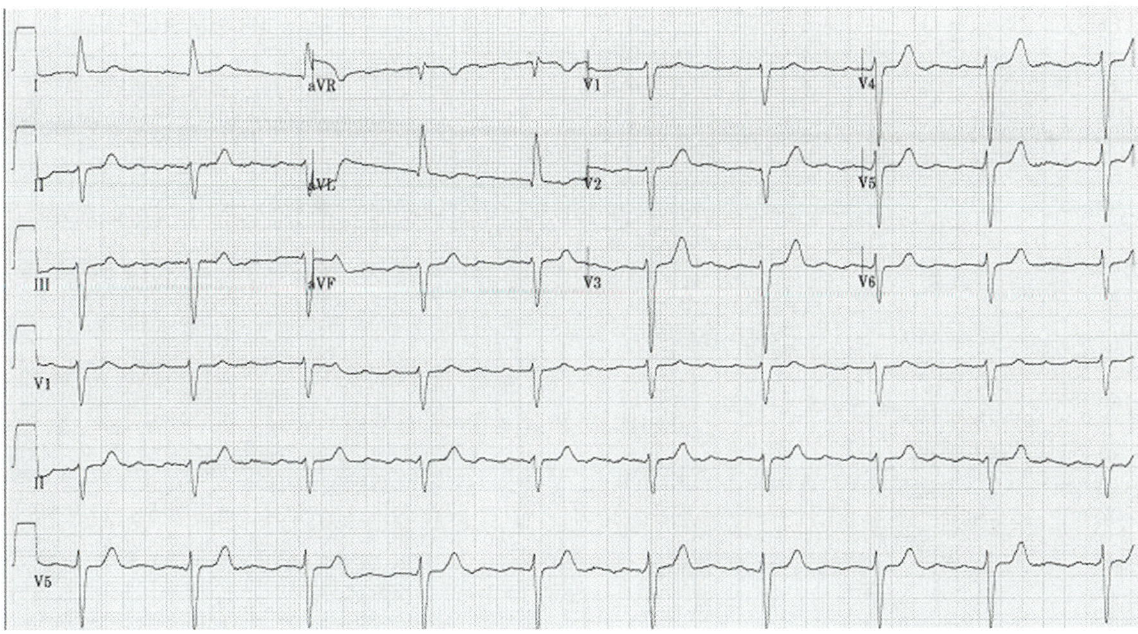
I
aVR
V1
V4
II
aVL
V2
V5
III
aVF
V3
V6
V1
II
V5

Fig. 19

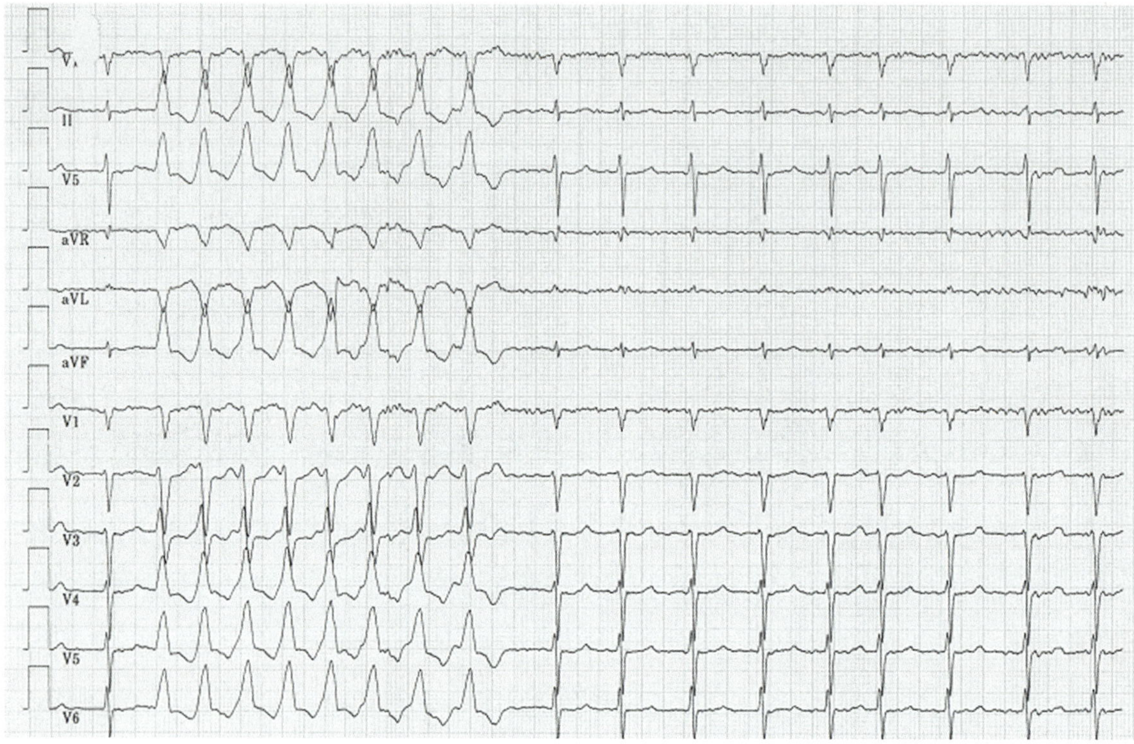

Fig. 20

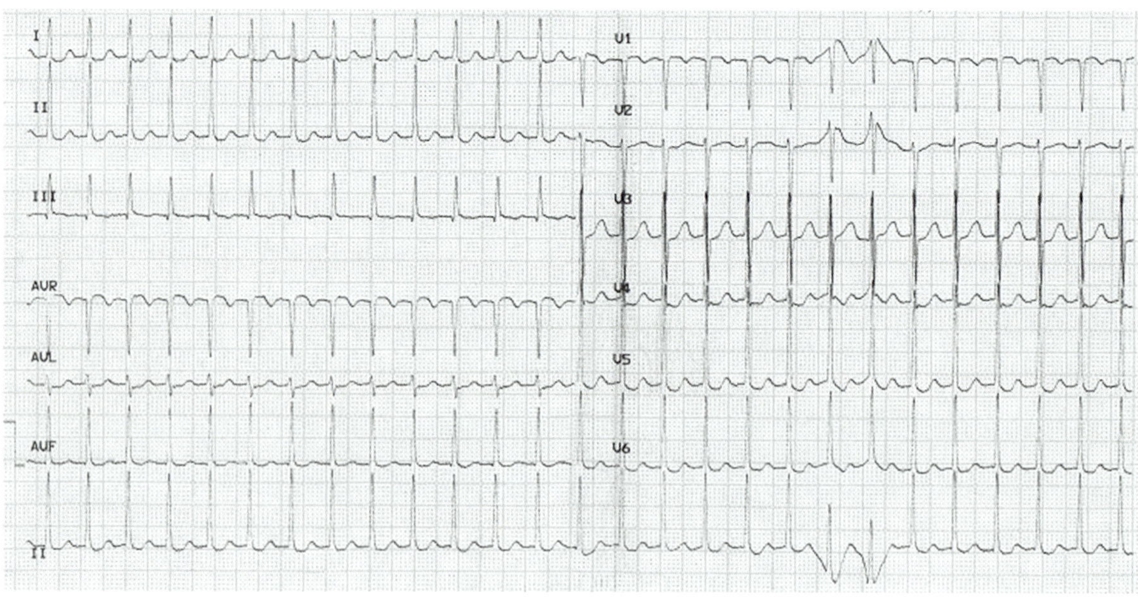

Fig. 21

Cas clinique 17

Un jeune homme de 22 ans consulte pour accélération du rythme cardiaque. C'est un sportif de haut niveau. Il pratique la course à pied depuis l'âge de 10 ans, il a participé au championnat de France de 5000 m en cadet, puis junior, puis espoir. Il pratique plus de 15 heures de sport par semaine incluant escrime et football. Les premiers accès de palpitations à début et fin brusques sont survenus vers l'âge de 16 ans, toujours à l'effort, le plus souvent en compétition. Il n'a pas noté de baisse de ses performances. Il n'a aucun antécédent personnel, pèse 72 kg pour 1,80 m, ne fume pas, ne consomme jamais d'alcool. Il ne prend aucun médicament mais des sachets de suppléments diététiques que lui fournit son entraîneur. L'examen clinique est normal, la pression artérielle est à 120/70 mm Hg. Vous disposez de l'électrocardiogramme ci-joint (fig. 22). Vous demandez NFS, ionogramme, urée et créatinine qui sont normaux.

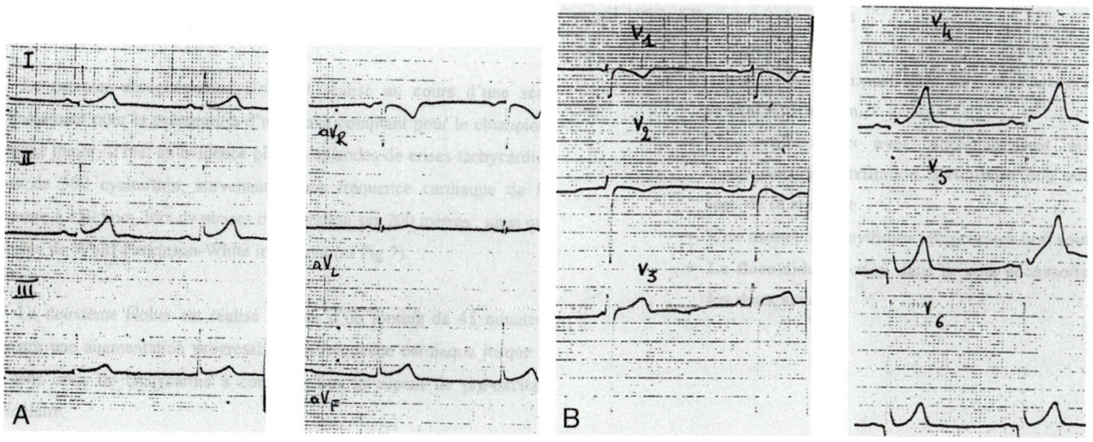

Fig. 22

Question 1

Quelles sont les données manquantes à l'interrogatoire ?

Question 2

Quelles sont les anomalies visibles à l'ECG ?

Question 3

Un test d'effort est pratiqué, avec atteinte de 92 % de la fréquence maximale théorique. Le patient profite d'un repos de 48 heures dans son agenda sportif pour porter un enregistreur Holter. Ces deux examens sont de résultats normaux. Finalement, un tracé est obtenu, donnez au moins deux méthodes ayant permis de l'obtenir et interprétez-le (fig. 23).

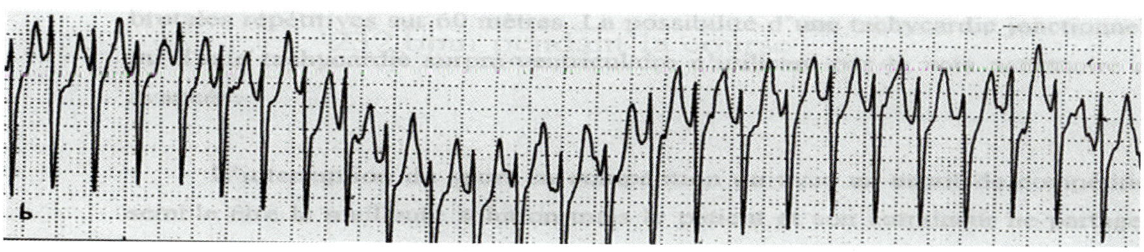

Fig. 23

Question 4

Devant ce tracé, un collègue suggère l'introduction d'un traitement anticoagulant oral pour prévenir le risque thromboembolique, qu'en pensez-vous ? Justifiez.

Question 5

Que pensez-vous des habitudes alimentaires de ce sportif, quelles sont les données manquantes et pourquoi ?

Question 6

Quel examen d'imagerie manque à l'évaluation de ce patient (une seule réponse) et qu'en attendez-vous ?

Cas clinique 18

Mme Y., âgée de 80 ans, est adressée au service d'accueil des urgences pour un malaise de survenue brutale. Son mari, présent lors du malaise, vous explique que sa femme est tombée brutalement puis a repris conscience 1 minute plus tard. Il n'a constaté ni mouvements anormaux lors de la perte de connaissance, ni perte d'urine. Il n'y a pas eu d'épisode confusionnel faisant suite à l'évanouissement. Les principaux antécédents de Mme Y. sont un diabète de type 2, une HTA et un surpoids. Son traitement habituel comprend un antagoniste des récepteurs de l'angiotensine 2 associé à un diurétique thiazidique (candésartan + hydrochlorothiazide) ainsi que metformine. Depuis environ une dizaine de jours, de la spironolactone a été ajoutée par le médecin traitant car les chiffres de pression artérielle étaient « trop élevés ». L'examen clinique est sans particularité hormis un hématome en lunette. L'électrocardiogramme du mois dernier présent au dossier est le tracé A (fig. 24A), vous venez d'enregistrer le tracé B (fig. 24B) car, à nouveau, la patiente « ne se sent pas bien ». Sur des analyses biologiques datant aussi du mois dernier, vous notez que la clairance de la créatinine est estimée à 42 mL/min.

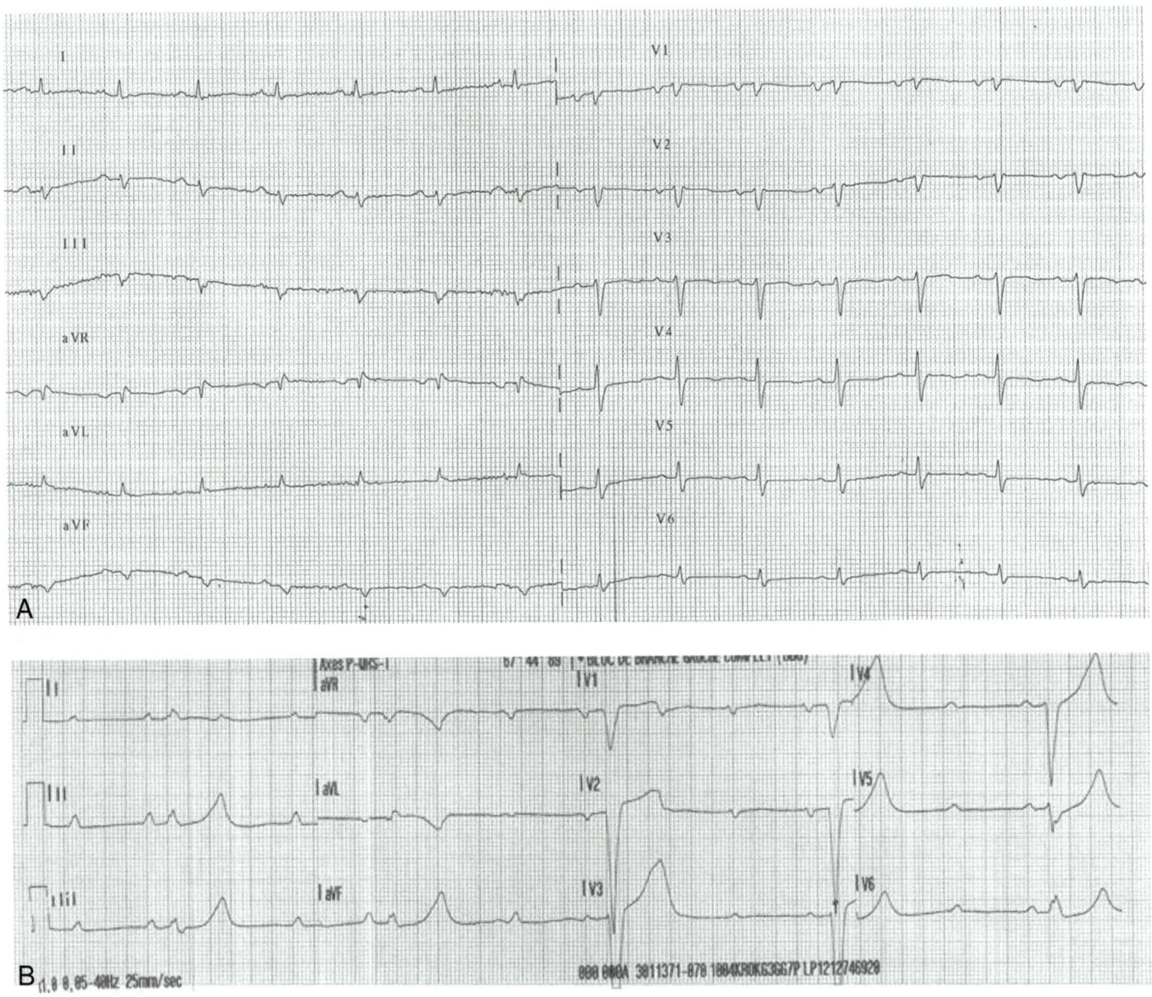

Fig. 24

Question 1
Comment qualifiez-vous le malaise ? Justifiez.

Question 2
Quelles anomalies supplémentaires apparaissent sur le tracé B par rapport au tracé A ?

Question 3
Quels sont précisément le mécanisme et la cause du malaise ?

Question 4
Quel examen biologique va vous permettre de le confirmer (une seule réponse) ? À quel résultat vous attendez-vous ?

Question 5
Quels sont les principes du traitement en urgence et les paramètres à surveiller ?

Question 6
Pensez-vous que l'état de cette patiente nécessite l'implantation d'un stimulateur cardiaque ?

Question 7
Que pensez-vous du traitement antidiabétique que recevait cette patiente ?

Cas clinique 19

Un homme de 70 ans vous est adressé au service d'accueil des urgences par son médecin traitant pour une dyspnée d'aggravation progressive – survenant actuellement à la montée de quelques marches, à la marche rapide sur terrain plat, mais ni pour s'habiller ou se déshabiller, ni à la marche lente –, ainsi que pour l'apparition d'œdèmes des membres inférieurs et une prise de poids récente de 4 kg. Le patient n'a pas d'antécédent particulier hormis une appendicectomie, un glaucome traité par un collyre à base de prostaglandine et un tabagisme estimé à 30 paquets-années non sevré. Puisant dans l'armoire à pharmacie familiale, il a pris un AINS (diclofénac) pour des lombalgies chroniques. Il vous déclare une consommation de 2 verres de vin par repas depuis l'âge de 18 ans. À l'examen clinique, la pression artérielle est normale à 110/67 mm Hg, la fréquence respiratoire à 17/min. Le choc de pointe est étalé et les bruits du cœur assourdis; cependant, l'auscultation cardiaque retrouve des bruits du cœur réguliers à 100 bpm avec un souffle holosystolique de pointe côté 2/6 qui n'était pas antérieurement connu. L'auscultation pulmonaire retrouve des râles crépitants bilatéraux remontant jusqu'au tiers des champs pulmonaires. Il existe une turgescence jugulaire avec reflux hépatojugulaire. La biologie retrouve une élévation du NT-proBNP à 5676 pg/mL, un VGM à 100, des γ-GT à 1,5 fois la normale, une créatininémie normale pour l'âge à 77 µmol/L, la troponinémie est nulle.

Question 1

Classez les symptômes, quel est votre diagnostic? Justifiez votre réponse sur des arguments cliniques et biologiques.

Question 2

Quelle autre anomalie auscultatoire cardiaque (absente ici) est souvent entendue dans un tel contexte?

Question 3

Interprétez l'ECG (fig. 25).

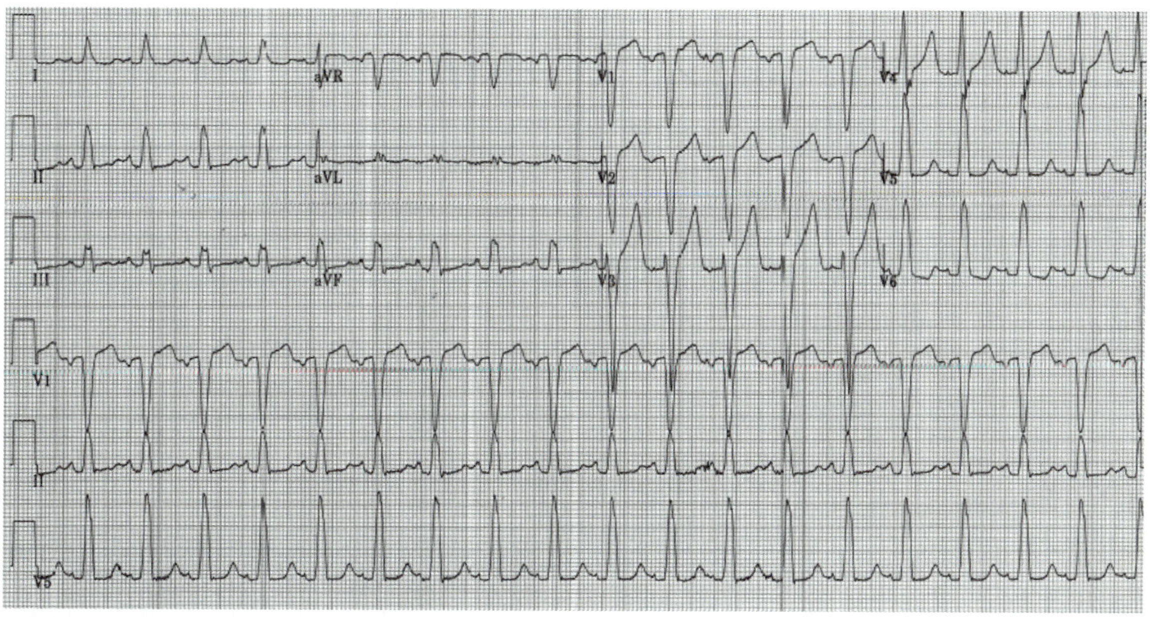

Fig. 25

Question 4
Quel examen complémentaire vous semble indispensable dans ce contexte afin de confirmer le diagnostic et de commencer le bilan étiologique ? Qu'en attendez-vous dans ce cas précis ?

Question 5
Quelles étiologies sont les plus probables chez ce patient ? Justifiez vos réponses.

Question 6
Quel traitement allez-vous mettre en place en urgence ? Comment allez-vous le surveiller ?

Question 7
Après une semaine de traitement, vous constatez une nette amélioration clinique. La dyspnée est actuellement au stade II de la NYHA, les signes cliniques ont totalement régressé. La fraction d'éjection ventriculaire gauche a été mesurée à 38 %. Quel traitement de fond allez-vous mettre en place chez ce patient ?

Question 8
Quelle prise médicamenteuse lui interdisez-vous et pourquoi ?

Cas clinique 20
M. F., 80 ans, est adressé au service d'accueil des urgences par son médecin traitant pour dyspnée aiguë. Ses antécédents principaux sont une cure chirurgicale de hernie inguinale 5 ans auparavant compliquée d'une phlébite postopératoire, ainsi qu'un cancer colique en cours de traitement par chimiothérapie, le patient est d'ailleurs asthénique depuis la dernière cure et est resté alité depuis une semaine. Lorsque vous observez M. F., vous constatez une polypnée, un tirage ainsi qu'un balancement thoracoabdominal. L'infirmière des urgences vous apprend que :

- la saturation en air ambiant (SpO_2) est de 85 % ;
- la température est de 38,5 °C ;
- la pression artérielle est de 120/62 mm Hg ;
- le pouls est régulier à une fréquence de 121 battements/min ;
- à peine installé aux urgences, il a expectoré un peu de sang noirâtre.

Vous l'auscultez rapidement : le murmure vésiculaire est diminué mais symétrique, vous entendez un frottement pleural à gauche avec une matité de la base gauche à la percussion. Vous interrompez votre examen et débutez votre réflexion.

Question 1
Quels sont les deux diagnostics que vous évoquez en priorité chez ce patient ? Justifiez.

Question 2
Quels signes supplémentaires allez-vous rechercher à l'interrogatoire et à l'examen clinique pouvant vous orienter vers l'un ou l'autre de ces deux diagnostics ?

Question 3
Pensez-vous que la confirmation du diagnostic doive venir d'un examen biologique ? Si oui, le(s)quel(s) ?

Question 4
Quels signes allez-vous rechercher à l'électrocardiogramme ?

Question 5
Quels examens d'imagerie pourrez-vous réaliser afin de confirmer ou d'infirmer chacun des diagnostics évoqués ?

Cas clinique 21
Mme V., 68 ans, est hospitalisée en urgence pour « étouffement », ses antécédents comportent une HTA, une dyslipidémie, une arthrose des genoux bilatérale invalidante, une obésité à 170 cm et 100 kg, une cataracte gauche opérée et une hystérectomie totale il y a 2 ans pour fibrome. Il n'y a pas d'antécédents familiaux particuliers. Depuis quelques jours, elle se plaint d'une fatigue extrême avec difficultés à respirer, y compris pour descendre ses escaliers. Cette nuit, elle a même eu du mal à respirer dans son lit.
Le traitement comprend : zopiclone 1 cp/j, fénofibrate 1 cp/j, paracétamol, bumétanide 1 mg, chlorure de potassium 600 mg/j.
À l'examen clinique, la patiente est très dyspnéique assise dans son lit, la pression artérielle est à 80/40 mm Hg, le pouls à 108 bpm, la saturation à 88 % sous 9 L d'oxygène par sonde nasale, les bruits du cœur sont réguliers, rapides avec des marbrures sur les genoux, l'auscultation pulmonaire est claire sans râles crépitants ni sibilants, le mollet gauche est sensible sans autres signes locaux, on retrouve une turgescence jugulaire, une radiographie thoracique est effectuée (fig. 26).

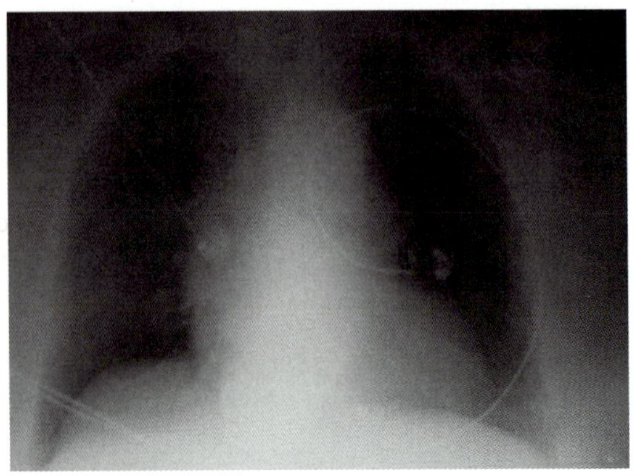

Fig. 26

Le radiologue qui a effectué le cliché vous téléphone et vous propose de faire un scanner dont le résultat est ci-joint (fig. 27).

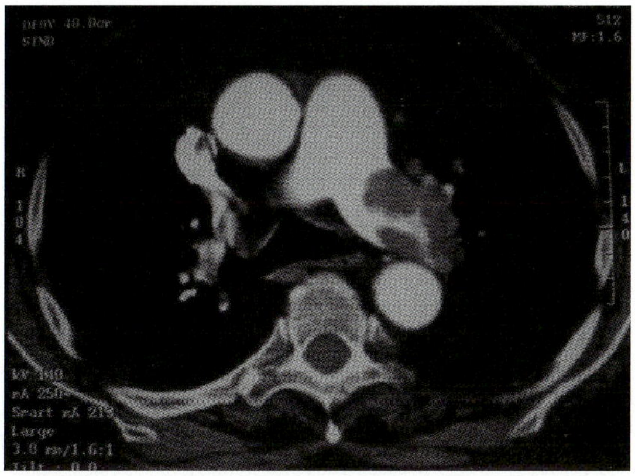

Fig. 27

Question 1
Calculez le score de Wells simplifié.

Question 2
De quel(s) examen(s) supplémentaire(s) avez-vous besoin pour confirmer le diagnostic ?

Question 3
Compte tenu de votre diagnostic, stratifiez maintenant le risque.

Question 4
De quel(s) examen(s) complémentaire(s) avez-vous besoin avant de traiter ?

Question 5
Détaillez vos prescriptions des premières heures.

Question 6
Mme V. quitte l'hôpital avec un traitement de fond supplémentaire, de quelle nature ? Détaillez.

Question 7
Quel bilan complémentaire envisagez-vous ultérieurement ?

Cas clinique 22

Un homme de 63 ans, hypertendu ancien, vous consulte pour la 2e fois en 3 semaines d'intervalle pour des bourdonnements d'oreille associés à des chiffres de pression artérielle élevés à l'automesure (PAS 170 mm Hg, PAD 100 mm Hg). Ce patient n'a pas d'antécédent pathologique notable. On note cependant une vie professionnelle « agitée » et des repas « bien arrosés » comme il le dit lui-même, ainsi qu'un goût prononcé pour les plats salés. Son traitement actuel associe périndopril, hydrochlorothiazide et vérapamil. Ces médicaments sont prescrits à dose optimale depuis plusieurs mois. Par ailleurs, en raison d'une tendinite patellaire, un traitement par ibuprofène (anti-inflammatoire non stéroïdien) a été débuté depuis 1 mois. À l'interrogatoire, son épouse qui l'accompagne nous confie que depuis très longtemps, il ronfle. Il pèse 86 kg pour 1,70 m. La pression artérielle en début d'examen est de 170/100 mm Hg ; après 15 minutes de repos, elle est mesurée à 170/95 mm Hg. Le reste de l'examen est normal.

Question 1
Quelle est la définition d'une HTA résistante ?

Question 2
Quels facteurs exogènes sont à rechercher chez ce patient, pouvant expliquer ce déséquilibre tensionnel ?

Question 3
Quel bilan biologique simple réalisez-vous pour mettre en évidence un éventuel apport sodé excessif ?

Question 4
Décrivez les conditions de mesure clinique de la pression artérielle à respecter pour éviter une erreur de mesure et notamment une majoration des chiffres tensionnels.

Question 5
Afin d'avoir un reflet exact du niveau tensionnel réel chez ce patient, vous réalisez une MAPA (mesure ambulatoire de la pression artérielle). Voici les résultats obtenus :

- pression artérielle moyenne sur 24 heures : PAS 129 mm Hg, PAD 89 mm Hg ;
- pression artérielle moyenne pendant la période diurne : PAS 134 mm Hg, PAD 84 mm Hg.

Quelles sont vos conclusions ?

Question 6
En reprenant l'interrogatoire, le patient décrit des douleurs rétrosternales, sans irradiation, d'allure constrictive, survenant uniquement à l'effort, pour des efforts importants (deux douleurs par mois), et cédant rapidement à l'arrêt de l'effort. Vous réalisez un ECG à distance de ces épisodes douloureux. Que peut-il vous apporter ?

Question 7
Devant cette symptomatologie douloureuse, une scintigraphie myocardique couplée à une épreuve d'effort est réalisée. L'épreuve d'effort est positive sans aucun critère de gravité. La scintigraphie myocardique visualise une ischémie myocardique très limitée (5 % du myocarde) sans autre anomalie, en particulier pas de séquelle d'infarctus du myocarde. Quel traitement prescrivez-vous au long cours chez ce patient ?

Cas clinique 23

Un homme de 75 ans est adressé par son médecin traitant aux urgences de l'hôpital le 5 octobre 2018 pour une douleur thoracique d'apparition brutale et persistante depuis 10 heures. Ce patient est traité pour une HTA modérée par 20 mg/j de lisinopril (inhibiteur de l'enzyme de conversion) depuis 2 mois et par simvastatine (statine) 40 mg/j pour une hypercholestérolémie. Il a présenté un épisode grippal 15 jours avant son admission, associé à une fièvre à 38,7 °C. À l'admission, la douleur est rétrosternale, à type de brûlure, irradie dans le dos et persiste après la prescription de deux pulvérisations de trinitrine administrées par voie sublinguale. L'inspiration profonde augmente légèrement la douleur ainsi que la toux.

L'examen clinique est le suivant : poids = 80 kg, taille = 170 cm, température = 37,8 °C, FC = 80 bpm. La pression artérielle est de 170/110 mm Hg au bras gauche, 160/105 mm Hg au bras droit. Les bruits du cœur sont réguliers, sans souffle cardiaque audible. L'auscultation pulmonaire est normale.

Par ailleurs, depuis quelques semaines, ce patient se plaint de douleurs musculaires au niveau des cuisses, associées à des crampes survenant au repos, ainsi que d'une toux sèche irritative.

Question 1

Quels sont les trois diagnostics à évoquer en priorité ? Citez les arguments cliniques présents dans l'observation en faveur de ces diagnostics.

Question 2

Interprétez l'ECG (fig. 28). Quel diagnostic retenez-vous parmi les trois diagnostics précédents ?

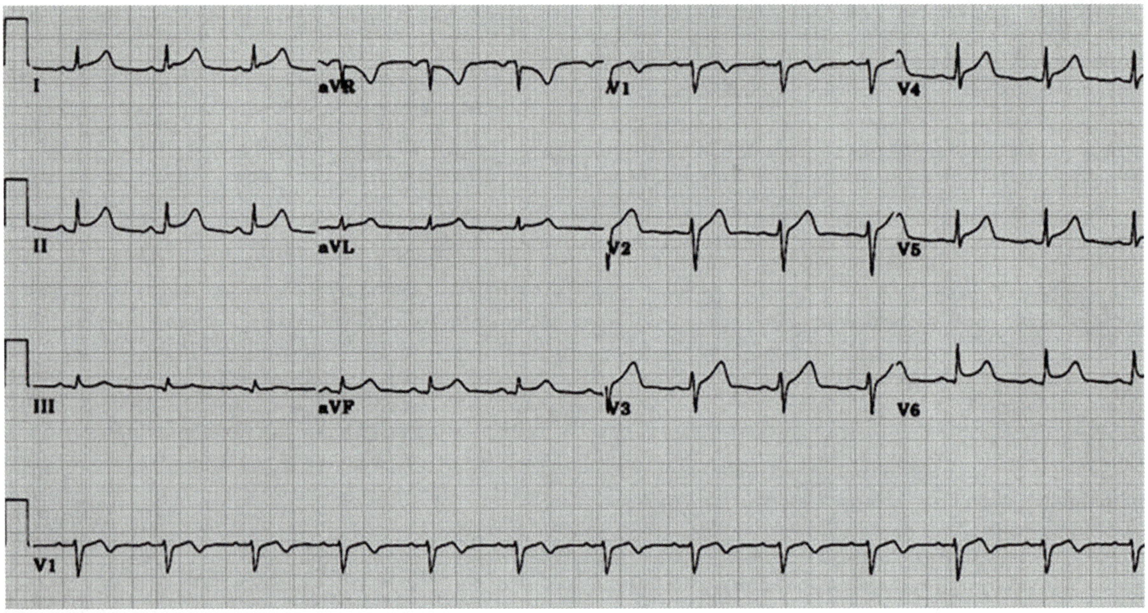

Fig. 28

Question 3

Quels examens biologiques réalisez-vous à titre de bilan une fois votre diagnostic établi ?

Question 4

Quel examen complémentaire en dehors des examens biologiques demandez-vous pour rechercher, une fois votre diagnostic établi, la principale complication de cette pathologie ? Quelle est cette complication ?

Question 5

Comment interprétez-vous les douleurs musculaires que présente ce patient ? Quel examen biologique demandez-vous ? Quelle attitude thérapeutique devez-vous adopter ?

Question 6

Y a-t-il une cause médicamenteuse possible à la toux que présente ce patient et que faire ?

Question 7

À cette époque de l'année, quelle mesure prophylactique devez-vous envisager ?

Réponses

Cas clinique 1

Principaux items abordés :

- Item 219 – Facteurs de risque cardiovasculaire et prévention
- Item 221 – Hypertension artérielle de l'adulte
- Item 228 – Douleur thoracique aiguë et chronique
- Item 326 – Prescription et surveillance des classes de médicaments les plus courantes chez l'adulte et chez l'enfant
- **Item 334 – Syndromes coronariens aigus**

Question 1

Le diagnostic le plus probable est un angor d'effort stable : angor d'effort car ce sont des douleurs thoraciques d'effort à type d'oppression, stable car évoluant depuis plus d'un mois sans notion d'aggravation récente, chez un homme de de 69 ans ayant de nombreux facteurs de risque cardiovasculaire.

La normalité de l'examen clinique (hormis l'HTA) et de l'ECG de repos ne remettent évidemment pas en cause ce diagnostic.

L'épreuve d'effort est positive à 90 W et à 70 % de la fréquence maximale théorique (FMT = 220 – 69 = 151 bpm). Le seuil ischémique est donc bas, il est par conséquent licite de rechercher des lésions pluritronculaires et/ou proximales pouvant bénéficier d'une revascularisation en réalisant une coronarographie.

Question 2

- Antiagrégants plaquettaires par aspirine 75 mg/j associée au clopidogrel 75 mg/j pendant 6 mois. L'aspirine est ensuite prescrite indéfiniment.
- Statine à ajuster pour obtenir un LDL cholestérol < 0,7 g/L.
- Traitement de son HTA afin d'obtenir une PAS < 135 mm Hg/PAD < 85 mm Hg en automesure. On privilégie un inhibiteur de l'enzyme de conversion ou un bêtabloquant chez ce patient coronarien.
- Le traitement antiangineux n'est pas nécessaire chez ce patient car la revascularisation a été complète. Le traitement bêtabloquant peut être prescrit comme antihypertenseur mais n'est pas impératif car le patient est revascularisé et n'a jamais présenté d'infarctus du myocarde.
- La trinitrine en spray peut se discuter en cas de récidive d'angor.

Question 3

L'évolution de la maladie coronaire est assez imprévisible. Le contrôle strict des facteurs de risque contribue à diminuer le risque de progression : chez ce patient, la pression artérielle n'était peut-être pas suffisamment contrôlée, de même que le cholestérol puisqu'avec la formule de Friedewald (LDL-C = CT – HDL-C – TG/5 [g/L]), on peut calculer le LDL-C à 1,3 g/L pour un objectif à 0,7 g/L.

L'indication du mode de revascularisation relève du spécialiste et est en général portée au cours d'une réunion de concertation pluridisciplinaire médico-chirurgicale réunissant cardiologues, cardiologues interventionnels, chirurgiens cardiaques. Elle tient compte du nombre de lésions à revasculariser et de leur complexité (en fonction de score), de la qualité des lits d'aval et du risque opératoire et des comorbidités (en particulier le diabète qui pousse souvent plus à une revascularisation par pontage) et, bien sûr, de l'avis du patient. Ici, l'indication du pontage repose sur l'engagement du pronostic vital car il s'agit de lésions tritronculaires incluant le tronc coronaire gauche.

Question 4

- Échodoppler des troncs supra-aortiques.
- Radiographie de thorax (explorations fonctionnelles respiratoires non systématiques en l'absence de pathologie pulmonaire).
- Bilan pré-CEC (circulation extracorporelle) : groupe sanguin, RAI (recherche d'agglutinines irrégulières), sérologies, etc., mais la biologie de routine est déjà disponible.

Question 5

L'épreuve d'effort positive témoigne d'une ischémie résiduelle probablement secondaire au fait que la revascularisation par pontage a été incomplète.

Il faut reprendre un traitement anti-ischémique : on peut prescrire une association de bêtabloquants déjà présents à un inhibiteur calcique non bradycardisant, par exemple amlodipine.

Il faudra discuter un traitement interventionnel complémentaire par angioplastie sur les artères que le chirurgien n'a pas pu ponter.

Un renforcement du traitement préventif de l'évolutivité coronarienne est entrepris : contrôle plus strict des chiffres tensionnels, régime méditerranéen et majoration du traitement par statine pour un objectif de LDL < 0,7 g/L.

Cas clinique 2

Principaux items abordés :

- Item 219 – Facteurs de risque cardiovasculaire et prévention
- Item 228 – Douleur thoracique aiguë et chronique
- Item 229 – Électrocardiogramme
- Item 326 – Prescription et surveillance des classes de médicaments les plus courantes chez l'adulte et chez l'enfant
- **Item 334 – Syndromes coronariens aigus**

Question 1

Le patient doit être hospitalisé en USIC car il s'agit d'un SCA jusqu'à preuve du contraire (douleur angineuse spontanée sévère et récidivante). Il y a un risque d'infarctus du myocarde et de mort subite par fibrillation ventriculaire s'il est renvoyé à son domicile.

L'ECG normal n'exclut pas ce diagnostic.
Les autres causes de douleur thoracique (« PIED ») sont moins probables du fait de la normalité de l'échocardiographie.
La surveillance doit être :

- clinique : guetter la récidive de douleur et surveiller les constantes ;
- électrocardiographique : l'ECG doit être renouvelé en cas de récidive douloureuse et de manière systématique au bout de 6 heures ;
- biologique : le dosage de la troponinémie doit être fait à l'admission et répété 6 heures plus tard.

Question 2

On instaure le traitement du SCA non ST ; en effet, l'évaluation clinique échographique n'est en faveur ni d'une dissection aortique ni d'une péricardite aiguë, il faut débuter par aspirine 250 mg IV et clopidogrel 300 mg *per os*.
On commence aussi l'anticoagulation par HBPM, par exemple enoxaparine 100 UI/kg matin et soir (ou fondaparinux 2,5 mg) après vérification de la normalité de la créatininémie. L'HNF par voie IV est aussi acceptable sous surveillance du TCA : bolus IV de 60 ou 70 UI/kg.
On peut adjoindre un traitement bétabloquant à visée anti-ischémique si la pression artérielle n'est pas trop basse et en l'absence de signes d'insuffisance cardiaque.

Question 3

Sous-décalage de ST atteignant 5 mm de V3 à V6 avec onde T négative en D1, D2 et aVL et BBD associé : l'ECG confirme le diagnostic de SCA non ST.
Récidive douloureuse accompagnée de signes ECG d'ischémie myocardique malgré le traitement mis en place : on peut donner de la trinitrine en sublinguale puis IV et il faut envisager une coronarographie car il s'agit d'un patient à très haut risque.

Question 4

Non, le fait que la troponine s'élève traduit une souffrance myocardique avec nécrose myocardique. Pour autant, il ne s'agit pas d'un SCA avec sus-décalage du segment ST.
Ce n'est pas sur l'élévation de troponine que l'on différencie des deux types de SCA mais sur la présentation clinique et ECG initiale.

Question 5

- Aspirine : 75 mg/j pour une durée indéfinie sauf en cas d'intolérance digestive.
- Prasugrel : 10 mg/j durant 1 an.
- Statine dose à adapter pour avoir un LDL-C < 0,7 g/L.
- Bêtabloquant.
- Prise en charge des autres facteurs de risque si présents.

Cas clinique 3

Principaux items abordés :

- Item 228 – Douleur thoracique aiguë et chronique
- Item 229 – Électrocardiogramme
- Item 326 – Prescription et surveillance des classes de médicaments les plus courantes chez l'adulte et chez l'enfant
- **Item 334 – Syndromes coronariens aigus**

Question 1

SCA avec sus-décalage du segment ST (SCA avec ST+) persistant depuis plus de 45 minutes. La douleur est évocatrice et le sus-décalage de ST est > 2 mm dans deux dérivations précordiales contiguës ; en effet, le sus-ST atteint 5 mm en V2 et V3 et s'étend de V1 à V6, et on note un miroir en inférieur (D2, D3, VF).
Ce SCA est compliqué d'une poussée d'insuffisance ventriculaire gauche (Killip II).

Question 2

Il s'agit d'une occlusion coronarienne aiguë car la douleur est prolongée avec sus-décalage de ST. On peut présumer que l'artère en cause est l'interventriculaire antérieure proximale en raison du territoire antérieur étendu de V1 à V6 comme l'atteste aussi l'insuffisance cardiaque (sub-OAP).

Question 3

- Morphine SC.
- Oxygène par sonde nasale à 2–3 L/min.
- Dérivé nitré en *sublingual* : test diagnostique et traitement de l'insuffisance ventriculaire gauche.
- Diurétique de l'anse par voie intraveineuse de type furosémide (Lasilix®), pour enclenchement d'une diurèse rapide, et compensation des pertes urinaires par apport de KCl.

Question 4

L'objectif est d'obtenir une reperfusion myocardique le plus rapidement possible.
Nous sommes 1 heure après le début de la douleur et la réalisation d'une coronarographie ne pourrait avoir lieu que dans plus de 2 heures.
Il est donc préférable, en l'absence de contre-indication (ce qui semble être le cas : absence d'antécédent) de débuter une fibrinolyse IV préhospitalière (administrée par le médecin du SAMU) car pas d'accès rapide possible en salle de cathétérisme (> 90 min).
On prescrit de préférence énoxaparine 0,5 mg/kg en bolus IV associé à Metalyse® (ténectéplase) en bolus IV de 0,53 mg/kg.
On associe : aspirine 250 mg IV et clopidogrel 300 mg (ou 600 mg) en dose de charge orale.

Question 5

La reperfusion a été obtenue (disparition de la douleur et du sus-décalage de ST).
Surveillance :

- monitorage ECG : risque de trouble du rythme ventriculaire pendant au moins 48 heures. ECG biquotidien ou si récidive douloureuse car risque de récidive ischémique ;
- échocardiographie : évaluation de la fonction VG et recherche d'un thrombus apical ;
- examens biologiques :

- NFS-plaquettes pour recherche clinique et biologique d'une complication hémorragique,
- créatininémie,
- ionogramme pour dépistage d'une insuffisance rénale,
- bilan lipidique, glycémie,
- dosages répétés de la troponine.

Traitement :

- bêtabloquant (protection myocardique, prévention d'un trouble du rythme) ;
- poursuite d'un traitement par aspirine et clopidogrel (seul le clopidogrel peut être associé en cas de fibrinolyse) et d'une héparinothérapie préventive du risque thromboembolique durant la période d'alitement ;
- IEC (protection myocardique et coronarienne) ;
- statine ;
- antagonistes des récepteurs aux minéralocorticoïdes (éplérénone ou spironolactone) car infarctus compliqué initialement d'insuffisance cardiaque.

Une coronarographie est faite dans les 24 heures.

Question 6

- Transfert en centre de convalescence et réadaptation car probables séquelles significatives.
- Traitement « BASIC » : bêtabloquant, antiagrégant plaquettaire (aspirine + clopidogrel 1 an), statine (quel que soit le bilan lipidique), IEC (ramipril 10 mg), éplérénone, conseils hygiénodiététiques à poursuivre (l'arrêt du tabac est capital avec une prise en charge spécifique si nécessaire et utilisation de substituts nicotiniques).
- Le pronostic ultérieur repose sur l'étendue de la nécrose et donc la fraction d'éjection résiduelle et sur la capacité du patient à être observant vis-à-vis de son traitement et de son sevrage tabagique.
- La FEVG devra être recontrôlée à distance (6 semaines) et si elle est inférieure à 35 %, il faudra proposer la mise en place d'un défibrillateur automatique implantable au patient.

Cas clinique 4

Principaux items abordés :

- Item 221 – Hypertension artérielle de l'adulte
- Item 223 – Artériopathie oblitérante de l'aorte, des artères viscérales et des membres inférieurs ; anévrismes
- **Item 228 – Douleur thoracique aiguë et chronique**
- Item 229 – Électrocardiogramme
- Item 337 – Malaises, perte de connaissance, crise comitiale chez l'adulte

Question 1

La survenue d'une douleur thoracique doit aussitôt faire évoquer quatre causes graves que sont : les syndromes coronaires, l'embolie pulmonaire, la péricardite aiguë et la dissection aortique.
La survenue à l'effort oriente vers la maladie coronaire mais ne doit pas faire oublier la dissection. La normalité de l'examen clinique cardiopulmonaire, de l'ECG, des enzymes cardiaques et l'absence de désaturation en oxygène renforcent la suspicion de dissection chez ce patient hypertendu.
En résumé, il s'agit peut-être d'une déchirure musculaire mais le patient doit rester hospitalisé aux urgences ou en USIC.

Question 2

Non, l'ECG est normal alors que la douleur est toujours présente, le premier dosage de troponine est négatif et il faut le répéter à la 6e heure cependant. L'hypothèse de SCA s'efface devant celle de dissection. La dissection aortique peut aussi impliquer une coronaire et donner une ischémie myocardique, la dissection aortique est une contre-indication à la thrombolyse.

Question 3

Il s'agit d'un tableau d'ischémie subaiguë du membre (refroidissement, paresthésies, diminution du pouls fémoral).
Il s'agit de la survenue d'un tableau ischémique sur une branche de l'aorte par extension du faux chenal sur une artère iliaque primitive (complication distale de la dissection).
L'association d'une douleur thoracique et d'un accident ischémique non cardiaque (AVC, ischémie aiguë des membres inférieurs) est très en faveur du diagnostic de dissection.

Question 4

L'élargissement médiastinal est absent de la radiographie de thorax, ce qui ne doit cependant pas égarer le diagnostic. Il faut évidemment explorer l'aorte de ce patient. Les examens de choix dans le contexte de l'urgence sont l'échocardiographie transthoracique (ETT) complétée éventuellement par une échocardiographie transœsophagienne (ETO) et le scanner de l'aorte thoracique et abdominale (ou éventuellement une angio-IRM) (fig. 29). Les examens ne doivent pas retarder la prise en charge chirurgicale qui est une urgence extrême quand la dissection touche l'aorte ascendante.

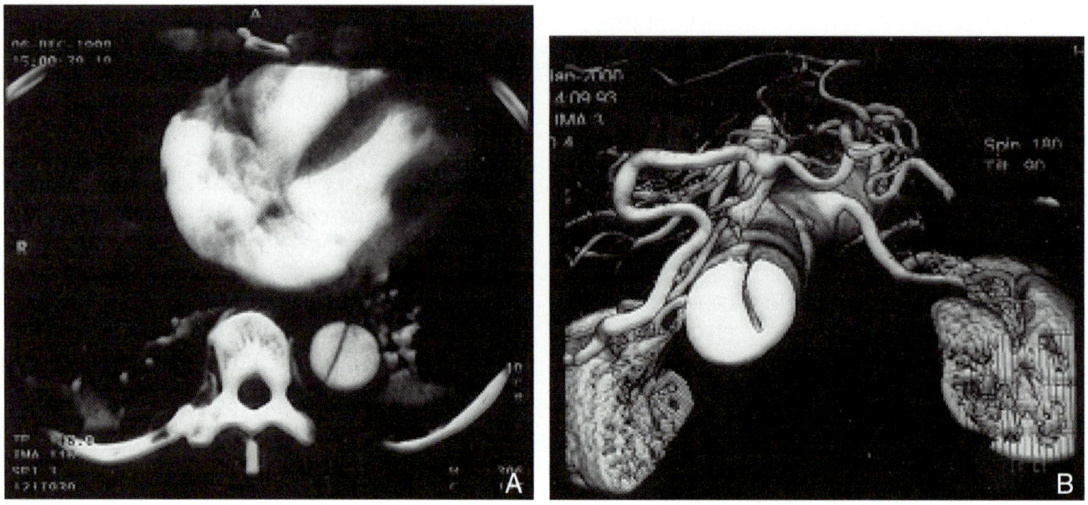

Fig. 29

Coupe tomodensitométrique transthoracique à hauteur des cavités cardiaques montrant un voile de dissection sous-intimal dans la lumière intra-aortique (A) et reconstruction 3D de l'aorte abdominale et de ses branches avec visualisation du décollement intraluminal (B).

Cas clinique 5

Principaux items abordés :

- Item 144 – Fièvre aiguë chez l'enfant et l'adulte
- **Item 149 – Endocardite infectieuse**
- Item 173 – Prescription et surveillance des anti-infectieux chez l'adulte et l'enfant
- Item 231 – Insuffisance mitrale

Question 1

Endocardite infectieuse (EI) en premier parce que fièvre chez un valvulaire (3 facteurs cardiaques prédisposants : IM, pacemaker et CMH (NB : L'endocardite sur CMH obstructive est rare et relève du niveau C de connaissance).

Autres causes fréquentes de fièvre prolongée :

- tuberculose ;
- processus tumoral, en raison de l'importance de l'amaigrissement.

Question 2

- Recherche de signes cutanéovasculaires périphériques d'EI (purpura pétéchial, faux panaris, taches de Janeway).
- Recherche de splénomégalie, hépatomégalie, adénopathie.
- Taches de Roth au fond d'œil.
- Examen neurologique de référence complet.
- Palpation et auscultation des artères périphériques (anévrismes mycotiques).
- Examen de la cicatrice du boîtier de pacemaker à la recherche d'une inflammation.

Question 3

- Hémocultures : 3 prélèvements dans les premières 24 heures séparés d'au moins 1 heure avec mise en culture aéro-anaérobie.
- Échocardiographie transthoracique et transœsophagienne.

Question 4

- Appel du laboratoire de microbiologie pour informer du diagnostic suspecté, conservation des flacons d'hémocultures et prolongation de l'incubation (en général, il est recommandé de le prévenir de la suspicion de diagnostic dès la première hémoculture).
- Réalisation de sérologies de *Coxiella burnetii*, *Bartonella*, *Brucella*.
- Amoxicilline + gentamicine, antibiothérapie recommandée en 1re intention dans les endocardites sur valve native à hémocultures apparemment négatives. Germes visés : streptocoques « déficients » (exigeant des conditions nutritionnelles particulières), bactéries du groupe HACEK.

Question 5

- Une bactérie du groupe HACEK (porte d'entrée dentaire possible).
- *Brucella* (si contage possible), mais histoire clinique non évocatrice.

Question 6

Oui, car deux critères majeurs selon la classification de Duke :

- deux hémocultures positives à germe compatible ;
- lésions typiques d'endocardite à l'échocardiographie.

Question 7

Extraction indispensable. À effectuer plutôt pendant la durée de l'antibiothérapie de l'endocardite, sinon ultérieurement sous antibioprophylaxie.

Question 8

- Disparition de la fièvre, négativation des hémocultures et normalisation du bilan inflammatoire.
- Absence de rechute à l'arrêt de l'antibiothérapie.

Question 9

- Bonne hygiène buccodentaire.
- Consultation chez le dentiste régulièrement (1 à 2 fois/an).
- Antibioprophylaxie (antécédent d'endocardite = situation à haut risque) en cas de geste invasif à risque de bactériémie. Remise d'une carte de prophylaxie au patient.
- Consultation médicale en cas de fièvre (pas d'antibiothérapie sans avis médical, hémocultures à pratiquer avant antibiothérapie si la cause de la fièvre n'est pas évidente).

Cas clinique 6

Principaux items abordés :

- Item 149 – Endocardite infectieuse
- Item 150 – Surveillance des porteurs de valve et prothèses vasculaires
- Item 228 – Douleur thoracique aiguë et chronique
- **Item 231 – Insuffisance aortique**

Question 1

Insuffisance aortique (IA).

Diagnostic par l'auscultation + hyperpulsatilité artérielle périphérique + abaissement de la PAD avec élargissement de la différentielle.

De plus, le contexte clinique est évocateur de syndrome de Marfan, ce qui apporte des arguments supplémentaires en faveur du diagnostic d'IA.

Question 2

Cardiomégalie avec débord de l'arc moyen droit compatible avec IA (aorte déroulée).

Question 3

L'IA est sévère, car :

- caractère symptomatique de l'IA ;
- intensité du souffle ;
- présence d'un souffle systolique d'accompagnement ;
- signes périphériques de fuite importante (hyperpulsatilité artérielle, abaissement de la PAD, élargissement de la PA différentielle) ;
- HVG à l'ECG.

Question 4

L'échocardiogramme doppler permet de :

- confirmer l'IA et d'exclure les autres causes de souffle diastolique (au doppler couleur : reflux diastolique de l'aorte vers le VG) ;
- quantifier l'importance de la fuite valvulaire aortique : largeur du jet régurgitant à son origine au doppler couleur (*vena contracta*), meilleur critère que l'extension spatiale du jet régurgité dans le VG, qui souffre de nombreuses causes d'erreurs, méthode de la PISA notamment, etc. ;
- en préciser le retentissement, notamment les diamètres ventriculaires gauches à rapporter à la surface corporelle du patient et la fonction systolique du VG (% de raccourcissement, fraction d'éjection) ;
- en déterminer l'étiologie :
  - aspect des valves : remaniées ou non, calcifiées ou non, bi- ou tricuspides ;
  - diamètre de l'anneau aortique, présence de végétations valvulaires, etc. ;
- préciser le diamètre de l'aorte ascendante ;
- éliminer une éventuelle dissection aortique subaiguë ou chronique ;
- préciser l'existence éventuelle d'autres atteintes valvulaires, notamment mitrales.

Question 5

Il s'agit ici d'une IA annuloectasiante (c'est-à-dire liée à la dilatation de l'anneau aortique et de la partie initiale de l'aorte ascendante, d'où la non-coaptation des valves, qui sont le plus souvent normales).

Dans ce contexte (très jeune âge + morphologie du patient + contexte familial de très grande taille + antécédents de mort subite du père), le tableau est très suggestif de syndrome de Marfan (dystrophie du tissu élastique, d'origine génétique, autosomique dominante).

Question 6

Examens d'imagerie destinés à mieux visualiser l'aorte thoracique, soit :

- échocardiographie transœsophagienne ;
- IRM aortique ;
- scanner thoracique spiralé.

L'angiographie n'a pas d'indication ici compte tenu du jeune âge du patient : une coronarographie préopératoire est inutile, sauf en cas de facteurs de risque majeurs.

Question 7

Indication chirurgicale : remplacement de l'aorte ascendante par tube prothétique contenant une prothèse valvulaire aortique mécanique + réimplantation des coronaires sur le tube (ex-opération de Bentall).

Dans ce cas, l'indication opératoire est double, portée à la fois sur :

- l'importance de l'IA et son retentissement, puisque l'IA est déjà symptomatique ;
- l'importance de la dilatation de l'aorte ascendante (risque de rupture ou de dissection aortique) : un diamètre de l'aorte ascendante $\geq$ 50 mm, voire 45 mm en cas d'antécédent familial de dissection aortique probable ici (mort subite du père à 45 ans), est en soi une indication opératoire dans le Marfan, du fait du risque évolutif particulier dans cette étiologie.

Ce patient devra ultérieurement bénéficier du suivi des porteurs de prothèse valvulaire cardiaque et d'un suivi particulier du fait du syndrome de Marfan, à savoir :

- une consultation mensuelle auprès de son médecin traitant :
  - notamment pour la surveillance de son traitement anticoagulant, un objectif d'INR de 2,5 (2–3) est suffisant s'il a une prothèse à double ailette en position aortique, s'il est en rythme sinusal et a une fonction VG normale, mais c'est le cardiologue qui doit fixer l'objectif d'INR au cas par cas pour chaque patient,

– également pour s'assurer de l'absence de récidive des symptômes fonctionnels et de foyer infectieux;
- un examen auprès du cardiologue au 3e mois postopératoire, puis 1 à 2 fois/an. c'est l'échocardiogramme du 3e mois qui sert d'examen de référence pour le suivi ultérieur du patient, qui est son propre témoin;
- ultérieurement, une échographie cardiaque tous les 2 ans, suffisante en l'absence de suspicion de dysfonction de prothèse (penser à vérifier également l'absence d'apparition d'une insuffisance mitrale dans ce cas);
- une surveillance spécifique de l'aorte thoracique assurée par un examen d'imagerie annuel, IRM ou scanner thoracique spiralé;
- un traitement bêtabloquant prescrit au long cours afin de tenter de limiter la dilatation d'autres segments aortiques (Marfan).

Question 8

La cause la plus probable du décès du père est une dissection aortique.

Question 9

Nécessité d'un dépistage familial : bilan complet à la recherche d'un syndrome de Marfan chez les ascendants et descendants du patient et chez les frères et sœurs. Au mieux, ce bilan multidisciplinaire doit être coordonné par un généticien, qui établit en outre un arbre généalogique et peut proposer la recherche de marqueurs génétiques du Marfan (après consentement éclairé écrit).

À défaut, en cas de refus de ce bilan, il faut faire au minimum une échographie cardiaque de dépistage à ces personnes.

Pour information, il faut faire au patient lui-même et aux personnes de sa famille une recherche du syndrome de Marfan, qui comporte :

- un examen clinique avec mesure de la taille et du poids + recherche d'hyperlaxité ligamentaire et d'autres anomalies du système squelettique;
- un bilan cardiovasculaire avec échographie cardiaque pour recherche de dilatation de l'aorte thoracique et/ou d'insuffisance mitrale dystrophique (type 2 de Carpentier);
- un examen ophtalmologique pour recherche de subluxation du cristallin;
- un scanner lombosacré pour recherche d'ectasie de la dure-mère lombosacrée et des radiographies de hanche pour recherche de protrusion acétabulaire.

Cas clinique 7

Principal item abordé :
item 236 – Souffle cardiaque chez l'enfant

Question 1

Le diagnostic le plus probable est celui de souffle fonctionnel, ou « normal », ou « innocent » de l'enfant, du fait :

- de la découverte tardive du souffle, à 5 ans;
- des circonstances de découverte, à l'occasion d'une hyperthermie;
- des caractéristiques du souffle (protosystolique, bref, peu intense, irradiant peu, diminuant d'intensité en position debout);
- de l'absence de modifications des bruits normaux du cœur;
- de l'absence de symptômes fonctionnels;
- de l'absence d'anomalie associée de l'examen clinique (pouls fémoraux perçus, PA normale, etc.);
- du caractère normal de la radiographie et de l'ECG.

Néanmoins, certaines cardiopathies peuvent donner des tableaux cliniques voisins :

- communication interatriale ou CIA. Dans ce cas, il existe généralement un dédoublement fixe du 2e bruit latérosternal gauche, un bloc de branche droite incomplet à l'ECG et des anomalies discrètes du cliché de thorax (arc moyen gauche convexe, hypervascularisation pulmonaire), anomalies toutes absentes ici;
- cardiomyopathie hypertrophique obstructive (CMH) : contexte familial absent ici, le caractère plutôt mésosystolique du souffle et non protosystolique, une dyspnée d'effort, une hypertrophie septale à l'ECG donc diagnostic peu probable;
- autres diagnostics peu probables (sténose pulmonaire peu serrée, etc.).

Question 2

Cette situation est très fréquente, rencontrée chez un tiers à la moitié des enfants d'âge scolaire, alors que les cardiopathies congénitales, qui représentent la quasi-exclusivité des cardiopathies organiques de l'enfant dans les pays occidentaux, ne sont présentes que chez 1 % environ des enfants à la naissance, et nettement moins dans la 2e enfance.

Question 3

Un interrogatoire et un examen clinique bien conduits, avec une auscultation soigneuse permettent dans la majorité des cas d'affirmer le caractère organique ou fonctionnel du souffle.

Au moindre doute, il ne faut pas hésiter à demander un échocardiogramme doppler, qui permet d'affirmer le diagnostic avec certitude (il sera bien sûr strictement normal en cas de souffle innocent).

Il vaut mieux faire un examen « inutile » en cas de doute plutôt que de laisser planer un doute et de reconvoquer l'enfant pour un contrôle, ce qui peut être très préjudiciable psychologiquement pour l'enfant et sa famille (risque d'ancrer la notion de « souffle au cœur »).

Question 4

La seule attitude à proposer est de ne rien faire !

Il est inutile, et souvent préjudiciable, de reconvoquer l'enfant, qui n'a besoin d'aucun suivi cardiologique.

Il est important de noter ses conclusions dans le carnet de santé, afin que la question du « souffle » ne soit pas posée à nouveau chaque fois que l'enfant est vue par un médecin différent.

Aucun risque particulier d'endocardite infectieuse et donc pas de nécessité d'antibioprophylaxie !

Question 5

Vie strictement normale.
L'enfant peut pratiquer les sports sans aucune restriction, y compris en compétition. Pas de restriction pour les grossesses.
Pas de limitation professionnelle.

Cas clinique 8

Principaux items abordés :

- Item 149 – Endocardite infectieuse
- Item 150 – Surveillance des porteurs de valve et prothèses vasculaires
- Item 229 – Électrocardiogramme
- **Item 236 – Souffle cardiaque chez l'enfant**
- Item 326 – Prescription et surveillance des classes de médicaments les plus courantes chez l'adulte et chez l'enfant

Question 1

L'hypothèse d'un accident vasculaire cérébral ischémique est la plus probable et de type accident ischémique transitoire (AIT), la patiente ayant totalement récupéré après une vingtaine de minutes.
Chez un porteur de prothèse valvulaire, la première étiologie à envisager est celle d'une thrombose de prothèse, ceci d'autant que la patiente était mal anticoagulée depuis plusieurs semaines (*cf. infra*).
L'éventualité d'un AVC hémorragique favorisé par le traitement anticoagulant ne peut tout de même pas être exclue.

Question 2

- Hypertrophie ventriculaire gauche sévère car indice de Sokolow à 80 et anomalies secondaires de repolarisation (surcharge de type systolique).
- Fibrillation atriale car rythme irrégulièrement irrégulier avec disparition des ondes P remplacées par une trémulation de la ligne de base.

Question 3

L'INR n'est pas correct; il est insuffisant.
L'INR cible chez un porteur de prothèse valvulaire mécanique mitrale à double ailette de Saint-Jude est autour de 3.
Ici, la patiente présente en plus des facteurs de risque de thrombose associés comme la fibrillation atriale, la dysfonction VG et l'intervention récente (le risque de thrombose de prothèse est maximal dans les mois qui suivent l'intervention, avant que la prothèse ne soit endothélialisée) : donc l'INR cible chez cette patiente serait donc plutôt de 3,5.

Question 4

Oui : ETT et ETO, l'ETO étant d'autant plus informative que la prothèse est en position mitrale (ETO moins contributive pour les prothèses aortiques).
L'ETO est à demander systématiquement en cas de suspicion de thrombose ou d'autres dysfonctions de prothèse.
L'échocardiogramme peut montrer un thrombus de taille variable, plus ou moins mobile, le plus souvent sur la face atriale de la prothèse, ou un thrombus intra-atrial gauche, notamment dans l'auricule en raison de la FA.
Ce thrombus peut être obstructif (s'il gêne le jeu des ailettes) ou non obstructif (si le jeu normal des deux ailettes est respecté).
Si le thrombus est obstructif, les gradients transprothétiques (maximal et moyen, mesurés au doppler continu à l'apex) sont augmentés et la surface utile de la prothèse est diminuée; ces paramètres sont normaux en cas de thrombose non obstructive.
En cas de thrombose obstructive, il peut exister une fuite intraprothétique (p. ex. si une ailette est bloquée en position d'ouverture).
Éventuellement, mais c'est peu probable dans ce cas, signes en faveur d'une endocardite infectieuse : végétation, abcès périprothétique, désinsertion partielle de la prothèse, etc.

Question 5

- Un scanner cérébral ou au mieux une IRM, afin de préciser la nature : ischémique (scanner précoce habituellement normal dans ce cas) ou hémorragique de l'accident vasculaire cérébral.
- Des hémocultures et un bilan inflammatoire, bien que la patiente soit apyrétique, pour rechercher d'éventuels signes en faveur d'une endocardite infectieuse : NFS, CRP.
- Un échodoppler des vaisseaux du cou, car l'AVC peut être lié à un athérome des artères cérébrales chez une patiente de 72 ans et non à une thrombose de prothèse.

Question 6

En urgence, mise sous héparine, avec maintien de l'AVK à plus forte posologie.
Seule l'héparine non fractionnée (HNF), intraveineuse continue (500 UI/kg/j) ou sous-cutanée en 2 injections quotidiennes (0,1 mL/10 kg × 2/j) a l'AMM chez les porteurs de prothèse valvulaire cardiaque, sous contrôle du TCA et de l'héparinémie.
Les héparines de bas poids moléculaire (HBPM) sont souvent utilisées de nos jours car il existe des études confirmant leur efficacité dans cette indication, mais il s'agit alors d'une utilisation hors AMM, sous la responsabilité du prescripteur.
Ne pas oublier de vérifier la numération plaquettaire 2 fois/semaine tant que la patiente est sous héparine.
Poursuite de l'héparine jusqu'à l'obtention de 2 INR successifs en zone cible.
Dans le cas de cette patiente sous AVK avec un INR de 2,3, il n'y a lieu de discuter ni d'une thrombolyse (avec le risque de transformer une zone ischémique cérébrale en AVC hémorragique) ni d'une réintervention, car le contexte est en faveur d'une thrombose non obstructive; ces thérapeutiques seraient à discuter en cas de thrombose obstructive de prothèse.

Question 7

Suivi régulier, mensuel par le médecin traitant et 1 à 2 fois/an par le cardiologue :

- suivi clinique : vérifier l'absence de récidive des symptômes, l'absence d'insuffisance cardiaque, l'auscultation de la prothèse (bruits métalliques des prothèses mécaniques; absence de souffle de régurgitation), l'absence de foyer infectieux, car le porteur de prothèse est à risque majeur d'endocardite infectieuse; rappeler aussi l'intérêt d'une bonne hygiène dentaire et de contrôles réguliers auprès du dentiste avec des soins qui doivent être réalisés sous prophylaxie antibiotique;
- suivi échocardiographique : c'est l'échocardiographie du 3e mois postopératoire qui sert d'examen de référence, le patient devant toujours être son propre témoin. Ensuite, une ETT est préconisée tous les 1 à 2 ans en l'absence de suspicion de dysfonction. Un échocardiogramme (ETT et ETO) doit être réalisé en urgence en cas de nouvelle suspicion de dysfonction de la prothèse;
- suivi biologique : le traitement AVK est à poursuivre à vie, sans aucune interruption, avec un objectif d'INR autour de 3. Les contrôles biologiques sont effectués aussi souvent que nécessaire pour équilibrer l'INR. Lorsque l'équilibre est obtenu, un contrôle mensuel est préconisé. On peut aussi rappeler ici l'intérêt de l'automesure par le patient qui est actuellement prise en charge en France pour les porteurs de prothèses valvulaires mécaniques, et qui permettent de simplifier les contrôles.

Cas clinique 9

Principaux items abordés :
- Item 150 – Surveillance des porteurs de valve et prothèses vasculaires
- Item 219 – Facteurs de risque cardiovasculaire et prévention
- Item 229 – Électrocardiogramme
- **Item 231 – Insuffisance mitrale**

Question 1

La recherche de symptômes (+++) liés à l'insuffisance mitrale, à savoir une dyspnée d'effort dont il faut préciser la sévérité selon la classification NYHA.

Rechercher aussi des antécédents extracardiaques pouvant contre-indiquer une prothèse valvulaire (foyers infectieux dentaires, ORL, digestifs, etc.) ou une anticoagulation orale (p. ex. antécédents hémorragiques graves).

Interroger sur des antécédents familiaux de maladie de Marfan ou autre pathologie du tissu conjonctif.

Question 2

Type II de Carpentier.

Prolapsus valvulaire mitral, ou maladie de Barlow.

Fuite importante ou grade III, car volume régurgitant > 45 mL.

Question 3

- Rythme sinusal.
- Hypertrophie atriale gauche car durée de P > 120 ms avec aspect en double bosse en DII.
- Bloc atrioventriculaire du 1er degré car PR > 240 ms.

Question 4

Il y a deux situations :
- soit le patient est symptomatique, dans ce cas l'indication opératoire est indiscutable car la fuite est de grade III;
- soit le patient est asymptomatique, dans ce cas l'intervention est retenue également car il s'agit d'une IM importante de grade III avec retentissement ventriculaire et il y a déjà un début de diminution de la fraction d'éjection (FE < 60 %). Le pronostic à long terme sous simple traitement médical est moins bon.

Question 5

Le type de chirurgie à envisager est une plastie reconstructrice de la valve. Le mécanisme de l'IM dans le cas présent (prolapsus) est en général une excellente indication de plastie plutôt que de remplacement valvulaire. Le pronostic ultérieur est meilleur après plastie qu'après remplacement valvulaire. De plus, la plastie permet d'éviter le traitement anticoagulant au long cours nécessaire en cas de remplacement valvulaire.

Question 6

Oui :
- ETO. Elle permet de mieux préciser l'anatomie de la valve mitrale et le mécanisme de la fuite. Certaines ruptures partielles de cordages peuvent passer inaperçues à l'ETT. Cette technique aide le chirurgien dans sa stratégie opératoire;
- coronarographie. Elle est indiquée avant la chirurgie dans la mesure où il s'agit d'un homme de plus de 50 ans avec des facteurs de risque (ex-tabagique, hypercholestérolémique) pour s'assurer de l'absence de lésions coronariennes qui pourraient relever soit de pontages dans le même temps opératoire, soit d'une angioplastie. Le coroscanner peut dans ce cas représenter une alternative à la coronarographie avec l'avantage d'un examen non invasif;
- échocardiographie des troncs supra-aortiques;
- explorations fonctionnelles respiratoires. Elles peuvent être proposées en raison du tabagisme ancien avant la sternotomie;
- avis du stomatologiste et panoramique dentaire;
- bilan biologique de routine (NFS, RAI, groupe, ionogramme : urée, créatinine), sérologies VIH et hépatite C après accord du patient.

Cas clinique 10

Principaux items abordés :
- Item 150 – Surveillance des porteurs de valve et prothèses vasculaires
- **Item 231 – Insuffisance mitrale**

Question 1

Insuffisance mitrale (IM) aiguë, suggérée par :
- les caractéristiques du souffle (holosystolique, apexien, en jet de vapeur, etc.) évoquant une IM;
- la survenue brutale, accompagnée de douleurs thoraciques et de symptômes d'évolution rapide, évoquant une forme aiguë;

- la persistance du rythme sinusal et l'absence de cardiomégalie radiologique plaidant également en faveur d'une forme aiguë.

En revanche, l'existence d'un souffle antérieurement connu évoque un « prolapsus » mitral préexistant, compliqué de rupture de cordages récente.

Question 2

- Échocardiographie transthoracique (ETT) et éventuellement transœsophagienne (ETO).
- Surveillance de la courbe thermique, réalisation d'hémocultures si la patiente est fébrile, et bilan inflammatoire biologique.
- Deux dosages successifs de troponine, malgré la normalité de l'ECG, afin d'éliminer une IM ischémique, d'autant que la patiente a eu des douleurs thoraciques.

Question 3

ETT et ETO :

- confirmation du diagnostic d'IM par la visualisation d'un flux de régurgitation systolique dans l'atrium gauche au doppler ;
- quantification de la fuite par la largeur du jet régurgitant à l'origine au niveau de sa partie la plus étroite (*vena contracta*) et surtout méthode de la zone de convergence ou « PISA » (*Proximal Isovelocity Surface Area*) ;
- appréciation du retentissement de la fuite sur la dilatation du ventricule gauche et de l'atrium gauche, les paramètres de fonction systolique VG (pourcentage de raccourcissement, fraction d'éjection), les pressions pulmonaires peuvent être mesurées au doppler à partir d'une éventuelle fuite tricuspide ;
- appréciation du mécanisme de l'IM. L'ETO est surtout utile pour préciser le mécanisme et l'étiologie de l'insuffisance mitrale. Elle est souvent réalisée lorsque l'on envisage un geste chirurgical conservateur de type plastie, pour en prévoir la faisabilité :
  - visualisation de valves dystrophiques, parfois très épaissies, « myxoïdes », en cas de maladie de Barlow,
  - ruptures de cordages plus probable : l'une des valves, le plus souvent la petite valve, est éversée dans l'atrium gauche en systole, sans aucune coaptation de son extrémité avec la grande valve ; les cordages rompus sont souvent bien visibles à l'extrémité de la valve en ETO (IM type II de Carpentier),
  - recherche de végétations valvulaires en cas d'endocardite infectieuse ou zone akinétique en cas d'infarctus, peu probables ici ;
- recherche de lésions associées : valvulopathie aortique, insuffisance tricuspide, etc.

Si hyperthermie : positivité des hémocultures en l'absence d'antibiothérapie préalable et présence d'un syndrome inflammatoire biologique (élévation de la CRP, hyperleucocytose, etc.) en cas d'endocardite infectieuse à l'origine de l'IM, peu probable dans ce cas.

Élévation de la troponine en cas de syndrome coronarien aigu responsable de l'IM, peu probable également ici.

Question 4

Elle est parfois observée en cas de rupture de cordages de la valve mitrale postérieure (ou petite valve) car la fuite est excentrée, directionnelle, orientée vers le septum interatrial et le fond de l'atrium gauche, si bien que le souffle a une irradiation ascendante, le long du bord sternal gauche.

Question 5

Traitement médical, associant :

- vasodilatateur, type inhibiteur de l'enzyme de conversion (IEC) ;
- diurétique, de type furosémide ;
- arrêt de l'inhibiteur calcique.

Question 6

Discuter d'une chirurgie rapide car il s'agit d'une IM aiguë, probablement volumineuse et mal tolérée.

Arguments : c'est le cas habituel des IM brutales par rupture de cordages, ici le souffle est intense et les symptômes sont importants.

Une plastie mitrale chirurgicale est dans toute la mesure du possible préférée à un remplacement valvulaire mitral, car les résultats à long terme sont meilleurs et l'incidence des complications postopératoires bien moindre.

La faisabilité d'une plastie est précisée par l'échographie, ETT et surtout ETO, qui permet de bien visualiser l'appareil mitral dans son ensemble et de préciser la nature et l'étendue des dégâts anatomiques.

Question 7

Le bilan préopératoire comporte :

- l'appréciation de l'état général de la patiente. L'âge physiologique importe plus que l'âge réel ;
- la recherche d'anomalies cardiaques associées : valvulopathie aortique, sténose coronarienne qui peut nécessiter un ou plusieurs pontages associés au geste sur la mitrale ;
- l'état myocardique qui doit être précisé par l'échographie. En général, le ventricule gauche est peu dilaté et normo- voire hypercinétique dans les IM aiguës ;
- l'état des coronaires par une coronarographie pour éliminer des sténoses pouvant bénéficier d'un pontage associé.
- l'appréciation de la fonction rénale (taux de créatinine et clairance) ;
- l'appréciation de la fonction respiratoire peut s'envisager mais n'est pas systématique (exploration fonctionnelle respiratoire, gaz du sang) ;
- l'état des artères périphériques. Recherche notamment d'une sténose artérielle périphérique par la clinique et éventuellement par l'échodoppler (des vaisseaux du cou et des artères des membres inférieurs) ;
- la recherche systématique des foyers infectieux, notamment ORL et dentaires (radiographie ou scanner des sinus, panoramique dentaire, consultations ORL et stomatologique) ;
- le risque opératoire global qui peut être apprécié au mieux par l'EuroSCORE, algorithme de

- Suivi du stimulateur cardiaque :
  - le premier contrôle du pacemaker doit être effectué le lendemain de l'implantation ou tout au moins avant la sortie de l'hôpital ;
  - le contrôle ultérieur est fait environ 1 mois après l'implantation par le cardiologue, puis tous les 6 mois (ou au moins 1 fois/an) ;
  - les stimulateurs actuels (boîtiers) ont une durée de vie de 7 à 10 ans, au-delà de quoi le boîtier doit être remplacé.

Cas clinique 13

Principaux items abordés :
- Item 229 – Électrocardiogramme
- Item 231 – Insuffisance mitrale
- Item 232 – Insuffisance cardiaque de l'adulte
- Item 234 – Troubles de la conduction intracardiaque
- Item 245 – Diabète sucré de types 1 et 2 de l'enfant et de l'adulte. Complications
- Item 334 – Syndromes coronariens aigus
- **Item 337 – Malaises, perte de connaissance, crise comitiale chez l'adulte**

Question 1

C'est une syncope sans aucun doute car il s'agit d'une perte de connaissance brève, avec myoclonies brèves et survenues après la perte de contact, récupération rapide et spontanée d'un état de conscience normal, au décours d'un effort important, confirmée par un témoin. Il y a peut-être une part de réaction thermodifférentielle (froid – chaud) mais il serait dangereux d'évoquer sur ce simple détail une syncope vasovagale chez ce cardiaque !

Question 2

Dyspnée d'effort au stade II de la NYHA et angor d'effort au stade I de la classification canadienne CCS.

Question 3

Il faut rechercher une hypotension artérielle orthostatique, car la thérapeutique associe trois hypotenseurs (nitrés, bêtabloquants, IEC), et il y a peut-être aussi une dysautonomie chez ce sujet âgé diabétique. Cependant, ne pas s'attarder sur cette hypothèse, il faut savoir faire la différence entre une recherche de routine et le choix du diagnostic final ! Pour l'instant, l'hypothèse à privilégier est une cause cardiaque.
Ne pas omettre de donner la définition (baisse de 20 mm Hg pour la systolique ou 10 mm Hg pour la diastolique ou PAS s'abaissant < 90 mm Hg en 1 à 3 minutes).

Question 4

Tracé sans difficulté : rythme sinusal, bloc de branche gauche complet en raison de la durée de QRS > 120 ms, l'aspect QS ou rS en V1 et RR' en V6. On note des anomalies secondaires de la repolarisation liées au bloc de branche gauche sous la forme d'ondes T négatives en D1, D2, aVL, V5 et V6.

Question 5

Le petit piège est ici d'évoquer à tort un rétrécissement aortique, alors qu'il s'agit d'un souffle holosystolique d'insuffisance mitrale ; mais surtout, le piège principal est d'incriminer l'athérome carotidien à l'origine de la syncope : faut-il le marteler, la syncope neurovasculaire n'existe pas ! La bonne réponse est « non ».

Question 6

Il s'agit d'une syncope grave chez un cardiaque grave dont la négligence pourrait être cause de mort subite par arythmie ventriculaire. La dyspnée, le bloc de branche gauche et l'altération de la fraction d'éjection font de ce patient un sujet à risque élevé de mort subite rythmique. Deux hypothèses sont à privilégier :
- la première, la plus fréquente, est une tachycardie ventriculaire (TV) sur séquelle d'infarctus ;
- la seconde est un bloc atrioventriculaire paroxystique infra-hissien (sur bloc de branche gauche).

Question 7

Encore une fois, piège grossier entre des troubles de conscience de cause métabolique et une syncope ! Un coma hypoglycémique n'a pas cette présentation clinique et ne régresse pas spontanément, l'injection de glucose est totalement inutile.

Question 8

On attend ici la suite de la question 6. Il faut envisager l'étude électrophysiologique endocavitaire pour mesurer les temps de conduction infra-hissiens et faire une stimulation ventriculaire programmée pour tenter de déclencher une TV. Cette étude doit être précédée d'une télémétrie ECG de 24 heures qui peut donner le diagnostic si la syncope se répète, ou montrer des salves de TV. Cette télémétrie permet de surveiller le patient qui doit rester hospitalisé.
On peut réévaluer l'angor ultérieurement par un test d'effort et répéter l'échocardiographie (mais cette dernière est déjà disponible) pour préciser le mécanisme et la sévérité de la fuite mitrale, on peut aussi évaluer la sténose de la carotide par échographie et doppler. On peut aussi citer les examens de surveillance du diabétique comme le fond d'œil, la mesure des IPS, la recherche de micro-albuminurie, etc.

Question 9

Chez ce patient polyartériel, il s'agit de l'aspirine à dose antiagrégante (75–325 mg). La réponse clopidogrel est aussi acceptable.

Cas clinique 14

Principaux items abordés :
- Item 219 – Facteurs de risque cardiovasculaire et prévention
- Item 221 – Hypertension artérielle de l'adulte
- Item 228 – Douleur thoracique aiguë et chronique
- **Item 230 – Fibrillation atriale**
- Item 245 – Diabète sucré de types 1 et 2 de l'enfant et de l'adulte. Complications
- Item 326 – Prescription et surveillance des classes de médicaments les plus courantes chez l'adulte et chez l'enfant
- Item 334 – Syndromes coronariens aigus

Question 1

Il s'agit d'une fibrillation atriale car les QRS sont rapides et irréguliers, il n'y a pas d'onde P visible ni de mailles de fibrillation mais des trémulations. Il s'agit d'un premier épisode difficilement datable (3 jours ?), peut-être d'une forme persistante, en tout cas sur cardiopathie hypertensive et ischémique chez un patient diabétique de plus de 65 ans. L'ECG montre aussi une hypertrophie ventriculaire gauche plutôt à type de surcharge systolique. On note un indice de Sokolow (SV1 + RV5) à environ 50–55 mm (> 35 mm), une onde de dépolarisation septale invisible sauf encore en aVL, des anomalies secondaires de repolarisation en V4-V5-V6.

Question 2

La douleur évoque un angor car elle est constrictive, à l'effort, irradiant la mâchoire, chez un homme d'âge mûr diabétique, avec HTA et antécédent coronarien et cet angor est *de novo*.

On peut donc le considérer comme un syndrome coronarien aigu même si l'ECG, le dosage de troponine et la disparition de la douleur sont plutôt rassurants. Il s'agit plus probablement d'un angor fonctionnel lié à la tachycardie (elle-même due à la fibrillation). L'embolie pulmonaire est peu probable car il n'y a pas de dyspnée, pas de phlébite évidente, la saturation est normale.

Une péricardite est peu probable car il n'y a ni fièvre ni frottement péricardique et le contexte n'est pas évocateur.

Pas de dissection aortique non plus malgré l'HTA, car il n'y a ni élargissement médiastinal à la radiographie, ni asymétrie tensionnelle, ni poussée hypertensive.

Question 3

Il s'agit du test à la trinitrine en sublingual. Ce test est positif s'il induit la disparition de la douleur en 1 à 5 minutes.

Question 4

Le retour en rythme sinusal peut survenir spontanément. Chez cet homme symptomatique, devant un premier épisode, on peut envisager une cardioversion électrique ou par amiodarone (ou les deux, c'est-à-dire choc électrique après imprégnation). L'arythmie date de plus de 48 heures probablement, cette cardioversion peut se faire après échographie transœsophagienne afin d'écarter un thrombus intra-atrial, sous héparine non fractionnée en IV ou HBPM ou bien après 3 à 4 semaines d'anticoagulation orale efficace.

Question 5

- Inhibiteurs de l'enzyme de conversion.
- Antiagrégants plaquettaires aspirine ou clopidogrel (Plavix®).

Il s'agit ici d'un patient coronarien avéré, ces deux classes réduisent la morbimortalité. Les bêtabloquants ne peuvent être une bonne réponse car ils sont contre-indiqués dans l'asthme.

Question 6

L'équilibre du diabète vise à réduire les complications microvasculaires et les complications macro- ou cardiovasculaires au sens très large, cette question n'appelle pas de commentaire particulier. Il faut surveiller l'HbA1c et viser une valeur < 7 %.

Question 7

La pression artérielle doit être < 140 mm Hg pour la systolique et < 85 mm Hg pour la diastolique chez un diabétique (< 135/85 mm Hg en automesure) ; de toute façon, les chiffres à l'entrée ne sont donc pas satisfaisants.

Question 8

Poids divisé par la taille élevée au carré. Maigrir fait partie des objectifs de lutte contre le diabète et contre l'hypertension. Néanmoins il n'y a pas d'objectifs fixés d'IMC.

Question 9

Avec la formule de Friedwald, LDL = CT – HDL – (triglycérides/5), le LDL-cholestérol est alors calculé à 2 g/L.

L'objectif chez ce patient coronarien et diabétique est de diminuer le LDL < 0,7 g/L (objectif identique chez le coronarien et chez le diabétique même sans antécédent coronaire).

La toxicité principale des statines est hépatique et musculaire.

Question 10

Il faut prescrire des anticoagulants au long cours chez ce patient car le score CHA_2DS_2-VASc est de 4 chez ce patient.

Il faut envisager une prescription d'AVK ou d'AOD (anticoagulants oraux directs). On pourrait discuter de la coprescription d'antiplaquettaire, mais ce n'est pas un objectif de DFASM. Ici, il n'y a de toute façon pas d'indication car l'endoprothèse coronarienne est ancienne).

L'AVK de référence est la warfarine. Son utilisation se fait sous contrôle de l'INR, au moins 1 fois/mois après équilibre avec une cible à 2,5 (entre 2 et 3). Les AOD sont le dabigatran, l'apixaban ou le rivaroxaban ; leur posologie doit être adaptée différemment suivant les molécules en fonction de l'âge, de la fonction rénale et du poids. Mais il n'est pas nécessaire d'envisager une surveillance biologique. Quel que soit le type de traitement, le malade doit être prévenu du risque hémorragique, des modalités de suivi du traitement, des signes d'alerte d'hémorragie urinaire, génitale ou digestive, etc. Il doit être mis en garde contre l'alcool et les automédications, notamment par AINS. En cas de contact avec un professionnel de santé (chirurgien-dentiste, etc.), il doit signaler son traitement. Un carnet doit être remis au patient dont le maniement doit être expliqué.

Cas clinique 15

Principaux items abordés :

- Item 199 – Dyspnée aiguë et chronique
- Item 219 – Facteurs de risque cardiovasculaire et prévention

- Item 221 – Hypertension artérielle de l'adulte
- Item 232 – Insuffisance cardiaque de l'adulte
- **Item 234 – Troubles de la conduction intracardiaque**

Question 1

Il s'agit d'une dyspnée d'effort allant vers une aggravation très sévère puis vers une orthopnée qui fait retenir le stade IV de la NYHA (un stade III serait une réponse inexacte, attention : un patient en stade III peut s'habiller, faire sa toilette et n'a pas de gêne au repos, ce qui n'est pas le cas ici). L'étiologie retenue est une insuffisance cardiaque en raison des antécédents d'hypertension artérielle, de l'orthopnée récente, des signes cliniques (choc de pointe étalé, galop, turgescence jugulaire, œdèmes malléolaires, prise de poids).

Question 2

L'auscultation est en faveur d'un bruit de galop et d'une insuffisance mitrale secondaire ou fonctionnelle (souffle systolique).

Question 3

Traitement inapproprié, il faut stopper l'inhibiteur calcique (diltiazem) qui peut aggraver l'insuffisance cardiaque **en cas de FEVG abaissée** et prescrire un inhibiteur de l'enzyme de conversion car le patient est probablement coronarien (séquelle d'infarctus antérieur) et surtout en insuffisance cardiaque. Ultérieurement, il faut discuter les bêtabloquants. Attention à ne pas confondre traitement de l'HTA et normalisation des chiffres tensionnels. Attention : le glaucome n'est pas une contre-indication des bêtabloquants (c'est le contraire !).
Bien percevoir les effets secondaires du diltiazem chez l'insuffisant cardiaque ayant une altération de la fonction systolique et savoir qu'il est, de ce fait, contre-indiqué.

Question 4

Cet ECG est très difficile, l'objectif pédagogique prioritaire est d'identifier rapidement le QRS large (bloc de branche) et d'identifier l'onde Q séquelle d'infarctus. La notion sous-jacente est la connaissance de la gravité de cette situation (insuffisance cardiaque + infarctus + bloc de branche).
PR limite à 200 ms pour le diagnostic de BAV du 1er degré. Hyperdéviation axiale droite (au-delà de + 100°) avec aspect S1Q3 compatible avec un hémibloc postérieur gauche (ou une hypertrophie ventriculaire droite). De toute façon, le QRS élargi au-delà de 120 ms fait poser le diagnostic de bloc de branche, de type non spécifique.

Question 5

L'onde Q est une séquelle probable d'un infarctus antérieur étendu (de V1 à V5).

Question 6

- Bloc de branche, séquelle de l'infarctus antérieur par atteinte du tissu de conduction infra-hissien (hémibranche postérieure gauche, réseau de Purkinje distal).
- Allongement du PR par atteinte nodale ou effet du diltiazem ou ralentissement de la conduction infra-hissienne.
- À défaut, il peut s'agir de lésions induites par l'hypertension artérielle ou dégénératives liées à l'âge.

Question 7

Hospitalisation, repos au lit, oxygénothérapie nasale ou au masque pour maintenir la SpO_2 > 90 %, diurétiques de l'anse par voie intraveineuse (furosémide). Arrêt du diltiazem, introduction d'un inhibiteur de l'enzyme de conversion sous surveillance du poids, de la diurèse, de la pression artérielle, de l'ionogramme, de l'urée et de la créatinine sanguines. Héparine de bas poids moléculaire par voie sous-cutanée à dose préventive. Supplémentation des pertes potassiques urinaires.
Attention à ne pas oublier l'arrêt du diltiazem (dépresseur myocardique) qui est une substance cardiotoxique dans ce contexte. Les bêtabloquants ne concernent pas les premières 24 heures pour un patient en stade IV…

Question 8

Cette question finale esquisse la transversalité à partir d'une contre-indication classique des AINS. Les effets des AINS sur l'hypertension artérielle sont plutôt hors sujet chez un insuffisant cardiaque grave, qu'ils peuvent également aggraver. C'est une réponse plus approfondie qui est attendue : il faut évoquer une possibilité d'insuffisance rénale aiguë, prescrire un ionogramme pour la kaliémie et doser urée et créatinine sanguines.

Cas clinique 16

Principal item abordé :
item 229 – Électrocardiogramme

- Fig. 12 : cet ECG est difficile, il faut voir rapidement la bradycardie à 45 bpm due à l'association FA (trémulations remplaçant les ondes P) et bloc atrioventriculaire complet, probablement nodal car l'échappement est à QRS fins. Il s'agit aussi d'un SCA avec ST en inférieur et à un moindre degré en V1 et V2 avec miroir en D1 et aVL, V6 (latéral).
- Fig. 13 : pas de piège ici. Il s'agit d'une onde Q de nécrose en inférieur (D2, D3 et aVF) et dans toutes les précordiales sauf V1 associée à une onde T négative en latéral. L'ensemble évoque une séquelle d'infarctus circonférentiel.
- Fig. 14 : pause de régularisation d'une fibrillation atriale (à gauche) par dysfonction sinusale associée réalisant un syndrome tachycardie-bradycardie, reprise de l'activité cardiaque sous la forme d'un échappement jonctionnel (à droite) car sans onde P visible.
- Fig. 15 : fibrillation ventriculaire, aucune hésitation n'est permise.
- Fig. 16 : tracé un peu difficile, FA mais les mailles sont très fines et difficiles à voir, la cadence ventriculaire n'est ni très rapide ni très irrégulière. Axe de QRS limite pour hémibloc antérieur gauche avec aspect S3 > S2.

- Fig. 17 : Sokolow à 35 mm, durée de QRS insuffisante pour évoquer un bloc gauche complet, donc hypertrophie ventriculaire gauche et deux extrasystoles ventriculaires isolées.
- Fig. 18 : tracé difficile de flutter atrial atypique avec activité atriale monomorphe à 240 bpm, conduction nodale variable donnant une irrégularité qui ne doit pas être prise pour de la FA, la transmission nodale alterne entre du 2:1, du 3:1 ou du 4:1.
- Fig. 19 : flutter à conduction 4:1, cadence atriale à 240 bpm et ventriculaire à 60 bpm, hémibloc antérieur gauche car axe < –30° et S3 > S2, abrasion de l'onde R dans les précordiales évocatrice d'une séquelle d'infarctus. On peut discuter du caractère typique ou atypique du flutter.
- Fig. 20 : TV non soutenue ou salve d'extrasystoles ventriculaires (8 QRS) sur fond de fibrillation atriale, car activité atriale trémulante et QRS irréguliers après la TV.
- Fig. 21 : tachycardie jonctionnelle, à confirmer par manœuvre vagale, car activité régulière, QRS fins, pas d'onde P visible.

Cas clinique 17

Principaux items abordés :

- Item 229 – Électrocardiogramme
- **Item 235 – Palpitations**
- Item 253 – Aptitude au sport chez l'adulte et l'enfant ; besoins nutritionnels chez le sportif

Question 1

Il faut interroger ce patient sur ses antécédents familiaux à la recherche d'antécédent de mort subite et tracer l'arbre généalogique. Noter que tracer l'arbre est plus efficace, les patients ne parlant pas toujours facilement du deuil d'un proche à un âge jeune.

Il faut l'interroger sur la fréquence des accès de palpitations pour estimer la chance de saisir un ECG contemporain des symptômes par un enregistrement Holter de 24–96 heures.

Il faut vérifier l'absence de signe de gravité au moment des palpitations de type lipothymie ou syncope.

Question 2

Il s'agit d'un ECG typique de sportif endurant avec :

- une bradycardie sinusale liée à une augmentation du tonus vagal, classique chez l'athlète ;
- une hypertrophie ventriculaire gauche avec Sokolow à 40 ;
- des anomalies diffuses de repolarisation avec onde T ample et pointue, et discret sus-décalage concave vers le haut (aspect dit de repolarisation précoce).

Question 3

Les méthodes ayant permis d'obtenir ce tracé sont :

- Holter classique mais en situation de compétition ;
- monitorage prolongé ;
- étude électrophysiologique endocavitaire ;
- moniteur implantable.

Le message est ici de tenter d'obtenir un ECG dans les circonstances déclenchant usuellement les symptômes : dans son cas, l'effort intense ou la compétition. Un test d'effort classique est souvent une « formalité » pour un sportif de haut niveau. L'autre maladresse de prise en charge est d'avoir fait le Holter de 48 heures pendant une phase de repos.

Tachycardie régulière à QRS fins, 230 bpm pas d'activité atriale visible donc tachycardie jonctionnelle. La tachycardie sinusale est une réponse non acceptable vu la fréquence qui dépasse largement la fréquence maximale théorique (FMT = 220 – âge).

Question 4

Non, pas d'anticoagulant, les tachycardies jonctionnelles ne sont pas emboligènes. Quand bien même une fibrillation atriale serait associée, il faudrait une preuve ECG avant d'entreprendre ce type de traitement. Le patient n'a pas de facteur de risque embolique, sous réserve d'un cœur normal, ce qui n'est pas prouvé à ce stade du dossier.

Question 5

Possibilité de dopage. Il manque l'analyse toxicologique des « sachets ».

Il faut s'assurer de l'absence de substance à effet cardiovasculaire de type amphétamines, cocaïne ou hormones thyroïdiennes, par exemple.

On pourrait aussi proposer une analyse toxicologique urinaire ou une analyse des phanères (cocaïne).

Question 6

Échocardiographie (transthoracique évidemment).

En raison de l'hypertrophie électrique, il faut s'assurer de l'absence de cardiopathie sous-jacente, cardiomyopathie dilatée et surtout hypertrophique.

À noter qu'il peut s'agir d'une HVG liée à ce que l'on appelle le cœur d'athlète, mais dont la discussion dépasse les limites du DFASM.

Cas clinique 18

Principaux items abordés :

- Item 221 – Hypertension artérielle de l'adulte
- Item 229 – Électrocardiogramme
- Item 234 – Troubles de la conduction intracardiaque
- Item 245 – Diabète sucré de types 1 et 2 de l'enfant et de l'adulte. Complications
- **Item 264 – Prescription et surveillance des diurétiques**
- Item 265 – Troubles de l'équilibre acido-basique et désordres hydroélectrolytiques
- Item 322 – Identification et gestion des risques liés aux médicaments et aux biomatériaux, risque iatrogène, erreur médicamenteuse
- Item 337 – Malaises, perte de connaissance, crise comitiale chez l'adulte

Question 1

Syncope car perte de connaissance brutale et brève avec perte du tonus postural sans confusion post-critique, devant témoin et sans mouvements anormaux.

Question 2
Bloc atrioventriculaire du second degré de type 3:1 (c'est donc un bloc de haut degré car on observe deux ondes P bloquées consécutives), élargissement de QRS en rapport avec un bloc de branche gauche complet et ondes T amples et positives de V2 à V6 et en DII, DIII et aVF, le tout évoque une hyperkaliémie.

Question 3
Hyperkaliémie ayant entraîné un bloc atrioventriculaire du 2e degré (de haut degré) à l'origine d'une syncope à l'emporte-pièce du fait d'une bradycardie très sévère ou de pauses ventriculaires.

Cette hyperkaliémie est d'origine iatrogène du fait de la prise de deux traitements antihypertenseurs hyperkaliémiants, à savoir un antagoniste des récepteurs de l'angiotensine 2 et un antialdostérone, ce dernier traitement étant contre-indiqué chez l'insuffisant rénal.

Question 4
Le diagnostic est confirmé par l'ionogramme sanguin qui montre une kaliémie très élevée probablement supérieure à 7 mmol/L du fait de l'importance des signes électrocardiographiques.

Question 5
Le traitement comprend :

- hospitalisation en service de réanimation ;
- arrêt de tout traitement hyperkaliémiant : candésartan et spironolactone ;
- arrêt de la metformine en prévention d'une acidose lactique.

Traitement de l'hyperkaliémie par :

- gluconate de calcium (antagoniste des effets cardiaques de l'hyperkaliémie) ;
- alcalinisation par bicarbonate de sodium ;
- sérum glucosé 10 % + insuline (transfert intracellulaire du potassium) ;
- perfusion de bêtamimétiques : salbutamol (transfert intracellulaire du potassium) ;
- épuration extrarénale.

Les résines échangeuses d'ions peuvent également lutter contre l'hyperkaliémie mais sont peu utilisées en cas d'hyperkaliémie sévère avec signes électrocardiographiques.

Traitement du BAV par isoprénaline (Isuprel®) ou sonde d'entraînement électrosystolique temporaire.

Surveillance ECG (cardioscope) du rythme cardiaque, surveillance répétée de la kaliémie et de la fonction rénale.

Question 6
Non, puisque les troubles de la conduction sont dus à une hyperkaliémie iatrogène et régresseront après traitement de l'hyperkaliémie.

Question 7
Il s'agit d'une contre-indication absolue à la metformine car la clairance abaissée expose au risque d'acidose lactique (pour information, les insulinosécréteurs de type sulfamide sont également déconseillés chez l'insuffisant rénal en raison du risque d'hypoglycémie).

Cas clinique 19

Principaux items abordés :

- Item 229 – Électrocardiogramme
- Item 231 – Insuffisance mitrale
- **Item 232 – Insuffisance cardiaque de l'adulte**
- Item 234 – Troubles de la conduction intracardiaque
- Item 322 – Identification et gestion des risques liés aux médicaments et aux biomatériaux, risque iatrogène, erreur médicamenteuse

Question 1
Tableau d'insuffisance cardiaque globale.

Signe fonctionnel : la dyspnée est au stade III de la NYHA.

Terrain : âge, éthylisme chronique.

Signes cliniques :

- congestifs : œdèmes des membres inférieurs, turgescence jugulaire, reflux hépatojugulaire, crépitants bilatéraux, prise de poids ;
- souffle d'insuffisance mitrale (probablement fonctionnelle) à l'auscultation.

Signes biologiques : élévation très forte du NT-proBNP, fonction rénale normale.

Question 2
Un bruit de galop soit de type B3, soit de type B4, ou de sommation.

Question 3
Tachycardie sinusale, bloc de branche gauche complet (durée de QRS > 120 ms en rythme sinusal, aspect QS en V1, QS en aVR et R exclusif en V6) avec anomalies de repolarisation secondaires au bloc.

Une séquelle d'infarctus antérieur masquée par le bloc de branche gauche reste possible.

Question 4
L'échocardiographie avec doppler est l'examen indispensable.

On recherche une dysfonction systolique du ventricule gauche (diminution de la fraction d'éjection du ventricule gauche) et/ou une élévation des pressions de remplissage du ventricule gauche.

On recherche des éléments étiologiques :

- quantification de l'insuffisance mitrale, recherche de son mécanisme (origine fonctionnelle accompagnant la dilatation du ventricule gauche ou origine organique) ;
- trouble de la cinétique segmentaire du ventricule gauche (hypokinésie ou akinésie systématisée à un territoire artériel) en faveur d'une cardiopathie ischémique méconnue ;
- de manière systématique, étude de la valve aortique.

On recherche des éléments pronostiques :

- estimation du débit cardiaque ;
- mesure des pressions pulmonaires.

Question 5

Les étiologies les plus probables chez ce patient sont :

- une cardiomyopathie dilatée d'origine toxique (alcool) du fait d'une consommation excessive d'alcool déclarée (et même probablement sous-estimée par le patient) et de stigmates biologiques d'éthylisme chronique (augmentation du VGM et élévation des γ-GT) ;
- une cardiopathie ischémique : du fait du terrain, à savoir homme, âge, tabagisme ;
- une insuffisance mitrale organique du fait du souffle holosystolique de pointe. Toutefois, le souffle d'IM peut être dû à une IM fonctionnelle accompagnant une dilatation du ventricule gauche.

Question 6

Le traitement d'urgence consiste à :

- hospitaliser le patient en milieu cardiologique, si possible aux soins intensifs ;
- mettre en place des règles hygiénodiététiques et régime hyposodé, arrêt du diclofénac (Voltarène®) ;
- débuter une oxygénothérapie qui est poursuivie jusqu'à amélioration de l'état clinique ;
- traiter la rétention hydrosodée par diurétiques de l'anse par voie intraveineuse de type furosémide ;
- prévenir le risque thromboembolique du fait de l'alitement par exemple par héparine de bas poids moléculaire par voie sous-cutanée (énoxaparine sodique) ;
- prévenir le risque de survenue d'un *delirium tremens* par benzodiazépines, et hydratation très prudente du fait de l'insuffisance cardiaque.

La surveillance se fait par :

- évaluation des signes cliniques avec notamment l'amélioration des signes congestifs ;
- mesure du poids et de la diurèse (objectif de 2,5 à 3 L/j) ;
- réalisation d'ionogramme sanguin et en particulier mesure de la kaliémie du fait du traitement diurétique et de la créatininémie.

Question 7

Le traitement de fond consiste à :

- traiter la cause de l'insuffisance cardiaque : arrêt de l'alcool, traitement d'une éventuelle cardiopathie ischémique (suppose la réalisation d'une coronarographie), plastie mitrale ou remplacement valvulaire mitral en cas d'insuffisance mitrale organique importante ;
- observer des règles hygiénodiététiques : arrêt de l'alcool et du tabac et régime hyposodé ;
- introduire un traitement médicamenteux par :
  - diurétiques de l'anse (furosémide) pour lutter contre la rétention hydrosodée,
  - bêtabloquants (par exemple : bisoprolol) : amélioration du pronostic, ils ne sont pas contre-indiqués en cas de glaucome (au contraire !),
  - antialdostérone (spironolactone) : amélioration du pronostic,
  - inhibiteurs de l'enzyme de conversion (par exemple, ramipril) : amélioration du pronostic ;
- proposer au patient (et à sa famille) une éducation thérapeutique par une équipe multidisciplinaire.

Question 8

- Arrêt du diclofénac (Voltarène®), éviction des automédications surtout aux AINS.
- Risques d'insuffisance rénale aiguë avec hyperkaliémie ou oligoanurie (interaction avec les IEC principalement).
- Risque d'aggravation de la rétention hydrosodée et donc de l'insuffisance cardiaque.

Cas clinique 20

Principaux items abordés :

- Item 151 – Infections bronchopulmonaires communautaires de l'adulte et de l'enfant
- **Item 199 – Dyspnée aiguë et chronique**
- Item 224 – Thrombose veineuse profonde et embolie pulmonaire
- Item 292 – Prise en charge et accompagnement d'un malade cancéreux à tous les stades de la maladie dont le stade de soins palliatifs

Question 1

Les deux diagnostics à évoquer chez ce patient sont l'embolie pulmonaire et la pneumopathie infectieuse.

Une embolie pulmonaire devant :

- le terrain : cancer en cours de traitement entraînant un état d'hypercoagulabilité, alitement > 3 jours, antécédent de phlébite ;
- les signes cliniques : détresse respiratoire aiguë (dyspnée, polypnée, tirage, balancement thoracoabdominal), désaturation, fièvre, tachycardie, hémoptysie épanchement pleural associé ;

Rappel sur le score de Wells simplifié :

- antécédents de thrombose veineuse profonde = 1 point ;
- immobilisation > 3 jours ou chirurgie < 1 mois = 1 point ;
- cancer < 6 mois = 1 point ;
- tachycardie > 100 = 1 point ;
- hémoptysie = 1 point ;
- diagnostic alternatif moins probable = 1 point.

Ici, le score est de 6 points, soit une probabilité élevée d'embolie pulmonaire qui rend moins probable la seconde hypothèse qui est une pneumopathie infectieuse devant une dyspnée fébrile et plus précisément :

- terrain : possible immunodépression induite par la chimiothérapie ;
- signes cliniques : détresse respiratoire aiguë (dyspnée, polypnée, tirage, balancement thoracoabdominal), désaturation, fièvre, épanchement pleural associé.

Question 2

À l'interrogatoire, les signes pouvant orienter vers une embolie pulmonaire sont :

- le caractère très brutal de la dyspnée ;
- la notion de douleur thoracique de type pariétal augmentant à l'inspiration ou à la pression des côtes (infarctus pulmonaire) ou pseudo-coronarienne (cœur pulmonaire aigu).

À l'interrogatoire, les signes pouvant orienter vers une pneumopathie infectieuse sont :

- le caractère plus progressif de la survenue de la dyspnée (avec aggravation en quelques jours) ;
- la présence de toux avec expectorations ;
- la survenue de pics fébriles parfois importants ;
- la notion de douleur thoracique.

Les signes cliniques pouvant évoquer une embolie pulmonaire sont :

- des signes de thrombose veineuse profonde des membres inférieurs : œdème de la jambe dur, ne prenant pas le godet, douleur spontanée ou provoquée (signe de Homans), signes inflammatoires locaux, dilatation des veines superficielles ;
- des signes d'insuffisance ventriculaire droite : turgescence jugulaire, reflux hépatojugulaire traduisant un tableau de cœur pulmonaire aigu.

Question 3

Les examens biologiques à visée étiologique que l'on pourrait discuter sont :

- CRP (recherche d'un syndrome inflammatoire) ;
- numération formule plaquettaire pouvant montrer une hyperleucocytose en cas d'infection ou une agranulocytose due à la chimiothérapie ;
- gazométrie artérielle qui montrerait probablement un effet shunt ;
- D-dimères en méthode Elisa de haute sensibilité.

Attention, ici aucun de ces examens n'est décisif, en effet l'hypothèse n° 1 reste l'embolie pulmonaire ; concernant les D-dimères, ils ne doivent pas être dosés (probabilité haute d'embolie pulmonaire, âge et cancer). NB. Le BNP/NT-proBNP ou la troponine seront utiles, mais pour l'évaluation du pronostic et pour guider la stratégie de prise en charge.

Question 4

Les signes à rechercher à l'électrocardiogramme sont des signes de cœur pulmonaire aigu évoquant une embolie pulmonaire :

- tachycardie sinusale ;
- bloc de branche droite incomplet ou complet ;
- déviation axiale droite ;
- aspects trompeurs parfois de type SCA sus-ST ou sous-ST en antérieur (V1-V2) ;
- aspect S1Q3.

L'ECG peut aussi être normal (la tachycardie sinusale mise à part dans le cas présent).

Question 5

Les examens d'imagerie à réaliser sont :

- une radiographie du thorax à la recherche d'une opacité parenchymateuse systématisée faisant le diagnostic de pneumopathie. Elle est le plus souvent normale en cas d'embolie pulmonaire. Elle peut montrer une surélévation de coupole, ou une hyperclarté parenchymateuse (signe de Westermark) ou une opacité d'infarctus pulmonaire avec réaction pleurale associée ;
- l'angioscanner pulmonaire, examen de référence, sauf en cas d'insuffisance rénale contre-indiquant le produit de contraste ;
- une échocardiographie transthoracique pouvant confirmer un éventuel cœur pulmonaire aigu (dilatation des cavités droites) et préciser ainsi la sévérité de l'embolie ; rarement, elle peut montrer un thrombus en transit dans les cavités droites ;
- la scintigraphie pulmonaire de ventilation-perfusion en cas de contre-indication au scanner.

Cas clinique 21

Principaux items abordés :

- Item 199 – Dyspnée aiguë et chronique
- **Item 224 – Thrombose veineuse profonde et embolie pulmonaire**
- Item 326 – Prescription et surveillance des classes de médicaments les plus courantes chez l'adulte et chez l'enfant
- Item 328 – État de choc. Principales étiologies : hypovolémique, septique, cardiogénique, anaphylactique

Question 1

Le score est ici au moins de 2 voire 3, en raison de :

- signes de TVP au mollet (1 point) ;
- absence de diagnostic alternatif (1 point) ; cet item est discutable car on pourrait aussi évoquer une insuffisance cardiaque aiguë, le seul point contre étant l'auscultation pulmonaire claire ;
- tachycardie (1 point).

La mobilité réduite (arthrose de genoux chez une obèse) peut induire un certain degré d'immobilisation qu'il faut rechercher mais que l'on ne peut retenir ici. On retient donc un diagnostic probable (≥ 2) ici.

Question 2

Aucun, l'angioscanner a confirmé le diagnostic avec des caillots visibles dans les deux artères pulmonaires. En revanche, il sera intéressant de compléter par un échodoppler veineux pour confirmer le diagnostic de thrombose veineuse profonde associée.

Question 3

Il s'agit d'une EP à haut risque en raison de l'hypotension < 90 mm Hg et des signes de choc (marbrures).

Question 4

Un bilan d'hémostase pour adapter l'héparinothérapie et surtout de groupe, rhésus et RAI, en cas d'hémorragie sous traitement pour pouvoir transfuser. Il est également souhaitable de prescrire un dosage d'urée et créatinine chez cette patiente qui a reçu du produit de contraste iodé pour adapter l'héparinothérapie en cas d'insuffisance rénale.

Question 5
L'EP à haut risque nécessite une thrombolyse par rTPA associée à une perfusion d'héparine non fractionnée en IV, il n'y a ici aucune contre-indication à la thrombolyse. On prescrit :
- HNF 6000 UI en bolus, puis 1800 UI/h à adapter au TCA ;
- rTPA 10 mg en bolus, puis 90 mg en 2 heures.

En cas d'échec, il faut discuter l'embolectomie sous CEC.

Question 6
Le traitement AVK (ou par AOD) prévient la récidive thromboembolique. L'INR doit être maintenu entre 2 et 3. Si aucun facteur déclenchant n'est retrouvé et notamment pas d'immobilisation (ce qui semble être le cas ici), on retient le diagnostic de TVP ambulatoire et le traitement doit être prolongé au moins 6 mois. En cas d'EP grave, notamment avec choc, on peut discuter un traitement au long cours.

On prescrit le port de chaussettes ou bas de compression veineuse élastique délivrant 30 à 40 mm Hg à la cheville (classe 3 française) pour une durée minimale de 2 ans.

Question 7
Recherche de néoplasie compte tenu de l'âge : examen gynécologique avec mammographie et échographie pelvienne, recherche de sang dans les selles.

Le bilan de thrombophilie n'est pas souhaitable après 60 ans, il n'y a pas d'argument familial suggérant de thrombophilie même s'il s'agit d'une première manifestation de MTEV avec TVP ambulatoire.

Cas clinique 22
Principaux items abordés :
- **Item 221 – Hypertension artérielle de l'adulte**
- Item 334 – Syndromes coronariens aigus

Question 1
HTA > 140 mm Hg et/ou 90 mm Hg, à deux consultations successives, malgré la prise de trois médicaments prescrits à dose optimale, de classe différente (règle d'association des bithérapies), dont un diurétique, le plus souvent thiazidique.

Question 2
- Consommation d'alcool.
- Excès d'apports sodés.
- Surpoids.
- Apnée du sommeil.
- Prise d'un AINS.
- Penser aussi à la possible mauvaise observance.

Question 3
Ionogramme urinaire avec natriurèse.

Question 4
- Après au moins 5 minutes de repos en position assise ou en décubitus.
- À distance d'un effort, d'une prise de café, d'une cigarette.
- Vessie vide.
- En position couchée ou assise.
- Bras dénudé dans le plan du cœur.
- Brassard adapté à la taille du bras.
- Faire au moins 3 mesures espacées de 1 à 2 minutes, on retient la moyenne des 2 dernières mesures.

Question 5
Les valeurs normales en MAPA sont :
- PA <130/80 mm Hg sur 24 heures ;
- PA< 135/85 mm Hg en période de jour ;
- PA <120/70 mm Hg en période de nuit.

Comme la PA diurne semble correcte et la PA moyenne est supérieure aux normes, c'est que la PA nocturne n'est pas parfaitement contrôlée. Il faut rechercher un syndrome d'apnée du sommeil (obésité et ronflement).

Question 6
L'ECG de repos est souvent normal. On recherchera :
- une hypertrophie atriale et ventriculaire gauche ;
- des arguments éventuels pour une cardiopathie ischémique : séquelles d'infarctus du myocarde (onde Q), troubles de la repolarisation (sous-décalage du segment ST, ischémie sous-épicardique) ;
- un éventuel trouble du rythme (FA notamment).

Question 7
- Aspirine 75–160 mg/j.
- Poursuite de l'IEC.
- Introduction de bêtabloquant.
- Poursuite ou arrêt de l'inhibiteur calcique à discuter en fonction des chiffres tensionnels et de la symptomatologie angineuse.
- Statine pour objectif LDL-cholestérol < 1 g/L (< 0,7 g/L).
- Prise en charge des facteurs de risque.
- Mesures hygiénodiététiques (réduction pondérale).
- Éducation thérapeutique (automesure), activité physique régulière, changement des habitudes alimentaires…
- Spray de trinitrine.

NB : la coronarographie ne doit pas être proposée systématiquement si la symptomatologie est peu invalidante et devant des examens paracliniques montrant une ischémie très limitée sans facteur de gravité.

Cas clinique 23
Principaux items abordés :
- Item 219 – Facteurs de risque cardiovasculaire et prévention
- Item 221 – Hypertension artérielle de l'adulte
- Item 228 – Douleur thoracique aiguë et chronique
- **Item 233 – Péricardite aiguë**

Question 1
- 1. Dissection aortique :
  - terrain : HTA ;
  - caractères de la douleur : apparition brutale, résistante à la trinitrine, irradiation dans le dos ;
  - examen clinique : absence d'asymétrie tensionnelle, absence d'insuffisance aortique ne permettent pas d'éliminer.

- 2. Syndrome coronarien aigu avec sus-décalage persistant du segment ST :
  - facteurs de risque : HTA, hypercholestérolémie ;
  - caractères de la douleur : rétrosternale, brûlure, résistante à la trinitrine.
- 3. Péricardite aiguë :
  - antécédent d'épisode grippal avec fièvre ;
  - caractères de la douleur : augmentation à l'inspiration profonde et à la toux, résistante à la trinitrine ;
  - fièvre associée.

Question 2

Sus-décalage diffus du segment ST concave vers le haut sans image en miroir. Absence d'onde Q d'infarctus. Tracé évocateur d'une péricardite aiguë.

Question 3

- Bilan inflammatoire : VS, CRP, NFS plaquettes, fibrinogène.
- Troponine rechercher une atteinte myocardique.

Question 4

Échocardiographie à la recherche d'un épanchement péricardique.

Question 5

- Douleurs musculaires secondaires aux statines.
- CPK pour rechercher une atteinte musculaire périphérique.
- Arrêt de la simvastatine si les signes musculaires sont importants avec une gêne fonctionnelle quotidienne ou si les CPK sont augmentées au-delà de 5 fois les valeurs normales (dosage à contrôler à distance de l'épisode de péricardite aiguë qui peut entraîner une augmentation des CPK par atteinte myocardique).

Question 6

Le lisinopril est un inhibiteur de l'enzyme de conversion. Le principal effet secondaire de cette classe thérapeutique est la survenue de toux. Si la toux est gênante, le lisinopril doit être arrêté et éventuellement remplacé par un antagoniste des récepteurs de l'angiotensine 2.

Question 7

Vaccin antigrippal, mais à distance de l'épisode de péricardite.

CHAPITRE 28 QI

Questions

QI 1

Quelle(s) est (sont) la (les) proposition(s) exacte(s) concernant la fibrillation atriale ?

- A elle est un trouble du rythme jonctionnel
- B elle peut être paroxystique, persistante ou permanente
- C elle s'accompagne toujours de palpitations
- D elle est une complication classique des valvulopathies mitrales
- E une trémulation de la ligne de base de l'ECG est l'aspect classique

QI 2

Quel(s) examen(s) prescrivez-vous devant un premier passage documenté en fibrillation atriale ?

- A un dosage de troponine
- B un Holter
- C une kaliémie
- D un dosage de TSHus
- E une échocardiographie

QI 3

Quelle(s) est (sont) la (les) proposition(s) exacte(s) concernant la fibrillation atriale ?

- A le risque principal est embolique
- B le patient doit être systématiquement anticoagulé
- C elle doit être ralentie si la fréquence ventriculaire est > 110 bpm
- D elle doit être systématiquement réduite
- E elle est parfois secondaire à une consommation excessive d'alcool

QI 4

Quelle(s) est (sont) la (les) proposition(s) exacte(s) concernant le score CHA_2DS_2–VASc ?

- A c'est un score permettant de définir le risque hémorragique du patient
- B il permet d'évaluer l'indication d'une anticoagulation dans la FA
- C il y a indication d'anticoagulant si le score CHA_2DS_2–VASc est > 2 quel que soit le sexe
- D il prend en compte l'âge, le sexe et le taux de LDL
- E un antécédent d'AVC compte pour 1 point

QI 5

Quelle(s) est (sont) la (les) proposition(s) exacte(s) concernant la syncope ?

- A une perte d'urine permet d'éliminer une cause cardiologique
- B l'interrogatoire du patient est un élément clé du diagnostic
- C elle est secondaire à un bas débit cérébral
- D un ECG postcritique normal élimine une cause cardiologique
- E elle peut être secondaire à une tachycardie ou à une bradycardie

QI 6

Citez la (les) réponse(s) exacte(s) concernant un ECG de cœur sain :

- A une onde Q dans le territoire antéroseptal peut être retrouvée
- B en rythme sinusal l'onde P est positive en D2
- C l'axe normal du cœur est compris entre 0 et –90°
- D une onde T négative peut être présente en V1
- E DI et AvL sont les dérivations rapportées au territoire inférieur du ventricule gauche

QI 7

Devant l'ECG suivant (fig. 30), quelle(s) est (sont) la (les) réponse(s) exacte(s) :

- A il existe un bloc de branche droite complet
- B il existe un bloc de branche gauche complet
- C une fibrillation ventriculaire
- D une tachycardie jonctionnelle
- E un hémibloc de branche antérieur gauche

B bilan préopératoire
C cure d'anévrisme (chirurgie à ciel ouvert)
D endoprothèse aortique
E traitement par anticoagulant par antivitamine K (AVK)

QI 22

Parmi les propositions suivantes, quel(s) est (sont) le(s) mécanisme(s) entrant dans la physiopathologie du développement de la plaque d'athérome ?
A accumulation au niveau de l'intima des particules de LDL oxydées par les radicaux libres
B dysfonction endothéliale
C expression de molécules d'adhésion pour attraction des monocytes
D expression de phénomènes allergiques aux composants de tabac
E migration des cellules musculaires lisses de la média vers l'endothélium

QI 23

Chez un patient porteur d'une sténose carotidienne, quel(s) est (sont) l'(les) examen(s) systématique(s) dans le cadre du bilan d'extension de maladie polyathéromateuse ?
A examen clinique cardiovasculaire complet
B ECG
C coronarographie
D mesure d'index de pression systolique
E artériographie des membres inférieurs

QI 24

Parmi les propositions suivantes, quel(s) est (sont) le(s) facteur(s) favorisant le risque de dissection aortique ?
A maladie de Marfan
B hypertension artérielle
C diabète
D tabac
E bicuspidie

QI 25

Concernant la dissection aortique :
A les dissections aortiques de l'aorte ascendante doivent être opérées en urgence
B il est impératif de contrôler la pression artérielle
C la mortalité est élevée
D le diagnostic peut être confirmé par le scanner ou l'ETO
E une douleur thoracique associée à une ischémie périphérique ou un AVC doit faire évoquer le diagnostic

QI 26

Parmi les situations suivantes, quelle(s) est (sont) celle(s) imposant une correction chirurgicale d'une insuffisance mitrale (IM) ?
A IM de grade II
B IM de grade III symptomatique
C IM de grade III asymptomatique sans FA, sans HTAP et avec FEVG > 60 %
D IM de grade III asymptomatique avec FEVG < 60 %
E IM de grade IV asymptomatique

QI 27

Parmi ces différentes stratégies chirurgicales, quelle(s) est (sont) celle(s) qui est (sont) recommandée(s) en priorité, si elle(s) est (sont) possibles(s) techniquement, dans le traitement de l'IM ?
A remplacement valvulaire par prothèse mécanique
B plastie reconstructrice
C remplacement valvulaire par prothèse biologique
D TAVI mitral
E MitraClip®

QI 28

Parmi ces examens, quel(s) est (sont) celui (ceux) qui apporte(nt) le plus de renseignements pour le bilan d'une IM ?
A ECG
B radiographie thoracique
C échocardiographie doppler transthoracique
D échocardiographie doppler transœsophagienne
E IRM

QI 29

Parmi ces examens, quel(s) est (sont) celui (ceux) qui apporte(nt) le plus d'informations chez un patient atteint de RA avec mauvais VG et faible gradient de pression transvalvulaire ?
A cathétérisme gauche
B échocardiographie doppler transœsophagienne
C échocardiographie doppler transthoracique de stress sous dobutamine
D épreuve d'effort
E scanner cardiaque

QI 30

Quel(s) examen(s) est (sont) recommandés(s) chez un patient atteint d'un RA serré en échocardiographie doppler mais asymptomatique ?
A cathétérisme gauche
B échocardiographie doppler transœsophagienne
C échocardiographie doppler transthoracique de stress sous dobutamine
D épreuve d'effort
E scanner cardiaque

QI 31

Parmi ces différents examens, quel(s) est (sont) celui (ceux) qui apporte(nt) le plus d'informations chez un enfant présentant un souffle à l'auscultation ?

A ECG
B épreuve d'effort
C radiographie thoracique
D échocardiographie doppler transthoracique
E IRM cardiaque

QI 32

Quel(s) est (sont) l'(les) examen(s) le(s) plus pertinent(s) à réaliser chez un patient présentant une IA dans un contexte fébrile ?
A scanner cardiaque
B hémocultures
C angiographie aortique sus-sigmoïdienne
D échocardiographie transœsophagienne
E IRM cardiaque

QI 33

Un souffle d'IA chez un patient admis pour une violente douleur thoracodorsale fait évoquer en priorité :
A un infarctus myocardique massif
B une dissection aortique aiguë
C un épanchement péricardique compliqué de tamponnade
D une embolie pulmonaire grave
E une endocardite aiguë

QI 34

Concernant les inhibiteurs de l'enzyme de conversion (IEC) :
A ils sont contre-indiqués au-delà de 80 ans
B ils diminuent la protéinurie chez le diabétique
C ils peuvent se compliquer d'angio-œdème
D ils nécessitent une supplémentation potassique
E ils sont contre-indiqués en cas de fraction d'éjection ventriculaire gauche < 25 %

QI 35

Concernant l'amiodarone :
A elle est contre-indiquée lorsque la fraction d'éjection ventriculaire gauche est abaissée
B elle peut être responsable de photosensibilisation
C elle peut être responsable de pneumopathies interstitielles
D elle peut entraîner une hyperthyroïdie
E elle doit être interrompue impérativement en cas d'hypothyroïdie

QI 36

Parmi les signes électrocardiographiques suivants, le(s)quel(s) est (sont) en faveur du diagnostic d'embolie pulmonaire ?
A bloc de branche droite complet
B bloc incomplet de la branche droite
C aspect S1Q3
D ondes négatives en V1, V2, V3
E microvoltage diffus

QI 37

L'évaluation non invasive de la pression artérielle pulmonaire systolique par échocardiographie et doppler peut être obtenue à partir du :
A flux d'insuffisance tricuspide
B flux d'insuffisance mitrale
C flux de remplissage mitral
D degré de dilatation du ventricule droit
E flux d'insuffisance aortique

QI 38

En cas de dysfonction sinusale (bloc sinoatrial) sans atteinte de la conduction atrioventriculaire, un (plusieurs) type(s) de pacemaker (PM) est (sont) indiqués(s). Le(s)quel(s) ?
A PM monochambre ventriculaire (VVI)
B PM monochambre ventriculaire asservi (VVI-R)
C PM double chambre (DDD)
D PM monochambre atrial asservi (AAI-R)
E PM monochambre atrial (AAI)

QI 39

Au cours d'une coarctation de l'aorte, on peut observer :
A une diminution des pouls fémoraux
B une hypertension artérielle
C un souffle systolique à la pointe
D une hypotension des membres inférieurs
E des érosions des arcs costaux postérieurs

QI 40

Parmi les éléments suivants, quel(s) est (sont) celui (ceux) que l'on peut rencontrer dans le syndrome de Wolff-Parkinson-White ?
A des palpitations
B une syncope
C un espace PR court
D une onde delta de préexcitation
E un sous-décalage du segment PQ

QI 41

Parmi les médicaments suivants, le(s)quel(s) a (ont) montré leur intérêt en termes de survie dans le post-infarctus ?
A inhibiteurs calciques
B aspirine
C bêtabloquants
D inhibiteurs de l'enzyme de conversion quand la FEVG est < 40 %
E flécaïnide (Flécaïne®)

QI 42

Comment classer un premier épisode de fibrillation atriale ayant duré 3 heures et s'étant réduit spontanément ?

A non classable
B paroxystique
C permanente
D persistante
E il faut attendre un second épisode

QI 43

Comment classer une fibrillation atriale ayant duré 1 mois et réduite par une cardioversion électrique avec succès ?

A non classable
B paroxystique
C permanente
D persistante
E il faut attendre un second épisode

QI 44

Quels sont les éléments qui composent le score $CHADS_2$–VASc pour la décision d'anticoaguler une fibrillation atriale au long terme ?

A l'âge
B le sexe féminin
C un antécédent d'accident vasculaire cérébral
D une insuffisance cardiaque ou une dysfonction ventriculaire gauche
E le type de fibrillation atriale

QI 45

Vous avez décidé de réduire une fibrillation atriale de plus de 48 heures, quelle(s) est (sont) l'(les) option(s) possible(s) ?

A réduction immédiate dès que l'anticoagulation est efficace
B réduction après 3 semaines d'anticoagulation efficace
C réduction après avoir éliminé un thrombus par une échocardiographie transœsophagienne chez un patient anticoagulé efficacement
D réduction possible uniquement par choc électrique externe
E réduction possible par choc électrique ou pharmacologique

QI 46

Vous avez réduit une fibrillation atriale chez un patient de plus de 70 ans hypertendu et diabétique, les anticoagulants doivent être poursuivis en dehors d'une contre-indication :

A 1 mois
B 6 mois
C en fonction du Holter rythmique
D à vie
E il n'existe pas d'indication si le rythme est sinusal

QI 47

Chez un patient présentant une fraction d'éjection ventriculaire gauche altérée à 39 % d'origine non ischémique mais sans symptôme d'insuffisance cardiaque et avec des QRS fins à l'ECG, le traitement repose (en dehors du traitement étiologique) sur :

A les inhibiteurs calciques
B les inhibiteurs de l'enzyme de conversion
C les règles hygiénodiététiques
D les antagonistes des récepteurs des minéralocorticoïdes
E la resynchronisation

QI 48

Vous suivez un patient en insuffisance cardiaque et vous venez d'introduire des inhibiteurs de l'enzyme de conversion. Quel(s) est (sont) l'(les) élément(s) que vous allez surveiller ?

A kaliémie
B créatininémie
C fréquence cardiaque
D pression artérielle
E ECG

QI 49

Vous avez pris en charge avec le SAMU un syndrome coronarien avec sus-décalage du segment ST, vous avez décidé de le thrombolyser. Sur quel(s) argument(s) jugez-vous de l'efficacité de votre thérapeutique ?

A la régression isolée de la douleur
B l'apparition de troubles du rythme
C la régression de l'onde Q à 60 minutes
D la régression du sus-décalage du segment ST à 30 minutes
E la régression simultanée de la douleur et du sus-décalage du segment ST à 60–90 minutes

QI 50

Sont à haut risque d'endocardite infectieuse :

A les patients ayant une prothèse valvulaire cardiaque
B les patients ayant une cardiopathie congénitale cyanogène non opérée
C les patients ayant un rétrécissement aortique
D les patients ayant un prolapsus de la valve mitrale
E les patients ayant un antécédent d'endocardite infectieuse

QI 51

Dans quel pourcentage l'endocardite infectieuse survient chez un sujet au cœur apparemment sain ?

A 10 %
B 30 %
C 50 %
D 70 %
E 90 %

QI 52

L'(les) examen(s) clé(s) pour le diagnostic de l'endocardite infectieuse est (sont) :

- **A** le dosage sanguin de la protéine C-réactive
- **B** le scanner thoraco-abdomino-pelvien et cérébral
- **C** les hémocultures
- **D** l'échocardiographie
- **E** la scintigraphie osseuse

QI 53

La (les) principale(s) indication(s) de la chirurgie valvulaire à la phase initiale de l'endocardite infectieuse est (sont) :

- **A** une mauvaise tolérance hémodynamique de la valvulopathie
- **B** une fuite valvulaire
- **C** l'absence de contrôle du syndrome infectieux
- **D** une végétation de taille > 15 mm après un épisode embolique
- **E** une infection par un streptocoque

QI 54

Chez un patient à haut risque d'endocardite infectieuse, l'antibioprophylaxie en cas de geste dentaire à risque consiste en l'administration *per os* :

- **A** d'amoxicilline, 1 g dans l'heure qui précède le geste et 1 g dans l'heure qui suit le geste
- **B** d'amoxicilline, 2 g dans l'heure qui précède le geste et 2 g dans l'heure qui suit le geste
- **C** d'amoxicilline, 1 g dans l'heure qui précède le geste mais pas après
- **D** d'amoxicilline, 2 g dans l'heure qui précède le geste mais pas après
- **E** d'amoxicilline, 3 g dans l'heure qui précède le geste mais pas après

QI 55

L'INR cible :

- **A** en cas de bioprothèse valvulaire aortique, un an après l'intervention chirurgicale, chez un patient en rythme sinusal, est 2,5 (entre 2,0 et 3,0)
- **B** en cas de prothèse valvulaire mécanique mitrale à double ailette à haute performance (de type Medtronic-Hall®, Saint-Jude® ou Carbomedics®) est 3 (entre 2,5 et 3,5)
- **C** en cas de prothèse valvulaire mécanique aortique à double ailette à haute performance (de type Medtronic-Hall®, Saint-Jude® ou Carbomedics®), en l'absence de fibrillation atriale, et avec une fraction d'éjection du ventricule gauche > 35 %, est 2,0 (entre 1,5 et 2,5)
- **D** en cas de prothèse valvulaire mécanique aortique à double ailette à haute performance (de type Medtronic-Hall®, Saint-Jude® ou Carbomedics®), en l'absence de fibrillation atriale, et avec une fraction d'éjection du ventricule gauche > 35 %, est 2,5 (entre 2,0 et 3,0)
- **E** en cas de prothèse valvulaire mécanique aortique à double ailette à haute performance (de type Medtronic-Hall®, Saint-Jude® ou Carbomedics®), en l'absence de fibrillation atriale, et avec une fraction d'éjection du ventricule gauche > 35 %, est 3,0 (entre 2,5 et 3,5)

QI 56

L'INR cible :

- **A** en cas de bioprothèse valvulaire aortique, un an après l'intervention chirurgicale, chez un patient en fibrillation atriale, est 2,5 (entre 2,0 et 3,0)
- **B** en cas de prothèse valvulaire mécanique mitrale à double ailette à haute performance (de type Medtronic-Hall®, Saint-Jude® ou Carbomedics®) est 2,5 (entre 2,0 et 3,0)
- **C** en cas de prothèse valvulaire mécanique mitrale à double ailette à haute performance (de type Medtronic-Hall®, Saint-Jude® ou Carbomedics®) est 3,5 (entre 3,0 et 4,0)
- **D** en cas de prothèse valvulaire mécanique mitrale à disque est 3 (entre 2,5 et 3,5)
- **E** en cas de prothèse valvulaire mécanique mitrale à bille (Starr®) est 4 (entre 3,5 et 4,5)

QI 57

Chez un patient qui prend un traitement par AVK, pour un INR cible à 2,5 (entre 2 et 3), quelle(s) affirmation(s) suivante(s) concernant la prise en charge d'un surdosage est (sont) exacte(s) ?

- **A** si l'INR est à 3,8 : pas d'arrêt du traitement, pas de vitamine K, adaptation de la posologie
- **B** si l'INR est à 5,2 : pas d'arrêt du traitement, pas de vitamine K, adaptation de la posologie
- **C** si l'INR est à 5,2 : saut d'une prise, pas de vitamine K, adaptation de la dose d'AVK lors de la reprise du traitement
- **D** si l'INR est à 6,7 : arrêt du traitement AVK, 1 à 2 mg de vitamine K *per os*, adaptation de la dose d'AVK lors de la reprise du traitement
- **E** si l'INR est à 6,7 : arrêt du traitement AVK, 5 mg de vitamine K *per os*, adaptation de la dose d'AVK lors de la reprise du traitement

QI 58

Concernant les antiagrégants plaquettaires :

- **A** l'aspirine est indiquée en cas d'athérosclérose significative ou symptomatique, quelle que soit la localisation de l'atteinte artérielle
- **B** l'aspirine est indiquée en cas de syndrome coronarien aigu ou d'accident vasculaire cérébral transitoire ou constitué
- **C** le clopidogrel peut être indiqué en cas d'artériopathie oblitérante des membres inférieurs significative ou symptomatique

D le clopidogrel peut être indiqué en cas de fibrillation atriale lorsque le risque thromboembolique est faible
E l'association de l'aspirine et du clopidogrel est indiquée après angioplastie coronarienne avec implantation d'une endoprothèse, à vie

QI 59

Concernant le traitement par antivitamine K :
A les AVK inhibent la formation par le foie des facteurs de coagulation vitamine K-dépendants : II, VII, IX, VIII et X
B en cas de phlébite sous plâtre, l'INR cible est 2,5 (entre 2 et 3)
C en cas de phlébite sous plâtre, le traitement doit durer 6 mois
D l'INR cible en cas de fibrillation atriale est 3,0 (entre 2,5 et 3,5)
E après mise en place d'une bioprothèse valvulaire cardiaque chez un patient en rythme sinusal, le traitement doit durer 1 an

QI 60

Devant une dyspnée aiguë, quel(s) est (sont) le(s) facteur(s) qui oriente(nt) vers une insuffisance cardiaque ?
A antécédent d'infarctus du myocarde
B fièvre
C turgescence jugulaire
D fibrillation atriale sur l'ECG
E augmentation du BNP > 500 pg/mL

QI 61

En cas de suspicion d'insuffisance cardiaque, quel examen demandez-vous en 1re intention ?
A coronarographie
B IRM cardiaque
C scanner cardiaque
D scintigraphie myocardique
E échocardiographie

QI 62

M. D., 72 ans, est hospitalisé pour une dyspnée aiguë. Quel(s) est (sont) l'(les) élément(s) qui permet(tent) d'éliminer une insuffisance cardiaque ?
A fraction d'éjection du VG > 60 %
B BNP = 50 pg/mL
C épanchement pleural
D anémie avec hémoglobine = 8 g/L
E créatinine = 250 μ/L

QI 63

M. D., 72 ans, fumeur et diabétique, a été hospitalisé pour une première décompensation cardiaque. Il n'avait pas d'antécédent cardiaque. Le compte rendu d'échocardiographie est le suivant : ventricule gauche dilaté, fraction d'éjection VG 32 %, fuite mitrale minime, pression artérielle pulmonaire systolique 45 mm Hg. Quel(s) examen(s) à visée étiologique demandez-vous en priorité ?
A fraction d'éjection isotopique
B épreuve d'effort avec mesure de la VO_2
C IRM cardiaque
D coronarographie
E biopsie myocardique

QI 64

Chez une insuffisance cardiaque chronique en stade III de la NYHA, dont la fraction d'éjection du VG est inférieure à 40 %, l'ordonnance doit comporter systématiquement :
A un IEC
B un bêtabloquant
C un diurétique
D de la spironolactone
E de la digoxine

QI 65

Quel(s) facteur(s) peu(ven)t déclencher une poussée d'insuffisance cardiaque ?
A grippe
B anémie
C prise d'anti-inflammatoire non stéroïdien
D prise de clopidogrel
E rupture du régime hyposodé

QI 66

Le traitement de l'OAP comporte :
A position demi-assise
B oxygénothérapie
C furosémide IV
D dobutamine IV
E dérivés nitrés si PAS > 100 mm Hg

QI 67

Concernant le traitement bêtabloquant dans l'IC :
A il doit être débuté à très faibles doses
B il doit être augmenté par palier très progressivement tous les 15 jours
C il ne peut être introduit que chez un patient stable
D il est contre-indiqué en cas de bloc de branche gauche
E il est contre-indiqué en cas d'asthme

QI 68

Quel(s) est (sont) l'(les) effet(s) secondaire(s) possibles des IEC ?
A hyperkaliémie
B insuffisance rénale

C toux
D hypotension artérielle
E diabète

QI 69

Avant de débuter un traitement, le diagnostic d'infarctus du myocarde doit être confirmé par les éléments suivants :

A douleur thoracique de repos > 30 minutes
B douleur résistante à la trinitrine
C sus-décalage du segment ST sur au moins 2 dérivations consécutives
D akinésie segmentaire à l'échocardiographie
E augmentation de la troponine

QI 70

Le traitement médicamenteux du syndrome coronarien aigu avec sus-décalage du segment ST comprend :

A aspirine IV 500 mg
B clopidogrel 600 mg
C héparine de bas poids moléculaire
D bêtabloquant
E IEC

QI 71

Les complications de l'infarctus du myocarde peuvent comporter :

A troubles du rythme ventriculaire
B BAV
C choc cardiogénique
D rupture de la paroi libre
E communication interatriale

QI 72

Concernant la revascularisation coronarienne de l'IDM :

A elle se fait par angioplastie primaire lorsque le délai prévisible de réalisation est < 2 heures par rapport au diagnostic
B elle se fait par fibrinolyse IV lorsque le délai prévisible de réalisation de l'angioplastie serait > 120 minutes par rapport à l'heure du diagnostic
C en cas de succès de la fibrinolyse, une coronarographie est conseillée dans les 7 jours
D en cas d'échec de fibrinolyse, le recours à une angioplastie doit s'envisager si le délai de réalisation est < 12 heures après le début de la douleur
E la fibrinolyse est contre-indiquée en cas d'AVC récent

QI 73

Devant une douleur thoracique récidivante, quel(s) est (sont) l'(les) élément(s) en faveur d'une douleur angineuse ?

A douleur rétrosternale en barre
B douleur survenant à l'effort
C douleur cédant à l'arrêt de l'effort
D douleur survenant au froid
E douleur cédant sous trinitrine

QI 74

Parmi les situations suivantes et en l'absence d'un sus-décalage du segment ST sur l'ECG, quelle(s) est (sont) celle(s) qui amène(nt) à évoquer le diagnostic de SCA ST- ?

A première douleur angineuse prolongée survenant au repos
B angor d'effort *de novo* (apparition récente de douleurs thoraciques d'effort)
C angor d'effort *crescendo* (douleur survenant pour des efforts de plus en plus faibles ou crises plus fréquentes)
D angor d'effort connu depuis un an, avec des crises hebdomadaires cédant immédiatement à la trinitrine
E angor récidivant moins d'un mois après un infarctus du myocarde

QI 75

Devant un SCA ST-, quel(s) examen(s) permet(tent) de différencier un infarctus sans onde Q d'un angor instable ?

A coronarographie
B échocardiographie
C épreuve d'effort
D sensibilité de la douleur à la trinitrine
E dosage de troponine

QI 76

Devant une suspicion d'angor d'effort stable, quel(s) examen(s) demander en 1re intention afin de prouver l'existence d'une ischémie myocardique et de quantifier sa sévérité ?

A ECG d'effort
B échocardiographie d'effort
C scintigraphie myocardique d'effort
D scanner coronarien
E coronarographie

QI 77

Parmi les médicaments suivants, quel(s) est (sont) celui (ceux) qui a (ont) des propriétés antiangineuses ?

A bêtabloquants
B dérivés nitrés
C digoxine
D inhibiteur calcique
E flécaïnide

QI 78

Devant une dyspnée aiguë, quel(s) est (sont) l'(les) élément(s) en faveur d'une embolie pulmonaire ?

A chirurgie récente
B D-dimères = 300 µg/L
C onde T négatives de V1 à V4
D hémoptysie
E radiographie de thorax normale

QI 79

Parmi les facteurs suivants, quel(s) est (sont) celui (ceux) qui est (sont) en faveur d'une embolie pulmonaire grave ?

A pression artérielle systolique <90 mm Hg ou état de choc
B insuffisance tricuspide détectée à l'échocardiographie
C turgescence jugulaire
D augmentation du BNP
C augmentation de la troponine

QI 80

Quel(s) examen(s) permet(tent) de confirmer ou est (sont) parfois suffisant(s) pour poser le diagnostic d'embolie pulmonaire ?

A angioscanner pulmonaire
B scintigraphie pulmonaire de ventilation perfusion
C D-dimères
D échocardiographie
E échodoppler veineux

QI 81

En cas d'embolie pulmonaire confirmée, quelle stratégie thérapeutique adoptez-vous ?

A énoxaparine 100 UI/kg toutes les 12 heures en sous-cutané
B arrêt de l'énoxaparine après un premier INR entre 2 et 3
C poursuite de l'énoxaparine au moins 5 jours
D arrêt de l'énoxaparine après 2 INR à 48 heures d'intervalle entre 2 et 3
E introduction des AVK dès le 2e jour

QI 82

La douleur péricardique aiguë typique :

A est habituellement rétrosternale
B peut être augmentée par la position penchée en avant
C est fréquemment augmentée par l'inspiration profonde
D s'accompagne fréquemment d'irradiation dorsale
E est confortée dans son identification par la découverte d'un frottement péricardique à l'auscultation

QI 83

La claudication intermittente d'origine artérielle :

A s'accompagne le plus souvent d'une diminution d'un ou de plusieurs pouls du membre inférieur
B est le plus souvent asymétrique
C est caractérisée par une distance de marche
D est variable d'un jour à l'autre
E s'accompagne souvent de troubles sphinctériens

QI 84

L'échodoppler cardiaque transthoracique :

A est totalement non invasif
B permet d'examiner le réseau des artères coronaires dans son ensemble
C permet d'examiner les appareils valvulaires
D permet une mesure satisfaisante de la fraction d'éjection du ventricule gauche
E est l'examen clé indispensable pour classer en urgence les syndromes coronariens aigus

QI 85

Parmi les propositions suivantes, la (lesquelles) est (sont) vraie(s) ?

A les diurétiques thiazidiques agissent au niveau du tube contourné distal
B les diurétiques de l'anse agissent principalement au niveau de la partie ascendante de l'anse de Henle
C les diurétiques de l'anse s'opposent à l'élimination rénale de potassium
D les diurétiques de l'anse sont contre-indiqués en cas d'insuffisance cardiaque
E la spironolactone peut entraîner une hyperkaliémie

Réponses

QI 1
Réponses : B, D, E

QI 2
Réponses : C, D, E

QI 3
Réponses : A, C, E

QI 4
Réponses : B, C

QI 5
Réponses : B, C, E

QI 6
Réponses : B, D

QI 7
Réponses : A, E

QI 8
Réponses : A, B, D

QI 9
Réponses : B, E (il s'agit d'un BAV III)

QI 10
Réponses : D, E

QI 11
Réponse : A, B, C

QI 12
Réponse : E

QI 13
Réponse : A, C, E

QI 14
Réponses : B, C, D, E

QI 15
Réponses : A, C, D, E

QI 16
Réponses : B, D, E

QI 17
Réponses : A, B, C, D, E

QI 18
Réponse : D

QI 19
Réponses : C, E

QI 20
Réponses : A, C

QI 21
Réponse : A

QI 22
Réponses : A, B, C, E

QI 23
Réponses : A, B, D

QI 24
Réponses : A, B, E

QI 25
Réponses : A, B, C, D, E

QI 26
Réponses : B, D

QI 27
Réponse : B

QI 28

Réponses : C, D

QI 29

Réponse : C

QI 30

Réponse : D

QI 31

Réponse : D

QI 32

Réponses : B, D

QI 33

Réponse : B

QI 34

Réponses : B, C

QI 35

Réponses : B, C, D

QI 36

Réponses : A, B, C, D

QI 37

Réponse : A

QI 38

Réponses : D, E

QI 39

Réponses : A, B, D, E

QI 40

Réponses : A, B, C, D

QI 41

Réponses : B, C, D

QI 42

Réponse : B

QI 43

Réponse : D

QI 44

Réponses : A, B, C, D

QI 45

Réponses : B, C, E

QI 46

Réponse : D

QI 47

Réponses : B, C

QI 48

Réponses : A, B, D

QI 49

Réponse : E

QI 50

Réponses : A, B, E

QI 51

Réponse : C

QI 52

Réponses : C, D

QI 53

Réponses : A, C, D

QI 54

Réponse : D

QI 55

Réponses : B, D

QI 56

Réponses : A, E

QI 57

Réponses : A, C, D

QI 58

Réponse : A, B, C

QI 59

Réponse : B (les AVK n'inhibent pas le facteur VIII)

QI 60

Réponses : A, C, D, E

QI 61

Réponse : E

QI 62

Réponse : B

QI 63

Réponses : C, D (compte tenu des facteurs de risque, il est important d'éliminer une atteinte coronarienne ; la coronarographie est généralement demandée en 1re intention, mais l'IRM peut également orienter vers une cardiopathie ischémique)

QI 64

Réponses : A, B, C, D

QI 65

Réponses : A, B, C, E

QI 66

Réponses : A, B, C, E

QI 67

Réponses : A, B, C, E

QI 68

Réponses : A, B, C, D

QI 69

Réponses : A, B, C

QI 70

Réponses : A, B, C, D, E

QI 71

Réponses : A, B, C, D

QI 72

Réponses : A, B, D, E

QI 73

Réponses : A, B, C, D, E

QI 74

Réponses : A, B, C, E

QI 75

Réponse : E

QI 76

Réponses : A, B, C

QI 77

Réponses : A, B, D

QI 78

Réponses : A, C, D, E

QI 79

Réponses : A, C, D, E

QI 80

Réponses : A, B, D, E

QI 81

Réponses : A, C, D

QI 82

Réponses : A, C, E

QI 83

Réponses : A, B, C, D

QI 84

Réponses : A, C, D

QI 85

Réponses : A, B, E

Index

G

H

I

L

M

N

O

P

R

Elsevier Masson S.A.S
65, rue Camille-Desmoulins
92442 Issy-les-Moulineaux Cedex
Dépôt Légal : octobre 2019

Composition : SPI

Imprimé en Italie par Printer Trento